Clarkin ■ Fonagy ■ Gabbard

Psychodynamische Psychotherapie der Persönlichkeitsstörungen

Unter Mitarbeit von

Elizabeth Allison
Anthony Bateman
Anna Buchheim
Eve Caligor
Diana Diamond
György Gergely
Mardi J. Horowitz
Otto F. Kernberg
Falk Leichsenring
Uma Lerner
Patrick Luyten
Leigh McCullough
J. Reid Meloy
John M. Oldham
William E. Piper
Gerhard Roth
Jonathan Shedler
Paul I. Steinberg
Michael H. Stone
Lane Strathearn
Martin Svartberg
Mary Target
Drew Westen
Paul Williams
Jessica Yakeley
Frank E. Yeomans

Psychodynamische Psychotherapie der Persönlichkeitsstörungen

Handbuch für die klinische Praxis

Herausgegeben von
John F. Clarkin
Peter Fonagy
Glen O. Gabbard

Mit 13 Abbildungen und 30 Tabellen

Schattauer

Titel der englischen Originalausgabe
"Psychodynamic Psychotherapy for Personality Disorders: A Clinical Handbook" edited by John F. Clarkin, Peter Fonagy, Glen O. Gabbard

First published in the United States by American Psychiatric Publishing, Inc., Washington D.C. and London, UK.

Erstausgabe erschienen bei American Psychiatric Publishing, Inc., Washington D.C. und London, UK.

Bibliografische Information der Deutschen Nationalbibliothek
Die Deutsche Nationalbibliothek verzeichnet diese Publikation in der Deutschen Nationalbibliografie; detaillierte bibliografische Daten sind im Internet über http://dnb.d-nb.de abrufbar.

Besonderer Hinweis:
Die Medizin unterliegt einem fortwährenden Entwicklungsprozess, sodass alle Angaben, insbesondere zu diagnostischen und therapeutischen Verfahren, immer nur dem Wissensstand zum Zeitpunkt der Drucklegung des Buches entsprechen können. Hinsichtlich der angegebenen Empfehlungen zur Therapie und der Auswahl sowie Dosierung von Medikamenten wurde die größtmögliche Sorgfalt beachtet. Gleichwohl werden die Benutzer aufgefordert, die Beipackzettel und Fachinformationen der Hersteller zur Kontrolle heranzuziehen und im Zweifelsfall einen Spezialisten zu konsultieren. Fragliche Unstimmigkeiten sollten bitte im allgemeinen Interesse dem Verlag mitgeteilt werden. Der Benutzer selbst bleibt verantwortlich für jede diagnostische oder therapeutische Applikation, Medikation und Dosierung.
In diesem Buch sind eingetragene Warenzeichen (geschützte Warennamen) nicht besonders kenntlich gemacht. Es kann also aus dem Fehlen eines entsprechenden Hinweises nicht geschlossen werden, dass es sich um einen freien Warennamen handelt.

E-Mail: info@schattauer.de
Internet: www.schattauer.de
Printed in Germany

Deutsche Übersetzung: Dipl.-Psych. Petra Holler, München (Kap. 2–5, 7–16); Claudia Campisi, Stuttgart (Kap. 6)
Lektorat: Dipl.-Psych. Mihrican Özdem, Landau
Umschlagabbildung: August Macke, Schaufenster, 1913
Satz: Stahringer Satz GmbH, 35305 Grünberg
Druck und Einband: Himmer AG, 86167 Augsburg

ISBN 978-3-7945-2835-6

Vorwort

Therapeuten wissen, dass Menschen, die Symptome entwickeln, wie andere Menschen auch, eine einmalige Persönlichkeitsstruktur aufweisen (Westen et al. 2006). Jede therapeutische Maßnahme, darunter auch die Gabe von Medikamenten, setzt eine komplexe Beziehung zwischen dem Patienten mit seiner individuellen Persönlichkeit und dem Kliniker voraus. In diesem Buch geht es um den einzelnen Patienten, dessen Persönlichkeit auf einer Skala von leicht bis schwer gestört als dysfunktional eingestuft werden kann. Der Schwerpunkt liegt dabei auf dem Fortschritt im Bereich der Beurteilung und der Behandlung von Persönlichkeitsstörungen aus psychodynamischer Sicht.

Die Prävalenz von Persönlichkeitsstörungen ist hoch. Sie beträgt in der Gesamtbevölkerung der Vereinigten Staaten 1,5 % für Cluster-B-Störungen, 5,7 % für Cluster-A-Störungen, 6,0 % für Cluster-C-Störungen und 9,1 % für Persönlichkeitsstörungen jeglicher Art (Lenzenweger et al. 2007). Es ist an der Zeit, die psychodynamischen Therapien auf den Prüfstand zu stellen. Neuere empirische Forschungsergebnisse deuten darauf hin, dass Patienten mit einer gemischten und solche mit einer schweren Persönlichkeitsstörung auf psychodynamische Therapien ansprechen, wie Leichsenring in Kapitel 15 darlegt.

Dieses Handbuch richtet sich an erfahrene Kliniker, die Patienten mit einer Persönlichkeitsstörung psychodynamisch beurteilen und/oder behandeln. Die Kapitel sind so aufgebaut, dass sie sowohl für Personen in der Psychotherapieausbildung (Absolventen eines Psychologiestudiums, angehende Psychiater und Psychoanalytiker) als auch für erfahrene Kliniker geeignet sind. Besonders hilfreich für angehende Psychotherapeuten sind die klare Formulierung der Behandlungsgrundsätze (Klinische Schlüsselkonzepte) und die empfohlene Literatur in jedem Kapitel. Erfahrenen Klinikern bieten die neuesten Erkenntnisse der Objektbeziehungstheorie und der Bindungstheorie, die aktuellen Forschungsergebnisse in diesem Bereich sowie die Kapitel zu einzelnen Persönlichkeitsstörungen und -konstellationen die Möglichkeit, ihre Methoden zu verfeinern. In den Kapiteln zur Behandlung werden unter anderem Behandlungsgrundsätze formuliert und klinische Beispiele angeführt. Die Kapitel sind jeweils einer bestimmten Störung (z. B. Borderline-Persönlichkeitsstörung) oder einem der drei Cluster der Achse-II-Störungen gewidmet – dies bedeutet nicht, dass wir die hohe Komorbidität auf der Achse II übersehen und eine kategoriale statt dimensionale Sichtweise der Persönlichkeitspathologie einnehmen würden (s. Kap. 1).

Teil I befasst sich mit den Merkmalen der Persönlichkeitspathologie. Das Modell der Persönlichkeit und der Persönlichkeitspathologie gibt dem Kliniker Anhaltspunkte für jeden einzelnen Schritt der Beurteilung und der Behandlung seiner Patienten, ganz gleich, ob sie eine schwere Achse-I-Störung mit einer komorbiden Persönlichkeitspathologie oder schwere Persönlichkeitsprobleme haben. Caligor und Clarkin (s. Kap. 1) beschreiben ein Objektbeziehungsmodell der normalen und der gestörten Persönlichkeit und zeigen seine Implikationen für die Typologisierung und die Beurteilung der Persönlichkeitsstruktur auf. Bei dieser Sichtweise müssen im Interesse einer differenzierten Therapieplanung bei der Beurteilung der Persönlichkeitspathologie nicht nur die deskriptiven Merkmale der Persönlichkeitsstruktur beachtet werden. Es muss auch die Schwere der Persönlichkeitsstörung berücksichtigt werden, und zwar die Schwere der Störung hinsichtlich der Grundfunktionen wie der Repräsentanz der eigenen Person und der des Anderen, der Abwehrfunktionen, der Affektmodulation und der moralischen Funktionen. In Kapitel 2 stellen Fonagy und seine Kollegen die Persönlichkeitsentwicklung und -funktionen aus der Sicht der Bindungstheorie dar. Die Bindungstheorie und ihre Methoden zur empirischen Beurteilung der Muster der Selbst- und Fremdrepräsentanz bieten eine gute Grundlage dafür, Persönlichkeit aus entwicklungspsychologischer Sicht zu verstehen. Roth und Buchheim (s. Kap. 3) bringen den Leser auf den neuesten Stand der Neurobiologie im Bereich der Persönlichkeitsfunktionen. Sie zeigen, dass Persönlichkeitsstörungen aus einer Kombination von genetischem Polymorphismus, Defiziten bei der Entwicklung des Gehirns und ungünstigen Erfahrungen während der Entwicklung resultieren. Sie betonen, dass in zahlreichen Hirnarealen eine intensive Interaktion zwischen emotionalen und kognitiven Prozessen stattfindet. Vor allem zur Borderline- und zur Dissozialen Persönlichkeitsstörung gibt es neurobiologische Daten, die Dysfunktionen in den Netzwerken des Gehirns und im Neuronenstoffwechsel belegen. Zum Abschluss dieses Teils befassen sich Shedler und Westen (s. Kap. 4) mit der Kluft zwischen Wissenschaft und klinischer Praxis in Bezug auf Persönlichkeitsstörungen, die bei der Beurteilung der Persönlichkeitspathologie am deutlichsten wird. Statt der in der Forschung so beliebten halbstrukturierten Interviews setzen Kliniker das klinische Interview ein, um die interpersonale Welt des Patienten und innerhalb dieser seine Beziehung zum Therapeuten zu ergründen. Shedler und Westen stellen sowohl eine auf dem klinischen Interview basierende, empirisch belastbare Diagnosemethode als auch eine Beschreibung der Prototypen der Persönlichkeitsstörungen vor, die reichhaltiger ist als die der Achse II im DSM-IV-TR (American Psychiatric Association 2000).

Die Grundlagen der Modelle der Persönlichkeit und ihrer Pathologie finden sich in Teil I. Teil II widmet sich der Behandlung spezifischer Konstellationen von Persönlichkeitsstörungen. Jedes dieser Kapitel behandelt die einschlägige empirische Forschung, die Phänomenologie und die Psychodynamik der betroffenen Patienten sowie Behandlungsstrategien und -techniken und enthält Beispiele aus der klinischen Praxis.

Die Cluster-A-Persönlichkeitsstörungen der Achse II des DSM-IV-TR (Schizoide, Schizotypische und Paranoide Persönlichkeitsstörung) und ihre Therapie werden von Williams (s. Kap. 5) beschrieben. Patienten mit einer dieser behandlungsresistenten Störungen stellen den Therapeuten vor eine Vielfalt von Herausforderungen, insbesondere Schwierigkeiten bei der Übertragung, die der Patient gegebenenfalls lediglich andeutet. Bei diesen Persönlichkeitsstörungen braucht der Therapeut besonders viel Geduld und Beharrlichkeit und muss der Interaktion besondere Aufmerksamkeit widmen, um eine vertrauensvolle Therapiebeziehung aufzubauen.

Am umfangreichsten ist bisher wohl die – phänomenologische wie therapeutische – Forschung zu den Cluster-B-Persönlichkeitsstörungen. Bateman und Fonagy (s. Kap. 6) beschreiben eine Therapie für Borderline-Patienten, die vor allem darauf ausgerichtet ist, die Mentalisierungsfähigkeit des Patienten zu verbessern, also die Fähigkeit, eigene Gedanken, Gefühle und Motive sowie die anderer Menschen zu verstehen. Es ist erwiesen, dass diese Therapie die Symptome in einem tagesklinischen und ambulanten Setting deutlich mindert. Zudem zeigen die Ergebnisse der Nachsorge, dass die positive Wirkung bei Patienten, die mit der Mentalisierungsbasierten Therapie behandelt wurden, anhaltend ist. Man vermutet, dass dies auf ihre verbesserte Mentalisierungsfähigkeit in Bezug auf das Verstehen der eigenen Person und des Anderen zurückzuführen ist. Yeomans und Diamond (s. Kap. 7) stellen eine alternative Therapie für Borderline-Patienten vor, die sie als Übertragungsfokussierte Psychotherapie (Transference-focused Psychotherapy – TFP) bezeichnen. Diese intensive Einzeltherapie für Borderline-Patienten zielt auf die Repräsentanzen der eigenen Person und des Anderen ab, wie sie in der Interaktion mit dem Therapeuten zutage treten. Es ist erwiesen, dass die Übertragungsfokussierte Psychotherapie die Symptome erheblich verringert und im Vergleich mit einer speziellen supportiven Therapie sowie der Dialektisch-behavioralen Therapie sehr gut abschneidet. Außerdem ist belegt, dass die Übertragungsfokussierte Psychotherapie die Reflexionsfunktionen deutlich verbessert, die ein Maßstab für die Fähigkeit sind, sich selbst und andere auf konzeptioneller Basis und mit wirklichem Verständnis zu beschreiben. In Kapitel 8 stellt Gabbard die zentrale Frage der heutigen psychotherapeutischen Forschung: Wenn die Therapien wirken (d. h. die Symptome mindern), wie wirken sie dann? Welches sind die Mechanismen, die Veränderungen herbeiführen? Er ist der Meinung, alle klinischen und Forschungsansätze hätten ihre Grenzen, es sei jedoch anzunehmen, dass mehrere Mechanismen für die Veränderungen verantwortlich seien. Die Autoren aller Kapitel dieses Bandes, die sich mit der Behandlung befassen, sind ebenfalls der Ansicht, dass es sich um eine Vielzahl von Wirkmechanismen handelt.

In Kapitel 9 stellt Kernberg Narzissmus als eine pathologische Regulierung des Selbstwertgefühls und der Selbstachtung dar. Er untersucht den komplexen Zusammenhang zwischen Selbstwertgefühl, Stimmungen und der Unbeständigkeit verinnerlichter Objektbeziehungen. Er unterscheidet zwischen normalem, infantilem und pathologischem Narzissmus und untersucht Therapien für die verschiedenen Stufen des pathologischen Narzissmus. Insbesondere beschreibt und vergleicht er Kohuts Selbstpsychologie, Rosenfelds Klein'schen Ansatz und seinen eigenen Objektbeziehungsansatz. Horowitz und Lerner (s. Kap. 10) verwenden das Verständnis von Gemütszuständen und die konfigurale Analyse, um eine Therapie für Patienten mit einer Histrionischen Persönlichkeitsstörung – also Menschen mit intensiven untermodulierten negativen Gemütszuständen, die zu emotional impulsivem Beziehungsverhalten führen – zu formulieren. Sie beschreiben drei Therapiephasen: die Anzahl der Krisen verringern und Stabilität erhöhen, die Anzahl der sozialen Beziehungen erhöhen und schließlich Selbstkohärenz und Vertrautheit im Umgang mit anderen steigern. Meloy und Yakeley (s. Kap. 11) betrachten die Dissoziale Persönlichkeitsstörung aus der Sicht der Bindungstheorie, und zwar mit Schwerpunkt auf der Dimensionalität der Erkrankung. In der Literatur werden zwar bestimmte kognitiv-behaviorale Therapien bevorzugt, aber die Bedeutung von Defiziten im inneren Erleben legt nahe, dass bei einer Untergruppe dieser Patienten auch dynamische Ansätze zur Steigerung der Selbstreflexion und der Mentalisierung berücksichtigt werden sollten. Svartberg und McCullough (s. Kap. 12) beschreiben anhand ihrer empirischen Arbeit mit Cluster-C-Patienten (ängstlich-vermeidend, dependent, obsessiv-kompulsiv) eine Therapie, die kognitiv-behaviorale und psychodynamische Techniken integriert, um den Patienten zu helfen, ihre Affekte zu steuern.

Patienten mit einer Persönlichkeitsstörung werden gewöhnlich ambulant behandelt. Wenn jedoch die Funktionen eingeschränkt und die Symptome schwerwiegend sind, bieten stationäre Behandlung und eine Behandlung in einer Tagesklinik hervorragende Möglichkeiten. Aufgrund ihrer großen Erfahrung im klinischen Bereich und in der Forschung weisen Piper und Steinberg (s. Kap. 13) auf die Notwendigkeit der Behandlung in Tageskliniken und der stationären Behandlung bei bestimmten Patienten hin. Trotz der Fortschritte bei der Behandlung vieler Persönlichkeitsstörungen gibt es diagnostische und nichtdiagnostische Merkmale, die der Behandelbarkeit Grenzen setzen. Diese besonderen Faktoren beschreibt Stone (s. Kap. 14) anhand der Literatur und seiner eigenen klinischen Erfahrung.

Teil III beinhaltet eine Zusammenfassung der Forschung zur Wirksamkeit gegenwärtiger Therapien und einen Ausblick auf die diagnostischen Verfahren der nahen Zukunft. Mit der Einführung der Achse II im DSM-III (American Psychiatric Association 1980) wurde ein zuverlässiger diagnostischer Rahmen geschaffen, der zu zahlreichen empirischen Studien zur Pathologie und Therapie von Menschen mit einer Persönlichkeitsstörung angeregt hat. Die immer umfangreichere empirische Forschung zu dynamischen Therapien bei Persönlichkeitsstörungen fasst Leichsenring in Kapitel 15 zusammen. Da empirische Belege für Therapien heute fast schon ein Muss sind, stellt diese Forschung die Durchführung dynamischer Therapien bei Patienten mit einer Persönlichkeitsstörung auf eine solide Grundlage.

Die seit 1980 durchgeführten empirischen Studien zur Phänomenologie der Persönlichkeitsstörungen haben neue Erkenntnisse ergeben; diese werden in die verbesserte Beschreibung der Persönlichkeitsstörungen in dem in Kürze erscheinenden DSM-5 einfließen. Oldham, der Mitglied des für die Achse II des DSM-5 zuständigen Ausschusses ist, legt in Kapitel 16 den gegenwärtigen Standpunkt des Ausschusses bezüglich der Diagnose von Persönlichkeitsstörungen dar.

Der interessierte Leser fragt zu Recht: Wodurch sind die in diesem Buch beschriebenen Therapien psychodynamisch? Welche sind die für alle Störungen geltenden Merkmale einer psychodynamischen Therapie, und welche sind die Merkmale psychodynamischer Therapien bei Menschen mit einer Persönlichkeitsstörung? Die letztere Frage ist besonders wichtig in der heutigen Zeit der manualisierten Therapien mit festgelegten Behandlungsstrategien und -techniken, die nicht nur durch vage und abstrakte Bezeichnungen wie psychodynamisch, kognitiv-behavioral oder emotionsfokussiert, sondern umfassend beschrieben werden.

Die Frage, was eine psychodynamische Therapie bei Patienten mit einer Persönlichkeitsstörung ist, kann man auf zwei Ebenen beantworten. Zum einen kann man die Definition der psychodynamischen Therapie und ihrer entscheidenden Merkmale heranziehen und sie mit anderen wie den kognitiv-behavioral ausgerichteten vergleichen. Zum anderen kann man die in diesem Buch beschriebenen Therapien, die als psychodynamisch bezeichnet werden, untersuchen und ihre Gemeinsamkeiten ermitteln. Entscheidet man sich für den letzteren Ansatz, so zeigt sich, dass psychodynamische Therapien eine Reihe gemeinsamer Merkmale haben. Es wird großes Gewicht auf die aktuelle Beziehung zwischen Patient und Therapeut gelegt. Der psychodynamisch arbeitende Therapeut verwendet zahlreiche Informationsquellen, um die Art der Beziehungen des Patienten zu verstehen. Zu diesen gehört auch, dass er beobachtet, wie sich der Patient verhält, wie er seine Art der Interaktion bewertet und seine Beziehungen beschreibt, und ebenso seine eigene kognitiv-emotionale Reaktion auf das Verhalten des Patienten ihm gegenüber. Um dieses Verhältnis in der Gegenwart zu verstehen, nimmt der psychodynamisch arbeitende Therapeut eine Vorstellung von der Gedankenwelt zu Hilfe, die weit über das offenkundige Verhalten und die Aussagen des Patienten hinausgeht und eine Ebene der Motive und des mentalen Lebens betrifft, deren sich dieser nicht bewusst ist. Den Therapeuten interessieren besonders die Bedeutung, die der Patient seinen Gedanken, Gemütszuständen und Handlungen zuschreibt, und die Deutung seines inneren und äußeren Erlebens. Der Therapeut möchte verstehen, wie das Erleben und das Handeln des Patienten anhand von Vermutungen über frühere Erfahrungen (den Einfluss der Vergangenheit des Patienten auf seine Einstellung und sein Verhalten in der Gegenwart) zu deuten sind. Dabei achtet er auf Anzeichen der Übertragung – d. h. Verhaltensmuster des Patienten gegenüber dem Therapeuten in der Gegenwart, die auf das Fortbestehen von bedeutsamen Beziehungsmustern aus der Vergangenheit oder Reaktionen auf solche hindeuten können.

Wie werden diese psychoanalytischen Modelle im Hinblick auf Patienten mit einer Persönlichkeitsstörung beschrieben? Menschen mit einer Persönlichkeitsstörung sind per definitionem solche, die so große Schwierigkeiten mit Beziehungen zu anderen haben, dass diese sie in wichtigen Lebensbereichen wie Arbeit, Beruf, gesellschaftliches Leben und intime Beziehungen beeinträchtigen. Therapeuten, die sich als psychodynamisch arbeitende Therapeuten einstufen, achten besonders darauf, wie der Patient die in der Gegenwart stattfindende Beziehung in den ersten Sitzungen strukturiert. Diese besondere Aufmerksamkeit, die er der aktuellen Art der Interaktion des Patienten widmet, dient zum einen der Erstellung der Diagnose und ist zum anderen für seine eigenen Reaktionen von Bedeutung, die darüber entscheiden können, ob die Behandlung fortgesetzt wird oder der Patient die Beziehung vorzeitig beendet. Während der psychodynamisch arbeitende Therapeut auf Symptome achtet, unter denen ein Patient mit einer Persönlichkeitsstörung möglicherweise leidet (z. B. Depressionen und Angst), liegt der Hauptschwerpunkt auf den Anomalien, Verzerrungen, Konflikten und Defiziten in Beziehungen des Patienten zu anderen Menschen (zu denen auch der Therapeut gehört), die hinsichtlich der Symptomatik des Patienten eine zentrale Rolle spielen können.

Psychodynamische arbeitende Therapeuten, die Patienten mit einer Persönlichkeitsstörung behandeln, verwenden Modelle der Persönlichkeitspathologie (s. Kap. 1 u. 2), die Verzerrungen und Anomalien der kognitiven und affektiven Entwicklungsprozesse bezüglich des Verstehens der eigenen Person und des Anderen in den Vordergrund stellen. Gegenstand der Bewertung und Veränderung sind eben diese unzureichend artikulierten, unterentwickelten oder verzerrten internalisierten Repräsentanzen. Zunächst muss sowohl auf der prototypischen (Shedler u. Westen, s. Kap. 4) als auch auf der dimensionalen Ebene (s. Kap. 1) eine Diagnose der Persönlichkeitspathologie aufgestellt werden. Danach wird die dynamische Therapie anhand der differentiellen Merkmale des Patienten gestaltet.

Die in diesem Buch vorgenommene sorgfältige Untersuchung der bei den verschiedenen Persönlichkeitsstörungen angewandten Therapien deutet darauf hin, dass die heutigen psychodynamisch orientierten Forscher und Kliniker es für notwendig halten, die Therapie entsprechend den Besonderheiten der Persönlichkeitspathologie abzuändern. Nirgends in diesem Buch wird behauptet, es gebe eine einzige psychodynamische Therapie, die für alle Persönlichkeitsstörungen geeignet ist (früher wurde dies oftmals angenommen). Man könnte argumentieren, jede Behandlung, sei sie psychodynamisch oder kognitiv-behavioral, muss über die allgemeine Therapie für einen Patienten mit einer bestimmten Persönlichkeitsstörung hinausgehen und seinen individuellen Bedürfnissen angepasst werden, da seine Persönlichkeitsstörung durch die jeweilige Kategorie nicht adäquat erfasst wird. Sie wird nicht adäquat erfasst, weil sie durch die Stärken des Patienten und sein soziales Umfeld individuell ist. In diesem Sinne stellen die verschiedenen Kapitel in diesem Buch Vorlagen vor für den Umgang mit Patienten mit auffälligen (jedoch nicht ausschließlichen) Persönlichkeitsmerkmalen, die einer bestimmten Kategorie zugeordnet werden können. Diese Vorlagen können an die Besonderheiten des einzelnen Patienten angepasst werden, also an seine einmalige Kombination von Pathologie und Stärken, die in einer bestimmten, vom Patienten mitgestalteten Umgebung umgesetzt werden. Im Gegensatz zu dem Klischee, die psychodynamische Therapie konzentriere sich auf die Vergangenheit des Patienten, liegt der Schwerpunkt der hier beschriebenen Therapien für Persönlichkeitsstörungen in erster Linie auf der Gegenwart.

Es gibt deutliche Überschneidungen zwischen modernen psychodynamischen und kognitiv-behavioralen Therapien für Patienten mit einer Persönlichkeitsstörung. Das zeigt, dass sich sowohl die Ausrichtung als auch die häufigen Einschränkungen, denen die therapeutische Beziehung im Falle einer Persönlichkeitsstörung unterliegt, mit der Zeit verschoben haben. Bei den meisten Therapien kommen die sogenannten gemeinsamen Faktoren wie Struktur, Unterstützung, empathische Beziehung und therapeutisches Bündnis zum Tragen. Zusätzlich zu den üblichen Strategien und Techniken werden bei manchen psychodynamischen Therapien (s. z. B. Kap. 12) als psychodynamisch beziehungsweise kognitiv-behavioral bezeichnete Techniken explizit kombiniert. Generell haben wir bei der Zusammenstellung dieses Buches eine deutliche Konvergenz der therapeutischen Ansätze sowie viele Anzeichen dafür bemerkt, dass die Zeit der strengen und klaren Trennung zwischen psychodynamischen und anderen Therapien wohl vorbei ist. In der Praxis findet die Einbeziehung kognitiv-behavioraler Techniken in dynamische Therapien statt, und Autoren der kognitiv-behavioralen Richtung legen mehr Gewicht auf die therapeutische Beziehung und den Widerstand des Patienten (s. Leahy 2001).

Die kollegiale Unterstützung unserer erfahrenen Autoren hat uns als Herausgebern dieses Bandes die Arbeit sehr erleichtert. Nur durch ihre engagierte Mitarbeit war es möglich, die aktuellen Ansichten zu den Modellen, zur Bewertung und zur Behandlung von Patienten mit einer Persönlichkeitsstörung zusammenzutragen.

John F. Clarkin, Ph.D.
Peter Fonagy, Ph.D., F.B.A.
Glen O. Gabbard, M.D.

Literatur

American Psychiatric Association. Diagnostic and Statistical Manual of Mental Disorders, 3rd Edition. Washington, DC, American Psychiatric Association, 1980.

American Psychiatric Association. Diagnostic and Statistical Manual of Mental Disorders, 4th Edition, Text Revision. Washington, DC, American Psychiatric Association, 2000.

Leahy R. Overcoming Resistance in Cognitive Therapy. New York, Guilford, 2001.

Lenzenweger MF, Lane MC, Loranger AW, et al. DSM-IV personality disorders in the National Comorbidity Survey Replication. Biol Psychiatry 62: 553–654, 2007.

Westen D, Gabbard GO, Blagov P. Back to the future: personality structure as a context for psychotherapy, in: Personality and Psychopathology. Edited by Krueger RF, Tackett JL. New York, Guilford, 2006, 335–384.

Die Autoren

Elizabeth Allison, D.Phil.
Publications Editor, Psychoanalysis Unit, Research Department of Clinical, Educational and Health Psychology, University College London, UK

Anthony Bateman, M.A., F.R.C.Psych.
Facharzt für Psychotherapie, Halliwick Unit, St. Ann's Hospital, Barnet, Enfield and Haringey Mental Health Trust, London, und Gastprofessor, University College London, UK; Gastarzt, The Menninger Clinic and Menninger Department of Psychiatry and Behavioral Sciences, Baylor College of Medicine, Houston, Texas, USA

Anna Buchheim, Ph.D.
Professor für Klinische Psychologie, Institut für Psychologie, Universität Innsbruck, Innsbruck, Österreich

Eve Caligor, M.D.
Professor für Klinische Psychiatrie und stellvertretende Direktorin, Residency Training Program in Psychiatry, New York University School of Medicine, New York, New York, USA

John F. Clarkin, Ph.D.
Professor für Klinische Psychologie in der Psychiatrie, Weill Medical College der Cornell University, New York, New York, USA

Diana Diamond, Ph.D.
Professor, Department of Psychology, City University of New York und Weill Medical College der Cornell University, New York, New York, USA

Peter Fonagy, Ph.D., F.B.A.
Inhaber des Freud Memorial Chair of Psychoanalysis und Direktor des Research Department of Clinical, Educational and Health Psychology, University College London; Direktor des Anna Freud Centre, London, UK

Glen O. Gabbard, M.D.
Professor für Psychiatrie, Baylor College of Medicine, Houston, Texas; Professor für Psychiatrie, SUNY Upstate Medical University, Syracuse, New York, USA

György Gergely, Ph.D.
Professor für Psychologie, Cognitive Development Center, Central European University, Budapest, Ungarn

Mardi J. Horowitz, M.D.
Professor, Department of Psychiatry, University of California, San Francisco, California, USA

Otto F. Kernberg, M.D.
Professor, Department of Psychiatry, Weill Medical College der Cornell University, New York, New York, USA

Falk Leichsenring, D.Sc.
Professor für Psychotherapieforschung, Abteilung Psychosomatik und Psychotherapie, Universität Gießen, Gießen, Deutschland

Uma Lerner, M.D.
Klinische Ausbilderin, Department of Psychiatry, University of California, San Francisco, California, USA

Patrick Luyten, Ph.D.
Dozent, Center for Psychoanalysis and Psychodynamic Psychology, Department of Psychology, Katholische Universität Leuven, Leuven, Belgien

Leigh McCullough, Ph.D.
Forschungsdirektor, Modum Bad Research Institute, Vikersund, Norwegen; Klinischer Dozent, Harvard Medical School, Boston, Massachusetts, USA

J. Reid Meloy, Ph.D., A.B.P.P.
Klinischer Professor, Department of Psychiatry, University of California, San Diego; Faculty, San Diego Psychoanalytic Institute; Lehrbeauftragter, University of San Diego School of Law, San Diego, California, USA

John M. Oldham, M.D., M.S.
Senior-Vizepräsident und Personalleiter, The Menninger Clinic; Executive Vice Chairman for Clinical Affairs and Development, Menninger Department of Psychiatry and Behavioral Sciences, Baylor College of Medicine, Houston, Texas, USA

William E. Piper, Ph.D.
Professor, Department of Psychiatry, University of British Columbia, Vancouver, British Columbia, Kanada

Gerhard Roth, Ph.D. (Philosophie), Ph.D. (Zoologie)
Professor für Verhaltensphysiologie und Entwicklungsneurobiologie, Institut für Hirnforschung, Universität Bremen, Bremen, Deutschland

Jonathan Shedler, Ph.D.
Außerordentlicher Professor, Department of Psychiatry, University of Colorado Denver School of Medicine, Denver, Colorado, USA

Paul I. Steinberg, M.D., F.R.C.P.C.
Psychiater, Klinischer Professor, Department of Psychiatry, University of British Columbia, Vancouver, British Columbia, Kanada

Michael H. Stone, M.D.
Professor für Klinische Psychiatrie, Columbia College of Physicians and Surgeons, New York, New York, USA

Lane Strathearn, M.B.B.S., F.R.A.C.P., Ph.D.
Dozent, Department of Pediatrics, Baylor College of Medicine/Texas Children's Hospital, Houston, Texas, USA

Martin Svartberg, M.D., Ph.D.
Privatpraxis, Oslo, Norwegen

Mary Target, Ph.D.
Professor für Psychoanalyse, Psychoanalysis Unit, Research Department of Clinical, Educational and Health Psychology, University College London, UK

Drew Westen, Ph.D.
Professor, Department of Psychology und Department of Psychiatry and Behavioral Sciences, Emory University, Atlanta, Georgia, USA

Paul Williams, Ph.D.
Supervisor für Psychoanalyse, British Psychoanalytical Society, UK

Jessica Yakeley, M.B. B.Chir., M.R.C.Psych.
Stellvertretende Medizinische Direktorin und Direktorin für Medizinische Ausbildung, Tavistock and Portman NHS Foundation Trust, London; Honorarprofessor, Department of Mental Health and Behavioral Sciences, University College London; Fellow, British Psychoanalytical Society, UK

Frank E. Yeomans, M.D., Ph.D.
Außerordentlicher Klinischer Professor, Department of Psychiatry, Weill Medical College der Cornell University; Dozent, Columbia Center for Psychoanalytic Training and Research, New York, New York, USA

Offenlegung von Interessen

Die Autoren des vorliegenden Bandes versichern, dass sie, mit Ausnahme der nachstehend genannten, keine konkurrierenden finanziellen Beteiligungen an oder Verbindungen zu kommerziellen Sponsoren, Herstellern kommerzieller Produkte, Anbietern kommerzieller Dienstleistungen, nicht staatlichen Organisationen und/oder Regierungsorganen haben.

Jonathan Shedler, Ph.D., und Drew Westen, Ph.D.: Das in Kapitel 4 des vorliegenden Bandes beschriebene Forschungsvorhaben wurde zum Teil durch die Zuschüsse MH62377 und MH62378 des National Institute of Mental Health finanziert. Die Autoren besitzen Urheberrechte an dem Verfahren Shedler-Westen Assessment Procedure (SWAP).

Frank E. Yeomans, M.D., Ph.D., und Diana Diamond, Ph.D.: Kapitel 7 des vorliegenden Bandes ist Teil der Arbeiten im Rahmen des Cornell Psychotherapy Research Project, das durch Zuschüsse des National Institute of Mental Health, der International Psychoanalytic Association, der Münchener Köhler-Stiftung und der Borderline Personality Disorder Research Foundation finanziert wurde.

Inhalt

Teil I
Persönlichkeitspathologie: Bestimmung des Interventionsschwerpunktes

1 Ein Objektbeziehungsmodell der Persönlichkeit und der Persönlichkeitspathologie

Eve Caligor, John F. Clarkin

Therapeuten, die Patienten mit einer Persönlichkeitsstörung behandeln, müssen sich gewöhnlich mit mehreren grundlegenden Fragen auseinandersetzen:

- Wie verhalten sich die normalen und die pathologischen Persönlichkeitsfunktionen zueinander?
- Welche pathologischen Merkmale haben viele oder die meisten Persönlichkeitsstörungen gemeinsam?
- Wie ist das Verhältnis zwischen Persönlichkeitsstörungen auf höherem Strukturniveau und schweren Persönlichkeitsstörungen?
- Wie lässt sich die Schwere der Pathologie bei den verschiedenen Persönlichkeitsstörungen bewerten und beschreiben?
- Wie lässt sich die Schwere der Pathologie der einzelnen Patienten innerhalb einer diagnostischen Gruppe bewerten und beschreiben?

Das Objektbeziehungsmodell der Persönlichkeitsstörungen bietet einen auf klinischen Erfahrungen basierenden Ansatz für die Beantwortung dieser Fragen.

Um den Einstieg in die Einführung zu erleichtern, stellen wir hier vier Fallbeispiele von Patienten mit einer Persönlichkeitsstörung vor:

Frau N. ist 28 Jahre alt, Single und Angestellte. Als sie in die Sprechstunde kommt, gibt sie an, sie habe »Probleme mit Männern« und »Schwierigkeiten mit Konfliktsituationen«. Frau N. ist attraktiv, charmant und dezent verführerisch. Sie räumt ein, dass es sie oft überrascht, dass sie bei geselligen Anlässen im Mittelpunkt steht. Dennoch fühle sie sich im Vergleich zu ihren Freunden und Kollegen minderwertig. Sie sagt, sie sei Männern gegenüber schüchtern und sexuell gehemmt. Diese Eigenschaften erklärten, weshalb sie seit dem College keine längere Beziehung hatte. Frau N. klagt außerdem über Schwierigkeiten mit »Konfliktsituationen«, sie weiche Konflikten eher aus. Sie meint, sie sei deswegen manchmal übermäßig entgegenkommend. Sie hat keinen Freund, hat aber einige enge Freunde. Über ihre Arbeit als Grundschullehrerin sagt Frau N., diese sei eine Herausforderung und erfüllend. Sie meint, sie sei im Großen und Ganzen optimistisch und ausgeglichen, es demoralisiere sie jedoch, dass es ihr nicht gelinge, eine längerfristige Beziehung mit einem Mann einzugehen oder sich selbst mehr zu akzeptieren. Am Ende des einstündigen Gesprächs empfindet der Arzt Sympathie für sie und gewinnt einen Eindruck von Frau N., von ihren Schwierigkeiten und von den Menschen, die eine wichtige Rolle in ihrem Leben spielen.

Frau B. ist 28 Jahre alt, Single und Angestellte. Als sie in die Sprechstunde kommt, gibt sie an, sie habe »Probleme mit Männern« und »Schwierigkeiten mit Konfliktsituationen«. Frau B. ist attraktiv und einnehmend. Sie trägt einen kurzen Rock und eine tief ausgeschnittene Bluse und verhält sich aufreizend, was dem Arzt unangenehm ist. Sie sagt, sie fühle sich unwohl, wenn sie nicht im Mittelpunkt steht. Frau B. berichtet, sie habe Schwierigkeiten, ihren Zorn bei Konflikten mit ihrem jeweiligen Freund im Zaum zu halten, und neige zu Wutausbrüchen. Seit dem Abschluss des College habe sie eine Reihe von Arbeitsstellen gehabt; derzeit arbeitet sie als Empfangsdame. Sie findet ihre Arbeit eintönig und langweilig, andererseits hat sie keine Vorstellung davon, was sie lieber machen würde. Sie lebt allein und hat keinen festen Partner. Sie berichtet von vielen Beziehungen mit Männern, die nach ihren Angaben stets schlecht geendet hatten. Sie hat einige Freunde, doch der einzige Mensch, dem sie wirklich vertraue und dem sie sich verbunden fühle, sei ihre Schwester. Sie meint, ihr Leben »führt nirgendwohin«, sie fühle sich zeitweise leer und hasse sich selbst. Dem Arzt fällt der offensichtliche Widerspruch zwischen Frau B.s Beherrschtheit während des Gesprächs und ihrem berichteten zornigen, anklagenden und manipulativen Verhalten gegenüber ihren Partnern auf.

Herr N. ist 38 Jahre alt, verheiratet, hat zwei Kinder und ist Rechtsanwalt. Als er in die Sprechstunde kommt, gibt er an, er habe »Probleme mit der Arbeit« und Probleme mit seinem Selbstwertgefühl. Herr N. beschreibt seine Arbeit als Juniorpartner in einer erfolgreichen Anwaltskanzlei als Herausforderung und intellektuell befriedigend. Dennoch fühle er sich bei der Arbeit minderwertig und weniger fähig als die anderen. Außerdem beunruhige es ihn, dass er sich »zu sehr auf Einzelheiten konzentriert« und Dinge bis zum letzten Moment aufschiebt. Herr N. ist emotional angespannt und reserviert, berichtet aber dennoch über eine tiefe Verbundenheit zu seiner Frau und seinen kleinen Kindern. Er weiß, dass seine Lieben ihn als emotional unzugänglich empfinden, ist jedoch nicht in der Lage, sein Verhalten zu ändern. Er hat einige enge Freunde aus seiner Schulzeit, ist jedoch nach eigenen Angaben nicht besonders gesellig. Nachdem der Arzt Herrn N.s Geschichte hört, ist er beeindruckt von seinem Pflichtbewusstsein und seiner Bereitschaft für eine Therapie.

Herr B. ist 38 Jahre alt, verheiratet und arbeitsloser Rechtsanwalt. Als er in die Sprechstunde kommt, gibt er an, er habe »Probleme mit der Arbeit« und Probleme mit seinem Selbstwertgefühl. Er bezeichnet sich als »Zauderer« und klagt, er verliere sich in Einzelheiten und verbringe oft Stunden mit der Suche nach unwichtigen Informationen. Im Verlauf des Gesprächs stellt sich heraus, dass Herr B. seit dem Abschluss seines Jurastudiums 10 Jahre zuvor mehrfach entlassen wurde, weil er Schwierigkeiten hatte, Projekte zu Ende zu bringen, und häufig Fristen versäumt hatte. Außerdem hatte er Zeiterfassungsbögen gefälscht, sich oft krankgemeldet und Machtkämpfe mit seinen Vorgesetzten gehabt. Zuletzt hatte er als juristische Hilfskraft gearbeitet – was er als anspruchsvoll empfand – und war 6 Monate vor dem Gespräch entlassen worden. Herr B. gibt an, er halte sich abwechselnd für schlauer als alle anderen und für einen »absoluten Loser«. Er ist emotional unnahbar und angespannt; seine Frau beschwere sich, dass er weder finanziell noch emotional eine Stütze sei. Er berichtet, er habe schon zu Beginn der Ehe das sexuelle Interesse an ihr verloren und suche ab und zu Prostituierte auf. Er klagt darüber, dass er sich leer und ruhelos fühle. Er erwartet, dass der Arzt ihm sagt, wie er es erreichen könnte, weniger dysphorisch und angsterfüllt zu sein und sich dauerhafter als einen außergewöhnlichen Menschen zu sehen. Am Ende des einstündigen Gesprächs hat der Arzt lediglich einen vagen und oberflächlichen Eindruck von Herrn B. und ein noch lückenhafteres Bild von dessen Frau. Er ist überwältigt von der Ausweglosigkeit von Herrn B.s Problemen und befürchtet, dass Herr B. nicht wirklich gewillt ist, sich auf eine Therapie einzulassen.

All diese Patienten haben eine Persönlichkeitsstörung. Die Unterschiede zwischen ihnen sind jedoch augenfällig und von großer klinischer Bedeutung. Dieses Kapitel skizziert ein Gerüst zur Einordnung der Gemeinsamkeiten und Unterschiede zwischen diesen Patienten. Das Objektbeziehungsmodell der Persönlichkeitsstörungen bietet einen systematischen Ansatz für die Bewertung, Einordnung und Behandlung von Persönlichkeitspathologien aller Schweregrade.

1.1 Was ist die Objektbeziehungstheorie?

In der psychodynamischen Psychiatrie bezeichnet der Begriff *Objekt* – aus historischen Gründen und in der Wortwahl nicht sehr gelungen – einen Menschen, zu dem das Subjekt eine Beziehung hat. Dementsprechend bezeichnet der Begriff *Objektbeziehungen* die Art der Beziehungen des Subjekts zu anderen Personen, also die äußeren, zwischenmenschlichen Beziehungen des Subjekts. Der Begriff *inneres Objekt* bezeichnet dagegen die Repräsentanz oder Existenz eines Anderen in der Psyche des Subjekts. Die *Objektbeziehungstheorie* umfasst lose miteinander verbundene psychodynamische und psychoanalytische Modelle der Motivation und der psychischen Funktionen, die die Verinnerlichung früher Beziehungsmuster als zentrales Merkmal der psychischen Entwicklung und der psychischen Funktionen betrachten.

Das auf der Objektbeziehungstheorie basierende Modell der Persönlichkeitsstörungen, das hier vorgestellt wird, wurde von Otto Kernberg und seinen Kollegen am Personality Disorders Institute des Weill Cornell Medical College entwickelt (Kernberg u. Caligor 2005). Bei diesem Ansatz handelt es sich um eine Integration der wichtigsten Beiträge der Klein'schen und der britischen psychoanalytischen

Schule und der Entwicklungen in der amerikanischen Ich-Psychologie – insbesondere der Arbeit von Edith Jacobson, Margaret Mahler und Erik Erikson. In Kapitel 2 (»Bindung und Persönlichkeitsstörung«) wird ein Ableger der Objektbeziehungstheorie, die Bindungstheorie (Shaver u. Mikulincer 2005), vorgestellt. Im vorliegenden Kapitel liegt der Schwerpunkt auf den Aspekten von Kernbergs Modell, die die größte klinische Relevanz haben. Wir besprechen die wichtigsten Konzepte, die der Herangehensweise der Objektbeziehungstheorie bei Persönlichkeitsstörungen zugrunde liegen, und das Klassifizierungssystem von Persönlichkeitspathologien, auf dem Kernbergs Modell basiert. Wir verzichten auf eine Besprechung von Kernbergs umstrittener Entwicklungstheorie und seiner Untersuchungen zum psychoanalytischen Konstrukt der »Triebe«. Da das hier vorgestellte Modell auf klinischen Erfahrungen aus dem Bereich der psychodynamischen Therapie bei Patienten mit einer Persönlichkeitsstörung beruht, ist es nicht an ein bestimmtes Modell der Ätiologie der Persönlichkeitsstörungen geknüpft.

1.2 Psychische Strukturen

Die Objektbeziehungstheorie geht bei Persönlichkeitsstörungen davon aus, dass die für eine bestimmte Persönlichkeitsstörung charakteristischen deskriptiven Merkmale der Persönlichkeitspathologie die Art und die Organisation der zugrunde liegenden psychischen Strukturen abbilden. Psychodynamische Therapien, die Veränderungen der psychischen Strukturen bewirken, führen gleichzeitig zu Veränderungen der deskriptiven Merkmale der Persönlichkeitspathologie und zu einer Verbesserung der psychischen Funktionen. Dieser »Von-unten-nach-oben«-Herangehensweise an die Therapie und die durch sie bewirkten Veränderungen kann man die »Von-oben-nach-unten«-Ansätze der kognitiv-behavioralen Therapie gegenüberstellen, bei denen der Schwerpunkt auf der unmittelbaren Änderung maladaptiven Verhaltens und maladaptiver Denkmuster liegt (und mit denen sie nutzbringend kombiniert werden kann).

Zunächst sei hier noch die Bedeutung des Begriffs *Struktur* in der psychodynamischen Psychiatrie erläutert, da diese häufig unklar ist. Im psychodynamischen Verständnis sind Strukturen konstante Muster psychischer Funktionen, die in bestimmten Kontexten wiederholt und auf vorhersehbare Weise aktiviert werden.[1] Das bedeutet, dass psychische Strukturen keine Strukturen im konkreten

1 Wir unterscheiden zwischen dieser Bedeutung des Begriffs *Struktur* und dem psychometrischen Konzept der Struktur. In der Trait-Theorie bezeichnet *Persönlichkeitsstruktur* eine Struktur von Faktoren, die zu vorhandenen Daten passt. Diese statistische Methode wird zur Untersuchung latenter Variablen verwendet, die verschiedenen Persönlichkeitsmerkmalen zugrunde liegen. Dabei wird die Kovarianz von Merkmalen ermittelt. Die Trait-Theorie ermittelt Strukturen in einer Population. Im Gegensatz dazu beschreiben Strukturen in der Psychodynamik die Organisation psychischer Funktionen des Einzelnen.

Sinne, sondern eher psychische Prozesse sind. Diese Prozesse können als Dispositionen konzeptualisiert werden, die die subjektive Erfahrung und das subjektive Verhalten auf eine vorhersehbare Art und Weise ordnen. Auf der Ebene der kognitiven Neurobiologie kann man sich die neuralen Entsprechungen der psychischen Struktur als Verbindungen zwischen neuronalen Schaltkreisen oder »Assoziationsnetzwerken« vorstellen, die zusammen aktiviert werden (Westen u. Gabbard 2002). Psychische Strukturen sind z. B. Motivationssysteme, Copingmechanismen, Beziehungsmuster oder Prozesse zur Regulierung von Stimmung und Impulsen. Art und Gliederung der psychischen Struktur charakterisieren das Individuum und sind gewöhnlich konstant, können sich jedoch durch Reifung, Lebenserfahrung und erfolgreiche Therapie verändern.

Man muss berücksichtigen, dass der Therapeut psychische Strukturen im Sinne der Psychodynamik, anders als deskriptive Merkmale der Persönlichkeit, nicht direkt beobachten kann, und dass der Patient nicht über sie berichten kann. Bei der klinischen Beobachtung kann man jedoch anhand der Auswirkungen der psychischen Strukturen auf die deskriptiven Aspekte der Persönlichkeitsfunktionen – insbesondere des Verhaltens, der zwischenmenschlichen Beziehungen und der subjektiven Erfahrung des Patienten – auf die Art der psychischen Struktur schließen und sie auch systematisch beurteilen. Eine bekannte psychische Struktur ist beispielsweise das *Gewissen*, das die psychischen Prozesse umfasst, die für die moralischen Funktionen von Bedeutung sind. Ethisches (und unethisches) Verhalten, Schuldgefühle und die Haltung zu moralischen Werten und Idealen sind deskriptive Merkmale der Persönlichkeitsfunktionen, die von den unterschiedlichen Prozessen gesteuert werden; diese Prozesse machen die als *Gewissen* bezeichnete Struktur aus. Auch die Abwehrmaßnahme der *Verleugnung* ist ein psychischer Prozess, der sich auf der deskriptiven Ebene manifestiert in der vorhersehbaren Tendenz, die emotionalen Auswirkungen schmerzhafter Erfahrungen zu minimieren.

Auch andere aktuelle Persönlichkeitstheorien legen großes Gewicht auf den Zusammenhang zwischen beobachtbarem Verhalten und nicht beobachtbarer innerer kognitiv-affektiver Struktur. Ähnliche und sich überschneidende Konstrukte finden sich in vielen Modellen, die allesamt auf die Bedeutung bestimmter grundlegender kognitiver und emotionaler Prozesse bei normalen Persönlichkeitsfunktionen und der Persönlichkeitspathologie hinweisen (s. Lenzenweger u. Clarkin 2005). Vor allem Mischel und Shoda (2008) haben die normale Persönlichkeit als ein System von Vermittlungseinheiten (z. B. Codierungen, Erwartungen, Motive und Ziele) konzeptualisiert, die auf verschiedenen Ebenen des Bewusstseins aktiv werden, damit das Individuum erfolgreich mit seinem Umfeld interagieren kann. Nach diesem Modell, bezeichnet als *kognitiv-affektives Persönlichkeitssystem* (Cognitive-Affective Personality System – CAPS), werden als Reaktion auf Ereignisse in der Umgebung, einschließlich solcher im zwischenmenschlichen Bereich, bestimmte kognitiv-affektive psychische Repräsentanzen aktiviert. Somit ist nach dieser Theorie das entscheidende Element der Persönlichkeitsfunktionen das Gefüge der kognitiv-affektiven Repräsentanzen, die ein Muster aufweisen, mit Verhaltensweisen verknüpft sind, sich zu einer Selbstwahrnehmung in verschiedenen Situationen zusammenfügen und die Wahl bestimmter Umgebungen, die das Individuum bevorzugt und sucht, bestimmen.

1.3 Innere Objektbeziehungen

In der Objektbeziehungstheorie gelten kognitiv-affektive Einheiten als die grundlegendsten psychischen Strukturen, und zwar Einheiten, die aus einem Bild der eigenen Person bestehen, die mit dem Bild einer anderen Person interagieren, wobei die gesamte Interaktion mit einem bestimmten Affektzustand verknüpft ist. Diese verinnerlichten Beziehungsmuster werden als *innere Objektbeziehungen* bezeichnet. Nach dem Objektbeziehungsmodell sind innere Objektbeziehungen die Bausteine höherrangiger Strukturen, und es wird davon ausgegangen, dass sie subjektive Erfahrungen ordnen. So wird beispielsweise die Struktur *Identität* als Gefüge innerer Objektbeziehungen konzeptualisiert, die die Erfahrungen mit dem Selbst und dem Anderen betreffen. Die Struktur *Gewissen* besteht aus Objektbeziehungen im Zusammenhang mit Verboten und Idealen. Je nach Kontext werden unterschiedliche innere Objektbeziehungen aktiviert. Die jeweils aktivierten inneren Objektbeziehungen bestimmen das Verhalten des Individuums sowie die Art und Weise, wie es die betreffende Situation erlebt, und kommen in seinen zwischenmenschlichen Beziehungen zum Ausdruck.

Zur Verdeutlichung unseres Konzepts der inneren Objektbeziehungen und ihrer Bedeutung für die psychischen Funktionen stelle man sich z. B. folgende zwei Objektbeziehungen vor:

- eine Objektbeziehung, in der das Bild eines kleinen kindlichen Ich mit dem Bild einer mächtigen und bedrohlichen Autoritätsperson interagiert und die Interaktion mit Angstgefühlen verbunden ist;
- eine Objektbeziehung, in der das Bild eines kleinen kindlichen Ich mit dem Bild einer fürsorglichen Beschützerfigur interagiert, das ein Gefühl der Befriedigung und Sicherheit auslöst.

Die in diesen Beispielen beschriebenen inneren Objektbeziehungen manifestieren sich beim Erwachsenen so stark, dass sie seine Erwartungen und Erfahrungen in Bezug auf Abhängigkeitsverhältnisse bestimmen. Dadurch beeinflussen sie das Erleben der eigenen Person und der Person, von der diese abhängig ist, und gehen im ersten Fall mit der Erfahrung von Angst und Furcht, im zweiten Fall mit der Erfahrung von Befriedigung und Sicherheit einher.

Kernberg (Kernberg u. Caligor 2005) zufolge entstehen innere Objektbeziehungen aus dem Zusammenspiel von angeborenen affektiven Neigungen und Bindungsbeziehungen. Von Anfang an werden konstitutionelle Affektzustände in den Beziehungen zu Bezugspersonen aktiviert, durch Bezugspersonen reguliert und kognitiv mit den Interaktionen mit ihnen verbunden. Mit der Zeit werden diese Interaktionen in Form von Beziehungsmustern verinnerlicht, die sich nach und nach zu dauerhaften, affektgeladenen psychischen Strukturen zusammenfügen, die wir als innere Objektbeziehungen bezeichnen.

Wie wir betonen auch andere Ansätze, dass die verinnerlichten Muster von Beziehungen zentrale Organisationsprinzipien der Psyche sind, so z. B. die kognitive Theorie, die Verhaltenstheorie, die interpersonale Theorie und die Bindungstheorie. Obwohl diese Modelle viele Gemeinsamkeiten aufweisen, hebt sich die Objektbeziehungstheorie doch von ihnen ab, da sie von einem relativ komplexen, »dynamischen« Verhältnis zwischen frühen Bindungsbeziehungen und den psychischen Strukturen, die später das Erleben des Erwachsenen bestimmen, ausgeht. Nach dem Objektbeziehungsmodell beeinflussen nicht nur frühe Erfahrungen – die durch die jeweilige kognitive Entwicklungsstufe differenziert werden – die inneren Objektbeziehungen, sondern auch psychodynamische Faktoren wie psychische Konflikte, Abwehrmechanismen und Phantasien des Individuums.

Um die Rolle zu verdeutlichen, die Konflikte und Abwehr bei der Bestimmung der Art der inneren Objektbeziehungen spielen können, kommen wir zu unserem obigen Beispiel zurück: die innere Objektbeziehung zwischen einem kleinen kindlichen Ich und einer mächtigen und bedrohlichen Autoritätsperson, die mit Angstgefühlen verbunden ist. Wir sind der Ansicht, dass das Erleben von Machtlosigkeit und Angst in einer Abhängigkeitsbeziehung für den Betreffenden möglicherweise nicht nur tatsächliche frühe Erfahrungen mit einem angstauslösenden Elternteil widerspiegelt, sondern auch ein Bedürfnis nach Abwehr und Phantasie. Bei jemandem wie Frau N. z. B. kann diese Objektbeziehung eine Abwehrreaktion auf widersprüchliche Wünsche sein, einer Elternfigur wehzutun. In diesem Fall würde man von »Projektion« sprechen, im Sinne von: »Sie ist aggressiv und sadistisch, nicht ich; ich bin schwach und verängstigt. Deshalb brauche ich wegen meiner sadistischen Gefühle keine Schuldgefühle zu haben.« Bei Menschen wie Frau B. wiederum könnte eine extreme und äußerst affektgeladene Version derselben Objektbeziehung als Teil eines Abwehrversuchs dienen, um die Phantasie von einer ersehnten und Befriedigung bringenden Elternfigur aufrechtzuerhalten. Dabei handelt es sich um einen Fall von »Spaltung«: »Das ist schrecklich, aber es bedeutet doch, dass ich auch weiterhin darauf hoffen kann, eine perfekte Bezugsperson zu finden.« Das heißt also, dass innere Objektbeziehungen, die das subjektive Erleben in bestimmten Situationen bestimmen, zugleich auch eine Abwehrfunktion haben können, um das Subjekt so davor zu bewahren, dass ihm bedrohlichere oder schmerzhafte und konflikthafte Erfahrungen mit der eigenen Person oder mit einer anderen Person bewusst werden. Nach dem Objektbeziehungsmodell spiegeln Art und Beschaffenheit innerer Objektbeziehungen Faktoren des Temperaments (z. B. angeborene affektive Veranlagung), Erfahrungen während der Entwicklung sowie Konflikte und Abwehrmechanismen wider.

1.4 Ein Ansatz zur Persönlichkeitspathologie auf der Grundlage der Objektbeziehungstheorie

Psychodynamische Beschreibung der Persönlichkeit und der Psychopathologie

Aus psychodynamischer Sicht beinhaltet die umfassende Beschreibung der Persönlichkeitspathologie

- die deskriptiven Merkmale der Störung,
- eine Formulierung der den deskriptiven Merkmalen zugrunde liegenden Struktur und
- eine Theorie zur Psychodynamik des Patienten.

Die Beurteilung der *deskriptiven* Merkmale liefert Informationen über vorliegende Beschwerden und Probleme, maladaptive Persönlichkeitsmerkmale und die Beziehungen zu wichtigen Anderen. Diese Beurteilung ist die Grundlage zur Formulierung einer deskriptiven Diagnose und dies ist der Ansatz des DSM-IV-TR (American Psychiatric Association 2000). Die *strukturelle* Formulierung liefert Informationen über die Schwere der Persönlichkeitspathologie anhand der Kriterien Selbsterleben und Erleben wichtiger Anderer, Objektbeziehungen, Abwehrmaßnahmen und Realitätsprüfung (Kernberg 1984). Zusammen stellen die deskriptive und die strukturelle Beurteilung für den Therapeuten die Grundlage für die Bewertung der objektiven und subjektiven Schwierigkeiten des Patienten dar und liefern die Informationen, die er für die Diagnose und Behandlungsplanung benötigt.

Eine umfassende psychodynamische Beschreibung der Psychopathologie muss auch eine Einschätzung der psychischen Konflikte beinhalten, die der Störung zugrunde liegen. Die Bedeutung der scheinbar irrationalen Schwierigkeiten, die Patienten mit einer Persönlichkeitsstörung dazu bewegen, sich in Behandlung zu begeben, erfasst der Therapeut, indem er die den maladaptiven Verhaltensweisen zugrunde liegenden Konflikte und die subjektiven Zustände untersucht. Der psychodynamisch arbeitende Therapeut ergründet und bearbeitet die zugrunde liegenden Bedeutungen und Motivationen und hilft so seinem Patienten, flexibler zu werden und sich besser anzupassen. Die Beurteilung der deskriptiven, strukturellen und dynamischen Dimensionen der Persönlichkeitsfunktionen (s. auch Kap. 4 »Die Shedler-Westen Assessment Procedure«) ermöglicht ihm eine differenzierte Behandlungsplanung und eine Prognose der Therapiefortschritte.

Bei der Beurteilung, Klassifizierung und differenzierten Behandlungsplanung kombiniert das Objektbeziehungsmodell der Persönlichkeitsstörungen die dimensionale Klassifizierung der Persönlichkeitsstörungen anhand der Schwere der *strukturellen* Pathologie mit einer auf *deskriptiven* Merkmalen basierenden zusätzlichen kategorischen und prototypischen Klassifizierung (also einer Diagnose, wie sie im DSM-IV-TR gestellt wird). Somit ist der Ansatz auf der Grundlage der Objektbeziehungstheorie in klinischer wie in konzeptioneller Hinsicht der erste, der wie folgt vorgeht: Er beurteilt die Art, das Gefüge und das Maß der Integration der psychischen Strukturen und beschreibt anhand dieser Beurteilung die Schwere der Persönlichkeitspathologie. Anhand der deskriptiven Merkmale der Persönlichkeitspathologie diagnostiziert er dann den »Typ« oder die »Art« der Persönlichkeit.

Unser Zwei-Achsen-Ansatz trägt der klinischen Tatsache Rechnung, dass ähnliche Typen von Persönlichkeiten oder ähnliche maladaptive Merkmale bei vielen Krankheitsbildern vorkommen, wenn auch mit ganz unterschiedlichen Prognosen. Aus klinischer Sicht haben die Art und der Schweregrad der strukturellen Pathologie für die Prognose und differenzierte Behandlungsplanung gewöhnlich eine größere Bedeutung als der Persönlichkeits-»Typ«. So sind unserer Ansicht nach z. B. die Ähnlichkeiten auf der strukturellen Achse der Pathologie zwischen Frau N. und Herrn N. von größerer Bedeutung als die manifesten Ähnlichkeiten auf der deskriptiven Achse (also der auftretenden Symptome und der Art der Persönlichkeit) zwischen Frau N. und Frau B. bzw. Herrn N. und Herrn B. Wir legen den Schwerpunkt in diesem Kapitel auf die strukturelle Achse des Modells, da dieser Aspekt nur in der Objektbeziehungstheorie berücksichtigt wird und einen umfassenden und integrativen Ansatz zur Persönlichkeitspathologie ermöglicht.

Deskriptive Merkmale von Persönlichkeitsstörungen

Als *Persönlichkeit* eines Menschen bezeichnet man die für ihn charakteristischen dauerhaften und gewohnheitsmäßigen Muster seines Verhaltens, seiner Kognitionen, seiner Emotionen, seiner Motivation und der Art seiner Beziehungen zu anderen. Diese unmittelbar wahrnehmbaren Komponenten der Persönlichkeitsfunktionen sind die *deskriptiven* Merkmale der Persönlichkeit und der Persönlichkeitspathologie eines Menschen. Aus deskriptiver Sicht kommt die Persönlichkeit eines Menschen in Form einer bestimmten *Art von Persönlichkeit* zum Ausdruck. So widmet beispielsweise jemand wie Herr N., der eine obsessiv-kompulsive Persönlichkeit hat, Einzelheiten große Aufmerksamkeit, ist perfektionistisch, meidet Risiken und ist emotional angespannt. All diese Deskriptoren gelten als »Persönlichkeitsmerkmale«.

In dem Maße, wie Persönlichkeitsmerkmale starrer und extremer werden, bewegt man sich von einer normalen Persönlichkeit zu pathologische Persönlichkeitsfunktionen. Die Bezeichnung von Persönlichkeitsmerkmalen als »starr« bedeutet, dass der Betreffende auch dann nicht in der Lage ist, sein Verhalten zu ändern, wenn er es gerne möchte, oder wenn unverändertes Verhalten sehr maladaptiv ist. Herr N. z. B. kann nicht anders, als zu zaudern, obwohl ihm klar ist, dass ihn dieses Verhalten in unnötige Schwierigkeiten bringt und es ihm erschwert, sich hervorzutun. Statt aus der Erfahrung zu lernen und maladaptive

Verhaltensmuster zu ändern, legen die Betroffenen in den unterschiedlichsten Situationen wieder und wieder dasselbe Verhalten, dieselben emotionalen Reaktionen und dieselben Beziehungsmuster an den Tag, ungeachtet dessen, ob diese Verhaltensweisen in der jeweiligen Situation angemessen sind. Die Bezeichnung von Persönlichkeitsmerkmalen als »extrem« bedeutet, dass das Verhalten des Betreffenden immer stärker von den üblichen und in der jeweiligen Kultur erwarteten Verhaltens- und Funktionsweisen abweicht. Herr B. beispielsweise versäumte durch sein Zaudern regelmäßig Fristen, im Gegensatz zu Herrn N. Die verführerische Art von Frau N. ist dezent und gesellschaftlich akzeptabel, Frau B.s aufreizendes Verhalten dagegen wirkt übertrieben und plump. Persönlichkeitspathologien bewegen sich auf einem breiten Spektrum. Mit zunehmender Schwere werden die Persönlichkeitsmerkmale starrer und extremer und beeinträchtigen die Funktionen der Betroffenen immer häufiger und stärker. Den höchsten Schweregrad kennzeichnen Merkmale, die nicht nur extrem sind, sondern auch im Widerspruch zueinander stehen. Herr B. z. B. ist übermäßig detailorientiert, hat bei seiner Arbeit jedoch regelmäßig offensichtliche typographische und Rechtschreibfehler übersehen. Von einer *Persönlichkeitsstörung* spricht man, wenn die Starrheit der Persönlichkeit ein Ausmaß erreicht, das die alltäglichen Funktionen signifikant, regelmäßig und dauerhaft beeinträchtigt und/oder dem Betroffenen und den Menschen in seiner Umgebung große Probleme bereitet.

Zusammenfassung des strukturellen Ansatzes zu Persönlichkeitsstörungen

Der strukturelle Ansatz klassifiziert Persönlichkeitspathologien anhand der grundlegenden psychischen Prozesse oder Strukturen. (Diese Klassifizierung wird auch als *strukturelle Diagnose* bezeichnet.) Dabei werden folgende Aspekte untersucht:

- Identität (Wahrnehmung der eigenen Person und anderer)
- vorherrschende Abwehrmaßnahmen (übliche Art der Bewältigung von äußerem Stress und inneren Konflikten)
- Realitätsprüfung (Anerkennung der konventionellen Auffassung von der Wirklichkeit)
- Art der Objektbeziehungen (Verständnis der Beschaffenheit zwischenmenschlicher Beziehungen)
- moralische Funktionen (ethisches Verhalten, Ideale und Werte)

Dieser Ansatz ist mit dem Ansatz vereinbar, der die Schwere der Persönlichkeitspathologie ebenfalls vorrangig anhand der Aspekte adaptiver und maladaptiver Persönlichkeitsfunktionen bestimmt (Livesley 2001; Parker et al. 2004; Verheul et al. 2008). Dabei werden ein stabiles Selbstbild, auf Selbstreflexion basierende Funktionen, Aggressionsregulierung, Zweckhaftigkeit und Fähigkeit zur Intimität als Schlüsselkomponenten der Persönlichkeitsfunktionen betrachtet, die wichtig sind, um die Schwere der Persönlichkeitspathologie zu beurteilen.

Auf der konzeptuellen Ebene sind nach dem strukturellen Ansatz zur Persönlichkeitspathologie wesentliche Elemente einer Persönlichkeitsstörung Schwierigkeiten mit dem Selbstverständnis und der Identität sowie chronische Dysfunktion im zwischenmenschlichen Bereich. Diese Ansicht teilen immer mehr Forscher der Persönlichkeitsstörungen (Livesley 2001; Pincus 2005). Theoretiker wie Praktiker der kognitiven (Pretzer u. Beck 2005), der interpersonalen (Benjamin 2005) und der Bindungstheorie (Levy 2005; Meyer u. Pilkonis 2005; s. auch Kap. 2) sowie diejenigen, die mit dem Objektbeziehungsmodell arbeiten, betonen die zentrale Bedeutung dieser grundlegenden Funktionen für die Persönlichkeitspathologie.

Strukturniveau der Persönlichkeitsorganisation und Klassifizierung von Persönlichkeitspathologien

Der strukturelle Ansatz zu Persönlichkeitsstörungen wurde von Otto Kernberg entwickelt und ist das Ergebnis seiner umfassenden klinischen Erfahrung im Bereich der psychodynamischen Therapie von Patienten mit Persönlichkeitsstörungen. Kernberg (1984) teilt die Welt der Persönlichkeitspathologien je nach der Schwere der strukturellen Pathologie in zwei Gruppen von Störungen oder Strukturniveaus der Persönlichkeitsorganisation auf: die *neurotische Persönlichkeitsorganisation* (neurotic level of personality organization – NPO) und die *Borderline-Persönlichkeitsorganisation* (borderline level of personality organization – BPO).

Bei der weniger schwerwiegenden neurotischen Persönlichkeitsorganisation zeigt sich eine maladaptive Starrheit der Persönlichkeit mit

- normaler Identität,
- einem Vorherrschen von den um die Verdrängung gruppierten Abwehrmaßnahmen und
- intakter Realitätsprüfung.

Zu dieser Gruppe der Persönlichkeitsstörungen der »höheren Ebene« gehören die

- Obsessiv-kompulsive und die Depressive Persönlichkeitsstörung,
- die Hysterische Persönlichkeitsstörung der höheren Ebene (die im DSM-IV-TR nicht aufgeführt sind),
- eine relativ gesunde Gruppe von Patienten mit einer Ängstlich-vermeidenden Persönlichkeitsstörung sowie
- die große Gruppe der Patienten, die mit einer Persönlichkeitspathologie in die Sprechstunde kommen, die nicht schwerwiegend genug ist, um die Kriterien einer Persönlichkeitsstörung gemäß dem DSM zu erfüllen (Westen u. Arkowitz-Westen 1998).

Menschen mit einer neurotischen Persönlichkeitsorganisation bewähren sich im Allgemeinen in vielen Bereichen; ihre maladaptiven Persönlichkeitsmerkmale beeinträchtigen zumeist zentrale Bereiche der Funktionen und/oder verursachen subjektive Beschwerden. Frau N. und Herr N. haben eine neurotische Persönlichkeitsorganisation. Die Starrheit der Persönlichkeit von Frau N. macht sich hauptsächlich in ihren Partnerschaften bemerkbar, während sie bei der Arbeit gut zurechtkommt, ein gutes Sozialverhalten und enge Freunde hat. Herr N. hat durch die Starrheit seiner Persönlichkeit Hemmungen, seine Gefühle auszudrücken, ist aber dennoch in der Lage, tiefe Bindungen einzugehen. Dass er sich leicht in Einzelheiten verliert und bei der Arbeit zaudert, betrübt ihn und stellt ein gewisses Handicap dar, dennoch ist er beruflich außerordentlich erfolgreich.

Bei einer Borderline-Persönlichkeitsorganisation[2] zeigen Betroffene eine schwere maladaptive Starrheit der Persönlichkeit mit

- einer klinisch signifikanten Pathologie der Identität,
- einem Vorherrschen von um die Spaltung gruppierten Abwehrmaßnahmen auf niedrigem Niveau und
- einer variablen Realitätsprüfung, bei der die gewöhnliche Realitätsprüfung im Großen und Ganzen intakt ist, jedoch die subtileren Fähigkeiten, gesellschaftliche Konventionen anzuerkennen und die inneren Zustände anderer genauer wahrzunehmen, eingeschränkt sind.

Zu dieser Gruppe der schwereren Persönlichkeitsstörungen gehören die meisten im DSM-IV-TR beschriebenen wie die Dependente, Histrionische, Narzisstische, Borderline-, Paranoide, Schizoide und Dissoziale Persönlichkeitsstörung. Menschen mit einer Borderline-Persönlichkeitsorganisation sind in vielen, wenn auch nicht in allen Funktionen stark beeinträchtigt, sie zeigen maladaptive Merkmale, die extremer und starrer sind als bei Menschen mit einer neurotischen Persönlichkeitsorganisation. Die Fallbeispiele Frau B. und Herr B. verdeutlichen die Schwierigkeiten, die in der BPO-Gruppe (BPO – Borderline-Persönlichkeitsorganisation) auftreten. Ihre Persönlichkeitspathologie betrifft praktisch alle Bereiche ihrer Funktionen. Für diejenigen, die mit diesem System weniger vertraut sind, haben wir in Abbildung 1-1 (S. 15) die Relationen zwischen dem strukturellen Ansatz zu den Persönlichkeitsstörungen, bei dem die Dimension der

---

2 Wir weisen auf den Unterschied zwischen der Borderline-Persönlichkeitsstörung (BPS) gemäß DSM-IV-TR und der Borderline-Persönlichkeitsorganisation (BPO) hin. Die BPS ist eine bestimmte Persönlichkeitsstörung, die bei einer bestimmten Konstellation deskriptiver Merkmale diagnostiziert wird. Die BPO ist eine viel weiter gefasste Kategorie auf der Grundlage struktureller Merkmale – insbesondere der Pathologie der Identitätsbildung. Unter die Diagnose BPO fallen zum einen die BPS gemäß DSM-IV-TR und zum anderen alle schweren Persönlichkeitsstörungen. Abbildung 1-1 verdeutlicht das Verhältnis zwischen den diagnostischen Kategorien der Achse II des DSM-IV-TR und den Ebenen der Persönlichkeitsorganisation.

Schwere betont wird, und den bekannteren Persönlichkeitsstörungen nach DSM-IV-TR dargestellt.

Obwohl unser oben beschriebenes und in Abbildung 1-1 dargestelltes System offensichtlich kategorischer Art ist, betrachtet unser Ansatz die Persönlichkeitspathologie aus dimensionaler Sicht. Am gesunden Ende der Skala stehen Menschen mit einer normalen Identität, überwiegend Abwehrmechanismen des höheren Niveaus und einer stabilen Realitätsprüfung, am pathologischsten Ende diejenigen mit einer schweren Identitätspathologie, überwiegend Abwehrmechanismen des niedrigen Niveaus und einer instabilen Realitätsprüfung. Dazwischen liegen verschiedene Grade der Psychopathologie. Das bedeutet, dass die in diesem Kapitel vorgestellte Klassifizierung am treffendsten als kontinuierliche Skala der Persönlichkeitspathologie zu bezeichnen ist. Dementsprechend ist die Trennlinie zwischen dem neurotischen Niveau der Persönlichkeitsorganisation und dem Niveau der Borderline-Persönlichkeitsorganisation nicht kategorisch gemeint, und es gibt auch Patienten mit einer sehr milden Identitätspathologie, die gemischte Merkmale aufweisen.

Die strukturelle Klassifizierung der Persönlichkeitspathologie, die Persönlichkeitsstörungen in solche mit einer neurotischen Persönlichkeitsorganisation und solche mit einer Borderline-Persönlichkeitsorganisation aufteilt (Kernberg u. Caligor 2005), wird durch die Beschreibung

- der Art der Objektbeziehungen und
- der moralischen Funktionen weiter differenziert.

Die Bewertung dieser zusätzlichen Dimensionen ergibt innerhalb der BPO-Gruppe die Kategorien (s. Abb. 1-1; s. auch Tab. 1-1)

- der *Borderline-Persönlichkeitsorganisation auf höherem Niveau* (also gesünderer Menschen mit einer geringfügigeren Pathologie der Objektbeziehungen, intakteren moralischen Funktionen und einer besseren Prognose) und
- der *Borderline-Persönlichkeitsorganisation auf niedrigem Niveau* (also von Menschen mit einer schwererwiegenden Persönlichkeitspathologie, stark beeinträchtigten Objektbeziehungen, einer signifikanten Pathologie der moralischen Funktionen und einer schlechteren Prognose).

Ein wesentlicher Unterschied zwischen der Borderline-Persönlichkeitsorganisation auf höherem und der auf niedrigem Niveau besteht in der Rolle, die die Aggression für die psychischen Funktionen und die Pathologie spielt. Kennzeichnend für die Psychopathologie bei der Borderline-Persönlichkeitsorganisation auf niedrigem Niveau sind schlecht integrierte Formen der Aggression, die von inneren und/oder äußeren Impulsen ausgelöst werden. Bei der Borderline-Persönlichkeitsorganisation auf höherem Niveau spielt die Aggression eine geringere Rolle. Zur Gruppe mit der Borderline-Persönlichkeitsorganisation auf höherem Niveau gehören Menschen mit einer Dependenten, einer Histrionischen, einer schwereren Ängstlich-vermeidenden und einer schwächer ausgeprägten Narzisstischen Persönlichkeitsstörung. Frau B. hat eine Borderline-Persönlichkeitsorga-

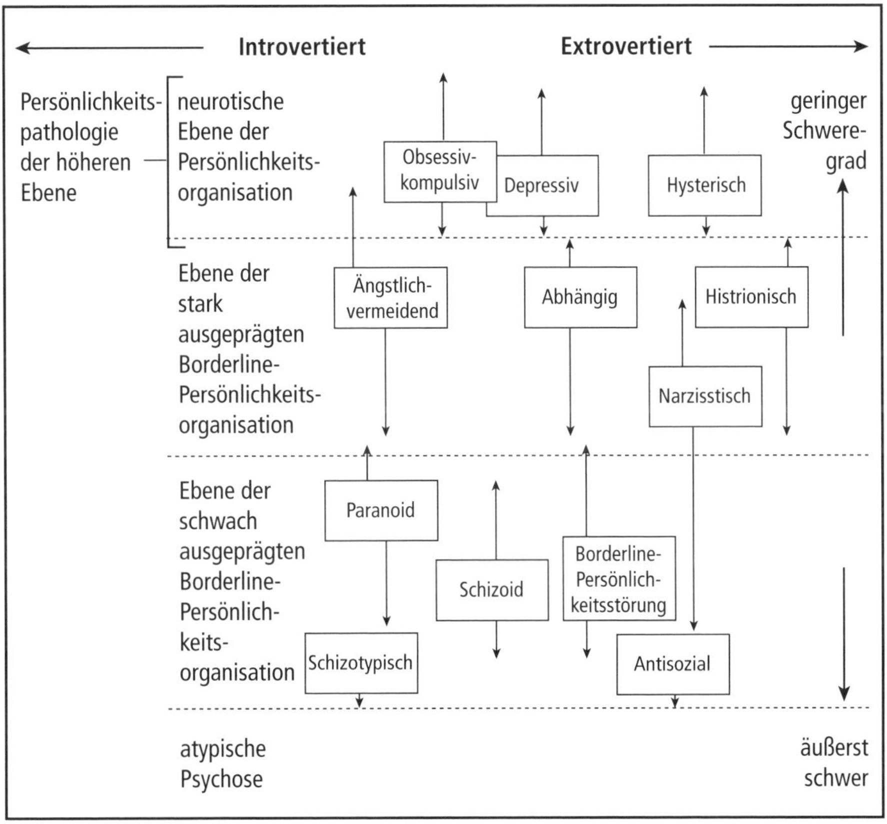

Abb. 1-1 Relationen zwischen der Ebene der Persönlichkeitsorganisation und den Diagnosen der Achse II des DSM-IV-TR. Der Schweregrad reicht von leicht am oberen Ende der Abbildung bis zum schwersten Grad am unteren Ende. Die senkrechten Pfeile zeigen den Schweregrad der einzelnen Persönlichkeitsstörungen gemäß DSM-IV-TR.

nisation auf höherem Niveau, bei ihr liegt eine Identitätspathologie mit einer gewissen Fähigkeit zu von gegenseitiger Abhängigkeit gekennzeichneten Beziehungen und überwiegend intakten moralischen Funktionen vor. Herr B. hat eine Borderline-Persönlichkeitsorganisation auf niedrigem Niveau, bei ihm liegt eine schwerere Identitätspathologie mit auf Ausbeutung basierenden Beziehungen und Defiziten der moralischen Funktionen vor.

Die Unterschiede zwischen der neurotischen und der Borderline-Persönlichkeitsorganisation sowie der Borderline-Persönlichkeitsorganisation auf höherem und niedrigem Niveau sind hinsichtlich der Prognose und der differenzierten Behandlungsplanung von großer Bedeutung. Diese drei Gruppen von Patienten (NPO, BPO des höheren und des niedrigen Niveaus) haben unterschiedliche Behandlungsbedürfnisse. Sie brauchen auf ihre jeweilige Psychopathologie zugeschnittene Therapien. Einige dieser Fragen werden am Ende dieses Kapitels ange-

Tab. 1-1 Struktureller Ansatz zur Klassifizierung der Persönlichkeitspathologie

Struktureller Bereich	Normale Persönlichkeitsorganisation	Neurotische Persönlichkeitsorganisation	Borderline-Persönlichkeitsorganisation auf höherem Niveau	Borderline-Persönlichkeitsorganisation auf niedrigem Niveau
Starrheit der Persönlichkeit	keine	geringfügig bis mäßig	extrem	sehr extrem
Identität	konsolidiert	konsolidiert	geringfügige bis mäßige Pathologie	schwere Pathologie
Vorherschende Abwehrfunktionen	reif	neurotisch	primitiv, neurotisch	primitiv
Realitätsprüfung	intakt, stabil	intakt, stabil	intakt; einige soziale Defizite	intakt; soziale Defizite (vorübergehende psychotische Zustände)
Objektbeziehungen	tief, auf Gegenseitigkeit beruhend	tief, auf Gegenseitigkeit beruhend	einige auf Gegenseitigkeit beruhend	befriedigende Bedürfnisse
Moralische Funktionen	verinnerlicht, flexibel	verinnerlicht, starr	unbeständig	pathologisch

sprochen. Außerdem werden sie in anderen Kapiteln dieses Bandes und in der empfohlenen Literatur weiter ausgeführt.

Tabelle 1-1 fasst den strukturellen Ansatz zur Klassifizierung der Persönlichkeitspathologie zusammen. Im verbleibenden Teil dieses Kapitels besprechen wir den Inhalt der Tabelle 1-1 ausführlich. Wir behandeln die Konstrukte der Identität, der Abwehrmechanismen, der Realitätsprüfung, der Art der Objektbeziehungen und der moralischen Funktionen, wobei ihre unterschiedlichen Manifestationen bei den drei Ebenen der Persönlichkeitsorganisation im Mittelpunkt stehen. Darauf folgen psychodynamische Überlegungen und schließlich Ausführungen über die Implikationen für die Behandlung.

Identität

Das Konstrukt der Identität ist der Dreh- und Angelpunkt des Objektbeziehungsmodells der Persönlichkeitsstörungen. Die normale Identität unterscheidet die normale Persönlichkeit sowie die Persönlichkeitsstörungen der neurotischen Ebene von den Persönlichkeitsstörungen mit Borderline-Persönlichkeitsorganisation (s. Tab. 1-1). Die *Identität* ist die strukturelle Wechselbeziehung zwischen der subjektiven Wahrnehmung der eigenen Person und dem Erleben wichtiger Anderer, die untrennbar miteinander verbunden sind. (Die enge Beziehung zwischen dem Erleben der eigenen Person und dem Erleben des Anderen hat Andersen [Andersen u. Chen 2002] in einer Forschungsreihe empirisch untersucht und belegt.) Wie bereits erwähnt, werden innere Objektbeziehungen im Objektbeziehungsmodell als Bausteine höherrangiger Strukturen konzeptualisiert. Nach Kernberg (Kernberg u. Caligor 2005) gilt für eine normale Identitätsbildung, dass die inneren Objektbeziehungen, die das Erleben des Selbst und des Anderen betreffen, auf stabile und zugleich flexible Weise in Relation zueinander organisiert sind. Diese Organisation entspricht einer integrierten Selbstwahrnehmung, die sich subjektiv in Form eines komplexen, gut differenzierten, durch Feinheiten und Tiefe gekennzeichneten, zeitlich und situativ beständigen, flexiblen und realistischen Erlebens des Selbst und des wichtigen Anderen manifestiert. Außerdem geht die normale Identität mit der Fähigkeit einher, das innere Erleben des Anderen genau wahrzunehmen, dauerhaft beruflichen, intellektuellen und Freizeitinteressen nachzugehen sowie sich über sich, über seine Werte und Ansichten, seinen Geschmack und seine Überzeugungen im Klaren zu sein.

Kernberg vergleicht die normale Identität mit der pathologischen Identitätsbildung und bezeichnet Letztere im Sinne von Erikson (1956) als *Identitätsdiffusion*. Bei dieser sind die inneren Objektbeziehungen, die die Selbstwahrnehmung ausmachen, polarisiert, also »nur gut« oder »nur schlecht«, mit sehr positiven oder sehr negativen Affektzuständen verbunden und extrem. Die Organisation dieser stark affektgeladenen inneren Objektbeziehungen untereinander ist unzureichend und unbeständig. Auf der deskriptiven Ebene zeigt sich diese strukturelle Organisation im Fehlen einer umfassenden und kohärenten Wahrnehmung des Selbst und wichtiger anderer Menschen. Das Erleben des Selbst und des Anderen ist bruchstückhaft, entbehrt der Kontinuität, ist extrem und unbeständig.[3] So wechseln beispielsweise Frau B.s Selbstsicht und ihre Stimmung dramatisch, je nachdem, ob es einen Mann in ihrem Leben gibt oder nicht. Eine neue Romanze reißt sie aus ihrer Dysphorie und befreit sie von ihrem Selbsthass, und sie fühlt sich »wie ein anderer Mensch«. Herr B. ist gegenüber seiner Frau verschlossen und passiv, in Gesellschaft im Fitnesscenter dagegen verhält er sich ganz anders: Er ist kontaktfreudig, umgänglich und witzig. Bei Menschen mit einer Identitätspathologie ist das subjektive Erleben anderer Menschen gewöhnlich schlecht differenziert (es fehlen Feinheiten und Tiefe), im Hinblick auf die Affekte polarisiert (»schwarz-weiß«), extrem und/oder oberflächlich. Herr B. beschreibt seine Frau als »langweilig«, »unelegant«, »nörglerisch« und »Spaßbremse«. Das Bild, das er

3 Empirische Belege für die von Kernberg beschriebene vergängliche, gespaltene, schlecht organisierte und »schwarz-weiße« Selbstrepräsentanz bei schwerer Persönlichkeitspathologie finden sich bei Westen und Cohen (1993).

von ihr zeichnet, ist vage und oberflächlich, eher eine Karikatur als eine komplexe und realistische Darstellung eines Menschen. Als der Therapeut nachfragt, fällt Herrn B. nichts Positives über sie ein, er räumt lediglich ein, sie verdiene »eine Menge Geld«.

Menschen mit einer Identitätspathologie fehlt gewöhnlich die Fähigkeit, andere genau zu verstehen (Donegan et al. 2003; Wagner u. Linehan 1999), gegebenenfalls auch die Fähigkeit, taktvoll auf subtile gesellschaftliche Signale zu reagieren. Eine schlecht konsolidierte Identität geht mit Gefühlen von Leere und chronischer Dysphorie sowie mit mangelndem Interesse an beruflichen, intellektuellen und Freizeitaktivitäten einher. Geschmack, Ansichten und Werte sind unbeständig, werden von den Betroffenen gewöhnlich von Menschen in ihrem Umfeld übernommen und können sich bei einer Veränderung des Umfeldes ohne Weiteres und dramatisch ändern. Frau B. z. B. richtet sich mit ihrem Kleidungsstil, Musikgeschmack und Sprechstil nach ihrem jeweiligen Freund. Die Identitätspathologie ist bei der Borderline-Persönlichkeitsstörung gemäß DSM-IV-TR am ausgeprägtesten, liegt jedoch in einem gewissen Maß bei allen schweren Persönlichkeitsstörungen vor (s. Tab. 1-1).

Die Identitätspathologie tritt in unterschiedlichem Ausmaß auf und kann sich auf unterschiedliche Art und Weise manifestieren. Der Prototyp der durch eine Identitätsstörung gekennzeichneten Persönlichkeitsstörungen ist in vielerlei Hinsicht die Borderline-Persönlichkeitsstörung. Die Wahrnehmung des Selbst und des Anderen ist polarisiert, vage, unrealistisch und unbeständig. Bei dieser Gruppe ist die zeitliche Diskontinuität gewöhnlich eine besonders augenfällige subjektive Manifestation der Identitätspathologie. Dagegen liegt bei der Narzisstischen Persönlichkeitsstörung eine stabilere, wenn auch häufig verzerrte und unsichere Selbstwahrnehmung und zugleich eine oftmals äußerst oberflächliche, lückenhafte oder karikaturistische Wahrnehmung des Anderen vor, und zwar auch bei hochintelligenten und erfolgreichen Menschen. Bei der narzisstischen Gruppe ist das Gefühl der Unechtheit gewöhnlich eine besonders augenfällige subjektive Manifestation der Identitätspathologie. Bei der schizoiden Persönlichkeit hingegen ist trotz des Fehlens einer integrierten oder stabilen Wahrnehmung die Fähigkeit vorhanden, andere richtig einzuschätzen; außerdem ist sie durch ein starkes Gefühl der Leere gekennzeichnet. Bei den Persönlichkeitsstörungen im Bereich der Borderline-Persönlichkeitsorganisation auf höherem Niveau kann die Identitätsstörung relativ geringfügig sein. Die Selbstwahrnehmung ist dabei weniger instabil als bei Menschen mit einer Borderline-Persönlichkeitsorganisation auf niedrigem Niveau, und die Fähigkeit, Beziehungen mit wichtigen Menschen realistisch zu erleben und aufrechtzuerhalten, ist besser entwickelt.

Klinisches Beispiel für die Identitätspathologie

Frau B. hatte seit dem Abschluss des College viele Arbeitsstellen, die sie alle nicht besonders interessant fand. Außerdem hat sie keine Vorstellung davon, was sie gerne machen würde. Auf eine Frage des Therapeuten gibt sie an, die Männer, mit denen sie ausgegangen war, schienen zunächst stets perfekt zu sein, wurden aber schon bald kontrollierend und beleidigend. Sie sagt, sie habe viele Freunde, kann sie jedoch nur vage und mit oberflächlichen Worten wie »nett«, »hübsch«, »witzig« oder »selbstsüchtig« beschreiben. Als der Therapeut sie bittet, sich selbst zu beschreiben, weiß sie nicht so recht, was sie sagen soll, merkt aber an, sie fühle sich leer und ziellos.

Anmerkungen: Frau B.s unzulängliche Selbstwahrnehmung, ihr mangelndes berufliches Engagement und ihre Gefühle von Leere und Ziellosigkeit sowie die oberflächliche, extreme, kaum differenzierte und manchmal unbeständige Art, wie sie die Menschen, die in ihrem Leben eine Rolle spielen, erlebt, sind bezeichnend für die Identitätspathologie. Diese Merkmale können in der klinischen Praxis beurteilt werden, indem man den Patienten auffordert, sich selbst und für ihn wichtige Personen zu beschreiben. Patienten mit einer Identitätspathologie fällt es gewöhnlich schwer, eine komplexe und realistische Beschreibung von sich zu geben, und sie stellen für sie wichtige Menschen üblicherweise lückenhaft und karikaturistisch dar. Die Beschreibungen der eigenen Person und der anderen sind zumeist vage und oberflächlich sowie extrem und widersprüchlich. Im Gegensatz dazu sind Menschen mit einer normalen Identität wie Frau N. und Herr N. in der Lage, ein lebhaftes und komplexes Bild von sich und den für sie wichtigen Menschen zu zeichnen.

Abwehrmaßnahmen

Abwehrmechanismen sind automatische psychische Reaktionen auf Stress oder emotionale Konflikte. Die verschiedenen Ebenen der Persönlichkeitspathologie sind durch unterschiedliche vorherrschende Abwehrmaßnahmen gekennzeichnet, und die Abwehrmechanismen von Menschen mit einer gefestigten Identität unterscheiden sich von denen bei Menschen mit einer nicht gefestigten Identität. Am gesunden Ende der Skala findet man flexible und adaptive Abwehrmechanismen, innere und äußere Wirklichkeit werden nicht oder nur geringfügig verzerrt. Am pathologischsten Ende der Skala werden äußerst unflexible und maladaptive Abwehrmechanismen eingesetzt, und die Wirklichkeit wird zunehmend verzerrt (Vaillant 1993). Für die gesamte Skala gilt, dass Abwehrmaßnahmen das Individuum vor Angst und Schmerz bewahren, die mit dem Ausdruck konflikthafter Objektbeziehungen verbunden sind, aber gleichzeitig zu einer maladaptiven Starrheit und pathologischen Struktur der Persönlichkeitsfunktionen führen.

In seinem Ansatz zur Klassifizierung der Abwehrmechanismen teilt Kernberg (1976) diese in drei Gruppen auf:

- reife Abwehrmechanismen,
- um die Verdrängung gruppierte oder »neurotische« Abwehrmechanismen und
- um die Spaltung gruppierte Abwehrmechanismen oder Abwehrmechanismen auf niedrigem Niveau (auch »primitive« Abwehrmechanismen genannt).

Diese Klassifizierung steht in vielerlei Hinsicht im Einklang mit der gegenwärtigen vorherrschenden Meinung (Perry u. Bond 2005), legt jedoch größeres Gewicht auf die den Abwehrmaßnahmen zugrunde liegenden psychischen Mechanismen.

Menschen mit einer normalen Persönlichkeit setzen überwiegend reife Abwehrmechanismen[4] ein; diese gehen mit flexiblen und adaptiven Funktionen einher. Beim Einsatz reifer Abwehrmechanismen wird kein Aspekt des Konflikts aus dem Bewusstsein ausgeschlossen, und widersprüchliche emotionale Aspekte werden nicht voneinander abgesondert. Vielmehr werden im subjektiven Bewusstsein alle Aspekte einer angstauslösenden Situation geringfügig verzerrt oder ohne Verzerrung zugelassen, jedoch so, dass psychischer Stress minimiert und die Bewältigung optimiert wird (Vaillant 1993).

Bei den um die Verdrängung gruppierten oder neurotischen Abwehrmechanismen[5] wird Stress vermieden, indem widersprüchliche Aspekte des psychischen Erlebens des Subjekts oder solche, die emotionales Unbehagen auslösen könnten, aus dem Bewusstsein verdrängt oder ausgeschlossen werden. Menschen mit einer neurotischen Persönlichkeitsorganisation setzen überwiegend Kombinationen aus neurotischen und reifen Abwehrmechanismen ein (Kernberg u. Caligor 2005). Es gibt eine Vielzahl neurotischer Abwehrmechanismen mit jeweils unterschiedlicher Funktionsweise, die Verdrängung ist jedoch stets beteiligt. Bei einer relativ gut integrierten Selbstwahrnehmung gewährleisten neurotische Abwehrmechanismen, dass konflikthafte Aspekte des Erlebens von der vorherrschenden Selbstwahrnehmung abgespalten werden und mehr oder weniger dauerhaft außerhalb des Bewusstseins bleiben. Dieser Prozess schützt das Individuum davor, sich konflikthaftes Erleben der eigenen Person und das der Anderen bewusst zu machen, führt jedoch auch zu einer Starrheit der Persönlichkeitsfunktionen (z. B.: »Ich werde niemals ärgerlich.«). Auf diese Weise ist sich Frau N. nicht bewusst, dass sie Konkurrenzgefühle oder Aggressionen hat, die zu Konflikten führen können. Aber die aus ihren Abwehrmechanismen resultierende Starrheit lässt ihr keine andere Wahl, als der Konfrontation auszuweichen,

---

4 Zu den reifen Abwehrmechanismen gehören Antizipation, Verdrängung, Altruismus, Humor und Sublimierung.

5 Zu den um die Verdrängung gruppierten oder neurotischen Abwehrmechanismen gehören neben der Verdrängung die Reaktionsbildung, neurotische Projektion, Verschiebung, Affektisolierung und Intellektualisierung.

und verhindert, dass sie sich auf angemessene Weise durchsetzt. Neurotische Abwehrmechanismen verändern die innere Wirklichkeit des Subjekts, gewöhnlich jedoch ohne seine Wahrnehmung der äußeren Wirklichkeit grob zu verzerren. Obwohl diese Abwehrmechanismen zur Starrheit der Persönlichkeit führen, Einfluss auf kognitive Prozesse haben, das Erleben leicht verzerren und Unbehagen oder Stress auslösen können, ziehen sie gewöhnlich kein grob abnormes oder störendes Verhalten nach sich.

Während bei neurotischen Abwehrmechanismen die Verdrängung eingesetzt wird, um psychische Konflikte und emotionalen Stress zu vermeiden, werden bei den Abwehrmechanismen des niedrigen Niveaus (auch »primitive Abwehrmechanismen«) die um die Spaltung gruppierten Abwehrmechanismen[6] Dissoziation[7] oder Spaltung eingesetzt. Mit den Begriffen *Dissoziation* und *Spaltung* bezeichnen wir einen psychischen Prozess, bei dem zugelassen wird, dass Aspekte des Erlebens, die im Konflikt miteinander stehen, vollständig ins Bewusstsein vordringen, aber entweder nicht gleichzeitig oder nicht in Verbindung mit ein und derselben Objektbeziehung (Kernberg 1976). Das bedeutet, dass bei den primitiven Abwehrmechanismen, anders als bei den neurotischen Abwehrmechanismen, nicht psychische Inhalte als solche aus dem Bewusstsein ausgeschlossen werden, sondern Aspekte des Erlebens, die in Konflikt zueinander stehen oder deren Zusammentreffen psychisches Unbehagen auslösen würde, voneinander getrennt werden.

Kernberg (1984) ist der Ansicht, dass die primitiven Abwehrmechanismen eng mit der Identitätspathologie verbunden sind und Spaltung der typische Abwehrmechanismus von Patienten mit einer schweren Persönlichkeitsstörung ist. Patienten setzen die Spaltung gewöhnlich so ein, dass die mit positiven Affekten verbundenen Bereiche des Erlebens zusammen mit idealisierten Selbst- und Objektrepräsentanzen getrennt werden von den mit negativen Affekten verbundenen Bereichen und abgewerteten oder paranoiden (auch als *verfolgende* bezeichneten) Objektbeziehungen. Bei der Identitätspathologie führen die primitiven Abwehrmechanismen dazu, dass Andere polarisiert (»schwarz-weiß«), als »nur gut« (also idealisiert) oder »nur schlecht« (also auf paranoide oder abgewertete Weise) erlebt werden – als liebevoll, befriedigend und sicher bzw. frustrierend, beängstigend oder wertlos. Dieses polarisierte Erleben des Selbst und des Anderen – z. B. als *absolut* befriedigende oder *unerträglich* frustrierende Bezugs-

---

6 Zu den um die Spaltung gruppierten Abwehrmechanismen oder Abwehrmechanismen auf dem niedrigen Niveau gehören neben der Spaltung die primitive Idealisierung, Abwertung, projektive Identifikation, allmächtige Kontrolle und primitive Verleugnung. (Diese Abwehrmechanismen werden in der psychodynamischen Literatur gelegentlich als *primitive Abwehrmechanismen* bezeichnet.)

7 Wir unterscheiden zwischen Dissoziation als Abwehrmaßnahme und dissoziativen Zuständen. Die Abwehrmaßnahme der Dissoziation ist an dissoziativen Zuständen beteiligt, doch bei diesen liegt auch ein veränderter Bewusstseinszustand vor. Bei der Dissoziation als Abwehrmaßnahme liegt kein veränderter Bewusstseinszustand vor.

person, als *perfekten* Beschützer oder als Objekt, das den Betreffenden *zu vernichten* droht, als *allmächtiges* Ich oder schwaches Ich ohne *jegliche* Macht – ist zugleich oberflächlich und unrealistisch. Da diese Objektbeziehungen bei der Identitätspathologie nicht im Kontext einer integrierten Sicht wichtiger anderer Menschen betrachtet werden können, werden diese extremen Bilder des Selbst und des Anderen häufig konkret erlebt, im Sinne von »da ist nur das, wie ich es gerade erlebe, und es gibt keinen Raum, um alternative Perspektiven zu erwägen; es ist nicht so, dass sie mich in diesem Moment frustrieren, sondern dass sie frustrierende Menschen sind«.

Die primitiven Abwehrmechanismen bei der Identitätspathologie sind gewöhnlich unbeständig und können zu einem abrupten und chaotischen Wechsel zwischen idealisiertem und verfolgendem Erleben des Selbst und des Anderen führen (Kernberg 1984). Bei Menschen mit einer Borderline-Persönlichkeitsorganisation führen die primitiven Abwehrmechanismen zu einer schweren Starrheit der Persönlichkeit und gehen mit einer enormen Verzerrung der zwischenmenschlichen Wirklichkeit einher. Dabei manifestieren sich diese Abwehrmechanismen gewöhnlich im Verhalten, sodass die Person häufig problematische Verhaltensweisen zeigt.

Menschen mit einer Borderline-Persönlichkeitsorganisation auf dem höheren Niveau kombinieren neurotische und primitive Abwehrmechanismen. Diese Konstellation ist gewöhnlich durch stabile Funktionen in zahlreichen Bereichen und ein zumeist relativ gut integriertes Erleben gekennzeichnet. In Stresssituationen oder bei psychischen Konflikten jedoch überwinden stark affektgeladene, »abgespaltene« innere Objektbeziehungen die verdrängenden Abwehrmechanismen und dringen abrupt ins Bewusstsein ein.

Auch Menschen mit einer neurotischen Persönlichkeitsorganisation setzen Spaltung und Dissoziation ein. Aber anders als bei schweren Persönlichkeitsstörungen zeigen sich hier die Auswirkungen der Spaltung und der Dissoziation auf das psychische Erleben eines Individuums mit einer gefestigten Identität und einer relativ gut integrierten Selbstwahrnehmung. Spaltung und Dissoziation sind dabei weniger ausgeprägt als bei schwereren Persönlichkeitspathologien und führen nicht zu einem stark polarisierten, schnell wechselnden und affektgeladenen Erleben der inneren und der äußeren Wirklichkeit, was für schwere Persönlichkeitsstörungen typisch ist. Somit gehen Spaltung und Dissoziation bei Menschen mit einer neurotischen Persönlichkeitsorganisation gewöhnlich nicht mit »primitiven« psychischen Zuständen einher, sondern mit der Trennung von Aspekten des psychischen Erlebens, die im Konflikt zueinander stehen, und der mehr oder weniger unterschwelligen Dissoziation konflikthafter Motivationen von der vorherrschenden Selbstwahrnehmung (Caligor et al. 2007).

So ist z. B. eine junge Frau, die Probleme mit der Sexualität hat, gegenüber Männern, mit denen sie eine emotionale Beziehung eingeht, emotional und sexuell hochgradig gehemmt. Sie hat gelegentlich kurze Affären mit Männern, für die sie keine Gefühle empfindet, und ist dann ausgesprochen leidenschaftlich und voller sexueller Experimentierfreude. In solchen Fällen werden konflikthafte

Motivationen zwar bewusst erlebt und umgesetzt, bleiben aber zugleich von anderen Motivationen und Aspekten des Selbsterlebens, mit denen sie in Konflikt stehen, abgespalten. Ebenso wie bei schweren Persönlichkeitsstörungen werden Spaltung und Dissoziation durch Verleugnung gestützt. Menschen mit einer neurotischen Persönlichkeitsorganisation leugnen die Bedeutung derjenigen dissoziierten Aspekte des bewussten Erlebens, die nicht zu ihrer vorherrschenden Selbstwahrnehmung passen. Somit hält sich die junge Frau aus dem obigen Beispiel für gehemmt und meint, Sex interessiere sie nicht sonderlich, und leugnet die Bedeutung ihrer sexuellen Abenteuer: »Sie sind nicht von Bedeutung.«

Klinisches Beispiel für primitive Abwehrmechanismen bei schwerer Persönlichkeitspathologie

Herr B. wird an eine dynamisch arbeitende Therapeutin überwiesen. Im ersten Monat der Therapie scheint er begeistert von der Arbeit mit seiner Therapeutin, der er mehrfach sagt, sie sei brillant und diejenige, die seine Probleme »endlich« lösen würde. Herrn B.s Stimmung bessert sich, und er hat weniger Angst. Nach etwa 4 Wochen Therapie beginnt die Therapeutin die Sitzung mit Herrn B. mit einer 5-minütigen Verspätung wegen eines Notfalls. Als er das Behandlungszimmer betritt, greift er die Therapeutin scharf an: Sie sei herzlos und inkompetent, und er sei dumm genug gewesen, sich bei jemandem in Therapie zu begeben, dem sein Wohlergehen gleichgültig ist und der ihn nur zum Geldverdienen benutzt. Die Therapeutin kann ihren Ärger und den Impuls, sich zu rechtfertigen, unterdrücken. Stattdessen hört sie Herrn B. an und bringt ihr Verständnis für seine Empörung zum Ausdruck. Dann sagt sie, sie wundere sich über den Widerspruch zwischen Herrn B.s aktuellem Eindruck von ihr und der positiven Atmosphäre, in der sie bis dahin zusammengearbeitet hatten, sowie Herrn B.s Aussagen in früheren Sitzungen, laut denen er wisse, dass sie sich um ihn kümmere und ihm helfe. Herr B. erwidert, er erinnere sich an diese Sitzungen, doch sie seien nicht mehr von Bedeutung, da er nun erkannt habe, wie sie wirklich sei, und nur das zähle.

Anmerkungen: Herrn B.s instabiler, stark polarisierter, oberflächlicher und unrealistischer Eindruck von der Therapeutin ist eine typische Manifestation der Spaltung. Dabei verhindern »nur gute«, idealisierte Einschätzungen wichtiger anderer Menschen vorübergehend die Bewusstwerdung »nur schlechter«, paranoider und hasserfüllter Objektbeziehungen. Anfangs hat Herr B. eine idealisierte Beziehung zu seiner Therapeutin. Als sie ihn warten lässt, ändert sich sein Bild von ihr und seine Beziehung zu ihr dramatisch, und Herrn B.s Erleben wird von einer sehr negativen, paranoiden Objektbeziehung beherrscht. Sowohl die idealisierte als auch die paranoide Einschätzung der therapeutischen Beziehung wird bewusst erlebt, wenn auch zu verschiedenen Zeiten. Dieses Fallbeispiel zeigt außerdem, wie die Spaltung durch Verleugnung gestützt wird. Als die Therapeutin Herrn B. auf den plötzlichen Wechsel seiner Einschätzung hinweist, leugnet er die Bedeutung seiner früheren, idealisierten Sicht der Beziehung. Das ermöglicht es ihm, die idealisierten und die paranoiden Aspekte seines Erlebens auch weiterhin zu trennen.

Realitätsprüfung

Der dauerhafte Verlust der Realitätsprüfung ist kein Merkmal von Persönlichkeitsstörungen. Bei einigen schwereren Persönlichkeitsstörungen kann es jedoch zu einem vorübergehenden Verlust kommen, insbesondere bei großem Stress oder in stark affektgeladenen Situationen sowie bei Alkohol- oder Drogenmissbrauch. Wenn ein Patient für kurze Zeit die Fähigkeit der Realitätsprüfung verliert, haben die Beurteilung und die Behandlung der Psychose höchste Priorität, und die Klärung der Persönlichkeitspathologie wird verschoben, bis die psychotischen Symptome zurückgegangen sind.

Wenn wir nun von der Realitätsprüfung im eigentlichen Sinne zur *sozialen Realitätsprüfung* kommen, sehen wir, dass Menschen mit einer Borderline-Persönlichkeitsorganisation häufig Defizite in diesem Bereich haben. Bei der sozialen Realitätsprüfung geht es um die Deutung gesellschaftlicher Ausdrucksformen, das Verständnis gesellschaftlicher Konventionen und taktvolle zwischenmenschliche Reaktionen, die allesamt Teil der normalen Persönlichkeit und auch bei einer neurotischen Persönlichkeitsorganisation vorhanden sind. Defizite der sozialen Realitätsprüfung können dazu führen, dass sich Menschen mit einer Borderline-Persönlichkeitsorganisation im Umgang mit anderen unangemessen verhalten, gewöhnlich ohne es zu merken. Außerdem kann die falsche Deutung gesellschaftlicher Ausdrucksformen eine vorübergehende Paranoia oder Angst vor dem Verlassenwerden auslösen.

Klinische Beispiele für Defizite der sozialen Realitätsprüfung

In geselligen Situationen lässt sich Herr B. häufig auf hitzige politische Debatten ein, in denen er ein unter den gegebenen Umständen nicht angemessenes aggressives Verhalten an den Tag legt. Frau B. kommt regelmäßig zu spät zur Arbeit und ist außerdem oftmals unangemessen, zu freizügig oder zu lässig gekleidet.

Anmerkungen: Herrn B. ist nicht bewusst, dass sein Verhalten unangemessen und anderen unangenehm ist – beides häufige Manifestationen von Defiziten der sozialen Realitätsprüfung. Frau B. missachtet gesellschaftliche Konventionen. Sie versteht nicht, dass es wichtig ist, rechtzeitig zur Arbeit zu erscheinen (sie meint, das sei »eigentlich unwichtig«), und weiß nicht, welche Kleidung für die Arbeit geeignet ist und welche nicht.

Art der Objektbeziehungen

Der Ausdruck *Art der Objektbeziehungen* bezeichnet die Auffassung des Individuums über die Beschaffenheit von Beziehungen sowie seine Fähigkeit, wechselseitige und enge Bindungen einzugehen und aufrechtzuerhalten. Menschen mit einer normalen Persönlichkeit sind, unabhängig von ihren eigenen Bedürfnissen, in der Lage, die Bedürfnisse anderer einzuschätzen und auf diese einzugehen, sowie auf Geben und Nehmen beruhende Beziehungen mit einer wechselseitigen Abhängigkeit aufrechtzuerhalten. Bei Menschen mit neurotischer Persönlichkeitsorganisation ist die Fähigkeit zur wechselseitigen Abhängigkeit und Fürsorge ebenfalls vorhanden, es gelingt ihnen jedoch häufig nicht, die Sexualität in enge und durch wechselseitige Abhängigkeit gekennzeichnete Beziehungen zu integrieren. Deshalb kann Frau N. zwar tiefe und reife Beziehungen zu ihren Freunden unterhalten, ist jedoch nicht in der Lage, eine intime Beziehung dieser Qualität zu führen.

Im Gegensatz dazu ist die Borderline-Persönlichkeitsorganisation durch pathologische Objektbeziehungen gekennzeichnet. Bei der Borderline-Persönlichkeitsorganisation auf niedrigem Niveau liegt eine schwere Pathologie der Objektbeziehungen vor, und aus der Sicht der Betroffenen dienen zwischenmenschliche Beziehungen vor allem der Befriedigung von Bedürfnissen. Das bedeutet, dass sie davon ausgehen, die Grundlage aller Beziehungen sei ein Quidproquo – »Wenn ich etwas für dich tue, erwarte ich dafür eine Gegenleistung« –, und dass sie jede Beziehung danach bewerten, inwieweit sie den eigenen Bedürfnissen gerecht wird. Am ausgeprägtesten ist die Pathologie der Objektbeziehungen bei Menschen mit einer dissozialen Persönlichkeit, bei denen die Grundlage aller Interaktionen in der Benutzung und Ausbeutung anderer besteht. Menschen mit einer Borderline-Persönlichkeitsorganisation auf höherem Niveau unterscheiden sich von denen mit einer Borderline-Persönlichkeitsorganisation auf niedrigem Niveau dadurch, dass sie zumindest in gewissem Maße fähig sind, sich auf eine wechselseitige Abhängigkeit einzulassen und Beziehungen zu haben, die über selbstsüchtige Ziele hinausgehen. Eine in allen Funktionen schwerwiegende Pathologie der Objektbeziehungen ist für narzisstische Störungen charakteristisch.

Klinisches Beispiel für pathologische Objektbeziehungen

Herr B. erklärt dem Therapeuten, dass er keine positiven Gefühle mehr für seine Frau hege und kein sexuelles Verlangen mehr nach ihr empfinde, er bleibe aber trotzdem bei seiner Frau, weil sie die finanziellen Mittel habe, für seinen Lebensunterhalt aufzukommen. Er meidet enge Freundschaften, weil er nicht das Gefühl haben will, jemandem etwas »schuldig zu sein«.

Anmerkungen: Herrn B.s Beziehung zu seiner Frau ist schlicht und einfach ausbeuterisch. Seine Sorgen über die Gefahren von Freundschaften zeigen, dass er

Beziehungen als Quidproquo betrachtet, nicht als ein angenehmes Geben und Nehmen, sondern nur als ein Geben, um etwas dafür zu bekommen. Im Gegensatz zu ihm hat Herr N., obwohl er kein geselliger Mensch ist, eine tiefe Bindung zu seiner Frau und seinen Kindern und scheut keine Mühe, um sicherzustellen, dass es ihnen gut geht.

Moralische Werte

Es ist Teil einer normalen Persönlichkeit, Werten und Idealen verpflichtet zu sein und einen »moralischen Kompass« zu haben, der beständig, flexibel und vollständig in die Selbstwahrnehmung integriert ist. Auch Menschen mit einer neurotischen Persönlichkeitsorganisation sind Werten und Idealen verpflichtet und zeigen kein dissoziales Verhalten, was belegt, dass die Werte und Ideale vollständig integriert und verinnerlicht sind. Allerdings neigen persönlichkeitsgestörte Menschen mit neurotischer Persönlichkeitsorganisation zu moralischer Starrheit, also dazu, sich übermäßig hohe Maßstäbe zu setzen – extrem selbstkritisch zu sein oder sich Sorgen darüber zu machen, dass sie vom rechten Weg abkommen könnten. Bei Menschen mit einer Borderline-Persönlichkeitsorganisation hingegen liegt eine mehr oder minder schwere Pathologie der moralischen Funktionen vor. Am einen Ende der Skala sind Menschen mit relativ gut entwickelten, aber starren und übermäßig strengen moralischen Funktionen einzuordnen. Sie haben schwere Ängste und leiden unter Stress, entweder durch Selbstkritik oder weil sie mit Kritik von anderen rechnen, weil sie sich nicht an ihre inneren Normen halten. Den Menschen am anderen Ende der Skala fehlt jede Art von innerem moralischem Kompass und Schuldbewusstsein. Das ist typisch für Patienten mit einer Borderline-Persönlichkeitsorganisation auf niedrigem Niveau, insbesondere solche mit einer Dissozialen Persönlichkeitsstörung oder einer Narzisstischen Störung.

Klinisches Beispiel für pathologische moralische Funktionen

Herr B. ist stolz auf seine extrem hohen ethischen Normen und verachtet Menschen, die »die Regeln brechen«. Gleichzeitig belügt er seine Frau und seinen Therapeuten hinsichtlich seiner Besuche bei Prostituierten regelmäßig. Es bereitet ihm kein Unbehagen, sie zu belügen; er denkt niemals über sein Verhalten nach. Als der Therapeut Herrn B. auf die Lügen anspricht, bestreitet er, dass sein Verhalten von Bedeutung sei, und erklärt, er tue das, um »die Dinge geradezubiegen«.

Anmerkungen: Menschen mit einer Borderline-Persönlichkeitsorganisation haben häufig übermäßig strenge Moralvorstellungen, zugleich mangelt es ihnen offensichtlich an moralischen Funktionen, wenn es um eigene Verhaltensweisen geht. Dass diese so eindeutig widersprüchlichen moralischen Auffassungen nebeneinander bestehen können, ist auf Spaltung und Verleugnung zurückzuführen.

Dynamische Merkmale bei Persönlichkeitsstörungen und der Grad der Integration motivationaler Systeme

Nach dem Objektbeziehungsmodell lassen sich psychische Konflikte anhand »konflikthafter Motivationen« gliedern – Motivationen also, deren direkter Ausdruck für das Individuum bedrohlich oder schmerzhaft wäre. Nach Kernberg (Kernberg u. Caligor 2005) besteht ein wichtiger Unterschied zwischen der neurotischen und der Borderline-Persönlichkeitsorganisation im Grad der Integration konflikthafter Motivationen und ihrer Zugänglichkeit für das Bewusstsein. Er befasst sich insbesondere mit der Bedeutung aggressiver Motivationen für die psychischen Funktionen bei Persönlichkeitsstörungen. Gut integrierte Motivationen sind mit relativ komplexen und regulierten Affekten verbunden und gewährleisten dadurch ein nuanciertes und tiefes affektives Erleben. Schlecht integrierte Motivationen dagegen sind mit intensiven, extremen, oberflächlichen und schlecht regulierten Affekten verbunden.

Bei Menschen mit einer normalen Persönlichkeit oder einer neurotischen Persönlichkeitsorganisation sind die motivationalen Systeme, durch die das bewusste Erleben facettenreicher wird, relativ gut integriert. Schlechter integrierte konflikthafte Motivationen werden zum großen Teil verdrängt. Bei Menschen mit einer Borderline-Persönlichkeitsorganisation hingegen beherrscht der Einfluss schlecht integrierter, aggressiver und destruktiver motivationaler Systeme die psychischen Funktionen. Außerdem bedeutet das Überwiegen der primitiven Abwehrmechanismen, dass stark affektgeladene Objektbeziehungen, die mit schlecht integrierter Aggression verbunden sind, nicht verdrängt werden, sondern dem Bewusstsein ohne Weiteres zugänglich sind. Wenn Spaltung und Idealisierung versagen, überschwemmen aggressiv gefärbte innere Objektbeziehungen das subjektive Erleben mit negativen Affektzuständen. Nehmen wir z. B. den Hass und die Paranoia, die Herrn B. überkommt, als er seine Therapeutin nicht mehr idealisieren kann, und vergleichen wir sie mit der Feindseligkeit, die bei Herrn N. zu erwarten ist, wenn er wütend wird. Der Grad der Aggression bei einer stark ausgeprägten Borderline-Persönlichkeitsorganisation liegt zwischen dem, der bei einer neurotischen Persönlichkeitsorganisation bzw. einer Borderline-Persönlichkeitsorganisation auf niedrigem Niveau auftritt. Weiter oben wurde bereits gesagt, dass es für die Borderline-Persönlichkeitsorganisation auf höherem Niveau typisch ist, neurotische und primitive Abwehrmechanismen zu kombinieren. Diese Kombination führt dazu, dass stärker affektgeladene und schlechter integrierte aggressive Motivationen und die entsprechenden Objektbeziehungen meistens verdrängt werden. Bei Konflikten oder Stress können schlechter integrierte paranoide innere Objektbeziehungen jedoch plötzlich ins Bewusstsein vordringen.

Bei Menschen mit einer neurotischen Persönlichkeitsorganisation gehen psychische Konflikte gewöhnlich mit dem Ausdruck sexueller, dependenter, kompetitiv aggressiver und sadistischer Motivationen einher. Würde man beispielsweise Frau N.s Probleme mit dem Ausdruck von Aggressionen in Worte fassen, würde sich das etwa so anhören: »Wenn ich feindselige oder Konkurrenzgefühle gegenüber Menschen ausdrücken würde, die mir etwas bedeuten, wäre ich schlecht oder nicht liebenswert. Wegen dieses Konflikts wehre ich die Anerkennung feindseliger Gefühle automatisch ab, indem ich sie verdränge oder projiziere. Dadurch empfinde ich mich nicht bewusst als feindselig oder konkurrierend.« Subjektiv betrachtet liegt eine relativ komplexe und realistische Selbstwahrnehmung vor, aus der die Aggression jedoch ausgeschlossen ist.

Im Falle einer Borderline-Persönlichkeitsorganisation werden Konflikte gewöhnlich etwas anders gehandhabt. Wie bereits erwähnt ist Kernberg (1984) der Ansicht, dass das zentrale dynamische Merkmal der Borderline-Persönlichkeitsorganisation auf niedrigem Niveau das Vorherrschen schlecht integrierter Aggression bei primitiven Abwehrmechanismen ist. Menschen mit einer schwach ausgeprägten Borderline-Persönlichkeitsorganisation befürchten vor allem, dass schlecht integrierte Formen der Aggression, die mit starken negativen Affektzuständen und paranoiden Objektbeziehungen verbunden sind, die positiven Bereiche des Erlebens überlagern könnten. Zum Schutz der positiven Objektbeziehungen müssen positive und negative Gefühle für ein und dieselbe Person deshalb getrennt werden. Das wird durch primitive Abwehrmechanismen erreicht, die idealisierte Objektbeziehungen von negativen, mit Aggression behafteten Objektbeziehungen trennen. Auf diese Weise werden positive Objektbeziehungen geschützt, allerdings zu dem Preis, dass die psychische Integration gestört wird – psychische Integration würde langfristig zu einer Abschwächung der Aggression durch gleichzeitiges Erleben positiver Objektbeziehungen und Affektzustände und zu einer Festigung der Identität führen. Dadurch, dass »nur schlechte« Objektbeziehungen zumeist projiziert werden, treten häufig starke Paranoia, unermessliche Angst und Furcht auf, und die Betroffenen sind nicht in der Lage, die Verantwortung für ihre Affektzustände und Handlungen zu übernehmen, die sie angesichts der (oftmals fälschlicherweise) wahrgenommenen Provokation als gerechtfertigt empfinden.[8] Als Beispiel hierfür sei Herr B. genannt, der wegen der 5-minütigen Verspätung der Therapeutin frustriert ist: Er empfindet es als absolut gerechtfertigt, sie anzugreifen und abzuwerten.

Während bei der Borderline-Persönlichkeitsorganisation auf niedrigem Niveau paranoide Ängste vorherrschen, haben Menschen mit einer Borderline-Persönlichkeitsorganisation auf höherem Niveau vor allem Angst vor Nähe und Abhängigkeit, und paranoide Ängste sind zweitrangig. Bei dieser Kombination von neurotischen und primitiven Abwehrmechanismen stehen gewöhnlich Konflikte mit Abhängigkeit, Sexualität und die Aufrechterhaltung des Selbstwertgefühls sowie Konflikte mit Aggression im Vordergrund. In weniger konflikthaften Bereichen der psychischen Funktionen reichen neurotische Abwehrmechanismen

8 Es gibt empirische Belege für das Vorherrschen bösartiger Repräsentanzen oder Beziehungen bei Menschen mit einer Borderline-Persönlichkeitsstörung (s. Bell et al. 1998; Nigg et al. 1992; Westen et al. 1990).

gewöhnlich aus, um die Angst im Zaum zu halten und zu verhindern, dass schlecht integrierte motivationale Zustände ins Bewusstsein vordringen. In Situationen dagegen, in denen grundlegende Konflikte aktiviert oder starke Ängste ausgelöst werden, können die neurotischen Abwehrmechanismen versagen, was gegebenenfalls Episoden intensiver Wut, intensiven Hasses und starker Paranoia auslösen kann, die nicht zum allgemeinen Funktionsniveau des Betroffenen zu passen scheinen. (Solche Situationen betreffen, je nach der individuellen Konstellation, dependente Beziehungen, sexuelle Intimität, kompetitive Kämpfe gegen Autorität und Macht und/oder extreme Bedrohungen des Selbstwertgefühls.) So hat z. B. Frau B. stabile und auf Gegenseitigkeit beruhende Beziehungen zu ihren Freunden. Auch mit ihrem jeweiligen Partner geht es eine Zeit lang gut, doch sobald ihre Abhängigkeit größer wird, wird sie unsicherer und instabiler. Wenn sie das Gefühl hat, ihr Freund kümmere sich nicht so um sie, wie sie es will, geht sie plötzlich hasserfüllt auf ihn los. In solchen Situationen schaltet die Aktivierung grundlegender Probleme mit Abhängigkeit ihre ansonsten stabilen neurotischen Abwehrmechanismen aus.

1.5 Implikationen für die Behandlung

Die Beurteilung der Persönlichkeitsorganisation liefert Anhaltspunkte für die differenzierte Therapieplanung und ermöglicht es dem Therapeuten, auf Probleme, die während der Behandlung auftreten können, vorbereitet zu sein, und die zu erwartenden Übertragungs- und Gegenübertragungsreaktionen vorherzusehen. Bei Persönlichkeitspathologien im Bereich der neurotischen Persönlichkeitsorganisation ist die Prognose sehr gut, und bei Patienten mit einer Persönlichkeitsstörung der neurotischen Ebene ist die herkömmliche psychodynamische Psychotherapie in der Regel erfolgreich. Patienten mit einer gefestigten Identität sind gewöhnlich in der Lage, sich auf eine langfristige Therapie einzulassen; ihre Fähigkeit zur Selbstbeobachtung und Selbstreflexion ist einigermaßen gut entwickelt; es fällt ihnen relativ leicht, eine therapeutische Beziehung aufzubauen und aufrechtzuerhalten; sie erkennen den symbolischen Charakter des Denkens an, und sie verfügen über eine angemessene Impulskontrolle (Caligor et al. 2007). Übertragungen entstehen gewöhnlich sehr langsam und entwickeln sich schrittweise im Verlauf der Therapie und sind realistisch, relativ subtil und gehen mit gut regulierten Affektzuständen einher. Patienten mit einer neurotischen Persönlichkeitsorganisation sind gewöhnlich trotz etwaiger Verzerrungen durch die Übertragung in der Lage, ihren Therapeuten anhand der realistischen Aspekte der Arzt-Patient-Beziehung zu bewerten. Therapeuten empfinden die Arbeit mit Menschen mit einer neurotischen Persönlichkeitsorganisation gewöhnlich als befriedigend; es fällt ihnen relativ leicht, sie zu verstehen und sich in sie hineinzufühlen. Gegenübertragungsreaktionen sind meist schwach und beständig und beziehen sich auf die Konflikte des Therapeuten und des Patienten. (Eine Beschreibung der für die verschiedenen Persönlichkeitsstörungen typischen Übertragungs- und Gegenübertragungsparadigmen ist bei McWilliams 1994 zu finden; s. Literaturempfehlungen am Ende dieses Kapitels.)

Bei Persönlichkeitspathologien der Borderline-Ebene dagegen ist die Prognose unsicherer. Bei Patienten mit einer Borderline-Persönlichkeitsorganisation sind unveränderte dynamische Therapien im Allgemeinen weniger erfolgreich. Für sie sind modifizierte psychodynamische Therapien besser geeignet, in denen

- eine Struktur vorgegeben wird,
- Grenzen gesetzt werden,
- der Bedeutung der Spaltung bei den Problemen des Patienten besondere Aufmerksamkeit gewidmet und
- die Beziehung des Patienten zu seinem Therapeuten sorgfältig austariert wird.

Ein hoher Prozentsatz der Patienten mit einer Borderline-Persönlichkeitsorganisation auf niedrigem Niveau bricht die Therapie ab; ihre Fähigkeit zur Selbstreflexion ist beeinträchtigt; die Aufrechterhaltung des therapeutischen Bündnisses fällt ihnen schwer; sie neigen zu konkretistischem Denken, was die Realitätsprüfung vorübergehend beeinträchtigen kann, und zu selbst- und fremdzerstörerischem Agieren (Clarkin et al. 2006). Die bei der Behandlung dieser Patienten auftretenden Übertragungs- und Gegenübertragungsreaktionen zeigen, wie sich primitive Abwehrmechanismen und insbesondere die projektive Identifikation auf die Behandlungssituation auswirken. Übertragungen entstehen schnell und oft auf chaotische Art und Weise und sind stark affektgeladen, extrem, polarisiert, unrealistisch, unbeständig und häufig paranoid; die konkrete Form dieser Übertragungen beeinträchtigt nicht selten die Fähigkeit des Patienten, die Arzt-Patient-Beziehung realistisch zu betrachten (Caligor et al. 2009). Gegenübertragungsreaktionen sind häufig ebenfalls stark affektgeladen und außerdem verwirrend, unangenehm, schwer aufzunehmen und mit starkem Handlungsdruck auf den Therapeuten verbunden. Therapeuten empfinden die Arbeit mit Patienten mit einer Borderline-Persönlichkeitsorganisation auf niedrigem Niveau gewöhnlich als Herausforderung und emotional anstrengend und haben häufig Schwierigkeiten, sich in sie hineinzufühlen.

Im Gegensatz zur Borderline-Persönlichkeitsorganisation auf niedrigem Niveau ist die Prognose für Patienten mit einer Borderline-Persönlichkeitsorganisation auf höherem Niveau bei modifizierten psychodynamischen Therapien relativ günstig. Ihre Beschwerden ähneln oberflächlich betrachtet denen von Menschen mit einer neurotischen Persönlichkeitsorganisation. Im Verlauf der Therapie zeichnen sich häufig leichtere Varianten der für die Behandlung von Patienten mit einer schwereren Identitätspathologie typischen Probleme ab. Insbesondere sind in Situationen mit einer starken Aktivierung von Affekten oftmals eine Neigung zu konkretistischem Denken und eine Beeinträchtigung der Fähigkeit zur Selbstreflexion, vor allem in Bezug auf emotionsgeladene Interaktionen mit dem Therapeuten, zu beobachten. Indem er mit solchen Schwierigkeiten rechnet und besonders auf primitive Abwehrmechanismen achtet, kann der Therapeut unerwartete Krisen in der Therapie verhindern. Die Gegenübertragungsreaktionen sind zumeist weniger überwältigend und verwirrend als bei Patienten mit einer Borderline-Persönlichkeitsorganisation auf niedrigem Niveau, jedoch stärker affektgeladen und ziehen mit größerer Wahrscheinlichkeit Handlungen nach sich als für die Behandlung von Patienten mit einer neurotischen Persönlichkeitsorganisation typischen Gegenübertragungen.

Das Objektbeziehungsmodell der Persönlichkeitsstörungen liefert nicht nur Anhaltspunkte für die Therapieplanung, sondern führt logischerweise auch zu spezifischen Therapieansätzen. Unsere Gruppe hat auf dieser Grundlage langfristige Psychotherapien für Persönlichkeitsstörungen mit zwei Sitzungen pro Woche entwickelt. Die in diesem Buch beschriebene Übertragungsfokussierte Psychotherapie (Transference-focused Psychotherapy – TFP; s. Kap. 7 »Übertragungsfokussierte Psychotherapie und Borderline-Persönlichkeitsstörung«) ist auf die klinischen Bedürfnisse von Patienten mit einer Borderline-Persönlichkeitsorganisation ausgerichtet. In diesem Band wird außerdem eine modifizierte Version der Übertragungsfokussierten Psychotherapie für die Behandlung von Patienten mit einer narzisstischen Pathologie beschrieben (s. Kap. 9 »Narzisstische Persönlichkeitsstörung«). Bei der dynamischen Psychotherapie für Persönlichkeitspathologien des höheren Niveaus (Caligor et al. 2007) liegt der Schwerpunkt auf den für Menschen mit einer neurotischen Persönlichkeitsorganisation typischen Problemen sowie auf den Problemen an der Schnittstelle zwischen der neurotischen Persönlichkeitsorganisation und der Borderline-Persönlichkeitsorganisation auf höherem Niveau. Dabei werden die positiven psychischen Aspekte von Persönlichkeitspathologien des höheren Niveaus genutzt.

Bei Patienten mit einer Borderline-Persönlichkeitsorganisation, die eine klinisch signifikante Identitätspathologie aufweisen, steht die Förderung der Integration dissoziierter, idealisierter und paranoider innerer Objektbeziehungen im Mittelpunkt der Therapie, und zwar mit dem Ziel, ein kohärenteres, stabileres, besser differenziertes und komplexeres Erleben des Selbst und des Anderen zu erreichen (Kernberg u. Caligor 2005). Bei Patienten mit einer neurotischen Persönlichkeitsorganisation, die eine Starrheit der Persönlichkeit bei normaler Identitätsbildung aufweisen, steht die Förderung der Integration verdrängter oder dissoziierter innerer Objektbeziehungen in eine bereits gefestigte, stabile und relativ komplexe Selbstwahrnehmung im Mittelpunkt der Therapie, und zwar mit dem Ziel, die Starrheit der Persönlichkeit zu verringern (Caligor et al. 2007). Bei allen Schweregraden der Persönlichkeitspathologie steht die Ergründung der inneren Objektbeziehungen des Patienten, die in aktuellen zwischenmenschlichen Beziehungen, einschließlich seiner Beziehung zu seinem Therapeuten, zum Tragen kommen, im Mittelpunkt der Psychotherapie. Das Augenmerk des Therapeuten richtet sich auf das Hier und Jetzt; er berücksichtigt alle Einzelheiten der aktuellen Lebenssituation des Patienten sowie sein unmittelbares und vorherrschendes affektives Erleben während der Therapiesitzung.

Klinische Schlüsselkonzepte

- Die Objektbeziehungstheorie basiert auf klinischer Beobachtung und Erfahrung und hat zur Entwicklung psychodynamischer Therapien für Patienten mit Persönlichkeitsstörungen geführt.
- Das Objektbeziehungsmodell der Persönlichkeitsstörungen berücksichtigt deskriptive, strukturelle und dynamische Aspekte der Persönlichkeitsstörungen.
- Im Mittelpunkt der strukturellen Beurteilung stehen Identität, Abwehrmechanismen, Realitätsprüfung, Objektbeziehungen und moralische Funktionen.
- Die Beurteilung der deskriptiven und der strukturellen Merkmale der Persönlichkeitsstörungen ermöglicht dem Kliniker die Bestimmung der Schwere der Persönlichkeitspathologie und liefert Anhaltspunkte für die Therapieplanung.
- Das Objektbeziehungsmodell der Persönlichkeitsstörungen steht mit zahlreichen neueren Erkenntnissen der Forschung im Bereich der Persönlichkeitsstörungen im Einklang.

Empfohlene Literatur

Akhtar S. Broken Structures: Severe Personality Disorders and Their Treatment. Northvale, NJ, Jason Aronson, 1992.

Caligor E, Kernberg OF, Clarkin JF. Handbook of Dynamic Psychotherapy for Higher Level Personality Pathology. Washington, DC, American Psychiatric Publishing, 2007.

Clarkin JF, Yeomans FE, Kernberg OF. Psychotherapy for Borderline Personality: Focusing on Object Relations. Washington, DC, American Psychiatric Publishing, 2006.

McWilliams N. Psychoanalytic Diagnosis. New York, Guilford, 1994.

PDM Task Force. Psychodynamic Diagnostic Manual: Personality Patterns and Disorders. Silver Spring, MD, Alliance of Psychoanalytic Organizations, 2006.

The Structured Interview for Personality Organization (STIPO). (Das STIPO ist ein halbstrukturiertes Interview, das auf dem in diesem Kapitel beschriebenen strukturellen Interview basiert. Das STIPO steht auf der Website http://www.borderlinedisorders.com zur Verfügung.)

Symphoratapes. Master Clinicians at Work. (Zu der von Dr. Henk-Jan Dalewijk und Dr. Bert van Luyn produzierten Reihe gehört unter anderem eine Video-DVD, die Dr. Otto Kernberg bei einem diagnostischen Interview mit Schwerpunkt auf den strukturellen Merkmalen der Persönlichkeit zeigt. Die DVD-Reihe umfasst auch Interviews, die von Marsha Linehan, Michael Stone, Larry Rockland, Solomon Aktar und Lorna Benjamin mit demselben Patienten geführt wurden. Die DVD-Reihe ist ein Lehrmittel zur Demonstration der für klinische Interviews erforderlichen Fertigkeiten und gibt Beispiele für verschiedene theoretische Orientierungen im Bemühen um das Verständnis schwerer Persönlichkeitsstörungen. Informationen über die DVD-Reihe finden Sie unter http://www.bpdresourcecenter.org.)

Literatur

American Psychiatric Association. Diagnostic and Statistical Manual of Mental Disorders, 4th Edition, Text Revision. Washington, DC, American Psychiatric Association, 2000.

Andersen SM, Chen S. The relational self: an interpersonal social-cognitive theory. Psychol Rev 109: 619–645, 2002.

Bell M, Billington R, Cicchetti D, et al. Do object relations deficits distinguish BPD from other diagnostic groups? J Clin Psychol 44: 511–516, 1988.

Benjamin LS. Interpersonal theory of personality disorders: the structural analysis of social behavior and interpersonal reconstructive therapy. In: Major Theories of Personality Disorder, 2nd Edition. Edited by Lenzenweger MF, Clarkin JF. New York, Guilford, 2005, 157–230.

Caligor E, Kernberg OF, Clarkin JF. Handbook of Dynamic Psychotherapy for Higher Level Personality Pathology. Washington, DC, American Psychiatric Publishing, 2007.

Caligor E, Yeomans F, Diamond F, et al. The interpretive process in the psychodynamic psychotherapy of borderline personality. J Am Psychoanal Assoc 57: 271–301, 2009.

Clarkin JF, Yeomans FE, Kernberg OF. Psychotherapy for Borderline Personality: Focusing on Object Relations. Washington, DC, American Psychiatric Publishing, 2006.

Donegan NH, Sanislow CA, Blumberg HP, et al. Amygdala hyperactivity in borderline personality disorder: implications for emotional dysregulation. Biol Psychiatry 54: 1284–1293, 2003.

Erikson EH. The problem of ego identity in Identity and the Life Cycle. New York, International Universities Press, 1956, 101–164.

Kernberg OF. Object Relations Theory and Clinical Psychoanalysis. New York, Jason Aronson, 1976.

Kernberg OF. Severe Personality Disorders: Psychotherapeutic Strategies. New Haven, CT, Yale University Press, 1984.

Kernberg OF, Caligor E. A psychoanalytic theory of personality disorders. In: Major Theories of Personality Disorder, 2nd Edition. Edited by Lenzenweger M, Clarkin JF. New York, Guilford, 2005, 114–156.

Lenzenweger MF, Clarkin JF (eds). Major Theories of Personality Disorder, 2nd Edition. New York, Guilford, 2005.

Levy KN. The implications of attachment theory and research for understanding borderline personality disorder. Dev Psychopathol 17: 959–986, 2005.

Livesley WJ. Conceptual and taxonomic issues. In: Handbook of Personality Disorders: Theory, Research, and Treatment. Edited by Livesley WJ. New York, Guilford, 2001, 3–38.

Meyer B, Pilkonis PA. An attachment model of personality disorders. In: Major Theories of Personality Disorder, 2nd Edition. Edited by Lenzenweger MF, Clarkin JF. New York, Guilford, 2005, 231–281.

Mischel W, Shoda Y. Toward a unified theory of personality: integrating dispositions and processing dynamics within the cognitive-affective processing system. In: Handbook of Personality: Theory and Research, 3rd Edition. Edited by John OP, Robins RW, Pervin LA. New York, Guilford, 2008, 208–241.

Nigg J, Lohr W, Westen D, et al. Malevolent object representations in borderline personality disorder and major depression. J Abnorm Psychol 101: 61–67, 1992.

Parker G, Hadzi-Pavlovic D, Both L, et al. Measuring disordered personality functioning: to love and to work reprised. Acta Psychiatr Scand 110: 230–239, 2004.

Perry JC, Bond M. Defensive functioning. In: The American Psychiatric Publishing Textbook of Personality Disorders. Edited by Oldham JM, Skodol AE, Bender DS. Washington, DC, American Psychiatric Publishing, 2005, 523–540.

Pincus AL. A contemporary interpersonal theory of personality disorders. In: Major Theories of Personality Disorder, 2nd Edition. Edited by Lenzenweger MF, Clarkin JF. New York, Guilford, 2005, 282–333.

Pretzer JL, Beck AT. A cognitive theory of personality disorders. In: Major Theories of Personality Disorder, 2nd Edition. Edited by Lenzenweger MF, Clarkin JF. New York, Guilford, 2005, 43–113.

Shaver PR, Mikulincer M. Attachment theory and research: resurrection of the psychodynamic approach to personality. J Res Pers 39: 22–45, 2005.

Vaillant G. The Wisdom of the Ego. Cambridge, MA, Harvard University Press, 1993.

Verheul R, Andrea H, Berghout CC, et al. Severity Indices of Personality Problems (SIPP-118): development, factor structure, reliability, and validity. Psychol Assess 20: 23–34, 2008.

Wagner AW, Linehan MM. Facial expression recognition ability among women with borderline personality disorder: implications for emotion regulation? J Pers Disord 12: 329–344, 1999.

Westen D, Arkowitz-Westen. Limitations of Axis II in diagnosing personality pathology in clinical practice. Am J Psychiatry 155: 1767–1771, 1998.

Westen D, Cohen RP. The self in borderline personality disorder: a psychodynamic perspective. In: The Self in Emotional Distress: Cognitive and Psychodynamic Perspectives. Edited by Segal ZV, Blatt SJ. New York, Guilford, 1993, 334–368.

Westen D, Gabbard G. Developments in cognitive neuroscience, II: implications for theories of transference. J Am Psychoanal Assoc 50: 99–134, 2002.

Westen D, Lohr N, Silk K, et al. Object relations and social cognition in borderlines, major depressives, and normals: a TAT analysis. Psychol Assess 2: 355–364, 1990.

2 Bindung und Persönlichkeitsstörung

Peter Fonagy, Patrick Luyten, Anthony Bateman, György Gergely,
Lane Strathearn, Mary Target, Elizabeth Allison

In diesem Kapitel werden wir die Bedeutung der Bindungstheorie und Bindungsforschung für das Verständnis und die Behandlung von Persönlichkeitsstörungen diskutieren. Wir werden uns dabei auf aktuelle Entwicklungen konzentrieren, die auf die lebenswichtige Rolle elterlichen Verständnisses für die innere Welt ihres Kindes hinweisen, wenn es um das Erlernen von Affektregulierung, Aufmerksamkeitskontrolle und Mentalisierung sowie um die Entwicklung eines Gefühls der Selbsturheberschaft geht. Wir werden aufzeigen, dass der Erwerb dieser Fähigkeiten Schaden nehmen kann, wenn Kinder nicht die Möglichkeit haben, Verständnis und Aufmerksamkeit in dieser Form seitens einer einfühlsamen Pflegeperson zu erfahren. Diese Kinder tragen ein erhöhtes Risiko für die Entwicklung einer Persönlichkeitsstörung, insbesondere, wenn die Erfahrung früher Vernachlässigung durch Traumata verstärkt wird.

Unser Modell wurde zum ersten Mal im Rahmen einer groß angelegten empirischen Studie dargestellt, in der sich die Bindungssicherheit eines Kindes gegenüber beiden Elternteilen nicht nur zu einem großen Teil durch die Bindungssicherheit des jeweiligen Elternteils während der Schwangerschaft vorhersagen ließ (Fonagy et al. 1991b), sondern zu einem noch größeren Teil durch die Fähigkeit der Eltern, ihre eigenen Kindheitserfahrungen mit ihren eigenen Eltern auf der Basis innerpsychischer Zustände zu verstehen (Fonagy et al. 1991a). Wir stellten die Hypothese auf, dass es einen entscheidenden Synergieeffekt zwischen Bindungsprozessen und der Fähigkeit eines Kindes geben müsse, zwischenmenschliches Verhalten im Sinne mentaler Zustände zu verstehen (Fonagy u. Target 1997; Fonagy et al. 2002). Wir bezeichneten diese Fähigkeit als *Mentalisierung*[1] und haben versucht zu beschreiben, wie unser Verständnis für uns selbst und für andere als psychische Akteure aus einer zwischenmenschlichen Erfahrung entsteht, allen voran aus der Eltern-Kind-Beziehung (Fonagy et al. 2002). Wie wir im Folgenden sehen werden, ist die Fähigkeit zur Mentalisierung lebenswichtig für die Organisation des Selbst und die Regulation der Affekte.

Nach der kartesianischen Auffassung ist unser Geist sich selbst gegenüber transparent, und unsere Fähigkeit, über uns selbst nachzudenken, ist angeboren. Unser Modell stellt diese Auffassung infrage. Vielmehr behaupten wir, dass eine optimale Entwicklung unserer Mentalisierungsfähigkeit abhängig ist von der Interaktion mit Menschen, die über eine reifere und einfühlsamere Psyche verfü-

1 Zu Forschungszwecken haben wir dieses Konstrukt als sogenannte reflexive Funktion (reflective function) operationalisiert (Fonagy et al. 1997).

gen, und dass die Berücksichtigung von Bindung und ihrer Bedeutung für diesen Entwicklungsprozess unverzichtbar ist. In diesem Kapitel werden wir einige der Forschungsergebnisse vorstellen, die Mentalisierung mit der Art der Bindungsbeziehung verknüpfen, und auf dieser Basis unser bindungstheoretisch orientiertes psychodynamisches Modell von Persönlichkeitsstörungen darstellen.

Wir schlagen vor, die Fähigkeit zur Mentalisierung als multidimensionales Konstrukt zu verstehen, dessen zentrale informationsverarbeitende Dimensionen auf unterschiedlichen neuronalen Systemen basieren. Mentalisierung impliziert somit sowohl eine selbstreflexive als auch eine interpersonelle Komponente. Sie gründet darauf, andere zu beobachten und über ihre mentalen Zustände nachzudenken. Sie ist sowohl implizit als auch explizit und betrifft Kognitionen und Emotionen gleichermaßen (Fonagy u. Luyten 2009; Lieberman 2007; Luyten et al. 2009a; Saxe 2006). Wenn die diesen Komponenten zugrunde liegenden neuronalen Systeme optimal zusammenarbeiten, versetzen sie das Kind in die Lage, kausale mentale Zustände zu repräsentieren, innere und äußere Realität voneinander zu unterscheiden, von subtilen Reizsignalen im Verhalten und im äußerem Kontext auf mentale Zustände anderer zu schließen, Verhalten und emotionales Erleben zu modifizieren sowie schließlich Repräsentanzen eigener mentaler Zustände auf der Grundlage von Wahrnehmungsreizen (Erregung, Verhalten, Kontext) zu bilden. Wir werden diskutieren, wie das subtile Gleichgewicht dieser Systeme durch Vernachlässigung und Traumata gestört werden kann und welche Implikationen dies für das Verständnis und die Behandlung von Persönlichkeitsstörungen hat.

2.1 Einführung in die Bindungstheorie

Die frühen Beziehungen zu den Pflegepersonen spielen wahrscheinlich bei allen Säugetieren, einschließlich der Menschen, eine Schlüsselrolle für eine normale Entwicklung (Hofer 1995). John Bowlby, der Begründer der Bindungstheorie, postulierte ein universelles menschliches Bedürfnis, enge Bindungen herzustellen. Bowlby ging ursprünglich davon aus, dass die grundlegende evolutionäre Funktion des Bindungstriebs darin besteht, Säuglinge vor räuberischen Angriffen zu schützen (Bowlby 1969). Dem Bindungsverhalten des menschlichen Säuglings (z. B. die Suche nach körperlicher Nähe, Lächeln, Anklammern) steht ein entsprechendes reziprokes Bindungsverhalten der erwachsenen Pflegeperson gegenüber (Berühren, Halten, Trösten), das wiederum die Bindung des Säuglings an diese spezifische Pflegeperson verstärkt.

Gleichwohl reicht die Bedeutung von Bindungsbeziehungen weit über den bloßen körperlichen Schutz des menschlichen Säuglings hinaus. Vielmehr wird das Bindungsverhalten des Säuglings aktiviert, wenn etwas in der Umgebung ein Gefühl der Unsicherheit auslöst. Ziel des Bindungssystems ist die Erfahrung von Sicherheit. Somit handelt es sich beim Bindungssystem in allererster Linie um einen Regulator emotionalen Erlebens (Sroufe 1996).

Niemand von uns wird mit der Fähigkeit zur Regulierung der eigenen emotionalen Reaktionen geboren. Eine Pflegeperson versteht und beantwortet die Signale des Neugeborenen, die die Moment-zu-Moment-Veränderungen seines jeweiligen Zustands anzeigen, und es entwickelt sich ganz allmählich ein dyadisches regulatorisches System. Der Säugling lernt, dass er in Anwesenheit der Pflegeperson nicht von seiner emotionalen Erregung überwältigt wird, da die Pflegeperson dazu da ist, ihm bei der Wiederherstellung seines Gleichgewichts zu helfen. Wenn sich ein Gefühl der Überwältigung abzeichnet, wird der Säugling die Nähe der Pflegeperson suchen oder auf sich aufmerksam machen, in der Hoffnung, Trost und die Wiederherstellung seiner Homöostase zu erfahren. Gegen Ende des ersten Lebensjahres scheint das Verhalten des Säuglings bereits auf spezifischen Erwartungen zu basieren. Die vergangenen Erfahrungen mit der Pflegeperson werden in ein Repräsentationssystem überführt, für das Bowlby (1973) den Begriff *innere Arbeitsmodelle* prägte.

Mit dem Ziel, diese inneren Arbeitsmodelle von Kleinkindern in Aktion zu beobachten, entwickelte Mary Ainsworth, die zweite große Pionierin der Bindungstheorie, ein laborgestütztes Untersuchungsinstrumentarium, bekannt als die sogenannte »Fremde Situation« (Ainsworth 1978; Ainsworth et al. 1985). Trennt man kleine Kinder für kurze Zeit von ihrer Bezugsperson und lässt sie mit einer fremden Person in einer unvertrauten Umgebung allein, zeigen die Kinder eines von vier Verhaltensmustern (s. Tab. 2-1, S. 38). Kinder, die als *sicher* gebunden klassifiziert werden, explorieren in Anwesenheit der ihnen vertrauten Bezugsperson bereitwillig die Umgebung; sie werden ängstlich in Anwesenheit der fremden Person und meiden diese; ist die Bezugsperson kurz abwesend, geraten sie unter Stress, nehmen jedoch rasch wieder Kontakt auf, wenn sie zurückkommt; sie zeigen sich von diesem Kontakt beruhigt und kehren zu ihrem ursprünglichen Explorationsverhalten zurück. Manche Kinder, die durch die Trennung von ihrer primären Bezugsperson weniger geängstigt scheinen, suchen nach deren Rückkehr nicht ihre Nähe und ziehen sie auch nicht der fremden Person vor. Sie werden als *ängstlich/vermeidend*[2] bezeichnet. Die dritte Gruppe, die als *ängstlich/widerstrebend*[3] klassifiziert wird, legt ein eingeschränktes Explorations- und Spielverhalten an den Tag. Kinder dieser Gruppe neigen dazu, bei Trennung hochgradig unter Stress zu geraten, und sind nach der Rückkehr der Bezugsperson nur schwer zu beruhigen. Deren Anwesenheit oder Beruhigungsversuche misslingen, und Angst und Wut des Kindes scheinen es daran zu hindern, durch die Nähe zur Pflegeperson Trost zu erfahren.

Das Verhalten sicher gebundener Kinder basiert auf der wiederholten Erfahrung gut koordinierter und einfühlsamer Interaktionen, in denen sich die Pflege-

---

2 Anm. der Übers.: Im deutschen Sprachraum wird meist von unsicher-vermeidend gesprochen.

3 Anm. der Übers.: Im deutschen Sprachraum wird meist von unsicher-ambivalent gesprochen.

Tab. 2-1 Bindungsmuster in der Fremden Situation

Bindungsklassifizierung	Merkmale
Sicher	• exploriert bereitwillig in Anwesenheit der primären Bezugsperson • ängstlich in Anwesenheit der fremden Person, meidet diese • gerät in Stress während der kurzen Abwesenheit der primären Bezugsperson • nimmt rasch Kontakt auf, wenn diese zurückkommt • lässt sich durch wiederhergestellten Kontakt beruhigen und kehrt zu Explorationsverhalten zurück
Ängstlich/vermeidend	• scheint durch Trennung weniger ängstlich • nimmt nicht unbedingt Kontakt mit primärer Bezugsperson auf, wenn diese zurückkommt • zieht primäre Bezugsperson der fremden Person nicht unbedingt vor
Ängstlich/widerstrebend	• zeigt eingeschränktes Explorations- und Spielverhalten • gerät durch Trennung hochgradig unter Stress • ist nur schwer zu beruhigen, wenn primäre Bezugsperson zurückkommt • Angst und Wut scheinen das Kind daran zu hindern, Kontakt als tröstlich zu erfahren
Desorganisiert/desorientiert	• ungerichtetes/bizarres Verhalten (z. B. »Einfrieren«, Händeklatschen, Kopfschlagen) • versucht der Situation zu entkommen, selbst in Anwesenheit der primären Bezugsperson

person nur selten überstimulierend verhält, sondern sich vielmehr in der Lage zeigt, die desorganisierenden emotionalen Reaktionen des Kindes wieder ins Lot zu bringen. Sicher gebundene Kinder bleiben folglich in stressreichen Situationen relativ organisiert. Bei ängstlich-vermeidend gebundenen Kindern geht man davon aus, dass Erfahrungen emotionaler Erregung durch die primäre Bezugsperson nicht aufgefangen und wieder ins Gleichgewicht gebracht werden konnten oder aber dass intrusives elterliches Verhalten zu einer emotionalen Übererregung geführt hat. Aus diesem Grund *überregulieren* diese Kinder ihren Affekt und vermeiden Situationen, die ähnlich stressreich sein könnten. Das Verhalten ängstlich-widerstrebend gebundener Kinder zeichnet sich durch *Unterregulierung* aus. Dadurch erhöhen sie ihren Ausdruck an Stress, was möglicherweise dazu dient, die Pflegeperson zu einer Reaktion zu veranlassen. Die Schwelle, an der sie beginnen, sich bedroht zu fühlen, ist niedrig, und das Kind wird unruhig im Kontakt zur Pflegeperson, ja, es scheint frustriert, selbst wenn diese anwesend ist (Sroufe 1996).

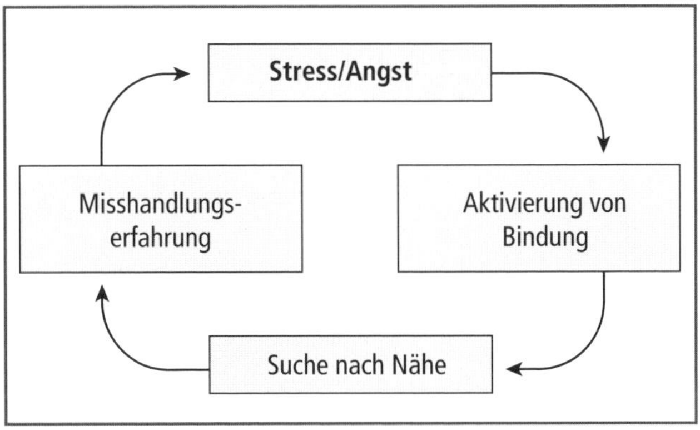

Abb. 2-1 Teufelskreis der Misshandlung

Eine vierte Gruppe an Kindern zeigt ein offenkundig ungerichtetes Verhalten: Sie erstarren, klatschen in die Hände, schlagen mit dem Kopf und wollen der Situation entfliehen, selbst wenn ihre Pflegeperson anwesend ist. Diese Kinder werden als *desorganisiert-desorientiert* klassifiziert (Main u. Solomon 1990). Es wird allgemein angenommen, dass für diese Kinder die Pflegeperson zur Quelle von Angst und Beruhigung gleichermaßen wurde, sodass die Aktivierung des Bindungssystems starke, miteinander in Konflikt stehende Motivationen nach sich zieht. So überrascht es nicht, dass lange oder wiederholte Trennungen (Chisolm 1998), heftige Ehestreitigkeiten (Owen u. Cox 1997) und/oder Vernachlässigung, körperliche Misshandlung oder sexueller Missbrauch in der Vorgeschichte häufig mit diesem Bindungsmuster korrelieren (Carlsson et al. 1989).

Das Bindungsverhalten dieser Kinder kann insofern als »desorganisiert« betrachtet werden, als ein missbrauchendes oder krankes Elternteil Angst auslöst, die zur Aktivierung des Bindungssystems und einem Bedürfnis nach Nähe führt. Gleichzeitig bedeutet Nähe unter diesen Umständen, dass das Kind der ursprünglichen Angstquelle (die Bindungsperson oder andere Erwachsene, die der Bindungsperson ähnlich sind) verstärkt ausgesetzt ist. Dies wiederum verstärkt die Angst des Kindes und es erlebt ein immer drängenderes Bedürfnis nach einer Bindungsperson. Körperliche und psychische Nähe zur Pflegeperson lösen Angst aus, anstatt zu beruhigen. Somit kann unter bestimmten Bedingungen Misshandlung zu einer Überaktivierung des Bindungssystems führen und Desorganisation kann als Hinweis dafür verstanden werden (s. Abb. 2-1). In diesen Fällen kommt es zu einem relativ raschen »Anspringen« des Bindungssystems, sodass die betreffenden Personen permanent mit Bindungsbeziehungen beschäftigt scheinen.

Bowlby betrachtete die in der Kindheit gebildeten inneren Arbeitsmodelle des Selbst und anderer als prototypisch für alle späteren Beziehungen. Da innere Arbeitsmodelle außerhalb des Bewusstseins funktionieren, sind sie veränderungsresistent (Crittenden 1990). Die Stabilität von Bindung wurde durch Langzeitstudien belegt, in denen das Bindungsverhalten von Kindern mithilfe der Fremden

Tab. 2-2 Bindungskategorien des Adult Attachment Interview (AAI)

Bindungskategorie	Merkmale
Sicher/autonom	• kohärente Integration von Erinnerungen in ein bedeutungsvolles Narrativ • demonstrativ gezeigte Wertschätzung von Bindungsbeziehungen
Unsicher/ablehnend	• mangelhafte Kohärenz in den Erzählungen • unfähig zu spezifischen Erinnerungen, die das Gesamtbild der Erzählungen stützen • Idealisierung oder Entwertung von frühen Beziehungen
Unsicher/verstrickt	• mangelhafte Kohärenz in den Erzählungen • manifeste Verwirrung, Wut oder Angst in Bezug auf Bindungsfiguren • manchmal noch Klagen über Kränkungen in der Kindheit
Ungelöst/ desorganisiert	• semantisch und/oder syntaktisch konfuse Narrative hinsichtlich Verlusterfahrungen oder Kindheitstraumata • ungelöster/desorganisierter Bindungsmodus kann auch mit einer der drei ersten primären Klassifikationen einhergehen

Situation eingeschätzt wurde und später die betreffenden Jugendlichen oder jungen Erwachsenen mithilfe des »Adult Attachment Interviews« (AAI) katamnestisch getestet wurden (George et al. 1985). Dieses strukturierte klinische Instrument erfasst Narrative über die Bindungsbeziehungen eines Kindes. Das AAI-Klassifizierungssystem (Main u. Goldwyn 1994) unterscheidet zwischen *sicher/autonom*, *unsicher/ablehnend*, *unsicher/verstrickt* sowie *ungelöst in Bezug auf Verlust oder Trauma*. Die Klassifizierung orientiert sich an der Art und Weise, wie über frühe Bindungserfahrungen berichtet wird, weniger am Inhalt dessen, was berichtet wird (s. Tab. 2-2). Während *sicher/autonom* gebundene Personen Bindungsbeziehungen wertschätzen und ihre Erinnerungen kohärent in ein bedeutungsvolles Narrativ integrieren, das sie als prägend ansehen, tun sich *unsicher* gebundene Personen schwer, Erinnerungen an Beziehungserfahrungen mit der Bedeutung dieser Erfahrungen zu verbinden. Diejenigen, die als *ablehnend* klassifiziert wurden, zeigen ihr Vermeidungsverhalten, indem sie frühe Beziehungen entweder entwerten oder idealisieren. Ein *verstrickter* Bindungsmodus impliziert die Neigung, verwirrt, wütend oder ängstlich auf Bindungspersonen zu reagieren und manchmal noch im Erwachsenenalter über Kränkungen in der Kindheit zu klagen, was an das wütende Protestieren eines Kindes erinnert. Im Falle eines *ungelösten* Bindungsmodus besteht eine signifikante Desorganisation in den Repräsentanzen von Bindungsbeziehungen, die sich in der konfusen Semantik oder Syntax widerspiegelt, wenn von Verlusterfahrungen oder Traumata in der Kindheit berichtet wird.

Langzeitstudien haben eine Übereinstimmung von 68 bis 75 % zwischen Bindungsklassifikationen in der Kindheit und den entsprechenden Klassifikationen im Erwachsenenalter ergeben (z. B. Main 1997). Dies ist ein beispielloses Maß an Konsistenz zwischen einem bestimmten Verhalten in der Kindheit und den entsprechenden Ergebnissen im Erwachsenenalter. Gleichwohl ist es wichtig, in Erinnerung zu behalten, dass ein Verhalten dieser Art durch konsistente Umgebungsbedingungen ebenso aufrechterhalten werden kann wie durch bestimmte Muster, die sich im Laufe des ersten Lebensjahres gebildet haben. Bindungsbeziehungen spielen darüber hinaus eine Schlüsselrolle in der generationenübergreifenden Weitergabe von Deprivation. Sicher gebundene Erwachsene haben eine drei- bis viermal höhere Wahrscheinlichkeit, Kinder zu haben, die ebenfalls sicher gebunden sind (van IJzendoorn 1995). An dieser Stelle ließe sich die Frage stellen, ob derart mächtige transgenerationale Effekte genetisch bedingt sind, doch die Befunde verhaltensgenetischer Studien liefern keine entsprechenden Hinweise (z. B. Fearon et al. 2006). Elterliche Bindungsmuster sind ein einzigartiger Prädiktor der Varianz und unterscheiden sich in ihrer Vorhersagekraft von Temperamentsmessungen oder Kontextfaktoren, wie z. B. Lebensereignisse, soziale Unterstützung und Psychopathologie (Steele et al. 1996). Gleichwohl sind die Mechanismen, die dafür sorgen, dass sicher gebundene Mütter und Väter eine sichere Bindung an ihr Kind entwickeln, schwer festzumachen (van IJzendoorn 1995).

Eine unsichere, insbesondere jedoch desorganisierte Bindung in der Kindheit stellt einen Risikofaktor für eine suboptimale emotionale und soziale Entwicklung dar (Lyons-Ruth u. Jacobovitz 2008). Allerdings mehren sich die Belege dafür, dass der Entwicklungsweg von einer desorganisierten Bindung in der Kindheit zu späteren psychischen Störungen komplex ist und nicht unbedingt linear verläuft. Wenn wir ein Modell von Persönlichkeitsstörung anhand von Bindungskonstrukten entwerfen wollen, können wir nicht auf ein entwicklungspsychologisch reduktionistisches Modell bauen, das direkt von der Kindheit ins Erwachsenenalter verläuft. Vielmehr müssen wir eine komplexe Abfolge einzelner Schritte antizipieren, von denen jeder mit Risiken und Widerständen verbunden ist, die wiederum mit vergangenen und zukünftigen Entwicklungsphasen interagieren. Die spezifischen Bindungserfahrungen können jedoch einen Vulnerabilitätsfaktor darstellen, der sich wie ein roter Faden durch den gesamten Entwicklungsprozess, von genetischer Vulnerabilität über Erfahrungen in der Kindheit bis hin zu Störungen im Erwachsenenalter zieht. Wenn wir berücksichtigen, welche Rolle Bindung für die Entstehung von Persönlichkeitsstörungen spielt, so können wir jene Mechanismen besser beleuchten, die die unterschiedlichen Entwicklungslinien und Untergruppen einer heterogenen Population bestimmen. Auch wenn es allzu einfach wäre zu behaupten, dass Persönlichkeitsstörungen ihren Ursprung in der Eltern-Kind-Bindung haben, so scheint es doch wahrscheinlich, dass die Berücksichtigung von Bindung an verschiedenen Entwicklungspunkten von Relevanz ist, um ein Verständnis für ihre Entstehung zu entwickeln, vor allem angesichts der Tatsache, dass dysfunktionale soziale Beziehungen ein zentrales Definitionsmerkmal für Persönlichkeitsstörung darstellen, zumindest innerhalb der entwicklungspsychologischen Psychopathologie (Gunderson 2007, 2008).

2.2 Neurobiologie der Bindung und ihre Verknüpfungen mit Mentalisierung

Unserer Auffassung nach besteht der größte evolutionäre Vorteil von Bindung beim Menschen darin, dass sie dem Kind die Möglichkeit eröffnet, soziale Intelligenz zu entwickeln. Alan Sroufe (1996) und Myron Hofer (2004) waren wegweisend in ihren Bemühungen, die Reichweite der Bindungstheorie als bloßen entwicklungspsychologischen Erklärungsansatz für die Entstehung sozialer Erwartungen auszudehnen und das Konzept von Bindung sehr viel breiter zu fassen, nämlich im Sinne eines Organisators physiologischer Regulierung sowie von Regulierungsprozessen im Gehirn. Bindung sorgt dafür, dass die Prozesse im Gehirn, die der sozialen Kognition dienen, angemessen organisiert und vorbereitet werden, um uns in die Lage zu versetzen, mit anderen Menschen zu leben und zu arbeiten. Die Entwicklung des Gehirns ist »erfahrungsorientiert« (Siegel 1999). So fundamentale Prozesse wie Genexpression oder Veränderungen in der Rezeptordichte sind somit durch die Umgebung eines Kindes beeinflussbar (z. B. Meaney u. Szyf 2005).

Das Phänomen der Drogenabhängigkeit kann uns zum Verständnis der Neurobiologie von Bindung wichtige Hinweise liefern. Am Prozess der Drogenabhängigkeit ist das mesenzephalisch-dopaminerge Belohnungssystem beteiligt. Substanzen, die zur Ausschüttung von Dopamin in diesem System führen, sind ebenfalls suchtfördernd (z. B. Psychostimulantien). Da es eher unwahrscheinlich ist, dass ein Gehirnsystem in erster Linie dafür da ist, um sich in den Dienst eines Drogen- oder Alkoholmissbrauchs zu stellen, handelt es sich bei Substanzabhängigkeit wahrscheinlich um eine parasitäre Begleiterscheinung eines biologischen Systems, das eine andere zentrale Rolle in der Evolution spielt. Jaak Panksepp (1998) war der erste, der eine allgemeine Neurobiologie der Mutter-Kind-, Kind-Mutter- sowie romantischer Liebesbeziehungen entworfen hat, die mit dem gleichen mesokortikolimbischen dopaminergen Belohnungskreislauf verbunden sind. McLean (1990) stellte die Überlegung an, ob Substanzmissbrauch und Drogenabhängigkeit als Versuche verstanden werden könnten, Opiate oder endogene Faktoren, die normalerweise von sozialen Bindungen zur Verfügung gestellt werden, zu ersetzen. Thomas Insel (2003) hat in seiner Übersicht Forschungsergebnisse geprüft, die dafür sprechen, dass Suchterkrankungen und soziale Bindung die gleiche Neurobiologie aufweisen.

Es konnte gezeigt werden, dass das dopaminerge Belohnungsverarbeitungssystem und das oxytozinerge System eine Schlüsselrolle in der Förderung und Aufrechterhaltung mütterlichen Verhaltens spielen (für eine detaillierte Übersicht der Forschungsergebnisse s. Fonagy u. Luyten 2009). Oxytozin, ein neuromodulatorisches Hormon, das im Hypothalamus produziert wird, wirkt sowohl zentral (Einsetzen mütterlicher Verhaltensweisen) als auch peripher (Kontraktion der Gebärmutter während der Wehen und Stimulation des Milchflusses). Oxytozin wird ausgeschüttet als Reaktion auf bestimmte Stimuli, z. B. während des Stillens, bei Berührung, aber auch beim Anblick oder Geräusch eines Kindes einer stillenden Mutter. Oxytozin und Vasopressin werden auch durch soziosexuelle Erfahrungen freigesetzt. Die Rezeptoren für Oxytozin sind im ventralen Striatum lokalisiert, eine dopaminerge Schlüsselregion im Gehirn, und es gibt Hinweise dafür, dass die Ausschüttung von Oxytozin die Ausschüttung von Dopamin befördert. Es wäre also denkbar, dass soziale und mütterliche Reizsignale mit dopaminerg-assoziierten Verstärkerpfaden verknüpft sind.

Mesokortikolimbisches Dopamin ist ein wichtiger Faktor für die Mediation von Belohnung, für die Fähigkeit, Belohnung aufzuschieben, sowie für die Entwicklung von Sucht. Es spielt ebenfalls eine wesentliche Rolle für mütterliches Verhalten bei Ratten und für die Paarbildung bei Wühlmäusen. Ein Schaltkreis, der einen Vasopressin-sensitiven Mechanismus innerhalb des anterioren Hypothalamus (medialer präoptischer Bereich) mit dem ventralen tegmentalen Bereich und der Rinde des Nucleus accumbens verbindet, ist womöglich besonders wichtig für die Mediation von belohnenden Eigenschaften sozialer Interaktion. Es konnte nachgewiesen werden, dass die Paarbildung bei Nagetieren über mesokortikolimbische Bahnen verläuft (Insel u. Young 2000). Prärie- und Pinienwühlmäuse wählen nach der Paarung einen bestimmten Partner, mit dem sie zusammenbleiben, wohingegen Berg- und Wiesenwühlmäuse keine selektiven Bindungen eingehen. Dies lässt sich offenbar darauf zurückführen, dass es bei Präriewühlmäusen, nicht jedoch bei Bergwühlmäusen, im Zuge der Paarung zur Ausschüttung von Dopamin in den Nucleus accumbens kommt. Dopamin-Rezeptor-Antagonisten wiederum, die in den Nucleus accumbens ausgeschüttet werden, verhindern demgegenüber die Ausbildung bestimmter Partnerpräferenzen (Wang et al. 1999). Die Untersuchungen an Wühlmäusen unterstützen außerdem die Hypothese, dass Paarung zur Ausschüttung von Oxytozin und Vasopressin führt und so das Dopaminsignal im Nucleus accumbens erhöht (Insel 2003).

Die aus der Tierforschung abgeleiteten Hypothesen wurden in Studien mit funktioneller Magnetresonanztomographie (fMRI-Studien) weitgehend bestätigt. Es konnte gezeigt werden, dass die funktionelle bindungsrelevante Gehirnaktivität mit kortikalen und subkortikalen Arealen assoziiert ist, die eine hohe Dichte der Neurohormone Oxytozin und Vasopressin aufweisen (Swain et al. 2007). Bildgebende Verfahren zeigen, dass es während der Verarbeitung bindungsrelevanter Stimuli zu einer Aktivierung der mesokortikolimbischen dopaminergen Bahn kommt (Nitzschke et al. 2004).

Die in diesem Zusammenhang interessanteste Studie, die mit dem Paradigma der Bildgebung und mit Foto-Stimuli arbeitet, stammt von Bartels und Zeki (2004). Den Versuchspersonen wurden Photographien ihrer eigenen Kinder sowie ihnen bekannter Kinder vorgelegt, wobei Alter und Bekanntheitsgrad als Kontrollbedingung berücksichtigt wurden. Die Forscher konnten nachweisen, dass nahezu alle Regionen des Gehirns aktiviert waren, die für bindungsrelevante Neuropeptide im menschlichen Gehirn von essentieller Bedeutung sind. Da die Autoren bereits in einer früheren fMRI-Studie zur Untersuchung von romantischer Liebe ein ähnliches Kontrastdesign eingesetzt hatten (Bartels u. Zeki 2000), ließ sich nunmehr bestätigen, dass der Großteil der durch mütterliche Liebe aktivierten Gehirnregionen mit denen der durch romantische Liebe aktivierten Regionen übereinstimmt.[4]

Bis zu welchem Grad lassen sich nun anhand dieser biologischen Systeme Unterschiede in der Qualität menschlicher Bindung zwischen Müttern und Kindern erklären? Einige Studien haben differentielle Reaktionen im Gehirn bei Personen ergeben, deren Bindungsgeschichte und Bindungsstile sich voneinander unterscheiden (Buchheim et al. 2008; Gillath et al. 2005). So wiesen z. B. Probanden mit unsicher-ablehnendem Bindungsstil eine reduzierte Aktivierung des ventralen Striatum auf, wenn man ihnen Bilder von Gesichtern lächelnder Erwachsener zeigte und eine positive Rückmeldung auf die Lösung einer Aufgabe gab (Vrticka et al. 2008). Strathearn et al. (2009) wiederum untersuchten auf der Grundlage der Bindungsklassifikationen der Mütter durch das Adult Attachment Interview Unterschiede in der Aktivierung des mütterlichen Belohnungssystems im Gehirn und der peripheren Oxytozinausschüttung als Reaktion auf bestimmte kindliche Reizsignale. Die Forscher stellten fest, dass Frauen, die zum ersten Mal Mutter geworden waren und über sichere erwachsene Bindungsmuster verfügten, im Vergleich zu unsicher-ablehnend gebundenen Müttern eine erhöhte Aktivierung des mesokortikolimbischen Belohnungssystems beim Betrachten von Bildern ihres lächelnden Babys aufwiesen. Dieses Ergebnis zeigte sich sowohl beim Betrachten fröhlicher als auch trauriger Gesichter. Die Befunde dieser Studie sprechen dafür, dass für sicher gebundene Mütter kindliche Stimuli reliablere und wirkmächtigere Einflussfaktoren darstellen, wenn es um die Motivierung und Verstärkung ihres Fürsorgeverhaltens geht.

Sicher gebundene Mütter zeigten in der Studie von Strathearn et al. (2009) außerdem eine erhöhte periphere Oxytozinausschüttung, während sie mit ihren Babys spielten, was wiederum in der fMRI-Testsituation positiv mit der Aktivierung der oxytozinergen und dopamin-assoziierten Belohnungsregionen im Gehirn (Hypothalamus/Hypophyse und ventrales Striatum) korrelierte. Da die Spielsituation zwischen Mutter und Kind einige Monate vor der eigentlichen fMRI-Testsituation stattgefunden hatte, ließe sich durchaus überzeugend argumentieren, dass es sich beim Grad an Oxytozinausschüttung, während die Mutter ihrem Baby nahe ist, um einen Trait-Effekt (und weniger einen State-Effekt) handelt. Mit anderen Worten, Mütter, die diese neue Beziehung mit einer si-

4 Hierbei handelt es sich um das Striatum (Putamen, Globus pallidus, Nucleus caudatus), die mediale Insula sowie den dorsalen Teil des cingulären Kortex.

cheren (und nicht ablehnenden) Bindungsgeschichte eingehen, werden eher konsistent auf den Kontakt mit ihrem Kind, bei erhöhter Oxytozinausschüttung, reagieren. Da es sich bei Oxytozin um ein Neuropeptid handelt, das soziale Einfühlung fördert (z. B. Domes et al. 2007, s. auch unten), werden diese Mütter infolge der »Oxytozinwelle« sehr wahrscheinlich responsiver auf die sozialen Stimuli ihrer Kinder reagieren, was von diesen positiv beantwortet wird und von den Müttern wiederum als Belohnung erlebt wird. Dies bedeutet, dass sie aus den Interaktionen mit ihren Babys wahrscheinlich mehr Freude beziehen, was wiederum einen positiven Zyklus in Gang setzen kann, der von beiden Seiten als belohnend und zunehmend auf Gegenseitigkeit basierend erlebt wird.

Was die Reaktion von Müttern auf den traurigen Gesichtsausdruck ihres eigenen Babys angeht, so stellten Strathearn et al. (2009) in ihrer Studie deutliche Unterschiede zwischen sicher und unsicher gebundenen Müttern hinsichtlich der jeweiligen Aktivierung bestimmter Gehirnregionen fest. Dieser Befund kann für unser Verständnis der transgenerationalen Weitergabe von Bindungssicherheit von großer Bedeutung sein. Bei sicher gebundenen Müttern waren die Belohnungszentren im Gehirn auch beim Betrachten eines traurigen Gesichtsausdrucks ihres Babys nach wie vor stärker aktiviert, während es bei unsicher/ablehnend gebundenen Müttern zu einer stärkeren Aktivierung der Insula anterior kam, einer Region, die mit Gefühlen der mangelnden Fairness, des Schmerzes und des Ekels verbunden ist (s. auch die Übersicht von Montague u. Lohrenz 2007). Die Aktivierung der Insula anterior kann »Normverletzungen« signalisieren (Montague u. Lohrenz 2007): Unsicher/ablehnend gebundene Mütter interpretieren womöglich die Trauer ihres Kindes als Verletzung eines »erwarteten« neutralen oder positiven Affektzustands. Dies kann zur Vermeidung oder Ablehnung negativer kindlicher Reizsignale führen (Sanfey et al. 2003) im Gegensatz zu einer Reaktion im Sinne der »Annäherung«, wie er bei sicher gebundenen Müttern festzustellen ist. Diese Befunde stimmen mit einer Reihe von früher veröffentlichten Modellen zur kortikalen Organisation des Bindungssystems überein. So vertreten eine Reihe von Autoren (Crittenden 2008; Leckman et al. 2004; Strathearn 2006) die Auffassung, dass Personen mit unsicher-ablehnendem Bindungsstil eher in Richtung kognitiver Informationsverarbeitung tendieren und dazu neigen, negative affektive Reaktionen zu hemmen. Die Befunde stimmen auch mit der Annahme überein, dass unsicher gebundene Mütter die Traurigkeit, die sie auf dem Gesicht ihres Babys wahrnehmen, faktisch erleben und nicht so sehr darüber nachdenken, was wiederum den Prozess markierter Spiegelung (auf den wir in Abschn. 2.4 näher eingehen werden) unterminieren kann, ein Prozess, der nach unserem Dafürhalten entscheidend dafür ist, dass das Kind in die Lage versetzt wird, ein stabiles Verständnis von Emotionen sowie die Fähigkeit zur Affektregulierung zu entwickeln (Fonagy et al. 2002).

Verschiedene Studien aus dem Jahr 2003 und später haben die Bedeutung von Oxytozin für die Förderung sozialer Kognition hervorgehoben. In randomisierten placebokontrollierten Studien führte in Form von Nasenspray verabreichtes Oxytozin zu einer großen Bandbreite sozialer Effekte: So verbesserten sich nicht nur das soziale Gedächtnis und die optische Wahrnehmung beim Betrachten von Gesichtern, sondern auch die Fähigkeit, sich an bestimmte Personen, ihren Gesichtsausdruck und ihren Namen zu erinnern sowie anderen Menschen gegenüber mehr Vertrauen entgegenzubringen (z. B. Domes et al. 2007; Guastella et al. 2008). Es gibt ebenfalls Hinweise darauf, dass sich die Sensibilität gegenüber intentionalen Zuständen, auf die aus bestimmten Gesichtsausdrücken geschlossen wird, unter der Gabe von Oxytozin im Vergleich zu Placebos erhöht (Domes et al. 2007). Wie wir gesehen haben, führen Bindungskontakte zur spontanen Ausschüttung von Oxytozin, sodass es ein plausibles neurobiologisches Substrat für die Verknüpfung von Bindung und sozialer Kognition gibt. In Populationen, in denen eine begrenzte soziale Kognition beobachtet wurde, war auch der Oxytozinspiegel herabgesetzt. Diese Merkmale stehen wahrscheinlich mit sozialer Benachteiligung in Zusammenhang (Heim et al. 2008). Negative frühe Pflegeerfahrungen bei Affen und Menschen haben Auswirkungen auf das Oxytozinsystem. So weisen von Tierpflegern aufgezogene Affen im Vergleich zu Affen, die von den Muttertieren aufgezogen wurden, einen geringeren Oxytozinspiegel in ihrer Rückenmarksflüssigkeit (CFS) auf (Winslow et al. 2003). Ein verminderter CSF-Oxytozinspiegel wurde auch bei Frauen mit emotionalem Missbrauch und/oder Vernachlässigung in der Vorgeschichte festgestellt (Heim et al. 2008). Herabgesetzte periphere Oxytozinspiegel wurden außerdem bei aus Waisenhäusern adoptierten Kindern mit früher Vernachlässigung festgestellt, wobei diese Kinder auch in ihrer Fähigkeit zu sozialer Reziprozität schwer beeinträchtigt waren (Fries et al. 2005).

Der Aufbau von Bindungsbeziehungen wird somit von mindestens zwei neurobiologischen Systemen gestützt:

- einem System, das Bindungserfahrungen mit Belohnung und Freude verknüpft, was wiederum die Pflegeperson (und aller Wahrscheinlichkeit nach auch das Kind) dazu motiviert, die Nähe anderer zu suchen;
- einem System, das ein verbessertes soziales Verständnis mit dem Bindungskontext verknüpft, wobei engere Beziehungen als Trigger für biologische Systeme wirken, die ihrerseits die Sensibilität für soziale Reizsignale zu erhöhen scheinen.

Was hat nun, in Anbetracht dieses zur Verfügung stehenden neurobiologischen Erklärungsansatzes, die entwicklungspsychologische Literatur zur Verknüpfung von Bindung und sozialer Kognition zu sagen? Bevor wir uns dieser Frage zuwenden, werden wir den Sachverhalt etwas vereinfachen, indem wir die Bandbreite sozialer Kognitionen zu einer bestimmten Gruppe von Fähigkeiten zusammenfassen.

2.3 Zusammenhang von Bindung und Mentalisierung

Wir werden im Folgenden unseren Fokus auf den Bereich der Mentalisierung richten, die wir als eine Form überwiegend vorbewusster imaginativer mentaler Aktivität definieren, d.h. als Wahrnehmung und Interpretation menschlichen Verhaltens im Sinne intentionaler Zustände (z.B. Bedürfnisse, Wünsche, Gefühle, Überzeugungen, Ziele, Absichten und Beweggründe) (Allen et al. 2008). Die Fähigkeit, auf mentale Zustände anderer zu schließen und diese zu repräsentieren, stellt womöglich eine allein auf den Menschen begrenzte Fähigkeit dar. Die primäre Funktion der Mentalisierung besteht darin, Menschen in die Lage zu versetzen, die Handlungen anderer im Kontext unterschiedlichster Situationen der Konkurrenz und Kooperation rasch und effizient vorherzusagen.

Bei der Mentalisierung muss es sich um einen imaginativen Vorgang handeln, da wir uns vorstellen müssen, was andere wohl denken oder fühlen. Ein wichtiger Indikator für eine sehr gut entwickelte Mentalisierungsfunktion ist die Erkenntnis, dass wir nie mit absoluter Sicherheit sagen können, was in einem anderen Menschen vorgeht (Fonagy et al. 1997). Ein ähnlich imaginativer Sprung ist erforderlich, um unser eigenes inneres Erleben zu verstehen, insbesondere hinsichtlich emotional besetzter Themen. Um eine Vorstellung von uns selbst und anderen als Lebewesen mit einem Geist zu gewinnen, brauchen wir ein symbolisches Repräsentationssystem für mentale Zustände, und wir müssen in der Lage sein, mentale Zustände entsprechend bestimmter Intentionen selektiv zu aktivieren – eine Fähigkeit, die Aufmerksamkeitskontrolle voraussetzt. Wir vertreten die Auffassung, dass die Fähigkeit zur Mentalisierung interpersonellen Erfahrungen entspringt, insbesondere jenen, die im Rahmen primärer Objektbeziehungen gemacht werden (Fonagy 2003). Wenn das Entstehen von Mentalisierung auf Bindung basiert, so wäre anzunehmen, dass sicher gebundene Kinder in diesem Bereich besser abschneiden als unsicher gebundene Kinder (gemessen an der erfolgreichen Bewältigung früher »Theory of Mind«-Aufgaben). Viele Studien stützen diese Hypothese (s. die Übersicht von Fonagy u. Luyten 2009). Allgemein scheint es so, dass Bindungssicherheit und Mentalisierung ähnlichen sozialen Einflüssen unterliegen. Auf einige dieser Einflussfaktoren möchten wir im Folgenden kurz eingehen.

Mentalisierung und elterliches Verhalten

Zwanzig Jahre Forschung haben bestätigt, dass elterliches Verhalten eine Schlüsseldeterminante für Bindungssicherheit ist. Lassen sich nun bestimmte Aspekte elterlichen Verhaltens als Erklärung für diese Überschneidung von Mentalisierung und Bindungssicherheit heranziehen? Hat insbesondere die Art und Weise, wie Eltern über ihr Kind nachdenken, einen Einfluss? Die Fähigkeit der Mutter, darüber nachzudenken, was in ihrem Kind vorgeht, wird abwechselnd als psychologisches Gespür, Einsichtsfähigkeit und reflexive Funktion bezeichnet. Diese sich überschneidenden Attribuierungen scheinen sowohl mit sicherer Bindung als auch mit Mentalisierung beim Kind assoziiert zu sein (s. Sharp et al. 2006).

Mithilfe der Analyse interaktioneller Narrative zwischen Eltern und Kindern konnten Elizabeth Meins (Meins et al. 2001), David Oppenheim (Oppenheim u. Koren-Karie 2002) und Arietta Slade (Slade et al. 2005) zeigen, dass die Art und Weise, wie Eltern über ihr Kind nachdenken, mit der Entwicklung der Affektregulierung und Bindungssicherheit beim Kind verknüpft ist. Obwohl Meins die Qualität elterlicher Narrative über ihre Kinder in Echtzeit untersuchte (d. h. während die Eltern mit ihren Kindern spielten), während Oppenheim »offline« arbeitete (d. h. ein Elternteil berichtete über eine mit Video aufgezeichnete Interaktion), kamen beide zu der Schlussfolgerung, dass mütterliche Mentalisierung ein signifikanterer Prädiktor für Bindungssicherheit ist als etwa allgemeine Sensibilität. Die Gruppe um Slade (2005) stellte zudem fest, dass die Bindung eines Kindes und die Qualität elterlicher Mentalisierung über das Kind in engem Zusammenhang stehen. Wie mithilfe des AMBIANCE-Systems (Atypical Maternal Behavior Instrument for Assessment and Classification) (Bronfman et al. 1999) festgestellt wurde, legten Mütter, deren Mentalisierungsfähigkeit eingeschränkt war, eher ein atypisches mütterliches Verhalten an den Tag, wobei sich die Ergebnisse dieses Untersuchungsinstruments nicht nur auf die Desorganisation kindlicher Bindung beziehen, sondern auch auf den ungelösten (desorganisierten) Bindungsmodus, wie er im Adult Attachment Interview (AAI) der Mutter bestimmt wurde (Grienenberger et al. 2005).

Insgesamt lassen diese Ergebnisse darauf schließen, dass mentalisierende Eltern sehr wohl die Entwicklung der Mentalisierungsfähigkeit ihrer Kinder fördern können. Achtsames elterliches Verhalten fördert wahrscheinlich Bindungssicherheit und Mentalisierung gleichermaßen. Wir sollten jedoch bedenken, dass sich diese Korrelationen ebenso gut im Sinne von Kind-zu-Eltern-Effekten erklären lassen wie im Sinne von Eltern-zu-Kind-Effekten. So könnte etwa ein weniger auf Macht und Kontrolle ausgerichtetes Verhalten der Eltern mit der Mentalisierung des Kindes assoziiert sein (Pears u. Moses 2003), jedoch nicht, weil dieses unabhängiges Denken fördert, sondern weil weniger mentalisierende Kinder womöglich eher kontrollierendes elterliches Verhalten auslösen. Ebenso ist es denkbar, dass die gleichen Aspekte familiären Funktionierens, die Bindungssicherheit fördern, auch der Entwicklung von Mentalisierung förderlich sind.

Der Prozess des Mentalisierungserwerbs an sich ist so unauffällig und normal, dass es womöglich angemessener ist, Bindungssicherheit als etwas zu betrachten, das eine Umgebung frei von Hindernissen für ihre Entwicklung schafft, anstatt als aktive und direkte Unterstützung. Der Schlüssel zum Verständnis der Interaktion zwischen Bindung und der Entwicklung von Mentalisierung könnte dann in jenen Momenten liegen, in denen normalerweise zur Verfügung stehende Katalysatoren für die Entwicklung von Mentalisierung fehlen.

Familiendiskurs

Die Teilhabe an normaler Familienkonversation scheint eine Vorbedingung für Mentalisierung zu sein (Siegal u. Peterson 2008). Gehörlose nicaraguanische Erwachsene, die ohne Bezug zu bestimmten Überzeugungen aufwuchsen, scheinen unfähig, sogenannte Falsche-Überzeugung-Aufgaben erfolgreich zu lösen (Aufgaben, die die Fähigkeit testen, zu erkennen, dass die Überzeugung einer anderen Person falsch ist) (Pyers 2001, zit. in Siegal u. Peterson 2008). Der »Königsweg« zum Verständnis dessen, was in anderen Menschen vorgeht, sind unter normalen Umständen Unterhaltungen, in denen Erwachsene und Kinder über die in vernünftigen Kommentaren zum Ausdruck gebrachten Absichten des jeweils anderen sprechen und diese mit dem richtig interpretierten Verhalten des jeweils anderen in Bezug setzen. Die bahnbrechende Arbeit von Mary Main (Main u. Hesse 2003) hat Bindung mit dieser Form verbaler Kommunikation verknüpft. Ein kohärenter Familiendiskurs, wie er für eine sichere Bindung charakteristisch ist (Hill et al. 2003), unterstützt die Generierung von Erklärungsschemata, mit deren Hilfe das Verhalten anderer Menschen verstanden und vorhergesagt werden kann.

Spielen

Spielen ist ein weiteres Merkmal eines sicheren Bindungskontexts und womöglich auch für die Entwicklung von Mentalisierung von Bedeutung. Welche Auswirkungen das Fehlen der Spielfähigkeit hat, wird besonders an extremen Fällen deutlich. So ist nicht nur das aktive Als-ob-Spiel bei blinden Kindern deutlich eingeschränkt (Fraiberg 1977), sondern auch ihre Fähigkeit, Als-ob-Spiele bei anderen zu verstehen (Lewis et al. 2000). Blinde Kinder sind erst in einem verbalmentalen Alter von 11 Jahren in der Lage, Falsche-Überzeugung-Aufgaben zu lösen, während dies normalerweise um das 5. Lebensjahr der Fall ist (McAlpine u. Moore 1985). Blinden Kleinkindern fehlt es auch am Zugang zu nonverbalen Informationen über innere Zustände. Es stehen ihnen keine Hinweisreize für innere Zustände, z. B. in Form von Gesichtsausdrücken, zur Verfügung. In diesem Sinne lassen sich Identitätsprobleme womöglich mit entsprechenden Mentalisierungsschwierigkeiten in Bezug setzen (Hobson u. Bishop 2003).

Misshandlung

Wie wir bereits an anderer Stelle festgestellt haben, führt Misshandlung zu einer Desorganisation des Bindungssystems (s. die Gesamtübersicht von Cicchetti u. Valentino 2006). Bringt sie auch die Mentalisierung zum Erliegen? Es wurde wiederholt nachgewiesen, dass es bei misshandelten Kindern zu signifikanten Entwicklungsverzögerungen kommt, was ihre Fähigkeit angeht, Emotionen zu verstehen. Allerdings sind die Werte etwas niedriger, wenn IQ und sozioökonomischer Status berücksichtigt werden (z. B. Frodi u. Smetana 1984; Smith u. Walden 1999). Neben emotionalen Verständnisproblemen zeigten sich bei misshandelten Kindern auch Defizite sozialer Kognitionen sowie eine verzögerte Entwicklung ihrer Fähigkeit zu verstehen, dass es so etwas wie eine »Theory of Mind« gibt (z. B. Cicchetti et al. 2003; Pears u. Fisher 2005).

Da Berichte über Misshandlungen häufig mit der Diagnose Persönlichkeitsstörung einhergehen, wollen wir für einen Moment das offenkundige Mentalisierungsdefizit bei Menschen mit Misshandlung in der Vorgeschichte näher betrachten. Beim Mentalisierungsdefizit, das mit Misshandlungserfahrungen während der Kindheit einhergeht, kann es sich um eine Form der Entkoppelung oder Hemmung, womöglich sogar um eine phobische Reaktion gegenüber der Mentalisierung an sich handeln. Misshandlung kann zu einer partiellen »Geistesblindheit« beitragen, da sie die ungehinderte reflexive Kommunikation zwischen Eltern und Kind beeinträchtigt. Sie untergräbt den Nutzen, der entsteht, wenn das Kind innere Zustände mit bestimmten Handlungen im Rahmen von Bindungsbeziehungen zu verknüpfen lernt (so wird dem Kind womöglich gesagt, es »verdiene«, »wolle« oder »genieße« gar den Missbrauch). Dies nimmt noch destruktivere Formen an, wenn die Misshandlung durch ein Familienmitglied erfolgt. Aber auch wenn dies nicht der Fall ist – das fehlende Bewusstsein der Eltern dafür, dass ihr Kind außerhalb der Familie misshandelt wird, kann dessen Kommunikation mit den Eltern darüber, was es fühlt, beeinträchtigen. Vielmehr hat das Kind den Eindruck, dass der reflexive Diskurs nicht zu diesen Gefühlen passt, ein konsequentes Missverständnis, das seine Fähigkeit beeinträchtigt zu verstehen bzw. zu mentalisieren, wie andere Menschen sich zu ihren eigenen Handlungen äußern. Unter solchen Umständen wird ein Kind versuchen, den hinter diesen Handlungen verborgenen mentalen Zuständen ganz genau auf die Spur zu kommen, und dazu neigen, Handlungen als unvermeidlich und nicht so sehr intendiert zu verstehen.

Es wäre absurd anzunehmen (aus wissenschaftlicher Perspektive ebenso wie aus Sicht des gesunden Menschenverstandes), dass positive Bindungserfahrungen die einzigen Erfahrungen wären, die Einfluss hätten auf Mentalisierung. Negative Erfahrungen (z. B. emotional besetzte Konflikte) können die Entwicklung von Mentalisierung ebenso rasch vorantreiben wie positive Emotionen, die mit einer sicheren Bindung verknüpft sind (Newton et al. 2000). Tatsache ist, dass die Entwicklung von Mentalisierung sehr wahrscheinlich zahlreichen relationalen Einflussfaktoren unterliegt, von denen manche mit positiver Bindung korrelieren. Bislang haben allerdings Studien zum sozialen Einfluss auf die Mentalisierungsfähigkeit fälschlicherweise angenommen, dass es sich bei dieser sozialen Kognition um eine unimodale Fähigkeit handelt.

Sinnvoller ist es, Mentalisierung als eine komplexe, multifaktorielle und von verschiedenen Determinanten bestimmte Fähigkeit zu verstehen, von denen einige genetisch, andere eher umweltbedingt sind. Jedes Korrelat sicherer Bindung kann sich mit einer oder mehreren neuropsychologisch definierten Komponenten von Mentalisierung überschneiden. Somit sollten beziehungsbedingte Einflüsse auf die Entwicklung von Mentalisierung als begrenzt und spezifisch angesehen werden und nicht so sehr als umfassend und unspezifisch (Hughes u. Leekham 2004). Wir werden auf diesen Punkt noch einmal zurückkommen.

2.4 Entwicklung des »Selbst als Akteur«: der soziale Erwerb sozialer Kognitionen

Wir haben bislang die Position vertreten, dass das Betreuungsumfeld des Kindes der Schlüssel für seine Entwicklung als soziales Wesen ist. Doch wie entfaltet dieses Umfeld seine Wirkung? Unser Modell basiert auf der angeborenen Fähigkeit des Kindes, Aspekte seiner Welt zu entdecken, die kontingent auf seine eigenen Handlungen reagieren. In den ersten Monaten seines Lebens beginnt das Baby, sich als *physischen Akteur* zu begreifen, dessen Handlungen Veränderungen in Körpern herbeiführt, mit denen es unmittelbaren physischen Kontakt hat (Leslie 1994). Gleichzeitig beginnt es, sich als *sozialen Akteur* zu verstehen, indem es lernt, dass sein Verhalten das Verhalten und die Emotionen seiner Pflegeperson beeinflusst (Neisser 1988). Diese beiden frühen Formen der Selbsterkenntnis entstehen wahrscheinlich über die Wirkung eines angeborenen Kontingenzentdeckungsmechanismus, der das Kind in die Lage versetzt, die Wahrscheinlichkeit kausaler Verknüpfungen zwischen seinen Handlungen und auslösenden Ereignissen zu analysieren (Watson 1994). Die anfängliche Beschäftigung des Kindes mit perfekter reaktionskontingenter Stimulierung (ermöglicht durch das propriozeptive sensorische Feedback seiner eigenen Handlungen) erlaubt ihm, sich von seiner Umgebung zu unterscheiden und eine primäre Repräsentanz seines Körperselbst auszubilden.

Im Alter von etwa 3 bis 4 Monaten scheinen sich die Präferenzen des Kindes jedoch zu verschieben. Anstelle perfekter Kontingenz gewinnen nunmehr starke, aber unvollkommene Kontingenzen (Bahrick u. Watson 1985) an Attraktivität, d. h. der Grad an Kontingenz, der die empathisch-spiegelnden Reaktionen einer eingestimmten Pflegeperson auf die emotionalen Äußerungen des Kindes charakterisiert. Das wiederholte Erleben dieser Reaktionen versetzt das Baby in die Lage, seine inneren Selbstzustände zu differenzieren, ein Prozess, den wir als *soziales Biofeedback* bezeichnet haben (Gergeley u. Watson 1996). Eine kongeniale und sichere Bindungsbeziehung trägt ganz entscheidend zur Entwicklung früher Mentalisierungsfähigkeiten bei, indem sie dem Kind erlaubt, sein psychologisches Selbst in der sozialen Welt zu »entdecken« oder zu »finden« (Gergeley 2001).

Kinder sind sich anfänglich introspektiv nicht bewusst, dass es unterschiedliche emotionale Zustände gibt. Vielmehr basieren ihre Repräsentanzen von Emotionen primär auf Stimuli, die sie aus der Außenwelt erhalten. Babys lernen die inneren Muster physiologischer und viszeraler Stimulierung, die mit unterschiedlichen Emotionen einhergehen, zu unterscheiden, indem sie beobachten, wie ihre Pflegepersonen auf diese Emotionen mimisch und stimmlich spiegelnd reagieren (z. B. Legerstee u. Varghese 2001; Mitchell 1993). Nach und nach vermag das Baby seine Kontrolle über die spiegelnden Äußerungen seiner Eltern mit der daraus folgenden Verbesserung seines emotionalen Zustands in Zusammenhang zu bringen und so die Grundlage für die Entwicklung seiner Fähigkeit zu emotionaler Selbstregulierung zu schaffen. Die Ausbildung einer Repräsentanz zweiter Ordnung für affektive Zustände schafft die Basis für Affektregulierung und Impulskontrolle: Affekte können sowohl innerlich als auch über Handlung manipuliert und entladen werden. Sie können als etwas erlebt werden, das erkennbar ist und von daher mit anderen geteilt werden kann.

Zwei Voraussetzungen müssen erfüllt sein, damit sich die Fähigkeit, Emotionen zu verstehen und zu regulieren, entwickeln kann:

- angemessene *Kongruenz* des spiegelnden Verhaltens, d. h. die Pflegeperson »trifft« die mentalen Zustände des Kindes genau, und
- *Markiertheit* des spiegelnden Verhaltens, d. h. die Pflegeperson ist in der Lage, einen Affekt zum Ausdruck zu bringen und gleichzeitig zu vermitteln, dass es sich dabei nicht um ihre eigenen Gefühle handelt (Gergeley u. Watson 1999).

Ist das spiegelnde Verhalten der Pflegeperson inkongruent, wird der daraus resultierende innere Zustand des Kindes nicht mit einem konstitutionellen Selbstzustand übereinstimmen, was der Entwicklung einer narzisstischen Persönlichkeitsstruktur Vorschub leisten kann (analog zu Winnicotts Konzept des »falschen Selbst«; Winnicott 1965). Ist die Spiegelung durch fehlende Markierung gekennzeichnet, wird der Affektausdruck der Pflegeperson womöglich als Externalisierung kindlicher innerer Zustände aufgefasst und führt so zur Überwältigung des Kindes: Es erlebt seine Affekte als etwas, das ansteckend ist und seine inneren Zustände zum Eskalieren bringt, anstatt sie zu regulieren. Dies kann einem Wahrnehmungsmodus Vorschub leisten, in dem Emotionen über andere Menschen erlebt werden (wie im Falle der Borderline-Persönlichkeitsstruktur) (Fonagy et al. 2002).

2.5 Affektregulierung, Aufmerksamkeitskontrolle und Mentalisierung

Gemeinhin wird davon ausgegangen, dass das Kind die in der Beziehung zu den Eltern gemachten Erfahrungen angemessener Affektregulierung internalisiert, um so die Basis einer sicheren Bindung und eines inneren Arbeitsmodells zu schaffen (Sroufe 1996). Affektregulierung stellt in diesem Sinne eine Vorstufe zur Mentalisierung dar. Hat sich die Fähigkeit zur Mentalisierung einmal entwickelt, verändert sich auch die Art der Affektregulierung. Mentalisierung ermöglicht nicht nur die Adaptierung von Affektzuständen, sondern wird sehr viel grundle-

Tab. 2-3 Entwicklungsstufen der Mentalisierungsfähigkeit

Entwicklungsstufe	Merkmale
Teleologischer Akteur (6–12 Monate)	• Selbst und andere werden als teleologische Akteure verstanden: – begreift Kausalität zwischen Handlung, Akteur und Umfeld – versteht Urheberschaft ausschließlich im Sinne physischer Handlungen und Zwänge
Intentionaler Akteur (12–24 Monate)	• Selbst und andere werden als intentionale Akteure verstanden: – begreift, dass Handlungen durch vorhergehende mentale Zustände (z. B. Wünsche) verursacht werden und dass Handlungen zu Veränderungen in Geist und Körper führen können – entwickelt Sprache für mentale Zustände und Fähigkeit, nicht egozentrisch auf Gefühle und Wünsche bei anderen zu schließen – kann mentale Zustände noch nicht unabhängig von physischer Realität repräsentieren – erlebt innere Realität in manchen Momenten als weitaus zwingender als äußere Realität, in anderen Momenten als belanglos (Modus der »psychischen Äquivalenz« und des »Als-ob«)
Repräsentationaler Akteur (3–4 Jahre)	• versteht Selbst und andere als repräsentationale Akteure: – begreift, dass Handlungen anderer Menschen durch deren Überzeugungen verursacht werden – ist zunehmend in der Lage, Falsche-Überzeugung-Aufgaben zu lösen – weiß, dass Menschen nicht immer fühlen, was sie zu fühlen scheinen, und dass emotionale Reaktionen von aktuellen Stimmungen und früheren emotionalen Erfahrungen beeinflusst werden
Zeitlich ausgedehnte Selbstrepräsentanz (um das 6. Lebensjahr)	• Fähigkeit, Erinnerungen an intentionale Aktivitäten und Erfahrungen zu einer kohärenten kausalen und zeitlichen Organisation in Bezug zu setzen • Ausbildung eines zeitlich ausgedehnten Selbst

gender zur Regulierung des Selbst genutzt. Die Ausbildung der Mentalisierungsfunktion (s. Tab. 2-3) folgt einer gut erforschten Entwicklungslinie, die bestimmte Fixpunkte benennt.

- Während der zweiten Hälfte des 1. Lebensjahres beginnt das Kind zu begreifen, dass zwischen Handlung, dem Urheber der Handlung (Akteur) und seiner Umgebung eine kausale Beziehung besteht. Um den 9. Monat beginnen Kinder, Handlungen im Sinne einer zugrunde liegenden Absicht des jeweiligen Urhebers der Handlung zu betrachten (Baldwin et al. 2001) und sich selbst als teleologische Akteure zu verstehen, die den effektivsten Weg wählen können, um ein bestimmtes Ziel aus einer Reihe von Alternativen zu erreichen (Csibra u. Gergeley 1998). In dieser Entwicklungsphase wird jedoch Handlungsurheberschaft ausschließlich im Sinne physischer Handlungen und Zwänge verstanden. Kinder erwarten, dass sich Akteure rational verhalten angesichts physisch offenkundiger Zielzustände und physischer Zwänge der jeweiligen Situation (Gergeley u. Csibra 2003). Das Kind hat noch keine Vorstellung vom mentalen Zustand des Akteurs. Unserer Auffassung nach gibt es eine Verbindung zwischen diesem Fokus, Handlungen eher auf der Grundlage ihrer physischen und weniger auf der Grundlage ihrer mentalen Folgen (teleologische Position) zu verstehen sowie dem Erfahrungsmodus eigener Urheberschaft, wie wir ihn oft in den selbstdestruktiven Handlungen bei Patienten mit einer Borderline-Persönlichkeitsstörung antreffen. Kleinste Veränderungen in der äußeren physikalischen Realität können bei diesen Personen weitreichende Schlussfolgerungen über mentale Zustände auslösen, und nur Veränderungen der sie umgebenden physischen Realität können sie von den Absichten anderer überzeugen.

- Während des 2. Lebensjahres beginnt das Kind, sich selbst und andere als intentionale Akteure zu verstehen, deren Handlungen durch vorhergehende mentale Zustände, z. B. Wünsche, verursacht werden (Wellman u. Phillips 2000), und begreift, dass ihre Handlungen mentale und körperliche Veränderungen gleichermaßen bewirken können (z. B. durch Zeigen) (Corkum u. Moore 1995). In dieser Entwicklungsphase spiegelt die Fähigkeit zur Emotionsregulierung die vorhergehende und aktuelle Beziehung zur primären Bezugsperson wider (Calkins u. Johnson 1998). Von besonderer Bedeutung ist, dass Kinder in diesem Entwicklungsstadium eine Sprache für innere Zustände sowie die Fähigkeit zu entwickeln beginnen, auf eine von ihnen selbst abstrahierende (d. h. nicht egozentrische) Art und Weise über Gefühle und Wünsche anderer Personen zu sprechen (Repacholi u. Gopnik 1997). Paradoxerweise zeigt sich diese Fähigkeit nicht nur in Form zielgerichteter Aktivität, die vermehrt mit anderen gemeinsam unternommen wird, sondern auch in Form von Ärgern und Provozieren jüngerer Geschwister (Dunn 1988). Gleichwohl ist das Kind noch nicht in der Lage, mentale Zustände unabhängig von der physischen Realität zu repräsentieren, sodass die Unterscheidung zwischen Innen und Außen, zwischen Anschein und Realität noch nicht vollständig gelingt (Flavell u. Miller 1998). In manchen Momenten erlebt das Kind seine innere Realität sehr viel zwingender, während sie in anderen Momenten für seine Wahrnehmung der physischen Welt nahezu folgenlos erscheint. Diese Funktionsmodi, innere Welt zu erleben, haben wir als Modus der *psychischen Äquivalenz* respektive als *Als-ob*-Modus bezeichnet.
- Um das 3. bis 4. Lebensjahr beginnt das Kind zu begreifen, dass es die Überzeugungen anderer Menschen sind, die deren Handlungen verursachen. Eine metaanalytische Zusammenschau von über 500 Studien hat ergeben, dass Kinder unter 3 Jahren meist nicht in der Lage sind, Falsche-Überzeugung-Aufgaben zu lösen, während die Wahrscheinlichkeit einer erfolgreichen Be-

wältigung mit zunehmendem Alter steigt (Wellman et al. 2001). Dies spricht dafür, dass es um das 4. Lebensjahr zu einem wahren Quantensprung in der Entwicklung der Mentalisierungsfähigkeit kommt. Aus dieser Position heraus ist das Kind in der Lage, sich und andere gleichermaßen als repräsentationale Akteure zu verstehen. Es weiß, dass Menschen nicht immer fühlen, was sie zu fühlen scheinen, und dass ihre emotionalen Reaktionen auf ein Ereignis von ihrer aktuellen Stimmung oder sogar von früheren emotionalen Erfahrungen beeinflusst werden, die an ähnliche Ereignisse geknüpft sind (Flavell u. Miller 1998). Das Erreichen dieses entwicklungspsychologischen Meilensteins des Verstehens transformiert die sozialen Interaktionen des Kindes. Sein Verständnis für Emotionen kann nunmehr mit empathischem Verhalten (Zahn-Waxler et al. 1992) und positiveren Beziehungen zu Gleichaltrigen assoziiert werden (Dunn u. Cutting 1999). Das Verständnis dafür, dass menschliches Verhalten durch vorübergehende mentale Zustände (wie Gedanken und Gefühle) beeinflussbar ist, schafft die Basis für eine Struktur, die einem auftauchenden Selbstkonzept zugrunde liegt (Flavell 1999). Die neu erworbene Fähigkeit, falsche Überzeugungen sich selbst und anderen zuzuschreiben, bereichert das Repertoire sozialer Interaktion um die Möglichkeit, zu tricksen, Witze zu machen und andere zu täuschen (Sodian u. Frith 1992; Sodian et al. 1992). Dies ist auch der Zeitpunkt, an dem Kinder lieber mit Gleichaltrigen als mit Erwachsenen zu spielen beginnen (Dunn 1994). Diese Veränderung bringt eine Entwicklung zum Abschluss, in der Mentalisierung via Urheberschaft einer erwachsenen Psyche erworben wurde. Sie eröffnet stattdessen eine Phase, in der wir lebenslang darum bemüht sind, das, was in uns und anderen vorgeht, besser zu verstehen, indem wir enge Beziehungen zu Menschen knüpfen, die unsere Interessen und unseren Humor teilen.

- Im 6. Lebensjahr wächst die Fähigkeit des Kindes, Erinnerungen an seine intentionalen Aktivitäten und Erfahrungen mit einer kausal-zeitlichen Organisation in Bezug zu setzen, was zur Bildung eines zeitlich ausgedehnten Selbst führt (Povinelli u. Eddy 1995). Das Gefühl für die eigene Urheberschaft in sozialen Interaktionen kann sich nur dann vollständig entwickeln, wenn das Kind in der Lage ist, die Handlungen des eigenen Selbst und anderer als etwas wahrzunehmen, das von Vorannahmen hinsichtlich bestimmter Emotionen, Wünsche und Überzeugungen auf beiden Seiten initiiert und geleitet wird. Zum kindlichen Repertoire an Theory-of-Mind-Fertigkeiten gesellen sich in diesem Alter auch die Fähigkeit zur »Theory of Mind« zweiter Ordnung (d. h. die Fähigkeit, falsche Annahmen hinsichtlich bestimmter Überzeugungen zu verstehen), die Angst vor gemischten Gefühlen (z. B. das Verständnis dafür, sich in einem Konflikt zu befinden), die Fähigkeit zu verstehen, dass Erwartungen oder Voreingenommenheiten die Interpretation vieldeutiger Ereignisse beeinflussen können, sowie die Fähigkeit zu subtilen Formen sozialer Täuschung (z. B. Notlügen). Mit dem Erwerb dieser Fertigkeiten beginnt das Bedürfnis nach körperlicher Gewalt zurückzugehen (Tremblay 2000), während relationale Aggression zunimmt (Cote et al. 2002).

2.6 Subjektivität vor Mentalisierung

Damit wir das Entwicklungsmodell der Mentalisierungsfunktion für unser Verständnis subjektiver Erfahrung bei Patienten mit einer Borderline-Persönlichkeitsstörung nutzen können, müssen wir wissen, was wir uns unter einer nichtmentalisierenden Psyche vorzustellen haben, d. h. bevor das Kind ganz erkennt, dass seine inneren Zustände eine bloße Abbildung der äußeren Realität darstellen. Es ist wichtig zu verstehen, dass das kleine Kind zunächst davon ausgeht, dass das, was es weiß, auch von anderen gewusst wird und umgekehrt. Unser Empfinden für die Einzigartigkeit unserer eigenen Perspektive entwickelt sich nur sehr langsam. Während Säuglinge bereits mit spätestens 3 Monaten ein deutliches Gefühl für ihre körperliche Integrität besitzen, gilt Wissen anfangs als allgemein bekannt, und wir meinen, dass unsere Gedanken und Gefühle von anderen geteilt werden. Kleine Kinder gehen davon aus, dass anderen Kindern Tatsachen bekannt sind, die sie selbst eben erst gelernt haben (Taylor et al. 1994). Ein Grund, warum kleine Kinder zu Wutausbrüchen und Frustrationen neigen, könnte darin liegen, dass innere Welt und äußere Realität noch nicht klar voneinander getrennt sind. Sie erwarten, dass andere Menschen wissen, was sie denken und fühlen und die Dinge genauso sehen wie sie selbst. Die Enttäuschung ihrer Wünsche erscheint ihnen somit als ein Akt von Böswilligkeit oder absichtlicher Begriffsstutzigkeit und nicht als die Folge alternativer Sichtweisen oder Prioritäten.

In unserer Darstellung der normalen Entwicklung von Mentalisierung bei Kindern zwischen 2 und 5 Jahren (Fonagy u. Target 1996; Target u. Fonagy 1996) haben wir einen Übergang von einem gespaltenen Erlebensmodus zur Mentalisierung postuliert. Sehr kleine Kinder, so unsere Hypothese, setzen ihre innere Welt mit der äußeren Welt gleich. Was innen existiert, muss es auch außen geben, und was es außen gibt, muss auch innen existieren. Auf dieser Entwicklungsstufe gibt es noch keinen Raum für alternative Sichtweisen. »So wie ich es sehe, so ist es.« Die Vehemenz, mit der das Kleinkind oder Vorschulkind darauf besteht, dass sich »ein Tiger unter dem Bett versteckt«, kann von den Beschwichtigungsversuchen der Eltern nicht abgemildert werden. Diese »psychische Äquivalenz« als Modus, die innere Welt zu erleben, kann intensiven Leidensdruck verursachen, da das Erleben einer Phantasie als potentiell real Erschrecken auslösen kann. Aus diesem Grund ist es wesentlich, ein Gefühl des Als-ob in Bezug auf mentale Zustände zu entwickeln. Während es spielt, weiß das Kind, dass sein inneres Erleben nicht unbedingt die äußere Realität widerspiegelt, doch geht es davon aus, dass sein innerer Zustand keine Implikationen für die äußere Welt besitzt (Als-ob-Modus).

Normalerweise kommt es um das 4. Lebensjahr zu einer Integration dieser Erlebensmodi, sodass sich die Mentalisierungsfunktion entwickeln kann und mentale Zustände als Repräsentanzen erlebt werden. Innere Welt und äußere Realität werden als etwas wahrgenommen, das miteinander verbunden ist, sich aber auch in wichtigen Aspekten voneinander unterscheidet. Sie müssen nicht mehr gleichgesetzt, aber auch nicht mehr voneinander dissoziiert werden (Gopnik 1993). Unter bestimmten Bedingungen kann es jedoch dazu kommen, dass prämentalistische Formen der Subjektivität die soziale Kognition beherrschen, obwohl sich bereits Jahre zuvor die Mentalisierungsfunktion voll entwickelt hat.

Auf diese Bedingungen werden wir im Folgenden näher eingehen, wenn wir die Phänomenologie der Borderline-Persönlichkeitsstörung im Lichte der soeben dargestellten Entwicklungstheorie betrachten.

2.7 Borderline-Persönlichkeitsstörung und Bindung

Die Borderline-Persönlichkeitsstörung zeichnet sich durch eine tiefgreifende Störung der Emotionsregulierung und Impulskontrolle aus sowie durch Instabilität in Beziehungen und im Selbstbild. Es herrscht weitgehend Übereinstimmung darüber, dass es sich bei der Borderline-Persönlichkeitsstörung um eine Dysfunktion der Selbstregulierung, insbesondere im Rahmen sozialer Beziehungen handelt (z. B. Koenigsberg et al. 2002; Posner et al. 2002). Die charakteristischen Schwierigkeiten in der Emotionsregulierung und die heftigen Reaktionen auf den Verlust emotionaler Bindungen rücken die Borderline-Persönlichkeitsstörung in den Kontext der Bindung. Eine Reihe von Autoren bezieht sich auf Bowlbys Überlegungen zur Erklärung der Borderline-Pathologie. Insbesondere Gunderson (1984, 1996) geht davon aus, dass die Unfähigkeit, allein zu sein, den Kern der Borderline-Pathologie ausmacht, und dass das Unvermögen von Patienten mit einer Borderline-Persönlichkeitsstörung, ein »beruhigendes Introjekt« in sich wachzurufen, auf frühes Bindungsversagen zurückzuführen sei. Er setzte typische dysfunktionale Muster der Borderline-Pathologie in Zusammenhang mit den übertriebenen Reaktionen des unsicher gebundenen Kindes, z. B. Anklammern, Angst vor Abhängigkeitsbedürfnissen und Verlassenwerden sowie permanente Kontrolle, ob die Bezugsperson in der Nähe ist. Nach Lyons-Ruth leistet die Desorganisation des Bindungssystems in der Kindheit einer späteren Borderline-Pathologie Vorschub (Lyons-Ruth 1991; Lyons-Ruth u. Jacobovitz 1999). In einer jüngeren Arbeit vertreten Gunderson und Lyons-Ruth (2008) die interessante These, dass interpersonelle Hypersensitivität ein Kernmerkmal der Borderline-Persönlichkeitsstörung darstellt.

Auch unser Modell der Affektregulierung, Mentalisierung und Selbstentwicklung orientiert sich konzeptuell an der Bindungstheorie, wenngleich es den Schwerpunkt eher auf die Frage legt, welche Rolle Bindung für die Entwicklung der symbolischen Funktion spielt und inwieweit ein unsicher-desorganisierter Bindungsstil das Vulnerabilitätsrisiko für zusätzliche Schwierigkeiten und innere Konfusion erhöht (Fonagy et al. 2000). Die Hyperreaktivität desorganisierter Bindungssysteme bei Personen mit schwerer Persönlichkeitsstörung findet hier ebenso Berücksichtigung wie der durch übermäßige Aktivierung des Bindungssystems beeinträchtigte Prozess der Mentalisierung. In diesem Zusammenhang kommt den Auswirkungen von Misshandlung eine besondere Bedeutung zu. Wie wir bereits dargestellt haben, kann *erlebte* Misshandlung im Kontext einer Bindungsbeziehung einen Teufelskreis ängstlicher Bindung in Gang setzen, in dessen Verlauf Angst zum Auslöser für die Suche nach Nähe wird und Nähe, ist sie einmal hergestellt, wiederum Angst auslöst (s. z. B. Bartholomew et al. 2001). In unserem Modell der intersubjektiven Selbstentwicklung haben wir darauf hingewiesen, dass, wenn Kinder wiederholt die Erfahrung machen, als intentionale Wesen in den Gedanken ihrer Bezugsperson gar nicht vorzukommen – sei es aus Vernachlässigung, sei es aufgrund eines problematischen Temperaments des Kindes –, ihnen gar nichts anderes übrig bleibt als eine Repräsentanz ihrer Bezugsperson in die eigene Selbstrepräsentanz zu internalisieren. Dies führt unvermeidlich zur Desorganisation der Selbststruktur, die wiederum in Spaltungen mündet und jene bekannten Phänomene zutage treten lässt, die mit der Desorganisation von Bindung einhergehen, so z. B. die Neigung zu manipulativem Verhalten in der mittleren Kindheit, wie sie charakteristisch ist für Personen mit desorganisierter Bindung (George u. Solomon 1999). Die Neigung zu manipulativem Verhalten (sowie oppositionellem Verhalten als Folge der Bindungsdesorganisation) entsteht, weil das Kind es vorzieht, den fremden Anteil seines Selbst zu externalisieren, indem es die Bezugsperson dazu bringt (auf sanfte, zuweilen aber auch auf nicht so sanfte Art und Weise), die wütenden oder ängstlichen mentalen Zustände zu übernehmen, die es selbst zwar internalisiert hat, aber als fremd erlebt (Fonagy et al. 2002). Eine Situation herzustellen, in der ungewollte mentale Zustände als einem anderen zugehörig erlebt werden, ermöglicht einer Person mit desorganisierter Bindungsgeschichte, zumindest ein gewisses Maß an Selbstkohärenz zu erleben.

Misshandlung führt zu einer weiteren tiefgreifenden Schwierigkeit innerhalb dieses Mechanismus, wenn das Kind abgespaltene Selbstanteile dazu nutzt, illusorische Kontrolle über den Misshandler zu erlangen – ein Prozess, der in der psychoanalytischen Literatur als »Identifizierung mit dem Aggressor« eingehend beschrieben wurde (Freud 1936/1966). Wenn das Kind den mentalen Zustand des Täters in seinen fremden Selbstanteil internalisiert, erlebt es einen Teil seiner eigenen Innenwelt als quälend und als darauf aus, sein Ich zu zerstören. Dies führt zu einem unerträglich schmerzlichen emotionalen Zustand, in dem das Selbst als böse und hassenswert wahrgenommen wird. Unter diesen Bedingungen scheint die einzige Lösung darin zu liegen, den Angriff aus dem Inneren nach außen, d. h. auf den eigenen Körper in Form von Selbstverletzung umzulenken. Umgekehrt kann die betreffende Person auch dazu übergehen, die fremden und quälenden Selbstanteile konsequent zu externalisieren. Via projektiver Identifizierung (am treffendsten dargestellt von Rosenfeld 1971) werden die verfolgenden Selbstanteile in einer nahen Bezugsperson untergebracht. Das Bedürfnis, dass die fremden Erfahrungen von einer anderen Person übernommen und als zu sich gehörig erlebt werden, kann jedoch dazu führen, dass sich die betreffende Person erneut in Beziehungen verstrickt, die von Misshandlung und Missbrauch geprägt sind.

Die Notwendigkeit projektiver Identifizierung stellt für die betreffenden Personen mit traumatisiertem Selbstanteil eine Sache auf Leben und Tod dar, doch die Konstellation schafft eine Abhängigkeit vom Objekt, die in vielerlei Hinsicht an eine Suchterkrankung erinnert. Dies ist insofern nicht überraschend, als sich die neuronalen Strukturen, die für die Vermittlung intensiver Bindung einerseits und Sucht andererseits verantwortlich sind, überschneiden (Insel 2003). Das dringende Bedürfnis nach einem Container für unannehmbare Selbstaspekte kann ein Grund dafür sein, warum das Bindungssystem der Borderline-Persönlichkeitsstörung hypersensitiv anmutet (d.h. zu rasch zu triggern). Anzeichen einer Bindungshyperaktivität zählen zu den Kernsymptomen der Borderline-Persönlichkeitsstörung. Dies schließt den verzweifelten Versuch mit ein, Verlassenwerden zu vermeiden, was im zwischenmenschlichen Bereich Beziehungen nach sich zieht, die sich zwar rasant entwickeln, von bloßer Bekanntschaft hin zu großer Intimität, die aber von Instabilität und großer Intensität gleichermaßen gekennzeichnet sind (Hill u. Stein 2002). Wie wir im Folgenden noch sehen werden, kann das Triggern des Bindungssystems zu einer weiteren Desorganisation führen, indem es Mentalisierung unterdrückt. Dies wiederum mindert die Chancen für Alternativlösungen bzw. nichtteleologische (nichtkörperliche) Lösungen (s. auch Abschn. 2.10).

Psychotherapie geht unweigerlich mit der Entwicklung einer Bindungsbeziehung einher (Holmes 1996). In Anbetracht der überzeugenden Theorie, die bei der Borderline-Persönlichkeitsstörung abnorme (desorganisierte) Bindungsprozesse am Werk sieht, vertreten wir die Auffassung, dass therapeutische Veränderung über die verbesserte Regulierung neuropsychologischer Systeme, die der Organisation zwischenmenschlicher Beziehungen zugrunde liegen, stattfindet (Bateman u. Fonagy 2004). Hier liegt das Paradoxon der Psychotherapie mit Borderline-Patienten: Indem wir uns auf die therapeutische Arbeit einlassen, laufen wir Gefahr, das Gleichgewicht unserer Patienten zu gefährden (d.h. ihnen Schaden zuzufügen); wenn wir uns jedoch nicht einlassen, berauben wir sie der einzigen Interventionsform, die ihnen helfen könnte, ihre Entwicklungsdefizite anzugehen, die ihnen täglich zu schaffen machen.

2.8 Bindungsabhängige Mentalisierungsdefizite der Borderline-Persönlichkeitsstörung

In einer Arbeit aus dem Jahr 1989 haben wir die Position vertreten, dass das Wesen der Borderline-Persönlichkeitsstörung besser zu verstehen sei, wenn man die Fähigkeit dieser Patienten, ihre eigenen mentalen Zustände und die anderer Menschen zu verstehen und dieses Wissen auch zu nutzen, als begrenzt ansieht. Ursprünglich waren wir der Auffassung, dass es sich bei dieser offenkundigen

Schwierigkeit, mentale Zustände in einem Bindungskontext zu verstehen, um eine Abwehrreaktion gegenüber körperlicher Misshandlung oder sexuellem Missbrauch handelt, die die Patienten zu einer Abkoppelung ihrer Mentalisierungsfähigkeit veranlasst (Fonagy 1991). In einer späteren Arbeit gelangten wir jedoch zu der Schlussfolgerung, dass derart drastische Abwehrreaktionen sich eher dann zeigen, wenn die Fähigkeit zur Affektregulierung durch frühe Vernachlässigung geschwächt oder konstitutionell schwach oder aber beides war (Fonagy u. Target 1997).

Im Allgemeinen herrscht Übereinstimmung darüber, dass es sich bei der Borderline-Persönlichkeitsstörung eher um eine heterogene Kategorie handelt (Krischer et al. 2006; Mervielde et al. 2005; Trull u. Durrett 2005), die über die Zeit hinweg relativ instabil (Gunderson 2008) und je nach Situation und Dimension der Persönlichkeitsfunktion unterschiedlich ist (Hill et. al 2008; Tyrer et al. 2007). In den letzten Jahren wurde das Mentalisierungskonzept, wenn es als Marker für spezifische Formen der Psychopathologie herangezogen wurde, sehr zurecht als zu komplex und zu weit gefasst kritisiert, um noch operationalisierbar zu sein (Choi-Kain u. Gunderson 2008; Holmes 2005; Semerari et al. 2005). Wir haben daraufhin versucht, das Konzept zu spezifizieren und eine Reihe von Komponenten oder Dimensionen der Mentalisierung zu definieren, denen jeweils relativ abgegrenzte neuronale Systeme zugrunde liegen (Luyten et al. 2009a). Vom Verlust der Mentalisierungsfähigkeit im Rahmen einer Persönlichkeitsstörung zu sprechen, entspricht somit eher einer zusammenfassenden Darstellung eines vielschichtigen und komplexen Phänomens. Wir werden im Folgenden auf die verschiedenen Komponenten der Mentalisierung eingehen, wobei wir bei manchen Patienten mit einer Borderline-Persönlichkeitsstörung auf bestimmte Dysfunktionen stoßen werden, die bei anderen Patienten fehlen, während sich einzelne Subgruppen von Patienten durch spezifische dysfunktionelle Muster auszeichnen.

2.9 Komponenten der Mentalisierung

Fortschritte in den Neurowissenschaften sowie in der sozialen und kognitiven Entwicklungsforschung haben uns, zusammen mit wachsender klinischer Erfahrung, in die Lage versetzt, ein differenzierteres Bild der Mentalisierung zu entwerfen, das auf vier Polaritäten basiert (s. Abb. 2-2). Diese vier Polaritäten müssen ausgewogen sein, wenn Mentalisierung in einer bestimmten Situation ihren »Zweck« (d. h. die interpersonelle und selbstorganisatorische Funktion, für die sie eingerichtet wurde) erfüllen soll. Die vier Polaritäten sind

- implizite oder automatische versus explizite oder kontrollierte Mentalisierung,
- Mentalisierung basierend auf externen oder sensorisch verfügbaren Reizsignalen versus Mentalisierung basierend auf internen Reizsignalen oder Inferenzen über innere Zustände des Selbst und anderer,

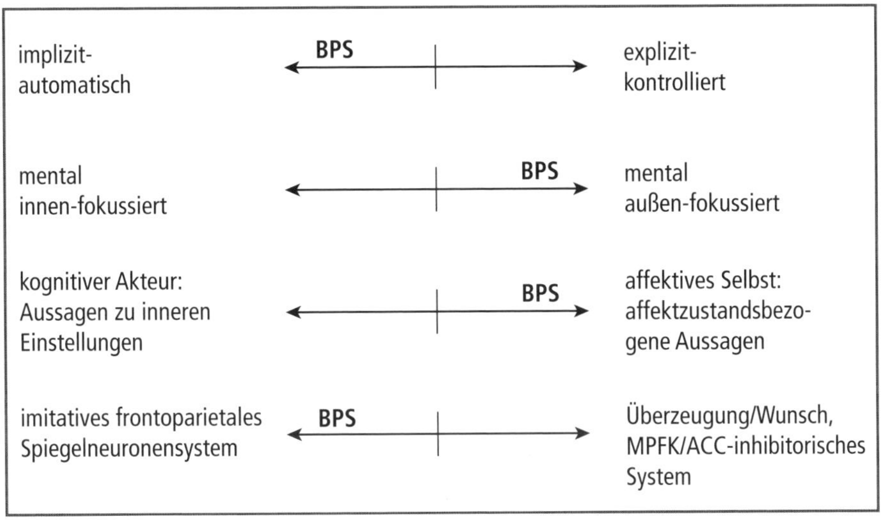

Abb. 2-2 Mentalisierungsprofil eines prototypischen Patienten mit einer Borderline-Persönlichkeitsstörung
BPS = Borderline-Persönlichkeitsstörung; MPFK/ACC = medialer präfrontaler Kortex/anteriorer cingulärer Kortex

- überwiegend kognitive versus überwiegend affektive Mentalisierung und
- Gleichgewicht zwischen zwei verschiedenen neuronalen Netzwerken, an denen mehr oder weniger Prozesse der Selbst- und Fremderkenntnis beteiligt sind: das frontoparietale *Spiegelneuronensystem* (Rizzolatti et al. 2006) und das im medialen präfrontalen Kortex lokalisierte *reflexive System*, der anteriore cinguläre Kortex und der Precuneus (Frith 2007; Frith u. Frith 2006).

Explizite Mentalisierung ist ein relativ langsam ablaufender bewusster, verbaler und reflexiver Prozess, der Aufmerksamkeit, Intention und Anstrengung erfordert. Bei der *impliziten Mentalisierung* handelt es sich um einen automatisch ablaufenden Prozess, der nicht bewusst, nonverbal und nicht reflexiv ist. Er erfordert wenig Anstrengung und fokussierte Aufmerksamkeit. Ein Beispiel für implizite Mentalisierung ist die automatische Sprachanalyse, die eine rasche Berechnung der Sprecherperspektive erforderlich macht, indem der Hörer zahlreiche Informationen gleichzeitig verarbeitet, um sie zu verstehen. Die neuronalen Grundlagen automatischer sozialer Kognition sind phylogenetisch älter und betreffen Schaltkreise im Gehirn, die stark auf sensorischer Information basieren.[5] Demgegenüber betrifft die kontrollierte Mentalisierung phylogenetisch jüngere Schaltkreise, die an der Verarbeitung linguistischer und symbolischer

5 Dazu zählen die Amygdala, die Basalganglien, der ventromedial-präfrontale Kortex, der lateral-temporale Kortex und der dorsal-anteriore cinguläre Kortex.

Informationen beteiligt sind.[6] Die Unterscheidung zwischen expliziter und impliziter Mentalisierung kann insofern zum Verständnis von Persönlichkeitsstörungen beitragen, als ein hohes Arousal die automatische Mentalisierung befördern kann, während inhibitorische neuronale Systeme mit der kontrollierten Mentalisierung assoziiert sind (Mayes 2006; s. auch Abschn. 2.11). Emotionale Erregung bei persönlichkeitsgestörten Patienten kann stereotype, rigide und automatische Annahmen und Erwartungen hinsichtlich Beziehung auf den Plan rufen, wobei die Fähigkeit, über diese Annahmen auch nachzudenken, infolge des Verlusts der Fähigkeit zu expliziter Mentalisierung deutlich eingeschränkt sein kann. Fehlt das entsprechende emotionale Arousal, sind die betreffenden Patienten in der Lage, experimentelle Mentalisierungsaufgaben ebenso gut zu lösen wie die Teilnehmer einer Kontrollgruppe. Es ist ihnen jedoch nicht möglich, Erklärungen über mentale Zustände unter hohem Erregungsniveau zu verstehen oder darauf zu reagieren. Dies macht es schwierig für den Therapeuten, das Problem der Verwirrung über mentale Zustände therapeutisch anzugehen, da es Patienten in Phasen emotionalen Aufruhrs nicht gelingt, ihre Fähigkeit zu expliziter Mentalisierung einzubringen, um ihre tief verankerten impliziten Vorannahmen und Erwartungen hinsichtlich ihrer eigenen Person und anderer Menschen zu verändern.

Mentalisierung ist auch möglich auf der Basis äußerer Hinweisreize über mentale Zustände, die dem sensorischen System zugänglich sind. Umgekehrt kann Mentalisierung auch auf inneren Reizsignalen oder Inferenzen basieren. Die Fokussierung auf mentale *Interna* des Selbst und anderer betrifft das mediale frontoparietale Netzwerk, während die Fokussierung auf mentale *Externa*, die im Verlauf der Mentalisierung stattfindet und bei der physische Handlungen und äußerlich sichtbare Merkmale als Anhaltspunkte dienen, das laterale frontotemporale Netzwerk betrifft. Patienten mit schwerwiegenden Schäden am frontotemporalen Netzwerk lassen somit keine Gefühle der Verlegenheit oder Selbstunsicherheit erkennen, da diese größtenteils mit einer Form sozialer Kognition einhergehen, die auf innerer Selbstbeobachtung basiert. *Zeigt* man diesen Patienten jedoch ihr Verhalten auf Video, sind sie sich dessen Unangemessenheit sehr wohl bewusst (Beer et al. 2006), da das Betrachten eines Videos extern fokussierter Selbstreflexion bedarf, der wiederum ein anderes neuronales System zugrunde liegt. Die Getrenntheit dieser beiden Systeme impliziert, dass Geistesblindheit sehr wohl mit interpersonaler Hypersensibilität einhergehen kann. Patienten mit einer Borderline-Persönlichkeitsstörung können sich sehr schwer tun, Inferenzen über innere Reizsignale zu bilden, gleichzeitig jedoch überempfindlich auf den Gesichtsausdruck eines Gegenübers reagieren. Bei der Antisozialen Persönlichkeitsstörung wiederum kann ein genau entgegengesetztes

---

6 Dazu zählen der lateral-präfrontale Kortex, der medial-präfrontale Kortex, der lateral-parietale Kortex, der medial-parietale Kortex, der mediale Schläfenlappen sowie der rostral-anteriore cinguläre Kortex.

Muster an Mentalisierungsversagen am Werk sein. Forschungsbefunde sprechen dafür, dass Patienten mit Antisozialer Persönlichkeitsstörung, insbesondere diejenigen aus dem eher psychopathischen Spektrum, sehr wohl in der Lage sind, Inferenzen über mentale Interna bei anderen zu bilden, es ihnen jedoch nicht gelingt, normal auf äußerlich sichtbare Signale innerer Zustände zu reagieren (Blair 2008).

In unserer Unterscheidung zwischen *kognitiver* und *affektiver Mentalisierung* orientieren wir uns an den Thesen und Forschungsergebnissen von Simon Baron-Cohen (z. B. Baron-Cohen et al. 2008). Baron-Cohen differenziert zwischen zwei Mentalisierungssystemen auf relativ hohem Niveau,

- dem Theory-of-Mind-Mechanismus (ToMM), der verantwortlich ist für sogenannte Überzeugungs-Wunsch-Inferenzen (belief-desire-reasoning) und
- dem Empathiesystem (TESS), das dazu dient, Affekte innerhalb des eigenen Selbst zu verstehen.

Während ToMMs Repräsentanzen mentaler Zustände Aussagen über bestimmte *Einstellungen des Akteurs* wiedergeben (z. B. »Mutter glaubt, dass John die Kekse genommen hat«), formuliert TESS Aussagen über *selbstaffektive* Zustände (z. B. »Es tut mir leid, dass du Schmerzen empfindest«). In einer Akteur-Einstellungs-Aussage kann die Aussage zu einer bestimmten Überzeugung zutreffend sein, auch wenn die Überzeugung selbst falsch ist. Mutter kann der Meinung sein, dass John die Kekse genommen hat, selbst wenn er dies nicht getan hat. Die Bedeutung der Fähigkeit, innere Zustände von äußerer Realität zu unterscheiden, wird von vielen psychoanalytischen Autoren anerkannt, die in ihren Konzepten auf die zentrale entwicklungspsychologische Rolle der Fähigkeit zur Perspektivenübernahme in der dritten Person verweisen (z. B. Britton 2004; Ogden 1994). Nach Auffassung von Baron-Cohen erreichen affektbezogene Aussagen niemals diesen Grad an Getrenntheit von der Ich-Perspektive in der ersten Person. Emotion wird immer in Bezug auf das eigene Selbst verstanden. Während es grammatikalisch nicht falsch wäre zu sagen »Es freut mich, dass du Schmerzen hast«, wäre es nichtsdestotrotz sozial unangebracht und würde in den meisten Fällen auf eine schwerwiegende psychische Störung hindeuten. Gefühle bei anderen zu erleben und zu verstehen impliziert stets die Beteiligung des Selbstsystems und muss mit den eigenen emotionalen Zuständen vereinbar sein. Genau aus diesem Grund werden Emotionen gefühlt und nicht als Schlussfolgerung abgeleitet.

Aller Wahrscheinlichkeit nach werden ToMM- und TESS-Aussagen von unterschiedlichen Arealen im Gehirn verarbeitet: Während der Theory-of-Mind-Mechanismus im präfrontalen Kortex lokalisiert ist, gehört das Theory-of-Empathizing-System zu lateralisierten Systemen, die wiederum mit dem Gyrus frontalis inferior assoziiert sind. Unter normalen Umständen sind am Prozess der Mentalisierung wahrscheinlich beide Systeme, aber auch andere Strukturen beteiligt. Wenn dem so ist, dann ist davon auszugehen, dass Dysfunktionen in einem System zu einer Überkompensierung in einem anderen System führen. Wir vertreten die These, dass bei der Borderline-Persönlichkeitsstörung ein übermäßig einflussreiches Empathiesystem ein dysfunktionales Theory-of-Mind-System überkompensiert. Dies könnte auch erklären, warum sich Patienten mit einer Borderline-Persönlichkeitsstörung emotional derart leicht anstecken lassen und auf bestimmte emotionale Reizsignale außerordentlich empfindlich reagieren, warum sie Gefahr laufen, affektiv überflutet zu werden und nicht in der Lage sind, affektives Wissen mit reflexiv-kognitivem Wissen über sich und andere zu integrieren (Blatt 2008). Die Unfähigkeit, Aussagen über die kognitiven Einstellungen eines Akteurs zu treffen, könnte dazu führen, dass Wunsch-Überzeugungs-Inferenzen auf ähnliche Pfade gelenkt werden, wie sie offenbar bei emotionalem Verstehen wirksam sind. Dies könnte uns helfen zu verstehen, warum Mentalisierung bei Patienten mit einer Borderline-Persönlichkeitsstörung so sehr von der Ich-Perspektive bestimmt wird und das genuine Anerkennen einer alternativen Sichtweise im Sinne einer dritten Position fehlt. Der Borderline-Patient ist der festen Überzeugung, dass der Wahrheitsgehalt einer Überzeugung über den mentalen Zustand einer anderen Person davon abhängt, dass er, der Patient selbst, das Gefühl hat, die Überzeugung entspreche der Wahrheit.

Am Prozess der Selbst- und Fremderkenntnis scheinen zwei unterschiedliche neuronale Netzwerke im Gehirn beteiligt zu sein. Innerhalb jedes einzelnen dieser Netzwerke gibt es wiederum sich überschneidende Systeme, die dafür verantwortlich sind, dass wir uns in andere Menschen hineinversetzen, aber auch eigene Gedanken und Gefühle identifizieren können, selbst wenn beide Netzwerke auf ganz unterschiedlichen Wegen zur Lösung dieser miteinander verwandten Aufgaben gelangen (Dimaggio et al. 2008; Lombardo et al. 2007).

Das erste System ist das in der Literatur vielfach beschriebene frontoparietale »imitative« System der Spiegelneuronen (Gallese et al. 2004; Rizzolatti u. Craighero 2004), mit dessen Hilfe wir die Erfahrungen anderer verstehen. Wenn wir die Handlungen anderer beobachten, werden in unserem eigenen Bewegungskortex entsprechende Areale aktiviert. Wenn wir die Emotionen anderer wahrnehmen, führt dies zur Aktivierung unserer eigenen viszeromotorischen Zentren. Das über das Spiegelneuronensystem generierte Verstehen der Erfahrungen anderer besitzt eine unmittelbare und intuitive Qualität, und die auf diese Weise geschaffenen Repräsentanzen der Erfahrungen anderer werden sich aufs engste mit unseren eigenen Selbstrepräsentanzen verbinden. Das Spiegelneuronensystem generiert unwillkürliche Imitationen, die jedoch größtenteils einer Hemmung unterworfen werden müssen, um den sogenannten Chamäleon-Effekt zu vermeiden (lachen, wenn andere lachen, oder gähnen, wenn andere gähnen; s. Chartrand u. Bargh 1999).

Das zweite System setzt sich aus dem medialen präfrontalen Kortex, dem Cingulum anterior, dem temporoparietalen Übergang und dem Precuneus zusammen. Es wird aktiviert, wenn wir uns selbst sowie die Gedanken und Gefühle anderer beurteilen, und gilt traditionell als das Schlüsselsystem, das den klassischen Mentalisierungsaspekten der Wunsch-Überzeugungs-Inferenzen zugrunde liegt (Frith u. Frith 2006). Entsprechende Forschungsbefunde weisen darauf hin, dass eine Funktion dieses Systems in der Hemmung von Imitationshandlungen liegen könnte, indem es mit dem Spiegelneuronensystem in Interaktion tritt, um eine Erfahrung von »nicht ich, also ich« zu schaffen (Brass u. Haggard 2008; Brass et al. 2005, 2007). Wir sind so »verdrahtet«, dass die Wahrnehmung einer Intention unseres Gegenübers uns dazu veranlassen kann, das gleiche Verhalten auszuführen, um die Absicht des Gegenübers zu verstehen. Allerdings muss in den meisten Fällen diese Form automatischer Imitation vermieden werden, sodass der Hemmung von Imititationshandlungen eine zentrale Rolle für die Entwicklung eines wachsenden Selbstgefühls zukommt. An der Hemmung von Imitationshandlungen scheinen kortikale Bereiche beteiligt, die auch mit Mentalisierung, selbstreferentieller Informationsverarbeitung sowie der Bestimmung des Selbst als Akteur in Verbindung stehen.[7] Neben den typischen Schwierigkeiten hinsichtlich Wunsch-Überzeugungs-Inferenzen und Perspektivenübernahme sehen wir auch eine Einschränkung dieser Fähigkeit zur Hemmung am Werk, die erklären könnte, warum bei Patienten mit einer Borderline-Persönlichkeitsstörung die Selbst-Objekt-Differenzierung versagt (Identitätsdiffusion), das Gefühl für die eigene »Ichhaftigkeit« häufig fehlt, die Patienten außerordentlich empfänglich für den sogenannten Chamäleon-Effekt sind und das übermäßige Bedürfnis haben, sich ihrer Identität zu vergewissern, indem sie ihrem Interaktionspartner ihren eigenen inneren Zustand aufoktroyieren (was Kliniker häufig als ausgeprägte »projektive Identifizierung« beschreiben). Wenn die Mentalisierungsfunktion versagt, kann dies bei Borderline-Patienten die Befürchtung auslösen, ihr Gefühl für sich selbst im zwischenmenschlichen Kontakt zu verlieren, da sie nicht in der Lage sind, den inneren Zustand zu hemmen, der ihnen durch die soziale Ansteckung aufgezwungen wird. Die offenkundige Bestimmtheit, mit der sie die inneren Zustände anderer zu manipulieren und zu kontrollieren suchen, wie sie so charakteristisch für Patienten mit einer Borderline-Persönlichkeitsstörung ist, kann somit im Sinne einer Abwehrreaktion verstanden werden, mit deren Hilfe die Integrität des Selbst im Bindungskontext aufrechterhalten werden soll.

2.10 Folgen von Mentalisierungsversagen

Wie wir gesehen haben, tragen das Fehlen markierter Spiegelung, der Mangel an einem spielerischen und mentalisierenden Umfeld sowie, im Extremfall, Misshandlung zur Schwächung der Mentalisierungsfähigkeit bei und erhöhen das Risiko, auf Stress im zwischenmenschlichen Bereich mit einem Verlust oder einer

7 Es konnte gezeigt werden, dass die kortikalen Bereiche, die mit Mentalisierung, selbstreferentieller Informationsverarbeitung, Selbsturheberschaft und Perspektivenübernahme assoziiert sind (z. B. Aichhorn et al. 2006; Decety u. Grèzes 2006; Frith u. Frith 2006; Northoff et al. 2006; Ruby u. Decety 2003), auch im Rahmen von Imitations-Hemmungs-Aufgaben stark aktiviert sind (Brass et al. 2007).

strategischen Minderung der Fähigkeit zu expliziter, intern fokussierter und kognitiver Mentalisierung zu reagieren. Man könnte dies als *adaptive Entkopplung* auffassen, da das Nachdenken über das innere Erleben des Täters für das hilflose Kind überwältigend sein kann. Es ist aber durchaus denkbar, dass hier noch mehr als eine Form der Anpassung am Werk ist. Frühe Traumata können auch die neuronalen Arousal-Mechanismen verändern, sodass relativ milde emotionale Stimuli das der posterioren kortikalen Aktivierung zugrunde liegende Arousal-System triggern, während sie die frontal mentalisierenden Gehirnareale »vom Netz« nehmen (Amsten 1998; Mayes 2000).

Was immer der unmittelbare Grund für diese Entkoppelung sein mag, die Folge ist das Wiederauftauchen eines Modus, über innere Zustände nachzudenken, den wir als psychische Äquivalenz, Als-ob-Modus und teleologischen Modus bezeichnen und welcher der vollständig entwickelten erwachsenen Mentalisierungsfähigkeit vorausgeht. Bei allen drei Modi handelt es sich um relativ einfach zu beobachtende Denkmuster, wie sie typisch sind für Patienten mit einer Borderline-Persönlichkeitsstörung.

Wenn ein Patient mit einer Borderline-Persönlichkeitsstörung im *Modus psychischer Äquivalenz* funktioniert, kann die Erfahrung, dass es so etwas wie psychisches Erleben gibt, erschreckend reale Züge annehmen (z. B. Flashbacks) und zur Ablehnung alternativer Perspektiven führen (»Wenn ich denke, dass du die Tür zugemacht hast, weil [ich denke, dass] du mich zurückweisen willst, dann willst du mich einfach zurückweisen«).

Das Erleben von Leere, Bedeutungslosigkeit und Dissoziation in der Folge von traumatischen Erfahrungen zeigt die fehlende Verbindung zwischen Repräsentanzen zweiter Ordnung einerseits und ihrer aktuellen Erfahrung in Bezug zu etwas Realem andererseits, wie es für den *Als-ob-Modus* charakteristisch ist. In der Therapie mit Borderline-Patienten besteht immer das Risiko, sich in einem endlosen und unergiebigen Sprechen über Gedanken und Gefühle zu verlieren, das nicht fruchtet, weil die Worte der Patienten keinen wirklichen Bezug haben: Widersprüchliche Überzeugungen können gleichzeitig aufrechterhalten werden und Gedanken gehen nicht mit angemessenen Affekten einher.

Der dritte Mechanismus, den das Entkoppeln von Mentalisierung zutage treten lässt, ist der *teleologische Modus*. Im Rahmen der Borderline-Persönlichkeitsstörung beobachten wir häufig, dass Handlungen eher im Sinne ihrer physischen und weniger ihrer psychischen Auswirkungen verstanden werden. Die Patienten sind nicht in der Lage, etwas anderes als eine Veränderung im Bereich des Physischen als wahres Zeichen für die Intention des anderen zu akzeptieren. Der Therapeut muss sein Wohlwollen durch immer heroischere Akte bekunden, z. B. Verfügbarkeit am Telefon, Extrastunden am Wochenende oder körperliches Halten, was in manchen Fällen zu ernsten Grenzverletzungen des therapeutischen Rahmens führt.

Auf der Basis unseres theoretischen Rahmenkonzepts betrachten wir dysfunktionale Bindungsbeziehungen, wie sie für Patienten mit einer Borderline-Persönlichkeitsstörung charakteristisch sind, nicht nur als Folge ihrer Schwierigkeit, stabile und konsistente Repräsentanzen eigener mentaler Zustände sowie anderer innerlich aufrechtzuerhalten (Liotti 2002). Nach unserem Dafürhalten stehen sie auch im Zusammenhang mit der Desorganisation des Selbst. Wenn die Pflegeperson das Kind nicht kongruent zu spiegeln vermag, organisiert dieses sein inneres Erleben, indem es die Pflegeperson selbst und nicht deren spiegelndes Verhalten internalisiert. Diese mentalen Repräsentanzen zweiter Ordnung sind per definitionem »fremd«. Sie passen nicht zum konstitutionellen Zustand des Selbst, was eine Beeinträchtigung in der Entwicklung der Selbstorganisation zur Folge hat. Im Rahmen normaler Entwicklung versetzt uns die Mentalisierungsfähigkeit in die Lage, ein Narrativ zu schaffen, das die Diskontinuitäten in der Selbststruktur, die wir alle mehr oder weniger aufweisen, »überdeckt«. Kommt es zum Zusammenbruch der Mentalisierungsfunktion, wird es schwierig, ein kohärentes Narrativ zu schaffen (Dimaggio u. Semerari 2004). Der fremde Selbstanteil tritt stärker in den Vordergrund. Die Förderung der Mentalisierungsfunktion und die Reduzierung nicht mentalisierender Modi, innere Realität zu erleben, stellen somit den Weg zur Genesung dar.

2.11 Komplexe Beziehung zwischen Stress, Bindung und Mentalisierung

Emotionales Arousal und Aktivierung des Bindungssystems scheinen eng miteinander verknüpft, wobei sich die Aktivierung des Bindungssystems wiederum auf die Fähigkeit zur Mentalisierung auswirkt. Steigt das emotionale Arousal über einen bestimmten Punkt, so unsere These aus einer früheren Arbeit (z. B. Fonagy u. Bateman 2006a), kommt es zu einem Umschlagen kortikaler in subkortikaler Systeme, zu einem Wechsel von kontrollierter zu automatischer Mentalisierung und in der Folge zu nichtmentalisierenden Erlebensmodi (s. Abb. 2-3, S. 68). Die Tendenz zur Hyperaktivierung des Bindungssystems, womöglich aufgrund traumatischer Erfahrungen, stellt unserer Auffassung nach einen der Pfade dar, auf denen es zu Beeinträchtigungen der Mentalisierung bei Patienten mit einer Borderline-Persönlichkeitsstörung kommen kann.

Die Zunahme an entsprechenden Forschungsbefunden lässt erkennen, dass eine weitere Ausdifferenzierung dieses bereits komplexen Beziehungsmodells notwendig sein könnte. Es scheint, dass sogar in nichtklinischen Gruppen individuelle Unterschiede in der Art und Weise, auf eine Aktivierung des Bindungssystems zu reagieren, die Beziehung zwischen Mentalisierung, Bindung und Stress beeinflussen (Luyten et al. 2009a, 2009b).

In einem *sicheren* Bindungskontext geht die Aktivierung des Bindungssystems aller Wahrscheinlichkeit nach mit einer Entspannung normaler Strategien im Sinne von interpersonellen Vorsichtsmaßnahmen einher. Es spricht einiges dafür, dass eine starke Aktivierung des Bindungssystems mit einer Deaktivierung des Arousals und des Affekregulationssystems (Luyten et al. 2009b) sowie einer

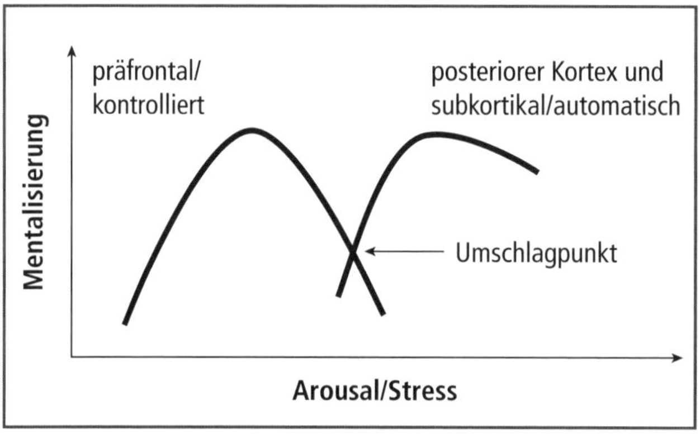

Abb. 2-3 Biobehaviorales Umschlagmodell der Beziehung zwischen Stress und kontrollierter versus automatischer Mentalisierung

Deaktivierung neurokognitiver Systeme assoziiert ist, die für Spannungen im zwischenmenschlichen Bereich sorgen können – d. h. Systeme, die an Prozessen sozialer Kognition oder Mentalisierung beteiligt sind.

Menschen, die sich durch einen *ablehnenden* Bindungsstil auszeichnen, neigen dazu, Bindungsbedürfnisse zu verleugnen. Bei Stress legen sie Wert darauf, autonom, unabhängig und stark zu erscheinen, wobei sie bindungsdeaktivierende Strategien einsetzen. Im Gegensatz dazu geht man bei einem *verstrickten* oder *ängstlichen* Bindungsstil allgemein von bindungshyperaktivierenden Strategien aus. Bindungsaktivierende Strategien werden regelmäßig mit der Tendenz in Verbindung gebracht, Existenz und Schwere von Bedrohungen zu übertreiben, sowie mit verzweifelten Versuchen, Unterstützung und Erleichterung zu erfahren, was sich

Tab. 2-4 Bindungsstrategien, Arousal und kontrollierte versus automatische Mentalisierung

Bindungskategorie	Umschlagpunkt	Automatische Antwortstärke	Wiederherstellung kontrollierter Mentalisierung
Sicher	hoch	mäßig	schnell
Hyperaktivierend	niedrig: hyperresponsiv auf Stress	stark	langsam
Deaktivierend	relativ hoch: hyperresponsiv auf Stress, aber Misslingen unter zunehmendem Stress	schwach, aber unter zunehmendem Stress mäßig bis stark	relativ schnell
Desorganisiert	inkohärent: hyperresponsiv auf Stress, aber häufig mit verzweifelten Versuchen der Down-Regulierung	stark	langsam

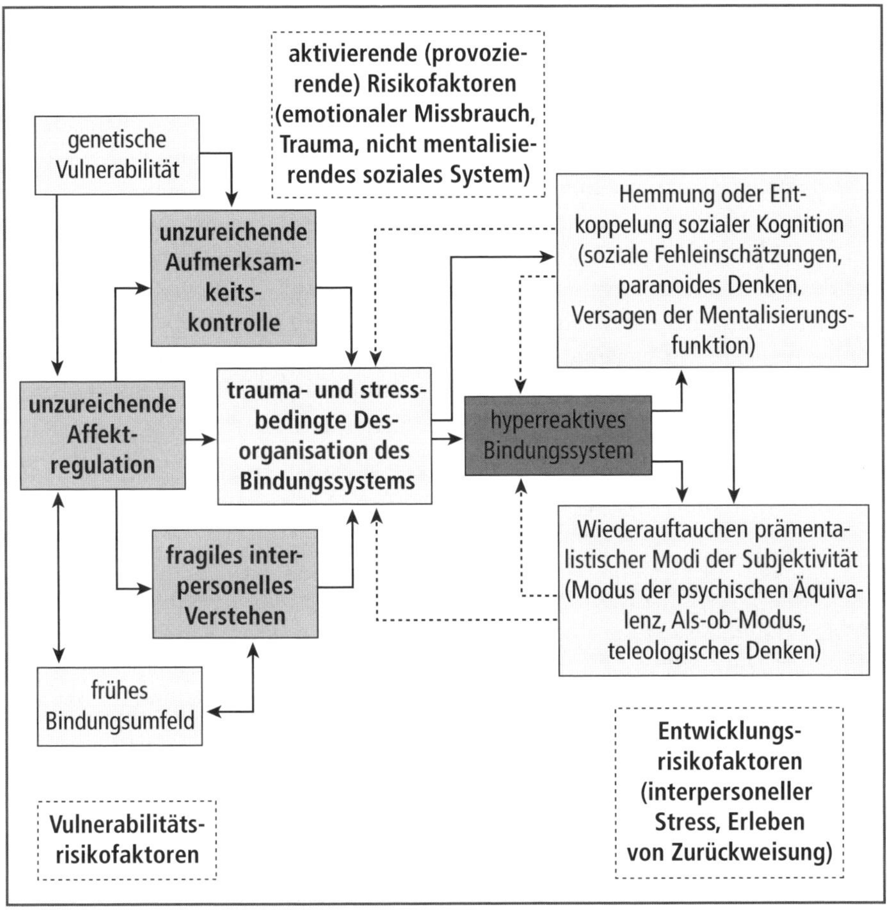

Abb. 2-4 Hyperaktivierung von Bindung bei der Borderline-Persönlichkeitsstörung

oft in anklammerndem und forderndem Verhalten äußert. Studien, die mit dem Adult Attachment Interview (AAI) und Selbsteinschätzungsverfahren arbeiten, haben festgestellt, dass bei Patienten mit einer Borderline-Persönlichkeitsstörung ängstlich-verstrickte Bindungsstrategien überwiegen (z. B. Agrawal et al. 2004). Die Beobachtung, dass eine Borderline-Persönlichkeitsstörung häufig mit Traumata in der Vorgeschichte einhergeht, stützt die Hypothese, dass sich die Bindungsgeschichte darauf auswirkt, wann und wie das Mentalisierungssystem »umschlägt«: von geplanter, kontrollierter und organisierter Kognition in einen Modus der automatischen Informationsverarbeitung, in dem die Aufmerksamkeitskontrolle nur schwer aufrechterhalten werden kann und es zu erhöhter Vigilanz kommt, was Bindungsbrüche angeht, z. B. Zurückweisung und Verlassenwerden.

Der in einem bestimmten Kontext stattfindende Wechsel von einem kontrolliert-reflexiven Mentalisierungsmodus in einen automatischen Mentalisierungsmodus wird durch eine Reihe von Merkmalen bestimmt (s. Tab. 2-4 u. Abb. 2-4;

s. auch Luyten et al. 2009a). Ängstlich-verstrickte Bindungsstrategien, wie sie für viele Borderline-Patienten charakteristisch sind, gehen mit einer niedrigeren Aktivierungsschwelle des Bindungssystems und einer gleichzeitig niedrigeren Deaktivierungsschwelle für kontrollierte Mentalisierung einher. Entsprechend niedrig ist bei Borderline-Patienten die Schwelle für Stressreaktionen automatischer subkortikaler Systeme, die Amygdala miteingeschlossen. Diese Hypothese könnte für sich genommen schon eine Erklärung für eine der zentralen dynamischen Merkmale der Borderline-Persönlichkeitsstörung liefern: die Tendenz der Betroffenen, sehr schnell Bindungen einzugehen, die oft in Enttäuschung münden. Somit ließe sich dieses Muster zurückführen auf

- eine niedrige Aktivierungsschwelle des Bindungssystems sowie
- eine niedrige Deaktivierungsschwelle neuronaler Systeme, die mit kontrollierter sozialer Kognition assoziiert sind, zu denen auch solche neuronalen Systeme zählen, die an Beurteilungsprozessen über die Glaubwürdigkeit anderer Menschen beteiligt sind.

Die Teufelskreise im zwischenmenschlichen Bereich, wie sie so charakteristisch sind für viele Patienten mit einer Borderline-Persönlichkeitsstörung, lassen sich in diesem Sinne als exzitatorische Feedback-Schleifen verstehen, die zu einer erhöhten Vigilanz für stressbedingte Reizsignale in ängstlichen Bindungskontexten führen, insbesondere in Bindungsbeziehungen, die durch ein hohes Maß an Angst und Vermeidung gekennzeichnet sind (Mikulincer u. Shaver 2007).

Demgegenüber sind Personen, die Deaktivierungsstrategien einsetzen, in der Lage, die neuronalen Systeme länger »online« zu halten, die am Modus der kontrollierten Mentalisierung beteiligt sind. Dazu zählen auch die für die Beurteilung der Glaubwürdigkeit anderer Menschen verantwortlichen Systeme. Gleichwohl lässt sich diese Population eindeutig von der Gruppe sicher gebundener Personen unterscheiden, die in der Lage sind, einen kontrollierten Mentalisierungsmodus »online« zu halten, auch wenn ihr Bindungssystem aktiviert ist. Obwohl im Falle eines ablehnenden Bindungsmodus mäßiger Stress sehr wahrscheinlich nicht zum Trigger des Bindungssystems wird, kann ein erhöhtes Maß an Stress sehr wohl zum Versagen der Deaktivierungsstrategien führen und ein tiefgreifendes Gefühl der Selbstunsicherheit, eine starke Reaktivierung negativer Selbstrepräsentanzen sowie einen weiteren Anstieg des Stressniveaus nach sich ziehen (Mikulincer et al. 2002). Wenn sicher gebundene Menschen in der Lage sind, eine relativ hohe Aktivierung präfrontaler Areale im Gehirn aufrechtzuerhalten, selbst wenn dopaminerge mesolimbische Pfade (Bindungs- und Belohnungssystem) aktiviert sind, so lassen sich Unterschiede in der Mentalisierungsfähigkeit zwischen sicher gebundenen und ablehnend-vermeidend gebundenen Menschen womöglich nur unter erhöhtem Stressniveau erkennen, was mit den Ergebnissen aus experimentellen Untersuchungen übereinstimmen würde (Mikulincer u. Shaver 2007).

Diese Ergebnisse implizieren, dass das Ziel einer Behandlung darin liegen sollte, die optimale Balance zwischen Bindungsaktivierung und Mentalisierung zu finden (Fonagy u. Bateman 2006a). Behandlungen, die sich darauf konzentrieren, Einsicht über die eigene Vergangenheit zu gewinnen, könnten darüber hinaus kontraindiziert sein bei Patienten mit schweren Beeinträchtigungen ihrer Mentalisierungsfähigkeit. Da Traumata typischerweise mit Bindungsunsicherheit einhergehen, insbesondere im Rahmen ängstlicher und desorganisierter Bindung, könnten sich einsichtsorientierte Behandlungen für die Untergruppe von Borderline-Patienten, die Traumata in der Vorgeschichte aufweisen, als besonders schädlich erweisen (Fonagy u. Bateman 2006b).

2.12 Beziehungsspezifische Mentalisierung: Mentalisierung im Kontext

Unsere Ausführungen implizieren, dass es sich bei Defiziten der Mentalisierungsfunktion nicht um einen bloßen Marker der Borderline-Persönlichkeitsstörung handelt. Die Verbindung zwischen Mentalisierung, Stress und Bindung, wie wir sie im vorangegangenen Abschnitt dargestellt haben, lässt erkennen, dass es womöglich Unterschiede in der Mentalisierungsqualität gibt, je nachdem wie die Beziehung beschaffen ist, in der Mentalisierung stattfindet (Allen et al. 2008; Luyten et al. 2009a).

Aus diesem Grund müssen einige bislang favorisierte Thesen einer Prüfung unterzogen werden. Bindungstheorie und Bindungsforschung basieren zum großen Teil auf der Annahme, dass kognitiv-affektive Beziehungsmodelle (innere Arbeitsmodelle) relativ stabil über die Zeit hinweg sind und in einem breiten Spektrum interpersoneller Beziehungen aktiviert werden, zu denen auch Beziehungen zu Eltern, Partnern und Freunden zählen. Ähnlich wurde Mentalisierung oft als Funktion postuliert, die vom jeweiligen Beziehungskontext, in dem sie auftritt, unabhängig ist. Die Annahme jedoch, dass es sich bei Arbeitsmodellen um traitähnliche Phänomene handelt, wird nun durch Forschungsbefunde infrage gestellt.[8] Angesichts der Verknüpfung zwischen Bindungssystem und Mentalisierung sind durchaus Zweifel angebracht an der Sichtweise, dass es sich bei individuellen Mentalisierungsunterschieden im Wesentlichen um traitähnliche Merkmale handelt. Vieles spricht dafür, dass Mentalisierung im Laufe der Zeit und je nach Beziehungskontext beträchtlichen Schwankungen unterworfen ist, nicht nur als funktionelle Ausprägung von Stress, sondern auch als funktio-

---

8 Die substantielle Within-Person-Varianz innerer Arbeitsmodelle, die wir von anderen bilden (z. B. Vater versus Mutter) (s. z. B. Fraley 2007; Pierce u. Luyten 2001), stützt eine Sichtweise innerer Arbeitsmodelle als hierarchisch organisierte Netzwerke, die sowohl allgemeine als auch beziehungsspezifische Repräsentanzen enthalten (Fonagy 2001; Overall et al. 2003), oder als Prozesse, die innerhalb eines konnektionistischen Netzwerks verteilt sind (Fraley 2007).

nelle Ausprägung der Qualität bestimmter Beziehungen. Verschiedene empirische Beobachtungen stützen diese Annahme:

- Erstens, trotz Überschneidungen scheint es sich bei der allgemeinen und der beziehungsspezifischen Mentalisierung um unterschiedliche Modi zu handeln (Humfress et al 2002; O'Connor u. Hirsch 1999).
- Zweitens, verschiedene voneinander unabhängige Forschungstraditionen vertreten die Position, dass es sich bei Mentalisierung, die das eigene Kind betrifft, um eine beziehungsspezifische Form der Mentalisierung handelt, die, was dieses bestimmte Kind angeht, wohl auch spezifisch bleiben wird (s. auch die Übersichtsarbeit von Sharp et al. 2006).
- Drittens, und im aktuellen Kontext besonders wichtig, geht man davon aus, dass die Qualität der Mentalisierungsfunktion von Therapeuten nicht nur von Patient zu Patient variieren kann, sondern sogar im Rahmen einer bestimmten Behandlung, von Stunde zu Stunde (z. B. Diamond u. Yeomans 2008; Vermote et al. 2009).

Wir meinen, dass Anomalien der Mentalisierungsfähigkeit bei Patienten mit einer Borderline-Persönlichkeitsstörung erst dann manifest werden, wenn die Beziehung, in der Mentalisierung beobachtet wird, für die Aktivierung dieser Bereiche sorgt. Je stärker die Bindung in einer bestimmten Beziehung in einem bestimmten Moment ist, desto wahrscheinlicher ist es, dass sich Mentalisierungsanomalien bei den betreffenden Patienten zeigen werden. Die klinische Erfahrung lehrt uns, dass mit zunehmender Intensivierung der Bindung zwischen Therapeut und Patient die Qualität der Mentalisierung bei Borderline-Patienten abnimmt. Der Therapeut kann in seiner diagnostischen Ersteinschätzung zu der Schlussfolgerung gelangen, einen relativ hoch strukturierten Patienten vor sich haben, der für eine einsichtsorientierte Psychotherapie sehr geeignet ist. Typischerweise ist es jedoch so, dass je weiter die Therapie fortschreitet und je intensiver die Übertragung wird – die innere Arbeitsmodelle von bestimmten Eltern-Kind-Beziehungen und des Bindungssystems im Allgemeinen aktiviert –, es umso wahrscheinlicher ist, dass die Fähigkeit, über sich selbst und andere nachzudenken, signifikant schlechter wird, und die Fähigkeit des Patienten, das innere Erleben des Therapeuten als getrennt von eigenen mentalen Zuständen wahrzunehmen, zuweilen sehr begrenzt ist.

2.13 Behandlungstechnische Implikationen

Die weitreichenden therapeutischen Implikationen unseres mentalisierungsbasierten Ansatzes zur Behandlung von Patienten mit einer Borderline-Persönlichkeitsstörung werden ausführlich in Kapitel 6 diskutiert (»Mentalisierungsbasierte Therapie und Borderline-Persönlichkeitsstörung«) (s. auch Allen et al. 2008; Bateman u. Fonagy 2004, 2006). Wir plädieren dafür, die Überschätzung spezifischer Behandlungstechniken zugunsten einer generischen therapeutischen Haltung aufzugeben, in der sich verschiedene therapeutische Modalitäten überschneiden. Angesichts der generischen Natur von Mentalisierung als mentale Funktion haben wir die Erwartung, dass die meisten Behandlungen der Borderline-Persönlichkeitsstörung insoweit wirksam sein werden, als sie wichtige Elemente zur Förderung der Mentalisierung enthalten, mögen diese, je nach Behandlungsmodell, als Achtsamkeit, Validierung oder Selbstzustände bezeichnet werden.

Wie aus unseren Ausführungen deutlich wird, sollte das allgemeine Ziel einer Behandlung darin liegen, Bindung und therapeutisches Engagement des Patienten zu fördern und ihm gleichzeitig dabei zu helfen, seine Mentalisierungsfähigkeit aufrechtzuerhalten. In der Behandlung sollte davon abgesehen werden, von Patienten zu erwarten, über innere Zustände zu sprechen, die sie nicht mit subjektiv erlebter Realität verknüpfen können. Im Hinblick auf psychodynamische Psychotherapien impliziert dies

- den Verzicht auf »tiefe« Deutungen unbewusster Inhalte zugunsten der Deutung bewusster oder bewusstseinsnaher Inhalte,
- den Wechsel von einsichtsfördernder Therapie, insbesondere bei schwer gestörten Patienten, hin zur Wiederherstellung der Mentalisierungsfähigkeit als Therapieziel (d. h. die Entwicklung von Kohärenz und Integration innerer Repräsentanzen),
- das schrittweise Aufzeigen innerpsychischer Sachverhalte (Konflikt, Ambivalenz, Unbewusstes), die einem Menschen mit fragiler Mentalisierungsfähigkeit unverständlich sind, und
- den Verzicht auf ausführliche Erörterung vergangener Traumata, außer es geht um die Frage, wie der Patient mentale Zustände des Täters aktuell wahrnimmt und sein Erleben als Opfer in der Vergangenheit verändert und seinen aktuellen Erfahrungen gegenüberstellt.

Der Schlüssel einer Therapie liegt darin, die Neugier des Patienten zu wecken und ihn zum Nachdenken darüber anzuregen, wie er sich eigene Motive und Verhaltensweisen sowie die anderer Menschen erklärt. Therapeutisch lässt sich dies durch eine sorgsame explorative Haltung erreichen, mit der der Therapeut sein eigenes Interesse und Verständnis für die dem menschlichen Verhalten zugrunde liegenden mentalen Zustände bekundet, entsprechende Schlussfolgerungen zieht (wobei er der Undurchsichtigkeit mentaler Zustände mit Respekt begegnet) und dem Patienten aufzeigt, wie Informationen dieser Art dabei helfen können, die eigenen Erfahrungen zu verstehen. Es geht nicht darum, dass der Therapeut den Patienten »sagen« soll, was sie fühlen, was sie denken, wie sie sich verhalten sollen oder worin die zugrunde liegenden bewussten oder unbewussten Gründe für ihre Schwierigkeiten liegen könnten. Jeder Therapieansatz, der für sich in Anspruch nimmt, zu »wissen«, wie Patienten »sind«, wie sie sich verhalten und was sie denken sollen, und »warum sie so sind, wie sie sind«, ist potentiell schädigend für die Patienten, deren Mentalisierungsfähigkeit beeinträchtigt ist.

Die mentalisierende Haltung des Therapeuten sollte folgende Aspekte umfassen:

- Demut angesichts des eigenen »Nicht-Wissens«,
- Zeit, wann immer möglich, um Unterschiede in den Sichtweisen von Therapeut und Patient zu erkennen,
- Legitimierung und Akzeptanz verschiedener Sichtweisen,
- aktives Nachfragen, d.h. die Aufforderung an den Patienten, sein Erleben genau zu beschreiben (»Was«-Fragen), anstatt es zu erklären (»Wie«-Fragen), und
- Erläuterung des Bedürfnisses zu verstehen, was keinen Sinn ergibt (d.h. sich mit expliziten Äußerungen, dass etwas unklar ist, zurückhalten).

Dazu gehört auch, als Therapeut auf eigene Fehler zu achten. Das Eingeständnis von Fehlern vermittelt Aufrichtigkeit und Mut und vermag das Erregungsniveau zu senken, da der Therapeut Verantwortung für sein Verhalten übernimmt. Darüber hinaus sind diese Momente von unschätzbarem Wert, wenn es darum geht, nachzuvollziehen, wie aus falschen Annahmen über unklare mentale Zustände Fehler entstehen und wie Missverständnisse zu schlimmen Erfahrungen führen können. In diesem Zusammenhang ist es wichtig, sich zu vergegenwärtigen, dass der Therapeut ständig Gefahr läuft, angesichts nichtmentalisierender Patienten seine eigene Mentalisierungsfähigkeit zu verlieren. Aus diesem Grund betrachten wir gelegentliche Inszenierungen aufseiten des Therapeuten als durchaus hinnehmbare Begleiterscheinung im Rahmen der therapeutischen Allianz, d.h. als etwas, das es schlichtweg zuzugeben gilt. Wie in anderen Situationen, in denen die Mentalisierungsfunktion zusammenbricht, ist es auch hier erforderlich, den therapeutischen Prozess »zurückzuspulen« und das, was passiert ist, genau zu explorieren. Hierbei handelt es sich um ein gemeinsames Unterfangen, in dem Patient und Therapeut gleichermaßen Verantwortung tragen, Inszenierungen im Rahmen der therapeutischen Beziehung zu verstehen.

Klinische Schlüsselkonzepte

- Mentalisierung ist eine Form imaginativer mentaler Aktivität, d.h. die Wahrnehmung und Interpretation menschlichen Verhaltens im Sinne intentionaler mentaler Zustände (z.B. Bedürfnisse, Wünsche, Gefühle, Überzeugungen, Ziele, Absichten, Beweggründe).
- Mentalisierung lässt sich am besten als multidimensionales Konstrukt verstehen, dessen zentralen informationsverarbeitenden Prozessen unterschiedliche neuronale Systeme zugrunde liegen:
  - *Explizite Mentalisierung* ist ein relativ langsam ablaufender bewusster, verbaler und reflexiver Prozess, der Aufmerksamkeit, Intention und Anstrengung erfordert; *implizite Mentalisierung* ist ein automatisch ablaufender, nicht bewusster, nonverbaler und nicht reflexiver Prozess.
  - Mentalisierung kann auf der Basis *externer* Reizsignale stattfinden, die mentale Zustände betreffen, welche wiederum dem sensorischen System zugänglich sind; umgekehrt kann Mentalisierung auch auf der Basis *interner* Reizsignale oder Inferenzen stattfinden.

  - *Kognitive Mentalisierung* tritt auf in Form von Aussagen zu den jeweiligen Einstellungen eines Akteurs, z. B. »Mutter ist der Meinung, dass John die Kekse genommen hat«. Demgegenüber trifft das empathische System im Rahmen der *affektiven Mentalisierung* Aussagen zum selbstaffektiven Zustand, z. B. »Das tut mir leid, dass es dir schlecht geht«.
  - Zwei unterschiedliche neuronale Netzwerke scheinen an Prozessen der Selbst- und Fremderkenntnis beteiligt zu sein.
- Drei entwicklungspsychologisch ältere Modi der Subjektivität gehen der Mentalisierung voraus und können auch deren Versagen kennzeichnen:
  - Auf der *teleologischen Stufe* existieren Erwartungen hinsichtlich der Urheberschaft des anderen. Diese sind jedoch begrenzt auf die physische Welt. Wenn Patienten auf diesen Modus zurückgreifen, lassen sie ausschließlich Veränderungen im Bereich des rein Physischen als Beleg für die Absichten des anderen gelten.
  - Im Modus der *psychischen Äquivalenz* setzt das Kleinkind innere und äußere Welt gleich. Dies kann ein hohes Maß an Stress nach sich ziehen, da das Erleben einer Phantasie als potentiell real erschreckend sein kann. Flashbacks und die Unfähigkeit, alternative Sichtweisen zu tolerieren, was die Intentionen anderer angeht, können das Wiederauftreten dieses Modus kennzeichnen.
  - Im *Als-ob-Modus* weiß das Kind, dass das innere Erleben nicht unbedingt ein Abbild der äußeren Realität sein muss, aber die innere Welt ist von der äußeren Realität abgekoppelt. Das Wiederauftreten dieses Modus zu einem späteren Entwicklungszeitpunkt kann angekündigt werden durch Gefühle der Leere, Bedeutungslosigkeit und Dissoziation nach einer traumatischen Erfahrung und durch endloses und fruchtloses Sprechen über Gedanken und Gefühle.
- Die Fähigkeit zur Mentalisierung kann durch Hyperaktivierung des Bindungssystems unterminiert werden.
  - Aversive emotionale Erfahrungen mit der Pflegeperson führen zu Stress und Angst, wodurch die Suche nach Nähe ausgelöst wird, in der Hoffnung, Beruhigung zu erfahren; gleich einem Teufelskreis zieht jedoch genau die gesuchte Nähe neuerliche aversive Erfahrungen nach sich.
  - Die Folge sind ein hypersensitives Bindungssystem (d. h. zu rasch zu triggern) und der drohende Zusammenbruch der Mentalisierungsfunktion, was wiederum entwicklungspsychologisch frühere Modi des subjektiven Erlebens nach sich zieht.

Empfohlene Literatur

Bateman AW, Fonagy P. Psychotherapy for Borderline Personality Disorder: Mentalization-Based Treatment. Oxford, UK, Oxford University Press, 2004.

Bateman A, Fonagy P. 8-year follow-up of patients treated for borderline personality disorder: mentalization-based treatment versus treatment asusual. Am J Psychiatry 165: 631–638, 2008.

Fonagy P, Gergely G, Target M. The parent-infant dyad and the construction of the subjective self. J Child Psychol Psychiatry 48: 288–328, 2007.

Strathearn L, Fonagy P, Amico J, et al. Adult attachment predicts maternal brain and oxytocin response to infant cues. Neuropsychopharmacology 34: 2655–2666, 2009.

Literatur

Agrawal HR, Gunderson J, Holmes BM, et al. Attachment studies with borderline patients: a review. Harv Rev Psychiatry 12: 94–104, 2004.

Aichhorn M, Perner J, Kronbichler M, et al. Do visual perspective tasks need theory of mind? Neuroimage 30: 1059–1068, 2006.

Ainsworth MD. Attachments across the lifespan. Bull N Y Acad Med 61: 792–812, 1985.

Ainsworth MD, Blehar MC, Waters E, et al. Patterns of Attachment: A Psychological Study of the Strange Situation. Hillsdale, NJ, Erlbaum, 1978.

Allen JG, Fonagy PF, Bateman AW. Mentalizing in Clinical Practice. Washington, DC, American Psychiatric Publishing, 2008.

Arnsten AF. The biology of being frazzled. Science 280: 1711–1712, 1998.

Bahrick LR, Watson JS. Detection of intermodal proprioceptive-visual contingency as a potential basis of self-perception in infancy. Dev Psychol 21: 963–973, 1985.

Baldwin DA, Baird JA, Saylor MM, et al. Infants parse dynamic action. Child Dev 72: 708–717, 2001.

Baron-Cohen S, Golan O, Chakrabarti B, et al. Social cognition and autism spectrum conditions. In: Social Cognition and Developmental Psychopathology. Edited by Sharp C, Fonagy P, Goodyer I. Oxford, UK, Oxford University Press, 2008, 29–56.

Bartels A, Zeki S. The neural basis of romantic love. Neuroreport 11: 3829–3834, 2000.

Bartels A, Zeki S. The neural correlates of maternal and romantic love. Neuroimage 21: 1155–1166, 2004.

Bartholomew K, Kwong MJ, Hart SD. Attachment. In: Handbook of Personality Disorders: Theory, Research, and Treatment. Edited by Livesley WJ. New York, Guilford, 2001, 196–230.

Bateman A, Fonagy P. Psychotherapy for Borderline Personality Disorder: Mentalization Based Treatment. Oxford, UK, Oxford University Press, 2004.

Bateman A, Fonagy P. Mentalization-Based Treatment for Borderline Personality Disorder: A Practical Guide. Oxford, UK, Oxford University Press, 2006.

Beer JS, John OP, Scabini D, et al. Orbitofrontal cortex and social behavior: integrating self-monitoring and emotion-cognition interactions. J Cogn Neurosci 18: 871–879, 2006.

Blair J. Empathic dysfunction in psychopathy. In: Social Cognition and Developmental Psychopathology. Edited by Sharp C, Fonagy P, Goodyer I. Oxford, UK, Oxford University Press, 2008, 175–198.

Blatt SJ. Polarities of Experience: Relatedness and Self-Definition in Personality Development, Psychopathology, and the Therapeutic Process. Washington, DC, American Psychological Association, 2008.

Bowlby J. Attachment and Loss, Vol 1: Attachment. London, Hogarth Press and Institute of Psycho-Analysis, 1969.

Bowlby J. Attachment and Loss, Vol 2: Separation: Anxiety and Anger. London, Hogarth Press and Institute of Psycho-Analysis, 1973.

Brass M, Haggard P. The what, when, whether model of intentional action. Neuroscientist 14: 319–325, 2008.

Brass M, Derrfuss J, Forstmann B, et al. The role of the inferior frontal junction area in cognitive control. Trends Cogn Sci 9: 314–316, 2005.

Brass M, Schmitt RM, Spengler S, et al. Investigating action understanding: inferential processes versus action simulation. Curr Biol 17: 2117–2121, 2007.

Britton R. Subjectivity, objectivity, and triangular space. Psychoanal Q 73: 47–61, 2004.

Buchheim A, Erk S, George C, et al. Neural correlates of attachment trauma in borderline personality disorder: a functional magnetic resonance imaging study. Psychiatry Res 163: 223–235, 2008.

Calkins S, Johnson M. Toddler regulation of distress to frustrating events: temperamental and maternal correlates. Infant Behav Dev 21: 379–395, 1998.

Carlson V, Cicchetti D, Barnett D, et al. Disorganized/disoriented attachment relationships in maltreated infants. Dev Psychol 25: 525–531, 1989.

Chartrand TL, Bargh JA. The chameleon effect: the perception-behavior link and social interaction. J Pers Soc Psychol 76: 893–910, 1999.

Chisolm K. A three year follow-up of attachment and indiscriminate friendliness in children adopted from Russian orphanages. Child Dev 69: 1092–1106, 1998.

Choi-Kain LW, Gunderson JG. Mentalization: ontogeny, assessment, and application in the treatment of borderline personality disorder. Am J Psychiatry 165: 1127–1135, 2008.

Cicchetti D, Valentino K. An ecological-transactional perspective on child maltreatment: failure of the average expectable environment and its influence on child development. In: Developmental Psychopathology, 2nd Edition, Vol 3. Edited by Cicchetti D, Cohen DJ. New York, Wiley, 2006, 129–201.

Cicchetti D, Rogosch FA, Maughan A, et al. False belief understanding in maltreated children. Dev Psychopathol 15: 1067–1091, 2003.

Corkum V, Moore C. Development of joint visual attention in infants. In: Joint Attention: Its Origins and Role in Development. Edited by Moore C, Dunham P. New York, Erlbaum, 1995, 61–83.

Cote S, Tremblay RE, Nagin D, et al. The development of impulsivity, fearfulness, and helpfulness during childhood: patterns of consistency and change in the trajectories of boys and girls. J Child Psychol Psychiatry 43: 609–618, 2002.

Crittenden PM. Internal representational models of attachment relationships. Infant Ment Health J 11: 259–277, 1990.

Crittenden PM. Raising Parents: Attachment, Parenting and Child Safety. Devon, UK, Willan Publishing, 2008.

Csibra G, Gergely G. The teleological origins of mentalistic action explanations: a developmental hypothesis. Dev Sci 1: 255–259, 1998.

Decety J, Grèzes J. The power of simulation: imagining one's own and other's behavior. Brain Res 1079: 4–14, 2006.

Diamond D, Yeomans F. The patient-therapist relationship: implications of attachment theory, reflective functioning, and research. Sante Ment Que 33: 61–87, 2008.

Dimaggio G, Semerari A. Disorganized narratives: the psychological condition and its treatment. In: The Handbook of Narrative and Psychotherapy: Practice, Theory, and Research. Edited by Angus L, McLeod J. Thousand Oaks, CA, Sage, 2004, 263–282.

Dimaggio G, Lysaker PH, Carcione A, et al. Know yourself and you shall know the other … to a certain extent: multiple paths of influence of self-reflection on mindreading. Conscious Cogn 17: 778–789, 2008.

Domes G, Heinrichs M, Michel A, et al. Oxytocin improves »mind-reading« in humans. Biol Psychiatry 61: 731–733, 2007.

Dunn J. The Beginnings of Social Understanding. Cambridge, MA, Harvard University Press, 1988.

Dunn J. Changing minds and changing relationships. In: Children's Early Understanding of Mind: Origins and Development. Edited by Lewis C, Mitchell P. Hove, UK, Lawrence Erlbaum, 1994, 297–310.

Dunn J, Cutting AL. Understanding others, and individual differences in friendship interactions in young children. Soc Dev 8: 202–219, 1999.

Fearon P, van IJzendoorn MH, Fonagy P, et al. In search of shared and non-shared environmental factors in security of attachment: a behavior-genetic study of the association between sensitivity and attachment security. Dev Psychol 42: 1026–1040, 2006.

Flavell JH. Cognitive development: children's knowledge about the mind. Annu Rev Psychol 50: 21–45, 1999.

Flavell JH, Miller PH. Social cognition. In: Handbook of Child Psychology, 5th Edition. Edited by Damon W, Kuhn D, Siegler RS. New York, Wiley, 1998, 851–898.

Fonagy P. On tolerating mental states: theory of mind in borderline patients. Bulletin of the Anna Freud Centre 12: 91–115, 1989.

Fonagy P. Thinking about thinking: some clinical and theoretical considerations in the treatment of a borderline patient. Int J Psychoanal 72: 1–18, 1991.

Fonagy P. The human genome and the representational world: the role of early mother-infant interaction in creating an interpersonal interpretive mechanism. Bull Menninger Clin 65: 427–448, 2001.

Fonagy P. The development of psychopathology from infancy to adulthood: the mysterious unfolding of disturbance in time. Infant Ment Health J 24: 212–239, 2003.

Fonagy P, Bateman AW. Mechanisms of change in mentalization-based treatment of BPD. J Clin Psychol 62: 411–430, 2006a.

Fonagy P, Bateman A. Progress in the treatment of borderline personality disorder. Br J Psychiatry 188: 1–3, 2006b.

Fonagy P, Luyten P. A developmental, mentalization-based approach to the understanding and treatment of borderline personality disorder. Dev Psychopathol 21: 1355–1381, 2009.

Fonagy P, Target M. Playing with reality, I: theory of mind and the normal development of psychic reality. Int J Psychoanal 77: 217–233, 1996.

Fonagy P, Target M. Attachment and reflective function: their role in self-organization. Dev Psychopathol 9: 679–700, 1997.

Fonagy P, Steele M, Moran GS, et al. Measuring the ghost in the nursery: a summary of the main findings of the Anna Freud Centre / University College London parent-child study. Bulletin of the Anna Freud Centre 14: 115–131, 1991a.

Fonagy P, Steele H, Steele M. Maternal representations of attachment during pregnancy predict the organization of infant-mother attachment at one year of age. Child Dev 62: 891–905, 1991b.

Fonagy P, Steele M, Steele H, et al. Reflective-Functioning Manual, Version 4.1, for Application to Adult Attachment Interviews. London, University College London, 1997.

Fonagy P, Target M, Gergely G. Attachment and borderline personality disorder: a theory and some evidence. Psychiatr Clin North Am 23: 103–122, 2000.

Fonagy P, Gergely G, Jurist E, et al. Affect Regulation, Mentalization and the Development of the Self. New York, Other Press, 2002.

Fraiberg S. Insights From the Blind. London, Souvenir Press, 1977.

Fraley RC. A connectionist approach to the organization and continuity of working models of attachment. J Pers 75: 1157–1180, 2007.

Freud A. The ego and the mechanisms of defense (1936), Vol 2 in The Writings of Anna Freud, International Universities Press, 1966.

Fries AB, Ziegler TE, Kurian JR, et al. Early experience in humans is associated with changes in neuropeptides critical for regulating social behavior. Proc Natl Acad Sci U S A 102: 17237–17240, 2005.

Frith CD. The social brain? Philos Trans R Soc Lond B Biol Sci 362: 671–678, 2007.

Frith CD, Frith U. The neural basis of mentalizing. Neuron 50: 531–534, 2006.

Frodi A, Smetana J. Abused, neglected, and nonmaltreated preschoolers' ability to discriminate emotions in others: the effects of IQ. Child Abuse Negl 8: 459–465, 1984.

Gallese V, Keysers C, Rizzolatti G. A unifying view of the basis of social cognition. Trends Cogn Sci 8: 396–403, 2004.

George C, Solomon J. A comparison of attachment theory and psychoanalytic approaches to mothering. Psychoanalytic Inquiry 19: 618–646, 1999.

Gergely G. The obscure object of desire: »nearly, but clearly not, like me«: contingency preference in normal children versus children with autism. Bull Menninger Clin 65: 411–426, 2001.

Gergely G, Csibra G. Teleological reasoning in infancy: the naive theory of rational action. Trends Cogn Sci 7: 287–292, 2003.

Gergely G, Watson J. The social biofeedback model of parental affect-mirroring. Int J Psychoanal 77: 1181–1212, 1996.

Gergely G, Watson J. Early social-emotional development: contingency perception and the social biofeedback model. In: Early Social Cognition: Understanding Others in the First Months of Life. Edited by Rochat P. Hillsdale, NJ, Erlbaum, 1999, 101–137.

Gillath O, Bunge SA, Shaver PR, et al. Attachment-style differences in the ability to suppress negative thoughts: exploring the neural correlates. Neuroimage 28: 835–847, 2005.

Gopnik A. How we know our minds: the illusion of first-person knowledge of intentionality. Behav Brain Sci 16: 1–14, 29–113, 1993.

Grienenberger JF, Kelly K, Slade A. Maternal reflective functioning, mother-infant affective communication, and infant attachment: exploring the link between mental states and observed caregiving behavior in the intergenerational transmission of attachment. Attach Hum Dev 7: 299–311, 2005.

Guastella AJ, Mitchell PB, Mathews F. Oxytocin enhances the encoding of positive social memories in humans. Biol Psychiatry 64: 256–258, 2008.

Gunderson JG. Borderline Personality Disorder: A Clinical Guide. Washington, DC, American Psychiatric Press, 1984.

Gunderson JG. The borderline patient's intolerance of aloneness: insecure attachments and therapist availability. Am J Psychiatry 153: 752–758, 1996.

Gunderson JG. Disturbed relationships as a phenotype for borderline personality disorder. Am J Psychiatry 164: 1637–1640, 2007.

Gunderson JG. Borderline personality disorder: an overview. Soc Work Ment Health 6: 2008–2012, 2008.

Gunderson JG, Lyons-Ruth K. BPD's interpersonal hypersensitivity phenotype: a gene-environment-developmental model. J Pers Disord 22: 22–41, 2008.

Heim C, Young LJ, Newport DJ, et al. Lower CSF oxytocin concentrations in women with a history of childhood abuse. Mol Psychiatry 14: 954–958, 2008.

Hill J, Stein H. Revised Adult Personality Functioning Assessment (RAPFA) (Technical Report No 02-0052). Topeka, KS, The Menninger Clinic, Research Department, 2002.

Hill J, Fonagy P, Safier E, et al. The ecology of attachment in the family. Fam Process 42: 205–221, 2003.

Hill J, Pilkonis P, Morse J, et al. Social domain dysfunction and disorganization in borderline personality disorder. Psychol Med 38: 135–146, 2008.

Hobson RP, Bishop M. The pathogenesis of autism: insights from congenital blindness. Philos Trans R Soc Lond B Biol Sci 358: 335–344, 2003.

Hofer MA. Hidden regulators: implications for a new understanding of attachment, separation and loss. In: Attachment Theory: Social, Developmental, and Clinical Perspectives. Edited by Goldberg S, Muir R, Kerr J. Hillsdale, NJ, Analytic Press, 1995, 203–230.

Hofer MA. The emerging neurobiology of attachment and separation: how parents shape their infant's brain and behavior, in September 11: Trauma and Human Bonds. Edited by Coates SW, Rosenthal JL, Schechter DS. Hillsdale, NJ, Analytic Press, 2003, 191–209.

Holmes J. Attachment, Intimacy, Autonomy: Using Attachment Theory in Adult Psychotherapy. Northville, NJ, Jason Aronson, 1996.

Holmes J. Notes on mentalization: old hat or new wine? British Journal of Psychotherapy 19: 690–710, 2005.

Hughes C, Leekham S. What are the links between theory of mind and social relations? Review, reflections and new directions for studies of typical and atypical development. Soc Behav 13: 590–619, 2004.

Humfress H, O'Connor TG, Slaughter J, et al. General and relationship-specific models of social cognition: explaining the overlap and discrepancies. J Child Psychol Psychiatry 43: 873–883, 2002.

Insel TR. Is social attachment an addictive disorder? Physiol Behav 79: 351–357, 2003.

Insel TR, Young LJ. Neuropeptides and the evolution of social behavior. Curr Opin Neurobiol 10: 784–789, 2000.

Koenigsberg HW, Harvey PD, Mitropoulou V, et al. Characterizing affective instability in borderline personality disorder. Am J Psychiatry 159: 784–788, 2002.

Krischer M, Sevecke K, Dopfner M, et al. Persönlichkeitsstörungsmerkmale im Kindes- und Jugendalter: Konzepte, methodische Ansätze und empirische Ergebnisse. Z Kinder Jugendpsychiatr Psychother 34: 87–99, 2006.

Leckman JF, Feldman R, Swain JE, et al. Primary parental preoccupation: circuits, genes, and the crucial role of the environment. J Neural Transm 111: 753–771, 2004.

Legerstee M, Varghese J. The role of maternal affect mirroring on social expectancies in three-month-old infants. Child Dev 72: 1301–1313, 2001.

Leslie AM. TOMM, ToBy, and agency: core architecture and domain specificity. In: Mapping the Mind: Domain Specificity in Cognition and Culture. Edited by Hirschfeld L, Gelman S. New York, Cambridge University Press, 1994, 119–148.

Lewis V, Norgate S, Collis G, et al. The consequences of visual impairment for children's symbolic and functional play. Br J Dev Psychol 18: 449–464, 2000.

Lieberman MD. Social cognitive neuroscience: a review of core processes. Annu Rev Psychol 58: 259–289, 2007.

Liotti G. The inner schema of borderline states and its correction during psychotherapy: a cognitive-evolutionary approach. J Cogn Psychother 16: 349–366, 2002.

Lombardo MV, Barnes JL, Wheelwright SJ, et al. Self-referential cognition and empathy in autism. PLoS One 2: E883, 2007.

Lyons-Ruth K. Rapprochement or approchement: Mahler's theory reconsidered from the vantage point of recent research in early attachment relationships. Psychoanal Psychol 8: 1–23, 1991.

Lyons-Ruth K, Jacobvitz D. Attachment disorganization: unresolved loss, relational violence and lapses in behavioral and attentional strategies. In: Handbook of Attachment: Theory, Research, and Clinical Applications. Edited by Cassidy J, Shaver PR. New York, Guilford, 1999, 520–554.

Lyons-Ruth K, Jacobvitz D. Attachment disorganization: genetic factors, parenting contexts, and developmental transformation from infancy to adulthood. In: Handbook of Attachment: Theory, Research, and Clinical Applications, 2nd Edition. Edited by Cassidy J, Shaver PR. New York, Guilford, 2008, 666–697.

MacLean P. The Triune Brain in Evolution: Role in Paleocerebral Functions. New York, Plenum, 1990.

Main M. Attachment narratives and attachment across the lifespan. Paper presented at the fall meeting of the American Psychoanalytic Association, New York, 1997.

Main M, Hesse E. The organized categories of infant, child, and adult attachment: flexible vs. inflexible attention under attachment-related stress. J Am Psychoanal Assoc 48: 1055–1096, 2000.

Main M, Solomon J. Procedures for identifying infants as disorganized/disoriented during the Ainsworth Strange Situation. In: Attachment During the Preschool Years: Theory, Research and Intervention. Edited by Greenberg M, Cicchetti D, Cummings EM. Chicago, IL, University of Chicago Press, 1990, 121–160.

Mayes LC. A developmental perspective on the regulation of arousal states. Semin Perinatol 24: 267–279, 2000.

Mayes LC. Arousal regulation, emotional flexibility, medial amygdala function, and the impact of early experience: comments on the paper of Lewis et al. Ann N Y Acad Sci 1094: 178–192, 2006.

McAlpine LM, Moore CL. The development of social understanding in children with visual impairments. J Vis Impair Blind 89: 349–358, 1985.

Meaney MJ, Szyf M. Environmental programming of stress responses through DNA methylation: life at the interface between a dynamic environment and a fixed genome. Dialogues Clin Neurosci 7: 103–123, 2005.

Meins E, Fernyhough C, Fradley E, et al. Rethinking maternal sensitivity: mothers' comments on infants' mental processes predict security of attachment at 12 months. J Child Psychol Psychiatry 42: 637–648, 2001.

Mervielde I, De Clercq B, De Fruyt F, et al. Temperament, personality, and developmental psychopathology as childhood antecedents of personality disorders. J Pers Disord 19: 171–201, 2005.

Mikulincer M, Shaver PR. Attachment in Adulthood: Structure, Dynamics and Change. New York, Guilford, 2007.

Mikulincer M, Gillath O, Shaver PR. Activation of the attachment system in adulthood: threat-related primes increase the accessibility of mental representations of attachment figures. J Pers Soc Psychol 83: 881–895, 2002.

Mitchell RW. Mental models of mirror self-recognition: two theories. New Ideas Psychol 11: 295–325, 1993.

Montague PR, Lohrenz T. To detect and correct: norm violations and their enforcement. Neuron 56: 14–18, 2007.

Neisser U. Five kinds of self-knowledge. Philos Psychol 1: 35–59, 1988.

Newton P, Reddy V, Bull R. Children's everyday deception and performance on false-belief tasks. Br J Dev Psychol 18: 297–317, 2000.

Nitschke JB, Nelson EE, Rusch BD, et al. Orbitofrontal cortex tracks positive mood in mothers viewing pictures of their newborn infants. Neuroimage 21: 583–592, 2004.

Northoff G, Heinzel A, de Greck M, et al. Self-referential processing in our brain: a meta-analysis of imaging studies on the self. Neuroimage 31: 440–457, 2006.

O'Connor TG, Hirsch N. Intra-individual differences and relationship-specificity of social understanding and mentalising in early adolescence. Soc Dev 8: 256–274, 1999.

Ogden TH. Subjects of Analysis. Northvale, NJ, Jason Aronson, 1994.

Oppenheim D, Koren-Karie N. Mothers' insightfulness regarding their children's internal worlds: the capacity underlying secure child-mother relationships. Infant Ment Health J 23: 593–605, 2002.

Overall NC, Fletcher GJ, Friesen MD. Mapping the intimate relationship mind: comparisons between three models of attachment representations. Pers Soc Psychol Bull 29: 1479–1493, 2003.

Owen MT, Cox MJ. Marital conflict and the development of infant-parent attachment relationships. J Fam Psychol 11: 152–164, 1997.

Panksepp J. Affective Neuroscience: The Foundations of Human and Animal Emotions. Oxford, UK, Oxford University Press, 1998.

Pears KC, Fisher PA. Emotion understanding and theory of mind among maltreated children in foster care. Dev Psychopathol 17: 47–65, 2005.

Pears KC, Moses LJ. Demographics, parenting, and theory of mind in preschool children. Soc Dev 12: 1–20, 2003.

Pierce T, Lydon JE. Global and specific relational models in the experience of social interactions. J Pers Soc Psychol 80: 613–631, 2001.

Posner MI, Rothbart MK, Vizueta N, et al. Attentional mechanisms of borderline personality disorder. Proc Natl Acad Sci U S A 99: 16366–16370, 2002.

Povinelli DJ, Eddy TJ. The unduplicated self. In: The Self in Infancy: Theory and Research. Edited by Rochat P. Amsterdam, Elsevier, 1995, 161–192.

Pyers J. Three stages in the understanding of false belief in Nicaraguan signers: the interaction of social experience, language emergence, and conceptual development. Presented at the annual meeting of the Jean Piaget Society, Berkeley, CA, May 31 – June 2, 2001.

Repacholi BM, Gopnik A. Early reasoning about desires: evidence from 14- and 18-month-olds. Dev Psychol 33: 12–21, 1997.

Rizzolatti G, Craighero L. The mirror-neuron system. Annu Rev Neurosci 27: 169–192, 2004.

Rizzolatti G, Ferrari PF, Rozzi S, et al. The inferior parietal lobule: where action becomes perception. Novartis Found Symp 270: 129–140 [discussion, 140–145, 164–169], 2006.

Rosenfeld H. Contribution to the psychopathology of psychotic states: the importance of projective identification in the ego structure and object relations of the psychotic patient. In: Problems of Psychosis. Edited by Doucet P, Laurin C, Amsterdam, Excerpta Medica, 1971, 115–128.

Ruby P, Decety J. What you believe versus what you think they believe: a neuroimaging study of conceptual perspective-taking. Eur J Neurosci 17: 2475–2480, 2003.

Sanfey AG, Rilling JK, Aronson JA, et al. The neural basis of economic decision-making in the Ultimatum Game. Science 300: 1755–1758, 2003.

Saxe R. Uniquely human social cognition. Curr Opin Neurobiol 16: 235–239, 2006.

Semerari A, Carcione A, Dimaggio G, et al. Metarepresentative functions in borderline personality disorder. J Pers Disord 19: 690–710, 2005.

Sharp C, Fonagy P, Goodyer I. Imagining your child's mind: psychosocial adjustment and mothers' ability to predict their children's attributional response styles. Br J Dev Psychol 24: 197–214, 2006.

Siegal M, Peterson CC. Language and theory of mind in atypically developing children: evidence from studies of deafness, blindness, and autism. In: Social Cognition and Developmental Psychopathology. Edited by Sharp C, Fonagy P, Goodyer I. Oxford, UK, Oxford University Press, 2008, 81–112.

Siegel DJ. The Developing Mind: Toward a Neurobiology of Interpersonal Experience. New York, Guilford, 1999.

Slade A, Grienenberger J, Bernbach E, et al. Maternal reflective functioning, attachment and the transmission gap: a preliminary study. Attach Hum Dev 7: 283–298, 2005.

Smith M, Walden T. Understanding feelings and coping with emotional situations: a comparison of maltreated and nonmaltreated preschoolers. Soc Dev 8: 93–116, 1999.

Sodian B, Frith U. Deception and sabotage in autistic, retarded and normal children. J Child Psychol Psychiatry 33: 591–605, 1992.

Sodian B, Taylor C, Harris PL, et al. Early deception and the child's theory of mind: false trails and genuine markers. Child Dev 62: 468–483, 1992.

Sroufe LA. Emotional Development: The Organization of Emotional Life in the Early Years. New York, Cambridge University Press, 1996.

Steele H, Steele M, Fonagy P. Associations among attachment classifications of mothers, fathers, and their infants: evidence for a relationship-specific perspective. Child Dev 67: 541–555, 1996.

Strathearn L. Exploring the neurobiology of attachment. In: Developmental Science and Psychoanalysis: Integration and Innovation. Edited by Mayes LC, Fonagy P, Target M. London, Karnac, 2006, 117–130.

Strathearn L, Fonagy P, Amico J, et al. Adult attachment predicts maternal brain and oxytocin response to infant cues. Neuropsychopharmacology 34: 2655–2666, 2009.

Swain JE, Lorberbaum JP, Kose S, et al. Brain basis of early parent-infant interactions: psychology, physiology, and in vivo functional neuroimaging studies. J Child Psychol Psychiatry 48: 262–287, 2007.

Target M, Fonagy P. Playing with reality, II: the development of psychic reality from a theoretical perspective. Int J Psychoanal 77: 459–479, 1996.

Taylor M, Esbensen BM, Bennett RT. Children's understanding of knowledge acquisition: the tendency for children to report that they have always known what they have just learned. Child Dev 65: 1581–1604, 1994.

Tremblay RE. The origins of violence. ISUMA Canadian Journal of Policy and Research 1: 19–24, 2000.

Trull TJ, Durrett CA. Categorical and dimensional models of personality disorder. Annu Rev Clin Psychol 1: 355–380, 2005.

Tyrer P, Coombs N, Ibrahimi F, et al. Critical developments in the assessment of personality disorder. Br J Psychiatry Suppl 49: S51–S59, 2007.

Van IJzendoorn MH. Adult attachment representations, parental responsiveness, and infant attachment: a meta-analysis on the predictive validity othe Adult Attachment Interview. Psychol Bull 117: 387–403, 1995.

Vermote R, Fonagy P, Vertommen H, et al. Outcome and outcome trajectories of personality disordered patients during and after a psychoanalytic hospitalization-based treatment. J Pers Disord 23: 293–306, 2009.

Vrticka P, Andersson F, Grandjean D, et al. Individual attachment style modulates human amygdala and striatum activation during social appraisal. PLoS One 3: e2868, 2008.

Wang Z, Yu G, Cascio C, et al. Dopamine D2 receptor-mediated regulation of partner preferences in female prairie voles (Microtus ochrogaster): a mechanism for pair bonding? Behav Neurosci 113: 602–611, 1999.

Watson JS. Detection of self: the perfect algorithm. In: Self-Awareness in Animals and Humans: Developmental Perspectives. Edited by Parker S, Mitchell R, Boccia M. Cambridge, UK, Cambridge University Press, 1994, 131–149.

Wellman HM, Phillips AT. Developing intentional understandings. In: Intentions and Intentionality: Foundations of Social Cognition. Edited by Malle BF, Moses LJ, Baldwin DA. Cambridge, MA, MIT Press, 2001, 125–148.

Wellman HM, Cross D, Watson J. Meta-analysis of theory-of-mind development: the truth about false belief. Child Dev 72: 655–684, 2001.

Winnicott DW. Ego distortion in terms of true and false self. In: The Maturational Process and the Facilitating Environment. New York, International Universities Press, 1965, 140–152.

Winslow JT, Noble PL, Lyons CK, et al. Rearing effects on cerebrospinal fluid oxytocin concentration and social buffering in rhesus monkeys. Neuropsychopharmacology 28: 910–918, 2003.

Zahn-Waxler C, Radke-Yarrow M, Wagner E, et al. Development of concern for others. Dev Psychol 28: 126–136, 1992.

3 Neurobiologie der Persönlichkeitsstörung

Gerhard Roth, Anna Buchheim

Aus Sicht der Psychoneurowissenschaften korrelieren affektive und Persönlichkeitsstörungen mit strukturellen und funktionellen Defiziten der limbischen und paralimbischen Gehirnregionen, mit Interaktionen dieser untereinander sowie mit kognitiv-exekutiven Arealen. Generell wird davon ausgegangen, dass affektive und Persönlichkeitsstörungen aus einem Zusammenwirken folgender Faktoren resultieren:

- genetische Polymorphismen, die vorwiegend das Serotoninsystem und die Hypothalamus-Hypophysen-Nebennierenrinden-Achse (HPA-Achse) betreffen (d. h. Stress),
- Defizite in der Gehirnentwicklung,
- frühe negative (traumatisierende) Erfahrungen in der Kindheit und
- spätere negative Erfahrungen in der Adoleszenz.

Auf der Basis dieser allgemeinen These werden wir experimentell-empirisches Datenmaterial hinsichtlich einer möglichen neurobiologischen Grundlage von Persönlichkeitsstörungen, insbesondere der Borderline-Persönlichkeitsstörung und Antisozialen Persönlichkeitsstörung inklusive der Psychopathie, vorstellen und kritisch diskutieren.

3.1 Borderline-Persönlichkeitsstörung

Psychophysiologische Studien

Untersuchungen des Autonomen Nervensystems

Autonome Reaktionen im Rahmen diagnostizierter psychiatrischer Störungen, die Borderline-Persönlichkeitsstörung und Antisoziale Persönlichkeitsstörung mit eingeschlossen, werden in der Regel gemessen über

- Potentiale der Schreckreaktion,
- Veränderungen der Hautweiterleitungsreaktion (SCR; auch als *elektrodermale Antwort* [electrodermal responce – EDR] bezeichnet),
- Lidschlagmagnitude mittels elektromyographischer Messung des Musculus orbicularis oculi (Augenringmuskel),
- Aktivität des Musculus corrugator supercilii (Stirnrunzeln) und
- Veränderungen der Herzfrequenz.

Diese Messungen erfolgen während oder nach der Darbietung von photographischen Szenen aus der International Affective Pictures Series (IAPS; Lang et al. 1998), die in der emotionalen Bewertung des Bildmaterials zwischen »angenehm«, »neutral« und »unangenehm« unterscheiden. Die Schreckreaktion wird in der Regel ausgelöst durch einen plötzlichen lauten Ton oder ein plötzliches lautes Geräusch (ca. 100 Dezibel), dem die Darbietung von IAPS-Bildern vorangeht. Die Modulation (»Potenzierung«) der Schreckreaktion wiederum wird gemessen, während die Untersuchungspersonen die Bilder betrachten.

Rosenthal et al. (2008) haben in ihrer exzellenten Literaturübersicht zur Borderline-Persönlichkeitsstörung und emotionaler Responsivität festgestellt, dass die in den verschiedenen Studien erhobenen Daten zu Veränderungen der Herzfrequenz widersprüchlich sind. Die Autoren äußerten die Vermutung, dass dies auf den Einsatz unterschiedlicher Messverfahren zurückzuführen sei. So verzichteten Ebner-Priemer et al. (2005) auf die Darbietung emotional evokativer Stimuli, und es gibt Hinweise dafür, dass kardiovaskuläre Indizes während der Präsentation und des Betrachtens affektiv besetzter Bilder in der Regel unterschiedlich anschlagen (Herpertz et al. 1999, 2000).

Ähnlich unterschiedliche Studienergebnisse zeigten sich in Bezug auf die SCR-Muster. Herpertz et al. (1999, 2000) stellten fest, dass das elektrodermale Arousal als Reaktion auf die Darbietung affektiver und neutraler Bilder bei Patienten mit einer Borderline-Persönlichkeitsstörung im Vergleich zu gesunden Kontrollpersonen geringer ausgeprägt war. Andere Studien (z. B. Ebner-Priemer et al. 2005; Herpertz et al. 2001a) fanden hingegen keine Hinweise für ein derartiges SCR-Hypoarousal bei Borderline-Patienten als Reaktion auf die Darbietung von Labor-Reizen.

In ihrer Zusammenschau von Veröffentlichungen zu Borderline-Persönlichkeitsstörung und emotionaler Responsivität gelangten Rosenthal et al. (2008) somit zu folgendem Schluss:

- Es gibt keine konsistenten empirischen Belege für eine erhöhte physiologische Responsivität auf emotional evokative Stimuli bei Patienten mit einer Borderline-Persönlichkeitsstörung, im Gegensatz zu theoretischen Modellen und Studien, die mit Selbsteinschätzungsmethoden arbeiten (Koenigsberg et al. 2002) und eine erhöhte Affektintensität oder Affektresponsivität als Schlüsselmerkmal der Borderline-Persönlichkeitsstörung betrachten.
- In den meisten Untersuchungen finden sich zwar Hinweise für eine erhöhte emotionale Reaktivität im Rahmen der Borderline-Persönlichkeitsstörung, doch gilt dies nur für bestimmte, nicht für alle Indizes, was wiederum für die Möglichkeit gemischter oder diskordanter emotionaler Antworten bei Borderline-Patienten spricht. So kam es bei einigen untersuchten Borderline-Patienten in einigen psychophysiologischen Messbereichen zu einem erhöhten Arousal, während dies in anderen Messbereichen nicht der Fall war. Andere untersuchte Patienten wiederum berichteten von einem erhöhten Arousal, während die tatsächlich gemessenen Werte im Vergleich zur Kontrollgruppe gleich oder niedriger waren.

- Personen mit einer Borderline-Persönlichkeitsstörung neigen womöglich stärker dazu, während der emotional evokativen Tests im Labor zu dissoziieren und dadurch die Auswirkungen ihrer negativen affektiven Erfahrungen abzuschwächen. Angesichts der Tatsache, dass es sich bei Dissoziationen unter Stress um ein Diagnosekriterium der Borderline-Persönlichkeitsstörung handelt und dass die Korrelationen zwischen traumatischem Stress in der Vorgeschichte, Borderline-Persönlichkeitsstörung und Dissoziation hoch sind (Watson et al. 2006), lassen sich die individuellen Unterschiede im Grad des Dissoziierens womöglich zur Erklärung der offensichtlichen Diskrepanzen in den Untersuchungsergebnissen heranziehen.
- Da es sich bei der Borderline-Persönlichkeitsstörung um eine Störung mit beträchtlicher Symptomheterogenität handelt, spiegeln die Unterschiede in den Untersuchungsergebnissen womöglich Unterschiede in den Borderline-Persönlichkeitsstörungs-Symptomprofilen der einzelnen Stichproben wider. So hatten beispielsweise nicht alle Studien im Vorfeld verlangt, dass die untersuchten Probanden mit einer Borderline-Persönlichkeitsstörung Kriterien affektiver Instabilität oder emotionaler Reaktivität erfüllten.

EEG-Studien

Ein charakteristisches Merkmal der Borderline-Persönlichkeitsstörung ist selbstverletzendes Verhalten in Verbindung mit verminderter Schmerzwahrnehmung. Eine der ersten Untersuchungen zur elektroenzephalographischen (EEG) Thetaaktivität und *Schmerzunempfindlichkeit* bei sich selbst verletzenden Borderline-Patienten stammt von Russ et al. (1999), die die Ergebnisse eines sogenannten *10-Grad-Celsius-Cold-Pressure-Tests* aus vier Untersuchungsgruppen miteinander verglichen:

- eine Gruppe stationärer Borderline-Patientinnen, die von Schmerzempfindungen während einer Selbstverletzung berichteten (Borderline-Persönlichkeitsstörung-P-Gruppe);
- eine Gruppe stationärer Borderline-Patientinnen, die nicht von Schmerzempfindungen während einer Selbstverletzung berichteten (Borderline-Persönlichkeitsstörung-NP-Gruppe);
- eine Gruppe stationärer Patientinnen mit Major Depression und
- eine Gruppe gesunder weiblicher Kontrollpersonen.

Im Vergleich zu den anderen Untersuchungsgruppen berichtete die Borderline-Persönlichkeitsstörung-NP-Gruppe von einer geringeren Schmerzintensität während des Tests. Überraschenderweise zeigte sich in dieser Gruppe eine signifikant höhere absolute Thetapower als in den Gruppen depressiver Patientinnen und gesunder Kontrollprobandinnen. Im Vergleich zur Borderline-Persönlichkeitsstörung-P-Gruppe zeigte sich ein Trend in Richtung signifikant höherer Ausprägung. Die Autoren zogen hieraus die Schlussfolgerung, dass es sich bei der erhöhten Thetaaktivität bei diesen Borderline-Patientinnen um ein charakteristisches

Merkmal von Borderline-Persönlichkeitsstörung-NP-Patienten handeln könnte, das auf eine Dysfunktion im Gehirn hinweist.

Schmahl et al. (2004) untersuchten die *differentiellen nozizeptiven Potentiale* bei Patienten mit einer Borderline-Persönlichkeitsstörung und selbstverletzendem Verhalten mithilfe von *laserevozierten Potentialen* (LEP), Raumdiskrimination noxischer Stimuli sowie Schmerzratings. Borderline-Patienten wiesen signifikant höhere Hitze-Schmerzschwellen (23 %) und niedrigere Schmerzratings (67 %) auf als die Probanden der Kontrollgruppe. Nichtsdestotrotz waren die LEP-Amplituden bei Borderline-Patienten entweder normal (N1, P2, P3) oder mäßig erhöht (N2). Hinsichtlich LEP-Latenzen und Aufgabenbewältigung gab es ebenfalls keine Unterschiede zwischen Borderline-Patienten und gesunden Kontrollpersonen. P3-Amplituden, Vertexpotential (N2–P2) und N1-Amplituden, die nahe des sekundären somatosensorischen Kortex generiert werden, waren während einer Ablenkung durch Kopfrechnen in beiden Gruppen signifikant reduziert. Die P3-Amplituden spiegelten zudem die Aufgabenschwierigkeit wider. Somit bestätigte diese Studie frühere Ergebnisse zur verminderten Schmerzwahrnehmung bei Borderline-Patienten. Normale Werte in der Bewältigung nozizeptiver Diskriminierungsaufgaben, normale LEPs sowie normale P3-Potentiale weisen darauf hin, dass diese verminderte Schmerzwahrnehmung weder an eine allgemeine Beeinträchtigung der sensorisch-diskriminativen Schmerzkomponente geknüpft ist, noch an eine hyperaktive absteigende Hemmung, noch an Aufmerksamkeitsdefizite. Vielmehr sprechen diese Untersuchungsergebnisse dafür, dass Hypoalgesie bei der Borderline-Persönlichkeitsstörung primär auf eine veränderte intrakortikale Informationsverarbeitung zurückzuführen ist, ähnlich bestimmten meditativen Zuständen.

Zwei weitere Studien, die mit ereigniskorrelierten Potentialen (event-related potentials – ERP) arbeiteten, hatten vor allem die *exekutive Kontrolle* im Rahmen der Borderline-Persönlichkeitsstörung im Blick. Ruchsow et al. (2006) konzentrierten sich auf die elektrophysiologischen Korrelate der *Fehlerverarbeitung* bei Borderline-Patienten. Patienten mit einer Borderline-Persönlichkeitsstörung und gesunde Kontrollpersonen wurden anhand der »Barratt Impulsiveness Scale, Version 10« (BIS-10) eingeschätzt. Die Teilnehmer hatten eine »Go«-»No-Go«-Aufgabe zu lösen, während ein Multichannel-EEG aufgezeichnet wurde. Eine der ERP-Hauptkomponenten, die die Forscher interessierte, war die sogenannte *fehlerbezogene Negativität* (error-related negativity – ERN), die die Reaktion des Gehirns auf die Fehlerverarbeitung im Rahmen eines sogenannten Forced-Choice-Reaktionszeitparadigmas widerspiegelt. An den zentralen Positionen der Elektroden zeigten Borderline-Patienten signifikant kleinere ERN-Amplituden als die Vergleichsgruppe gesunder Kontrollpersonen. Erhöhte Impulsivität (Nichtplanung) korrelierte zudem positiv mit den ERN-Amplituden in der Borderline-Gruppe. Dieses Ergebnis kann als Hinweis für ein dysfunktionales System interpretiert werden, das Defizite in der strategischen Planung und Intentionalität bei Borderline-Patienten manifest werden lässt. Offen bleibt jedoch, wie die ERP-Signale von Borderline-Patienten diese von gesunden Kontrollpersonen bei erfolgreicher Hemmung unterscheiden würden.

In der zweiten Studie, die mithilfe von ERP die *Reaktionshemmung* bei der Borderline-Persönlichkeitsstörung untersuchte, verglichen Ruchsow et al. (2008) Patienten mit einer Borderline-Persönlichkeitsstörung mit einer Kontrollgruppe, die in Alter, Geschlecht und Bildungsweg der Untersuchungsgruppe entsprach, bei denen es jedoch keine Achse-I- oder Achse-II-Störung in der Vorgeschichte gab. Die Studienteilnehmer mussten eine Hybrid-Flanker-»Go«-»No-Go«-Aufgabe bearbeiten, während ein EEG aufgezeichnet wurde. Diese Studie untersuchte zwei ERP-Komponenten: die No-Go-N2 und die No-Go-P3, die im Kontext von Reaktionshemmung und Reaktionskonflikt diskutiert wurden. Die ERP wurden getrennt errechnet bei richtigen Go-Aufgaben (Knopf drücken) und richtigen No-Go-Aufgaben (keinen Knopf drücken). Die beiden untersuchten Gruppen unterschieden sich nicht hinsichtlich der No-Go-N2. Im Gegensatz dazu zeigten die Borderline-Patienten verminderte No-Go-PS-Amplituden. Für die gesamte Gruppe, Patienten und Kontrollpersonen zusammengenommen, fanden die Autoren eine negative Korrelation der No-Go-P3-Amplituden mit BIS-10 sowie dem Beck'schen Depressionsinventar. Die Studie liefert somit weitere Hinweise für eine verminderte Reaktionshemmung bei Borderline-Patienten.

Philipsen et al. (2005) stellten im Schlaf-EEG von Borderline-Patienten im Vergleich zur gesunden Kontrollgruppe verstärkte Deltawellen während des Nicht-REM-Schlafs fest. Es gab deutliche Unterschiede zwischen objektiven und subjektiven Schlafmessungen, was auf eine veränderte Schlafwahrnehmung im Rahmen der Borderline-Persönlichkeitsstörung hinweist.

Hegerl et al. (2008) untersuchten Unterschiede in der *EEG-Vigilanz* (d.h. Arousal, Wachheit) bei Patienten mit einer Borderline-Persönlichkeitsstörung, Patienten mit einer Zwangsstörung sowie gesunden Kontrollpersonen. Ältere Studien assoziierten eine geringere EEG-Vigilanz mit emotionaler Instabilität, allerdings wurde die EEG-Vigilanz bei Patienten mit einer Borderline-Persönlichkeitsstörung nicht systematisch untersucht. In der oben genannten Studie verglich man nun Borderline-Patienten mit nicht medizierten Zwangspatienten und gesunden Kontrollpersonen hinsichtlich ihrer EEG-Vigilanz-Regulation über einen Zeitraum von 5 Minuten. Die Borderline-Patienten zeigten signifikant niedrigere Werte der EEG-Vigilanz-Wachheit verglichen mit den untersuchten Zwangspatienten. Hegerl et al. interpretierten dies als Hinweis für eine instabile Regulation der EEG-Vigilanz bei Borderline-Patienten im Vergleich zu Zwangspatienten. Diese Interpretation stünde demnach in einer Linie mit Konzepten, die davon ausgehen, dass es sich bei Reizhunger und Impulsivität, zwei typische Verhaltensmuster der Borderline-Persönlichkeitsstörung, um eine kompensatorische und autoregulative Funktion handelt, die dazu dient, die Aktivierung des Zentralen Nervensystems zu stabilisieren.

Neuroimaging-Studien

Untersuchungen, die sich bildgebender Verfahren bedienen, können hilfreich sein, die neuronale Basis, die der Beziehung zwischen individuellem Trauma und Borderline-Persönlichkeitsstörung zugrunde liegt, zu verstehen. Sie zeigen, dass an der Emotionsregulation ein ganzes Netzwerk beteiligt ist, das die Amygdala, den Hippocampus und den präfrontalen Kortex miteinschließt. Die zentrale Funktion, die diesen Arealen im Gehirn für Ausdruck, Kontrolle und Modulation von Emotionen sowie Impulsivität bei Tieren und Menschen zukommt, hat zu der Hypothese geführt, dass Dysfunktionen in diesen Bereichen einigen der psychopathologischen Symptomen der Borderline-Persönlichkeitsstörung zugrunde liegen könnten.

Strukturelle bildgebende Verfahren: volumetrische Studien

Studien auf der Grundlage von Magnetresonanz-Imaging (MRI) haben strukturelle Unterschiede im Gehirn zwischen Personen mit und ohne eine Borderline-Persönlichkeitsstörung festgestellt. Lyoo et al. (1998) fanden signifikant kleinere Volumen des Stirnlappens bei Patienten mit einer Borderline-Persönlichkeitsstörung (ohne komorbide Diagnose) im Vergleich zur alters- und geschlechtsentsprechenden Kontrollgruppe. Obwohl in dieser Studie keine volumetrischen Daten für spezifische Subregionen des Stirnlappens berichtet werden, haben andere Studien auf der Basis struktureller MRI-Verfahren sehr wohl spezifische dysfunktionale Regionen identifiziert.

So untersuchten Irle et al. (2007) Größenanomalien des oberen parietalen Kortex bei jungen Borderline-Patientinnen und verglichen diese mit gesunden Kontrollpersonen. Die Volumen des oberen parietalen Kortex (Precuneus, postzentraler Gyrus) und des unteren parietalen Kortex wurden mithilfe von struktureller MRI (3D-MRI) gemessen. Verglichen mit der gesunden Kontrollgruppe wiesen die Borderline-Patientinnen signifikant kleinere Volumen des rechtsseitigen Precuneus auf (– 9 %). Der linke postzentrale Gyrus der Borderline-Patientinnen, die außerdem die Diagnose »Dissoziative Amnesie« oder »Dissoziative Identitätsstörung« erhalten hatten, war signifikant größer als in der Kontrollgruppe (+ 13 %) und signifikant größer als in der Borderline-Untersuchungsgruppe ohne dissoziative Komorbidität (+ 11 %). In der Gruppe der Borderline-Patientinnen korrelierte eine stärkere Ausprägung an Depersonalisation mit einem größeren rechten Precuneus. Möglicherweise steht eine Vergrößerung des Precuneus bei der Borderline-Persönlichkeitsstörung mit Symptomen der Depersonalisation in Zusammenhang. Die Vergrößerung des postzentralen Gyrus der Borderline-Patientinnen könnte wiederum mit der Entwicklung einer Dissoziativen Amnesie oder Dissoziativen Identitätsstörung bei schweren Missbrauchserfahrungen in der Kindheit verbunden sein.

Neben den soeben zitierten volumetrischen Studien zu Veränderungen der *neokortikalen Struktur* wurden auch volumetrische Untersuchungen des *lim-*

bischen Systems durchgeführt. Driessen et al. (2000) untersuchten das Volumen des Hippocampus und der Amygdala in einer Gruppe von Borderline-Patienten, die in der Kindheit körperlich misshandelt oder sexuell missbraucht worden waren. Sie fanden unter den Probanden eine Volumenminderung des Hippocampus sowie einen nichtsignifikanten Trend zu einer Volumenminderung der Amygdala.

Auch Brambilla et al. (2004) stellten bei Borderline-Patienten signifikante Verkleinerungen der rechten und linken hippocampalen Volumen fest, insbesondere in der Gruppe von Patienten mit Missbrauch in der Vorgeschichte, sowie signifikante Vergrößerungen des rechten und linken Putamen (als Teil des Corpus striatum, einem wichtigen exekutiven Zentrum), vor allem bei Patienten mit Substanzabhängigkeit. Keine signifikanten Unterschiede zeigten sich hinsichtlich des Nucleus caudatus (ein anderer Teil des Corpus striatum), der Amygdala, der Temporallappen, des dorsolateral-präfrontalen Kortex sowie des Gesamtvolumens des Gehirns. Die Studie replizierte frühere Ergebnisse zur Verkleinerung des hippocampalen Volumens bei Borderline-Patienten. Auch wurden Vergrößerungen des Putamenvolumens bei Borderline-Patienten festgestellt, ein Befund, der bislang nicht berichtet worden war. Womöglich spielen frühe traumatische Erfahrungen eine Rolle für die Atrophie des Hippocampus, während Substanzabhängigkeit zur Vergrößerung des Putamens beiträgt.

Tebartz van Elst et al. (2003) untersuchten die Volumen des orbitofrontalen Kortex (OFC), des anterioren cingulären Kortex (ACC), des dorsolateral-präfrontalen Kortex, der Amygdala und des Hippocampus bei Borderline-Patientinnen, die nicht medikamentös behandelt wurden und die weder Substanzabusus noch eine Major Depression aufwiesen, und verglichen diese mit einer Kontrollgruppe gesunder Frauen. In Übereinstimmung mit anderen Studien fanden die Forscher in der Borderline-Gruppe eine signifikante Verkleinerung des Hippocampus und der Amygdala sowie eine signifikante Verkleinerung des linken OFC und des rechten ACC. Während der Volumenverlust einer einzigen Gehirnstruktur, wie dem Hippocampus, nach Meinung der Autoren einen relativ unspezifischen neuropsychiatrischen Befund darstellt, könnte es sich beim Volumenverlust der Amygdala, des Hippocampus, des rechten OFC und linken ACC bei insgesamt normalem Gehirnvolumen um ein Muster handeln, das die Borderline-Persönlichkeitsstörung von anderen neuropsychiatrischen Krankheitsbildern unterscheidet.

Schließlich berichten Rusch et al. (2003) von einer signifikanten Verminderung der grauen Masse in der linken Amygdala bei Borderline-Patientinnen im Vergleich zu einer Kontrollgruppe.

In ihrer Untersuchung zu strukturellen Veränderungen bei Patienten mit einer Borderline-Persönlichkeitsstörung überprüften Minzenberg et al. (2008) die Hypothese, wonach in dieser Population deutliche strukturelle Veränderungen festzustellen sind, die mit einer erhöhten Aktivität in der Amygdala und einer verminderten Aktivität in den rostralen und subgenualen ACC-Abschnitten einhergehen. Im Vergleich zur Kontrollgruppe wurde in der Untersuchungsgruppe der Borderline-Patienten eine signifikant höhere Konzentration an relativer Grauer Masse (GMC) in der Amygdala festgestellt, gegenüber einer signifikant niedrigeren Konzentration im linken subgenualen ACC. Die Gruppe der Borderline-Patienten zeigte deutliche strukturelle Veränderungen der Grauen Masse in kortikalen und subkortikalen limbischen Regionen, die mit der regionalen Verteilung veränderter funktionaler Aktivierung infolge emotionaler Stimuli einhergingen. Die Forscher schlossen daraus, dass es bei Borderline-Patienten zu charakteristischen Veränderungen der frontolimbischen Aktivität während der Verarbeitung von Angststimuli kommt, mit einer übermäßigen Aktivierung der Amygdala und gleichzeitiger Beeinträchtigung der Emotionsmodulation der ACC-Aktivität.

In einer Vergleichsstudie jugendlicher Borderline-Patienten mit Erstdiagnose Borderline-Persönlichkeitsstörung und gesunden Kontrollprobanden fanden Chanen et al. (2008) im frühen Krankheitsverlauf der Borderline-Persönlichkeitsstörung Volumenunterschiede im OFC, jedoch nicht im Hippocampus oder in der Amygdala. Der OFC ist beteiligt an der bewussten Wahrnehmung von Emotionen, an der emotionalen Vorbereitung und Motivierung von Handlungen, an der Einschätzung der Konsequenzen des eigenen Verhaltens sowie der Einschätzung individueller und sozialer Risiken, an der Identifizierung des jeweiligen emotionalen Ausdrucks sowie der Bedeutung der Verhaltensweisen anderer Menschen (Empathie) und schließlich am Erlernen und Kontrollieren sozial angemessenen Verhaltens. Zur Volumenreduktion des Hippocampus und der Amygdala, wie sie bei erwachsenen Borderline-Patienten festgestellt wurde, könnte es im Verlauf der Erkrankung kommen. Allerdings muss diese Hypothese in entsprechenden Langzeitstudien überprüft werden.

Jovev et al. (2008) untersuchten die Beziehung zwischen dem Volumen der Hirnanhangdrüse (Hypophyse) und der Anzahl bislang stattgefundener parasuizidaler Verhaltensweisen bei jugendlichen Borderline-Patienten mit Erstdiagnose Borderline-Persönlichkeitsstörung und minimaler therapeutischer Vorbehandlung. Eine hierarchische Regressionsanalyse ergab, dass Alter und Anzahl parasuizidaler Verhaltensweisen das Hypophysenvolumen signifikant vorhersagen konnten. Diese Befunde weisen darauf hin, dass parasuizidales Verhalten im Rahmen einer Borderline-Persönlichkeitsstörung mit einer erhöhten Aktivierung der HPA-Achse in Zusammenhang stehen könnte. Es bedarf allerdings weiterer Untersuchungen auf der Basis direkter neuroendokrinologischer Messungen und Überprüfungen anderer Parameter selbstverletzenden Verhaltens, z. B. wie lange die Selbstverletzung zurückliegt, Absicht zu sterben und Gefährlichkeit des selbstverletzenden Verhaltens.

Die genannten Studien sprechen dafür, dass die Borderline-Persönlichkeitsstörung mit Abnormalitäten in den limbischen Strukturen assoziiert ist und dass es diese Abnormalitäten sind, die der emotionalen Dysregulation der Borderline-Symptomatik zugrunde liegen.

In einer Studie, die die Methodologien von Genuntersuchungen und Neuroimaging-Verfahren miteinander verbindet, untersuchten Zetzsche et al. (2008)

den 5-HT-1A-Rezeptor-Gen C-1019-G-Polymorphismus und das Amygdalavolumen bei rechtshändigen Borderline-Patientinnen. Während keine Unterschiede in der Allelverteilung zwischen Untersuchungs- und Kontrollgruppe festgestellt wurden, fand sich bei allen untersuchten Patientinnen, auch jenen einer Untergruppe mit komorbider Major Depression, nicht jedoch in der Kontrollgruppe, der beschriebene Effekt des 5-HTR(1A)-Genotyps auf das Amygdalavolumen. Im Gegensatz zu den signifikanten Volumenunterschieden der Amygdala dieser Subgruppen unterschied sich das durchschnittliche Amygdalavolumen der Borderline-Untersuchungsgruppe insgesamt nicht signifikant von dem in der Kontrollgruppe. Zusammenfassend lässt sich sagen, dass diese Studie als erste Belege für den Zusammenhang zwischen dem 5-HTR(1A)Gen C-1019-Polymorphismus und strukturellen Veränderungen im limbischen System von Borderline-Patienten lieferte – ein Ergebnis, das störungsbezogen sein könnte und die vorangegangenen unterschiedlichen Ergebnisse hinsichtlich Volumenveränderungen der Amygdala bei der Borderline-Persönlichkeitsstörung zum Teil erklären könnte.

Funktionelles Neuroimaging: Baseline-Studien bzw. Resting-Studien

Funktionelle bildgebende Verfahren, die mittels Positronenemissionstomographie (18F-FDG-PET) den Ruhestoffwechsel anhand der Glucoseaufnahme der Neuronen in Ruhe untersuchten, fanden Unterschiede im Glucosestoffwechsel im präfrontalen Kortex zwischen Borderline-Patienten und gesunden Probanden einer Kontrollgruppe (s. die Übersichtsarbeit von Rosenthal et al. 2008).

De la Fuente et al. (1994) fanden bei Patienten mit einer Borderline-Persönlichkeitsstörung einen verminderten Stoffwechsel im dorsalen präfrontalen Kortex, im ACC sowie in einigen Regionen der Basalganglien im Vergleich zur gesunden Kontrollgruppe. Soloff et al. (2000) verglichen mittels des FDG-PET-Verfahrens das serotonerge Funktionsniveau im präfrontalen Kortex bei Borderline-Patienten und gesunden Kontrollprobanden. Im Unterschied zur Kontrollgruppe wies die Untersuchungsgruppe der Borderline-Patienten eine verminderte Glucoseaufnahme in medialen orbitofrontalen Arealen auf. Dieses Ergebnis ist insofern bemerkenswert, als es sich bei der Untersuchungsgruppe um Borderline-Patienten ohne komorbide depressive Erkrankung handelte, was den vorläufigen Schluss zulässt, dass die Serotoninaufnahme im Rahmen der Borderline-Persönlichkeitsstörung nicht allein das Ergebnis einer komorbiden Major Depression ist.

In einer weiteren FDG-PET-Studie verglichen Juengling et al. (2003) den Glucose-Ruhestoffwechsel einer Gruppe von Borderline-Patientinnen, die ihre Medikamente seit mindestens 4 Wochen abgesetzt hatten und weder eine komorbide depressive oder substanzabhängige Störung aufwiesen, mit dem einer gesunden Kontrollgruppe mit ebenfalls weiblichen Probanden. Die Ergebnisse zeigten einen Hypometabolismus im linken Hippocampus der Borderline-Patientinnen, während sich im ACC, im oberen frontalen Gyrus, im rechten unteren frontalen

Gyrus sowie im rechten präzentralen Gyrus der Borderline-Patientinnen eine verstärkte Stoffwechseltätigkeit zu beobachten war.

Mithilfe der Protonmagnetresonanzspektroskopie (1H-MRS) lassen sich ebenfalls über Messungen der Metabolitenkonzentration funktionelle neuronale Untersuchungen durchführen. In ihrer 1H-MRS-Pilotstudie untersuchten Tebartz van Elst et al. (2001) die N-Acetylaspartat(NAA)-Konzentration (ein Marker neuronaler Integrität) im linken dorsolateralen präfrontalen Kortex und im linken Striatum von Borderline-Patienten ohne komorbide psychiatrische Diagnose und verglichen diese mit einer gesunden Kontrollgruppe. In der Borderline-Untersuchungsgruppe war die NAA-Konzentration im dorsolateralen präfrontalen Kortex signifikant vermindert – ein Ergebnis, das übereinstimmt mit Befunden zu Defiziten in der exekutiven Funktion, im Arbeitsgedächtnis oder in der Fähigkeit, Emotion und Kognition zu integrieren.

Funktionelle bildgebende Verfahren: Studien zu emotionalen und kognitiven Stimuli

Im Allgemeinen stützen Neuroimaging-Studien, die die Reagibilität auf emotionale Stimuli testen, die Hypothese, dass Individuen mit einer Borderline-Persönlichkeitsstörung eine erhöhte Responsivität gegenüber emotionalen Reizen aufweisen. Herpertz et al. (2001a) untersuchten die Amygdalafunktion und die Funktion des präfrontalen Kortex gegenüber standardisierten emotionalen Reizen bei rechtshändigen stationären Borderline-Patientinnen ohne psychopharmakologische Begleitbehandlung und ohne Achse-I-Störung, die alle das Diagnosekriterium »affektive Instabilität« erfüllten. Die Kontrollgruppe setzte sich aus altersentsprechenden gesunden Freiwilligen ohne psychiatrische Vorgeschichte zusammen. Den Studienteilnehmerinnen wurden in zwei Durchgängen emotionale Reize in Form von erregenden und unangenehmen sowie neutralen photographischen Szenen aus dem International Affective Picture Test (IAPS) dargeboten. Die Datenerhebung erfolgte zum einen mittels funktioneller Magnetresonanztomographie (fMRT) während der Darbietung der Szenen selbst sowie unmittelbar im Anschluss an die fMRT-Sitzung in Form von Selbsteinschätzungen des Erregungsniveaus. Im Gegensatz zu den Befunden einer früheren Studie (Herpertz et al. 1999, 2000) gab es keine Unterschiede zwischen Untersuchungs- und Kontrollgruppe hinsichtlich der Selbsteinschätzung der jeweiligen emotionalen Reaktionen. Dies spricht dafür, dass die untersuchten Borderline-Patientinnen die dargebotenen Szenen nicht als erregender oder negativer als die Teilnehmerinnen der Kontrollgruppe interpretierten. Gleichwohl führte das Betrachten negativer Szenen bei den Borderline-Patientinnen zu einer signifikant stärkeren Amygdalaaktivität als das Betrachten der neutralen Szenen, wohingegen in der Kontrollgruppe dieser Unterschied nicht auszumachen war.

In einer ähnlichen Studie untersuchten Donegan et al. (2003) die Amygdalareaktivität bei Personen mit einer Borderline-Persönlichkeitsstörung und in einer Gruppe gesunder Kontrollpersonen beim Betrachten von Bildern mit definierten emotionalen Gesichtsausdrücken. Im Gegensatz zu den meisten anderen Studien in diesem Bereich umfasste diese Untersuchung sowohl weibliche als auch männliche Studienteilnehmer. Bei allen Patienten mit einer Borderline-Persönlichkeitsstörung lagen zusätzlich komorbide Achse-I-Störungen vor (am häufigsten Major Depression, Posttraumatische Belastungsstörung [PTBS] oder Alkoholabusus), und die Mehrzahl der Patienten wurde psychopharmakologisch behandelt. Im Vergleich zur Kontrollgruppe war bei den untersuchten Borderline-Patienten beim Betrachten trauriger, neutraler und ängstlicher Gesichtsausdrücke eine stärkere Aktivierung der linken Amygdala zu beobachten. Interessanterweise bestand der größte Unterschied zwischen Untersuchungs- und Kontrollgruppe in den Reaktionen auf neutrale Gesichtsausdrücke. In ihrer Interpretation der mehrdeutigen »neutralen« Gesichter verliehen einige Borderline-Patienten diesen insofern Eindeutigkeit, als sie bestimmte Emotionen oder Intentionen auf die neutralen Gesichter projizierten. Wichtig dabei ist, dass die Zuschreibungen ausnahmslos negativ, bedrohlich und nicht vertrauenswürdig konnotiert waren. Diese starken negativen Reaktionen auf neutrale Gesichter decken sich mit dem Konzept der Übertragung in der Psychotherapie. Ergebnisse aus dieser Studie bilden die Grundlage, neuronale Substrate behavioraler und emotionaler Aspekte der Borderline-Persönlichkeitsstörung zu beleuchten, die zu Störungen in zwischenmenschlichen Beziehungen beitragen.

Minzenberg et al. (2007) testeten in einer anderen Studie ein Modell frontolimbischer Dysfunktion in der Verarbeitung von definierten emotionalen Gesichtsausdrücken, wobei sie sich auf die Emotionen Angst und Wut konzentrierten. Borderline-Patienten zeigten gegenüber Angststimuli eine signifikant stärkere Deaktivierung im bilateralen rostralen und subgenualen ACC (im Vergleich zur Kontrollgruppe) und im linken ACC im Gegensatz zu neutralen Stimuli sowie eine signifikant stärkere Aktivierung in der rechten Amygdala bei Angst im Gegensatz zu neutralen Stimuli. Keine signifikanten Unterschiede zwischen den Gruppen zeigten sich in Bezug auf die Emotion Ärger. Die Autoren schlossen daraus, dass es bei Borderline-Patienten im Zuge der Verarbeitung von Angststimuli zu Veränderungen der frontolimbischen Aktivität kommt, verbunden mit einer Hyperreagibilität der Amygdala und einer beeinträchtigten Emotionsmodulation der ACC-Aktivität. Die relative Hyporeagibilität der Amygdala gegenüber Ärger könnte mit der Unfähigkeit von Borderline-Patienten in Zusammenhang stehen, mit sozial unerwünschtem Verhalten angemessen umzugehen, einschließlich ihrer eigenen antagonistischen Gedanken und Verhaltensweisen, die sie im zwischenmenschlichen Bereich zum Ausdruck bringen.

Die gegenüber externen Stimuli und Erinnerungen gleichermaßen zu beobachtende affektive Dysregulation im Rahmen einer Borderline-Persönlichkeitsstörung geht mit funktionellen Veränderungen limbischer und präfrontaler Areale im Gehirn einher. So untersuchten Schnell et al. (2007) in einer fMRT-Studie anhand von Bildtafeln des Thematischen Apperzeptionstests (TAT) neuronale Netzwerke, die am Abruf von autobiographischem Material beteiligt sind. Sowohl in der Untersuchungsgruppe der Borderline-Patienten als auch in der

Kontrollgruppe gesunder Probanden führte das Stimulationsmaterial des TAT zur Aktivierung von Gehirnarealen, die bekanntermaßen am Abruf von autobiographischem Erinnerungsmaterial beteiligt sind. In der Gruppe der Borderline-Patienten konnten keine Unterschiede in der Aktivierung von Amygdala, OFC und ACC bei TAT-Stimulationsmaterial versus neutrale Reize festgestellt werden. Unter Darbietung der TAT-Bildtafeln kam es in der Gruppe der Borderline-Patienten zu vermehrten BOLD-Effekten in den bilateralen orbitofrontalen und insularen Regionen sowie im linken ACC und medial-präfrontalen Kortex, ebenso in den parietalen und parahippocampalen Arealen, was mit dem erhöhten Maß an Aversion und Arousal in der Selbsteinschätzung der Patienten übereinstimmt (BOLD – Blood Oxygen Level-Dependent; ein in der fMRT benutzter Effekt zur Darstellung der neuronalen Aktivität im Gehirn). Die Forscher schlossen daraus, dass die während der Verarbeitung von TAT-Reizmaterial beobachteten vermehrten BOLD-Effekte mit Veränderungen im ACC und OFC übereinstimmten, die bereits aus früheren Studien berichtet worden waren und die bekanntermaßen am Abruf von Gedächtnisinhalten beteiligt sind. Allerdings führte in der Untersuchungsgruppe der Borderline-Patienten die Präsentation von TAT-Material und neutralen Stimuli gleichermaßen zu einer Hyperaktivierung im ACC und OFC. Diese fehlende Selektivität in der Aktivierung der für den Abruf von autobiographischem Material zuständigen Gehirnareale spricht dafür, dass Borderline-Patienten zu einer eher selbstreferentiellen Informationsverarbeitung neigen oder anders gesagt nicht in der Lage sind, zwischen emotional bedeutsamen und autobiographisch neutralen Stimuli hin- und herzuwechseln.

Nachgewiesenermaßen spielt die Tatsache eine wichtige Rolle, ob es traumatische Erfahrungen in der Vorgeschichte eines Patienten gibt bzw. ob die Diagnose einer Posttraumatischen Belastungsstörung vorliegt oder nicht. Driessen et al. (2004) untersuchten in ihrer Studie weibliche Borderline-Patienten im Alter von 21 bis 40 Jahren (das Durchschnittsalter betrug 33 Jahre) mit Traumata in der Vorgeschichte und verschiedenen komorbiden Diagnosen. Mittels funktioneller Magnetresonanztomographie (fMRT) beobachteten die Forscher die Reaktionen der Probandinnen auf Interviewfragen, die auf *traumatische* sowie *aversive, jedoch nichttraumatische* Erinnerungen abzielten. In der Gruppe der Borderline-Patientinnen ohne komorbide PTBS zeigte sich eine OFC-Aktivierung in beiden Gehirnhälften sowie eine Aktivierung im Brocaareal. In der Gruppe der Borderline-Patientinnen *mit* PTBS erwies sich die OFC-Aktivierung als nur geringfügig, während im Brocaareal keine Aktivierung stattfand. Da alle untersuchten Borderline-Patientinnen über Traumata in der Vorgeschichte berichtet hatten, aber nicht bei allen eine Posttraumatische Belastungsstörung diagnostiziert worden war, vermuteten die Forscher, dass es sich bei Borderline-Patientinnen mit und ohne Posttraumatische Belastungsstörung um eine wichtige Subgruppe handeln könnte.

Borderline-Patientinnen, die ihren eigenen Berichten über Traumata zuhörten (z. B. sexueller Missbrauch oder körperliche Misshandlung in der Kindheit), zeigten in einer Studie von Schmahl et al. (2004) eine Aktivierung im rechten dorsolateralen präfrontalen Kortex im Vergleich zu einer Deaktivierung im linken dorsolateralen präfrontalen Kortex bei Frauen ohne eine Borderline-Persönlichkeitsstörung. In dieser gesunden Kontrollgruppe waren der rechte ACC und der linke OFC aktiviert, nicht so jedoch in der Gruppe der untersuchten Borderline-Patientinnen. Frauen, bei denen eine Borderline-Persönlichkeitsstörung diagnostiziert worden war und die eine entsprechende Behandlung erhielten, zeigten ebenfalls keine Aktivierung im dorsolateralen präfrontalen Gyrus. Diese Befunde sprechen dafür, dass eine Dysfunktion des dorsolateralen und medialen präfrontalen Kortex, den ACC miteingeschlossen, bei Frauen mit einer Borderline-Persönlichkeitsstörung mit der Erinnerung an traumatische Inhalte in Zusammenhang steht. Es wäre denkbar, dass in diesem Fall die genannten Areale für die »Übermittlung« traumabedingter Symptome, z. B. Dissoziation oder affektive Instabilität, verantwortlich sind.

Die Erinnerung an ungelöste und gelöste negative Lebensereignisse und ihre neuronalen Korrelate bei Patienten mit einer Borderline-Persönlichkeitsstörung im Vergleich zu gesunden Kontrollpersonen wurde von Beblo et al. (2006) mittels fMRI untersucht. Die Forscher stimulierten das autobiographische Gedächtnis mithilfe individueller Stichwörter. In der Gegenüberstellung ungelöster versus gelöster Lebensereignisse zeigten die Patienten eine signifikante bilaterale Aktivierung frontotemporaler Bereiche (Insula, Amygdala und ACC), des linken posterioren cingulären Kortex, des rechten okzipitalen Kortex, des bilateralen Cerebellum sowie des Mittelhirns. In der Gruppe der gesunden Kontrollprobanden zeigte sich keine derartige differentielle Aktivierung. Die Aktivierung sowohl der Amygdala als auch der präfrontalen Bereiche, so die Schlussfolgerung der Autoren, könnte einen vermeintlichen Versuch von Borderline-Patienten widerspiegeln, intensive Emotionen während der Erinnerung an ungelöste Lebensereignisse zu kontrollieren.

Die oben zusammengefassten funktionellen Neuroimaging-Studien untersuchten Aktivierungsprozesse des Gehirns in Reaktion auf visuelle Reize (z. B. standardisierte Bilder oder Gesichter), passiv präsentierte Skripts oder die Erinnerung an ungelöste Lebensereignisse. In einer eigenen bildgebenden fMRI-Studie untersuchten Buchheim et al. (2008) die funktionelle Neuroanatomie von Bindungstraumata und setzten dabei das »Adult Attachment Projective« (AAP; George u. West 2004) im Scanner ein. Die Studienteilnehmer – eine Gruppe von Borderline-Patientinnen und eine Gruppe gesunder weiblicher Kontrollpersonen, die in Alter und Bildung übereinstimmten – sollten zu bindungsrelevanten AAP-Bildern eine Geschichte erzählen. Dabei wurden Gruppenunterschiede in den Narrativen und neuronalen Reaktionen auf Szenen analysiert; zum einen auf »monadische« Szenen, d. h. die Bilder stellen nur einen Erwachsenen oder ein Kind in einer bedrohlichen Bindungssituation dar, zum anderen auf »dyadische« Szenen, d. h. die Bilder zeigen verschiedene Interaktionspartner in einem Bindungskontext. Wie aus den verhaltensrelevanten Daten der Narrative abgeleitet werden konnte, hatten die monadischen Bilder für die untersuchten Borderline-Patientinnen eine signifikant traumatischere Qualität als dies in der gesunden

Kontrollgruppe der Fall war. Auch war der anteriore mid-cinguläre Kortex in der Untersuchungsgruppe der Borderline-Patientinnen während des Betrachtens und Erzählens zu den präsentierten monadischen Szenen des AAP signifikant stärker aktiviert als in der Kontrollgruppe. Die dyadischen AAP-Szenen wiederum führten in der Gruppe der Borderline-Patientinnen, verglichen mit der Kontrollgruppe, zu einer verstärkten Aktivität des rechten superioren temporalen Sulcus und zu einer verminderten Aktivierung des rechten parahippocampalen Gyrus. Zusammenfassend spricht dies für die Existenz neuronaler Mechanismen von Bindungstraumata, die den interpersonellen Symptomen der Borderline-Persönlichkeitsstörung zugrunde liegen – d. h. Angst vor dem Alleinsein oder die Unfähigkeit, allein zu sein; Überempfindlichkeit gegenüber dem sozialen Umfeld und verminderte positive Erinnerungen an dyadische Interaktionserfahrungen.

Funktionelles Neuroimaging: Regulierung der exekutiven Funktion

Es hat sich mittlerweile eingebürgert, die Borderline-Persönlichkeitsstörung auf der Matrix ihrer Kernsymptome und weniger im Sinne einer eigenständigen Störung zu untersuchen. Dies gilt vor allem für die Erforschung der *Impulsivität*, bei der es sich um ein charakteristisches Merkmal verschiedener Persönlichkeitsstörungen handelt. Völlm et al. (2004) untersuchten Patienten mit einer Borderline-Persönlichkeitsstörung, einer Antisozialen Persönlichkeitsstörung oder beiden (wobei sich beide Störungsbilder überschneiden) im Scanner während einer Go-/No-Go-Aufgabe, in der die Teilnehmer ihr Verhalten kontrollieren mussten. Während in der Kontrollgruppe gesunder Probanden der rechte dorsolaterale und linke OFC aktiviert waren, zeigten die Patienten mit impulsiven Persönlichkeitsstörungen eine weiter gestreute, d. h. stärker bilaterale Aktivierung der medialen oberen und unteren Gyri in Richtung vorderer cingulärer Gyri. Patienten mit einer Borderline-Persönlichkeitsstörung, so die Vermutung, zeigen nicht nur einen abnormen Stoffwechsel in normalen kortikalen Bereichen, sondern aktivieren auch »falsche« kortikale Bereiche ganz oder aber – infolge ineffizienter kortikaler Verarbeitungsprozesse – größere kortikale Bereiche, um zum gleichen Grad an Regulierung zu gelangen.

Silbersweig et al. (2007) testeten ihrerseits in einer fMRI-Studie die Hypothese, dass bei Patienten mit einer Borderline-Persönlichkeitsstörung der ventromediale präfrontale Kortex (vmPFC) und assoziierte Regionen nicht aktiviert würden, wenn es in einem bestimmten Aufgabenkontext darum geht, das eigene Verhalten zu hemmen. Mittels eines spezifischen Go-/No-Go-Paradigmas zur Untersuchung einer mangelhaften oder verminderten präfrontalen inhibitorischen Funktion im Kontext negativer Emotionsverarbeitung verglichen die Forscher Patienten mit einer Borderline-Persönlichkeitsstörung und gesunde Kontrollprobanden und werteten die Ergebnisse anhand Statistical-Parametric-Mapping-Analysen (SPM-Analysen) aus. Die Ergebnisse bestätigten, dass im Zusammenspiel negativer Emotionsverarbeitung und Verhaltenshemmung Borderline-Patienten im Vergleich zu gesunden Kontrollpersonen eine relativ verminderte Aktivität des vmPFC (inklusive medialen OFC und subgenualen ACC) an den Tag legen. Diese verminderte Aktivierung des vmPFC und die stärker ausgedehnte Aktivierung im Bereich der Amygdala und des ventralen Striatum korrelierten zu einem hohen Maß mit eingeschränkter Verhaltenshemmung respektive stärkeren negativen Emotionen. Dies spricht für die Existenz spezifischer frontolimbischer neuronaler Substrate, die mit den klinischen Kernmerkmalen der *emotionalen und behavioralen Dyskontrolle* im Rahmen der Borderline-Persönlichkeitsstörung assoziiert sind.

Zusammenfassung

Die Ätiologie der Borderline-Persönlichkeitsstörung ist komplex, wobei mehrere Faktoren auf unterschiedliche Art und Weise ineinanderwirken. Genetische Einflüsse und Negativerfahrungen in der Kindheit (z. B. Bindungstraumata, emotionale Vernachlässigung, Missbrauch) können zu emotionaler Dysregulation und Impulsivität führen und wiederum dysfunktionale Verhaltensweisen und psychosoziale Konflikte nach sich ziehen, die ihrerseits eine Verstärkung von emotionaler Dysregulation und Impulsivität bewirken.

Strukturelle und funktionelle Neuroimaging-Studien haben gezeigt, dass viele der typischen Borderline-Symptome von Dysfunktionen in frontolimbischen Gehirnarealen verursacht werden. Insgesamt weisen diese Befunde auf eine Volumenreduzierung des Hippocampus, des OFC und der Amygdala bei Patienten mit einer Borderline-Persönlichkeitsstörung hin, wobei die Exposition mit emotionalen Stimuli zu einer verstärkten Aktivierung der Amygdala führt. Gleichwohl wissen wir noch zu wenig darüber, inwieweit diese Vulnerabilitäten der klinisch beschriebenen emotionalen und kognitiven Dysfunktion der Borderline-Persönlichkeitsstörung zugrunde liegen, um eindeutige Schlussfolgerungen hinsichtlich der Spezifizität der Borderline-Persönlichkeitsstörung gegenüber anderen psychiatrischen Krankheitsbildern daraus abzuleiten.

Wie Untersuchungen mittels der Magnetresonanzspektroskopie gezeigt haben, weisen Patienten mit einer Borderline-Persönlichkeitsstörung eine zu geringe NAA-Konzentration im dorsolateralen präfrontalen Kortex auf, was auf eine geringere neuronale Dichte sowie einen gestörten neuronalen Stoffwechsel hinweist.

In der empirischen Forschung hat man sich vor allem auf das Serotonintransportergen (5HTT) als ätiologisch bedeutsam für die Entstehung einer Borderline-Persönlichkeitsstörung konzentriert. Kürzere Allele dieses Gens wurden mit niedrigeren Serotoninspiegeln und einer ausgeprägteren impulsiven Aggression in Verbindung gebracht. Auch die für den Dopaminstoffwechsel und die monoaminoxidase-relevanten Gene könnten eine Rolle spielen. Die Tatsache, dass es biologische (und nicht nur psychologische) Unterschiede zwischen Personen mit und ohne eine Borderline-Persönlichkeitsstörung gibt, wird durch entsprechende Befunde aus der Genforschung gestützt.

3.2 Antisoziale Persönlichkeitsstörung und Psychopathie

Das Erstellen einer Übersicht über neurobiologische Grundlagen der Antisozialen Persönlichkeitsstörung und der Psychopathie krankt an der Tatsache, dass es keine allgemeingültige Definition für Persönlichkeitsstörungen im Hinblick auf »antisoziales« Verhalten gibt. Eine Definition, auf die häufig zurückgegriffen wird, findet sich im DSM-IV-TR (American Psychiatric Association 2000, S. 706), in dem die Antisoziale Persönlichkeitsstörung als Cluster-B-Persönlichkeitsstörung definiert wird, mit einem »tiefgreifenden Muster von Missachtung und Verletzung der Rechte anderer, das seit dem Alter von 15 Jahren auftritt. Mindestens 3 der folgenden Kriterien müssen erfüllt sein:

- Versagen, sich in Bezug auf gesetzmäßiges Verhalten gesellschaftlichen Normen anzupassen, was sich in wiederholtem Begehen von Handlungen äußert, die den Grund für eine Festnahme darstellen,
- Falschheit, die sich in wiederholtem Lügen, dem Gebrauch von Decknamen oder dem Betrügen anderer zum persönlichen Vorteil oder Vergnügen äußert,
- Impulsivität oder Versagen, vorausschauend zu planen,
- Reizbarkeit und Aggressivität, die sich in wiederholten Schlägereien oder Überfällen äußert,
- rücksichtslose Missachtung der eigenen Sicherheit bzw. Sicherheit anderer,
- durchgängige Verantwortungslosigkeit, die sich im wiederholten Versagen zeigt, eine dauerhafte Tätigkeit auszuüben oder finanziellen Verpflichtungen nachzukommen,
- fehlende Reue, die sich in Gleichgültigkeit oder Rationalisierung äußert, wenn die Person andere Menschen gekränkt, misshandelt oder bestohlen hat.«

Diese Definition überschneidet sich nur zum Teil mit derjenigen der »Dissozialen Persönlichkeitsstörung«, wie sie die WHO im ICD-10 (Weltgesundheitsorganisation 1992) festgehalten hat:

- herzloses Unbeteiligtsein gegenüber den Gefühlen anderer
- deutliche und andauernde Verantwortungslosigkeit und Missachtung sozialer Normen, Regeln und Verpflichtungen
- Unvermögen zur Beibehaltung längerfristiger Beziehungen, aber keine Schwierigkeiten, Beziehungen einzugehen
- sehr geringe Frustrationstoleranz und niedrige Schwelle für aggressives, auch gewalttätiges Verhalten
- Unfähigkeit zum Erleben von Schuldbewusstsein oder zum Lernen aus Erfahrung, besonders aus Bestrafung
- Neigung, andere zu beschuldigen oder vordergründige Rationalisierungen für das eigene Verhalten anzubieten, durch welches die Person in einen Konflikt mit der Gesellschaft geraten ist
- anhaltende Reizbarkeit

Laut Expertenmeinung beinhaltet die DSM-IV-Definition vorwiegend Aspekte aggressiven, delinquenten und kriminellen Verhaltens, während die ICD-10-Definition persönlich-affektive und interpersonelle Aspekte unterstreicht. In dieser Hinsicht lehnt sich die Definition des ICD-10 näher an das Konzept der »Psychopathie« an. *Psychopathie,* wie sie für gewöhnlich in der Psychopathy Checklist – Revised (PCL-R; Hare 1991; s. auch die Diskussion von Hare u. Neumann 2008) definiert wird, umfasst die folgenden Kriterien:

- *Faktor 1 – aggressiver Narzissmus:*
  - soziale Gewandtheit/oberflächlicher Charme
  - grandioses Selbst
  - pathologisches Lügen
  - hinterlistig/manipulativ
  - Fehlen von Reue und Schuldgefühlen
  - oberflächliche Emotionen
  - herzlos/Mangel an Empathie
  - Unvermögen, Verantwortung für die eigenen Handlungen zu übernehmen
  - promiskuitives sexuelles Verhalten
- *Faktor 2 – sozialdevianter Lebensstil:*
  - Reizhunger/Neigung zu Langeweile
  - parasitärer Lebensstil
  - schlecht funktionierende Verhaltenssteuerung
  - Mangel an realistischen langfristigen Zielen
  - Impulsivität
  - Unverantwortlichkeit
  - kriminelles Verhalten im Jugendalter
  - frühe Verhaltensauffälligkeiten
  - Verstoßen gegen Bewährungsauflagen

Traits, die *nicht* mit Faktor 1 oder Faktor 2 korrelieren, sind

- zahlreiche Kurz-Ehen und
- kriminelle »Vielseitigkeit«.

Eine Reihe von Experten vertritt die Auffassung, dass der Begriff »Antisoziale Persönlichkeitsstörung« verschiedene Untergruppen umfasst, die sich in einer oder mehreren Dimensionen voneinander unterscheiden. »Psychopathen« bilden dabei eine spezifische Subgruppe, die sich vor allem durch manipulatives, herzloses, arrogantes Verhalten, oberflächlichen Charme, pathologisches Lügen, oberflächliche Affekte und einen Mangel an Schuldgefühlen, Reue und Empathie auszeichnet. Diese Traits werden in der PCL-R über den Faktor 1 »aggressiver Narzissmus« abgebildet, der in der DSM-IV-Definition der Antisozialen Persönlichkeitsstörung nicht überwiegt (s. auch Kernberg 1984). Nichtpsychopathische Personen ohne Antisoziale Persönlichkeitsstörung würden hauptsächlich über Faktor 2 der PCL-R, d.h. über einen »sozial abweichenden Lebensstil« definiert. Eine weitere wichtige Unterscheidung besteht darin, um welchen Typus antisozial-aggressiven Verhaltens es sich handelt, d.h. ob es sich hauptsächlich um *reaktiv-impulsive Aggression* oder *proaktiv-instrumentelle Aggression* handelt. Beiden ist ein Mangel an Selbstbeherrschung gemein, der sich in reaktiv-impulsiver Hinsicht als motorische Impulsivität zeigt, in proaktiv-instrumenteller Hinsicht als rein egoistisches und selbstsüchtiges Verhalten. Die reaktiv-impulsive Aggression beinhaltet die sogenannte Intermittent Explosive Disorder (IED)[1] und Verhaltensstörung, wie sie im DSM-IV konzeptualisiert sind.

Reaktiv-impulsive Aggression

Reaktiv-impulsive (auch »feindselige« oder »affektive«) Aggression und Gewalt stellen den dominanten Typus antisozialen Verhaltens dar und korrelieren positiv mit einem erhöhten Maß an Wut und Impulsivität. Sie treten auf als Reaktion auf eine wahrgenommene Bedrohung oder Provokation und sind häufig gefolgt von Gewissensbissen. Entsprechend impulsiv sind die Äußerungen von Wut und Aggression (Barratt et al. 1999). Impulsive Aggression und unkontrollierbares Temperament sind ebenfalls charakteristische Merkmale der sogenannten IED (Intermittent Explosive Disorder) (Coccaro 2003).

Autonome Reaktionen

Gesunde Personen reagieren auf unangenehme Bilder (jedoch nicht oder nicht signifikant auf neutrale oder angenehme Bilder) mit einem Anstieg der Schreckreaktion, der Lidschlagmagnitude, der Aktivität des Musculus corrugator supercilii und der Hautweiterleitungsreaktion sowie einem Rückgang der initialen Herzfrequenz (Lang et al. 2002). Im Gegensatz dazu sind diese Reaktionen bei antisozialen Persönlichkeiten, die sich durch ein hohes Maß an impulsiv-reaktiver Aggression auszeichnen, signifikant erhöht (Herpertz et al. 2001b; Lang et al. 2000), d.h. diese Persönlichkeiten »überreagieren« typischerweise auf unangenehme oder bedrohliche Bilder.

Studien zu funktioneller Neuroanatomie und Neuroimaging

Es spricht viel dafür, dass strukturelle oder funktionelle Beeinträchtigungen des frontalen Kortex, insbesondere des OFC und des vmPFC mit impulsiver Aggression und gewalttätigem Verhalten korrelieren. Hinweise für einen Zusammenhang zwischen impulsiver Aggression und einem verminderten Volumen des Frontalstirnlappens oder anderen Dysfunktionen des präfrontalen Kortex fand man bei Patienten mit verschiedenen psychiatrischen Störungsbildnern, wie z.B. Border-

1 Anm. der Übers.: Im deutschen Sprachraum als Jähzorn und cholerisches Verhalten bekannt.

line-Persönlichkeitsstörung (New et al. 2002, 2004; Soloff et al. 2000, 2003), IED (Best et al. 2002) und Antisozialer Persönlichkeitsstörung sensu DSM-IV (Laakso et al. 2002; Raine et al. 2000), bei Personen mit suizidalem Verhalten (Mann 2003) sowie bei Mördern, die auf nicht schuldfähig plädierten (Raine et al. 1994, 1997). Dieser Zusammenhang ist nicht überraschend angesichts der dem OFC und vmPFC allgemein zugeschriebenen Funktion – d.h. der Regulierung emotionaler Reaktionen, insbesondere im Kontext bedrohlicher und riskanter Situationen.

OFC und vmPFC sind aufs engste mit anderen limbischen Arealen im Gehirn verbunden, z.B. dem rostralen ACC und der Amygdala (Kringelbach u. Rolls 2004). Entsprechend ist bei impulsiver Aggression und Gewalt die relative Balance der Aktivierung zwischen präfrontalem Kortex und limbischen Strukturen gestört, und nicht so sehr die eine oder die andere Struktur für sich genommen beeinträchtigt (Bufkin u. Luttrell 2005). Es gibt allerdings relativ wenige Studien, die die Interaktion zwischen OFC und Amygdala bei impulsiver Aggression und Gewalt gesondert untersuchen. Raine et al. (1997) verglichen in einer Studie das präfrontal-subkortikale Funktionsniveau zwischen Mördern und gesunden Kontrollpersonen. Eine verminderte präfrontale Aktivierung bei gleichzeitig erhöhter subkortikaler Aktivität (inklusive Amygdala) fand sich vor allem bei den Mördern, die ihre Tat ungeplant und impulshaft begangen hatten. Eine ähnliche Hyperreagibilität der Amygdala bei reduzierter OFC-Aktivierung fand sich bei Patienten mit Intermittent Explosive Disorder beim Betrachten wütender Gesichter (Coccaro et al. 2007). Diese fMRI-Daten der Gruppe um Coccaro belegen, dass bei Personen mit impulsiver Aggression Signalreize sozialer Bedrohung Dysfunktionen des OFC nach sich ziehen. Dougherty et al. (2004) wiederum zeigten in ihrer Untersuchung depressiver Patienten mit Wutausbrüchen, wie es in der Beziehung zwischen vmPFC und der Amygdala während einer wutinduzierenden Imaginationsaufgabe zur funktionellen Entgleisung kommen kann.

Diese Ergebnisse sprechen dafür, dass es eine Verbindung gibt zwischen einem gestörten frontolimbischen Schaltkreis und einem Zustand subkortikalen Arousals (der primär über die Amygdala läuft), die wiederum zu impulsiver Aggression und emotionaler Dysregulation führt. Die Amygdala und der OFC sind Schlüsselstrukturen im sogenannten ventralen System der Emotionswahrnehmung, das die Amygdala, die Insula, das ventrale Striatum, den rostralen ACC, den OFC und den vmPFC umfasst (Phillips et al. 2003). Entsprechend diesem Konzept spielt das ventrale System eine wichtige Rolle für die rasche Bewertung emotionalen Materials, die Generierung affektiver Zustände und die automatische Regulierung autonomer Reaktionen auf emotionale Stimuli. So haben Brown et al. (2006) in einem »Go«-»No-Go«- sowie in einem Face-Processing-Paradigma festgestellt, dass dispositionelle Impulsivität negativ mit der Aktivierung des lateralen OFC und der dorsalen Amygdala korreliert. Eine positive Korrelation wurde mit der Aktivierung der bilateralen ventralen Amygdala, des parahippocampalen Gyrus, des dorsalen ACC und des bilateralen Nucleus caudatus festgestellt. Patienten mit Verhaltensstörungen und Antisozialer Persönlichkeitsstörung, die sich ebenfalls durch eine erhöhte Impulsivität auszeichneten, wiesen bei Konfrontation mit negativen Bildern eine eindeutig verminderte Aktivierung des dorsalen ACC auf (Brown et al. 2006; Sterzer et al. 2005). Somit müssen wir davon ausgehen, dass die Aktivierung des dorsalen ACC und des OFC/vmPFC bei normal impulsiven Personen als Kompensationsmechanismus funktioniert, der in klinischen Populationen fehlt (Brown et al. 2006).

Diese Sichtweise stimmt auch mit der Annahme überein, dass bei Patienten mit exzessiv aggressivem Verhalten der OFC als Reaktion auf erlebte Wut ausreichend aktiviert ist. Coccaro et al. (2007) fanden bei Patienten mit Intermittent Explosive Disorder eine Hypofunktion des OFC beim Betrachten wütender Gesichter. Ebenso wenig zeigte sich bei depressiven Patienten mit erhöhtem Wut- und Aggressionspegel während einer sogenannten Wutinduktion eine Aktivierung des vmPFC (Dougherty et al. 2004).

Die Verbindung von präfrontaler *Hypofunktion* mit amaygdalarer *Hyperfunktion,* so die Schlussfolgerung, zieht sich als Befund konsequent durch anatomische und funktionelle Studien, die eine große Bandbreite gesunder Personen mit erhöhter Impulsivität sowie klinische und forensische Populationen untersuchten, die sich wiederum durch emotionale Dyskontrolle und Impulsivität oder Aggression auszeichneten; unterstrichen werden diese Ergebnisse durch eine autonome Hyperreaktivität.

Proaktiv-instrumentelle Aggression und Psychopathie

Personen, die die Kriterien für *Psychopathie* erfüllen, wie sie in der Psychopathy Checklist – Revised (PCL-R) definiert sind, zeichnen sich aus durch ein Vorherrschen instrumenteller, proaktiver, vorsätzlicher oder »ausbeuterischer« Aggression im Sinne geplanten und zielgerichteten Handelns (d. h. Streben nach Geld, Status, Drogen etc.), das nicht oder nicht überwiegend mit motorischer Impulsivität korreliert. Im Gegenteil, Psychopathen legen häufig ein hohes Maß an Selbstkontrolle an den Tag, indem sie andere belügen, täuschen oder manipulieren, Empathie vorspielen, dabei jedoch ihre wahren Motive zu verbergen wissen. Psychopathie gilt als reliabler Prädiktor für Gewalt, eine hohe kriminelle Rückfallquote und ausgesprochen schlechtes Ansprechen auf Therapieversuche (R. J. Blair 2005; Hare u. Neumann 2008).

Autonome Reaktionen

Einige der ältesten, aber auch stabilsten empirischen Befunde aus der Psychopathieforschung verweisen auf eine Beeinträchtigung autonomer Reaktionen auf akute oder antizipierte Bedrohung (Hare 1982; Herpertz et al. 2001b; Patrick et al. 1993), auf eine beeinträchtigte Schreckreaktion (Levenston et al. 2000; Pastor et al. 2003), passives Vermeidungslernen (Lykken 1957; Newman u. Kosson 1986) sowie affektives Priming (K. S. Blair et al. 2006). In Übereinstimmung mit diesen Beobachtungen steht die Tatsache, dass Psychopathen so gut wie keine Modulation ihres Gesichtsausdrucks erkennen lassen, was auf fehlende Angst, Defizite in der Verarbeitung negativer emotionaler Informationen sowie eine allgemeine Hyporesponsivität hinweist (s. R. J. Blair 2005).

Funktionelle neuroanatomische und bildgebende Daten

Bei erwachsenen Psychopathen, ebenso wie bei Personen mit impulsiv-reaktiver Aggression, haben wir es mit einer *kombinierten* Dysfunktion von Amygdala und OFC zu tun. Allerdings unterscheidet sich diese Dysfunktion bei Psychopathen in der Art der Beeinträchtigung (d. h. es liegen hauptsächlich Defizite des assoziativen Lernens und der Emotionalität vor) (K. S. Blair et al. 2006; Budhani et al. 2006; Mitchell et al. 2002, 2006a, 2006b). Leider sind die Daten aus bildgebenden Studien zur Amygdala- und OFC-Aktivierung bei Psychopathen widersprüchlich. Während einige Forscher, die mit dem Paradigma aversiver Konditionierung (Birbaumer et al. 2005; Veit et al. 2002) oder affektiver Gedächtnisaufgaben (Kiehl et al. 2001) arbeiteten, von einer *verminderten* Aktivierung limbischer Zentren bei Psychopathen im Vergleich zu gesunden Kontrollpersonen berichten, fanden andere eine *erhöhte* Aktivierung von Amygdala, OFC und dorsolateralem präfrontalem Kortex im Zuge emotionalen Lernens (Schneider et al. 2000) und der Verarbeitung negativer emotionaler Bilder (Müller et al. 2003). Eine dritte Gruppe um Deeley et al. (2006) wiederum, die mit einer Facial-Emotion-Processing-Aufgabe arbeitete, stellte keinerlei Aktivität der Amygdala und des OFC bei kriminellen Psychopathen fest.

Verschiedene Ursachen für diese Diskrepanzen sind denkbar:

- Der Einsatz unterschiedlicher Stimulationsparadigmen in den einzelnen Studien sowie die allgemein kleinen Stichproben (mit $N < 10$ in den meisten Untersuchungen) wirft die Frage nach stichprobenspezifischen Effekten auf.
- Es gibt große Unterschiede in den durchschnittlichen PCL-R-Gesamtscores (zwischen 0 und 40). Alle zitierten Studien schätzten den Grad an Psychopathie mithilfe der PCL-R ein. So berichten Birbaumer et al. (2005) von einem allgemeinen PCL-R-Wert von ungefähr 30 (auf einer Skala von 15–31), während Müller et al. (2003) einen Gesamtdurchschnittswert von ungefähr 37 (auf einer Skala von 34–40) feststellten. Die untersuchten Stichproben dieser beiden Studien überschneiden sich somit nicht in ihren PCL-R-Werten.
- Wie wir bereits dargestellt haben, verweist die PCL-R auf zwei verschiedene, wenn auch miteinander in Zusammenhang stehende Dimensionen von Psychopathie: Faktor 1 spiegelt emotional-interpersonelle Merkmale wider (z. B. oberflächlicher Affekt, Mangel an Reue oder Empathie), während Faktor 2 einen chronisch instabilen und antisozialen Lebensstil repräsentiert. Somit wäre durchaus denkbar, dass widersprüchliche Ergebnisse hinsichtlich der Aktivierung von Gehirnarealen bei Psychopathen zum Teil auch auf stichprobenspezifische Unterschiede hinsichtlich dieser beiden Dimensionen von Psychopathie zurückzuführen sind, die jedoch nicht sichtbar werden, wenn wir uns allein auf den Gesamtwert der PCL-R-Einschätzung verlassen.

Empathiemangel wird häufig im Kontext von sowohl reaktiver als auch proaktiver psychopathischer Aggression und Gewalt genannt. Empathie kann verstanden werden als eine Fähigkeit, die Handlungen, Emotionen und Empfindungen anderer Menschen zu verstehen. King et al. (2006) untersuchten in ihrer fMRI-Studie anhand eines der Forschungsfrage angepassten Videospiels, wie sich empathisches und gewalttätiges Verhalten hinsichtlich sozialer Angemessenheit voneinander unterscheiden. Die Studienteilnehmer wurden aufgefordert, einen aggressiven menschenähnlichen Angreifer zu erschießen oder einen verwundeten Artgenossen zu bandagieren, was beide Male als *angemessenes* Verhalten definiert wurde. Als unangemessenes Verhalten galt die umgekehrte Version, d.h. den verletzten Artgenossen zu erschießen und den menschenähnlichen Angreifer zu bandagieren. Überraschenderweise zeigten sich in den als angemessen definierten Situationen identische Aktivierungen in einem Schaltkreis, der vmPFC und Amygdala miteinander verbindet, unabhängig davon, ob es sich um gewalttätiges oder mitfühlendes Verhalten handelte. Dieser Befund spricht dafür, dass kontextabhängiges Verhalten von einem gemeinsamen neuronalen System gesteuert wird, das auch den vmPFC und die Amygdala umfasst. Dysfunktionen in diesem System, so eine weitere Schlussfolgerung, unterliegen somit der Darstellung unangemessenen sozialen Verhaltens.

In einer anderen interaktiven fMRI-Studie untersuchten Lotze et al. (2007) die Rolle des präfrontalen Kortex für die Regulation der reaktiven Aggression bei mehr oder weniger (den Normbereich umfassenden) gefühlskalten Personen. Auf der Basis eines kompetitiven Reaktionszeitparadigmas wurden die Studienteilnehmer von einem virtuellen Gegenspieler provoziert, indem man diesem im Falle seines Sieges gestattete, den unterlegenen Gegenspielern aversive Schmerzreize zuzufügen. Unterlag hingegen der virtuelle Gegenspieler, hatten die Studienteilnehmer ihrerseits die Erlaubnis, Rache zu üben und die Intensität des Schmerzreizes selbst zu bestimmen sowie die entsprechenden Schmerzreaktionen des Gegenspielers auf Video zu verfolgen. Im Moment der Vergeltungsreaktion, in dem die Studienteilnehmer die jeweilige Schmerzintensität wählen sollten, wurde eine erhöhte Aktivität im vmPFC und im dorsomedialen präfrontalen Kortex (dmPFC) gemessen. Der dmPFC korrelierte positiv mit der Intensität der ausgewählten Stimulusstärke im Zuge der Vergeltungsaktion, aber nicht beim Betrachten des Videos, das einen leidenden Gegenspieler zeigte. Allerdings war dieser Effekt stärker bei den weniger herzlosen (d.h. empathischeren) Untersuchungspersonen. Die Amygdala war während der gesamten Dauer des Experiments aktiv, wobei die Aktivierung der rechten Amygdala beim Betrachten des Videos positiv mit der Schmerzintensität korrelierte.

Die Ergebnisse dieser Studie, so die Schlussfolgerung der Forscher, sprechen für eine Beteiligung des dmPFC an *kognitiven* Aspekten sozialer Interaktion, während der OFC und der vmPFC an *affektiven* Prozessen beteiligt sind, die mit Mitgefühl für einen leidenden Gegenspieler assoziiert sind. Hinsichtlich der Aktivierung von OFC und vmPFC und Amygdala während des Betrachtens eines leidenden Gegners ähneln die Ergebnisse insofern den Befunden von King et al.

(2006), als die Bestrafung eines Gegners für *ungerechtfertigte* Aggression als *angemessenes* soziales Verhalten angesehen wird, unabhängig davon, ob man sich selbst aggressiv verhält oder nicht. Interessanterweise berichten Lotze et al. (2007) von stärker aktivierten OFC und vmPFC bei empathischeren Studienteilnehmern sowie von einer positiven Korrelation zwischen Amygdalaaktivität und Schmerz des Gegenspielers. Diese Ergebnisse verweisen auf eine stärkere Responsivität des OFC und des vmPFC bei empathischen Personen gegenüber Stressreizen, die über die Amygdala signalisiert werden, was wiederum für eine entsprechende neuronale Grundlage von Empathiedefiziten bei Psychopathen sprechen könnte.

Zwei weitere fMRI-Studien untersuchten ebenfalls die Verbindung zwischen Empathie und Psychopathie. Müller et al. (2008) verglichen in einer sogenannten Simon-Task und mithilfe positiven, neutralen und negativen Reizmaterials aus der International Affective Pictures Series (IAPS) Probanden einer gesunden Kontrollgruppe mit Patienten, die nach ICD-10 und PCL-R als »Dissoziale Persönlichkeitsstörung« diagnostiziert worden waren. Wie erwartet, zeigten sich bei inkompatiblen Testsituationen in beiden Gruppen signifikant längere Reaktionszeiten, wenngleich die jeweiligen Emotionen keinen Einfluss auf die Reaktionszeit hatten. In der Kontrollgruppe waren die Fehlerraten in inkompatiblen versus kompatiblen Testsituationen signifikant höher, ebenso in emotional negativen versus emotional positiven Testsituationen – ein Befund, der mit der Annahme übereinstimmt, dass negative Emotionen eine höhere »Belastung« für anspruchsvollere kognitive Aufgaben darstellen. In der Untersuchungsgruppe der psychopathischen Patienten hingegen wirkten sich emotional negative Testbedingungen nicht auf die Fehlerrate aus, während sich Untersuchungs- und Kontrollgruppe hinsichtlich kompatibler Testsituationen nicht voneinander unterschieden. Diese Ergebnisse zeigen, dass negative Emotionen bei Psychopathen zu keiner Beeinträchtigung ihrer Bewältigung kognitiver Aufgaben führen.

Was BOLD-Effekte im fMRI angeht, so zeigten Psychopathen gegenüber negativen emotionalen Stimuli eine verminderte Aktivierung des oberen temporalen Gyrus, im Gegensatz zur Kontrollgruppe, in der eine erhöhte Aktivierung festgestellt wurde. Dieses Ergebnis stimmt überein mit anderen Studien, die bei gesunden Kontrollpersonen gegenüber inkompatiblem Material eine erhöhte temporoparietale Aktivierung bei gleichzeitiger verminderter präfrontaler Aktivierung gemessen hatten, was eine »Belastung« durch schwierigere kognitive Aufgaben widerspiegelt (Peterson et al. 2002). Die Interaktion zwischen oberen temporalen Gyrus und vmPFC (der eine zentrale Rolle für die Fähigkeit zur Empathie spielt) ist, so die Schlussfolgerung von Müller et al., bei Psychopathen gestört.

Die zweite Studie, die die Verbindung zwischen Empathie und Psychopathie näher untersuchte, stammt von Fecteau et al. (2008) und widmete sich der wichtigen Frage, worin genau der Empathiemangel bei Psychopathen besteht. Sind diese Menschen unfähig, den Schmerz anderer zu erkennen? Oder stehen sie diesem einfach nur gleichgültig gegenüber? Fecteau et al. unterscheiden hier zwischen »motorischer Empathie«, zu der auch das bloße *Erkennen* von Schmerz bei anderen gehört, und »affektiver Empathie«, die auch Besorgnis miteinschließt. Die Forscher stellten fest, dass das Mitansehen, wie einer anderen Person Schmerz zugefügt wird und wie diese leidet, zu einer Aktivierung motorischer Gehirnzentren führt. Die Erregbarkeit des motorischen Kortex während des passiven Beobachtens einer Szene, in der eine andere Person mit einer Nadel gestochen wird, war sowohl in der Gruppe psychopathischer Patienten als auch in der Kontrollgruppe signifikant reduziert, am stärksten jedoch bei den psychopathischen Patienten, die am kaltherzigsten waren. Dies könnte ein Hinweis dafür sein, dass psychopathische Patienten das Leiden anderer besser verstehen, an den Schmerz des anderen jedoch keinen Gedanken verschwenden. Dies würde auch mit dem Forschungsbefund übereinstimmen, wonach die Mentalisierungsfähigkeiten bei Psychopathen nicht beeinträchtigt sind (R. J. Blair 2005; Dolan u. Fullam 2004). So hat man in einem »Go«-»No-Go«-Paradigma und in einem frontalen N2/P3-EEG keinen allgemeinen Unterschied der Reaktionshemmung zwischen gesunden Kontrollpersonen und Psychopathen (eingeschätzt nach der PCL-R) festgestellt. In beiden Gruppen waren die N2- und P3-Wellen über dem ACC und dem linken OFC im Zustand der Reaktionshemmung erhöht. Die allgemeine motorische Impulsivität ist somit bei Psychopathen nicht beeinträchtigt, deren Defizit sich speziell auf die affektiv-emotionale Empathie zu richten scheint (d.h. sich angesichts des Schmerzes und des Leidens anderer betroffen zeigen zu können).

Zusammenfassend verweisen die neurobiologischen Forschungsergebnisse zur Psychopathie auf eine Dysfunktion der ventralen und ventromedialen präfrontalen Regionen (vmPFC, OFC, ACC), des insularen Kortex, der temporoparietalen kortikalen Bereiche und der subkortikalen limbischen Zentren (hauptsächlich der Amygdala), die sich jedoch von denjenigen bei Personen mit reaktiv-impulsiver Aggression deutlich unterscheiden. Nach Yang u. Raine (2008) beeinträchtigen die Kerndefizite der Psychopathie

- die Einschätzung positiver und negativer Verstärker (OFC und vmPFC);
- die Verarbeitung affektiver Stimuli plus den Kontext, in dem sie auftreten (Amygdala, Hippocampus);
- die Einschätzung emotionaler Bedeutsamkeit und die Regulation emotionaler Reaktionen (ACC) sowie
- das Schmerz- und Empathiesystem (Insula, oberer temporaler Gyrus).

Erfolgreiche versus erfolglose Psychopathen

Die allgemeine Auffassung, wonach Psychopathen sich durch eine autonome Hyporesponsivität gegenüber Stress auszeichnen, wurde von verschiedenen Studien infrage gestellt, die einzelne Untergruppen krimineller Psychopathen untersuchten, die entweder für ihre Verbrechen verurteilt worden waren (»erfolglose« Psychopathen) oder bislang unentdeckt geblieben waren (»erfolgreiche« Psychopathen). In einer Studie wurden diese Untergruppen hinsichtlich ihrer autonomen Stressreaktion und ihres Exekutivfunktionsniveaus miteinander verglichen (Ishikawa et al. 2001). Im Vergleich zur Kontrollgruppe zeigten die untersuchten Psychopathen eine verminderte kardiovaskuläre Stressreaktivität, die mit früheren Forschungsbefunden übereinstimmt. Gleichwohl wurde bei erfolgreichen Psychopathen eine noch stärker ausgeprägte autonome Stressreaktivität und Exekutivfunktion gemessen als in der Gruppe der erfolglosen Psychopathen und der gesunden Kontrollgruppe.

Strukturelle Schäden des präfrontalen Kortex können sowohl autonome als auch exekutive funktionelle Defizite nach sich ziehen (Bechara et al. 1997). Aus diesem Grund untersuchten Yang et al. (2005) in einer Studie das präfrontale Volumen psychopathischer Patienten, die bereits Ishikawa et al. (2001) für ihre Untersuchung als Stichprobe rekrutiert hatten. In der Gruppe der sogenannten erfolglosen Psychopathen fanden die Forscher eine mehr als 22%ige Minderung der präfrontalen grauen Masse, im Vergleich zur Gruppe der erfolgreichen Psychopathen und der gesunden Kontrollgruppe. Eine präfrontale Volumenminderung kann erfolglose Psychopathen besonders anfällig für eine schlechte Entscheidungsfindung, impulsive Aggression und unreguliertes antisoziales Verhalten machen und dadurch die Wahrscheinlichkeit erhöhen, geschnappt zu werden. Im Gegensatz dazu wiesen erfolgreiche Psychopathen eine relativ unbeeinträchtigte Menge an grauer Masse auf, was normale Exekutivfunktionen sowie eine intakte affektive Steuerung gewährleistet. In Verbindung mit einem hohen autonomen Funktionsniveau kann dies erfolgreiche Psychopathen in die Lage versetzen, hellhörig auf Gefahrensignale aus der Umwelt zu reagieren und dadurch einer Festnahme zu entgehen (Ishikawa et al. 2001; Yang et al. 2005). Erfolgreiche Psychopathen scheinen Wut- und Reaktionshemmung gut zu internalisieren. Intelligenz, Einsichtsfähigkeit, Normenverständnis oder motorische Empathie – im Gegensatz zur emotionalen Empathie, die typischerweise fehlt – scheinen nicht beeinträchtigt. Größere Defizite scheinen bei diesen Personen eher darin zu liegen, dass es ihnen an der Sorge um den Schmerz und die negativen Emotionen anderer Menschen fehlt und sie unfähig sind, langfristige negative Folgen ihres Verhaltens in Betracht zu ziehen.

Neuropharmakologische und genetische Defizite bei der Antisozialen Persönlichkeitsstörung

Erhöhte Impulsivität und impulsive Aggression werden seit langem mit einem zentralen Serotonindefizit sowohl bei gesunden Personen als auch bei verschiedenen klinischen Populationen in Verbindung gebracht, wie in mehreren Studien und anhand unterschiedlicher Methoden empirisch belegt wurde (Bjork et al. 2000; Bond et al. 2001; Lee u. Coccaro 2001; Lesch u. Merschdorf 2000; Manuck et al. 2002; Marsh et al. 2002; Placidi et al. 2001; Soloff et al. 2000; Stanley et al. 2000). Darüber hinaus haben eine Reihe von Studien eine verminderte serotonerge Modulation frontaler Gehirnregionen im Kontext von Impulsivität und Aggression beschrieben (Frankle et al. 2005; New et al. 2002, 2004; Rubia et al. 2005; Soloff et al. 2003). Diese Studien liefern neurofunktionelle Belege für den vermuteten Zusammenhang zwischen OFC-/ACC-Aktivität, Serotoninfunktion und inhibitorischer Kontrolle. Genauer gesagt, gehen sie davon aus, dass der OFC und die angrenzenden Regionen über einen serotonergen Mechanismus einen hemmenden Effekt auf impulsive Aggression ausüben.

Die Vermutung, dass der Zusammenhang zwischen Serotoninfunktion und impulsiver Aggression auch genetisch bedingt ist, wird durch zahlreiche Studien gestützt, die den Einfluss verschiedener serotoninabhängiger Polymorphismen aufzeigen konnten. Die meisten Untersuchungen beziehen sich dabei auf das Serotonintransportergen (Beitchman et al. 2003; Davidge et al. 2004; J. H. Lee et al. 2003; Retz et al. 2004; Zalsman et al. 2001) und das Tryptophan-Hydroxylase-Gen (TPH) (Hennig et al. 2005; New et al. 1998; Rujescu et al. 2003; Staner et al. 2002; Zill et al. 2004). Das Enzym TPH ist an der Synthese von Serotonin aus der Aminosäure Tryptophan beteiligt, während das Serotonintransportergen Serotonin aus dem synaptischen Spalt transportiert. Das Enzym Monoaminooxidase-A (MAO-A) wiederum ist für den selektiven Abbau von Serotonin, Norepinephrin und Dopamin nach dem Reuptake aus dem synaptischen Spalt zuständig und spielt von daher eine wichtige Rolle in der Regulierung des Serotoninspiegels. Wie Manuck et al. (2002) in ihrer Studie gezeigt haben, besteht ebenfalls ein positiver Zusammenhang zwischen der Allelvariante des MAO-A-uVNTR-Polymorphismus (uVNTR – Upstream variable Anzahl an Tandemwiederholungen), das das Gen für eine hohe MAO-A-Aktivität enthält, sowie selbstberichteter Aggression und Impulsivität bei Männern.

Diese Ergebnisse könnten dahingehend interpretiert werden, dass Männer ein höheres genotypisches Risiko für Impulsivität und Aggression tragen, das von einem serotoninabhängigen Polymorphismus transportiert wird. Caspi et al. (2002) zeigten als erste, dass ein Polymorphismus im MAO-A-Gen (*MAOA*) die Fähigkeit verändert, nach Missbrauchserfahrungen in der eigenen Kindheit den »Gewaltkreislauf« zu durchbrechen, indem die Misshandlungs- oder Missbrauchserfahrung als Kind das Risiko erhöht, als Erwachsener selbst gewalttätig zu werden. Misshandlung in der Kindheit führte nur bei den Kindern zu erhöhter Gewalt im Erwachsenenalter, deren Genotyp für eine niedrige *MAOA*-Expression sorgte, während Kinder mit einem High-Activity-*MAOA*-Genotyp vor den negativen Folgen der gleichen Erfahrung geschützt waren. Diese Gen-Umwelt-Interaktion wurde durch die Wiederholung der Studie mit einer neuen Stichprobe von 975 7-jährigen Jungen sowie durch vier metaanalytisch zusammengefasste Untersuchungen bestätigt (Kim-Cohen et al. 2006). Eine Studie von Passamonti et al. (2006) zeigte eine signifikant stärkere Reaktion im rechten lateralen OFC gegenüber den High-Activity-Allel-Trägern (*MAOA-H*) verglichen mit den Low-Activity-Allel-Trägern (*MAOA-L*).

Die Forscher schlossen daraus, dass die Reaktionen im Gehirn im Hinblick auf dispositionelle Impulsivität durch entsprechende Genvariationen bedingt sind. Somit scheint es auch denkbar, dass widersprüchliche Ergebnisse hinsichtlich der Korrelation zwischen präfrontaler Aktivierung und dispositioneller Impulsivität (Brown et al. 2006; Horn et al. 2003) teilweise auf Genvariationen im

MAOA zurückzuführen sind. Die vermutete positive Korrelation zwischen Impulsivität und lateralem OFC in *MAOA-H*-Trägern wird durch die Untersuchungsergebnisse von Horn et al. (2006) gestützt, während die negative Verknüpfung zwischen Impulsivität und lateralem OFC in *MAOA-L*-Trägern die Ergebnisse von Brown et al. (2006) aus ihrer Face-Matching-Studie bestätigt. In einer Untersuchung von Meyer-Lindenberg et al. (2006) wiesen Träger des *MAOA-L*-Gens im Vergleich zu Trägern des *MAOA-H*-Gens eine im Durchschnitt 8 %ige Volumenminderung des rostralen und dorsalen ACC, der Amygdala, der Insula sowie des Hypothalamus auf. Wie sich im fMRI-Scanner während einer Face-Matching-Aufgabe zeigte, war bei Trägern des *MAOA-L*-Gens die Amygdala stärker aktiviert als bei Trägern des *MAOA-H*-Gens, während die regulatorischen präfrontalen Bereiche (rostraler ACC, OFC) bei *MAOA-L*-Gen-Trägern im Vergleich zu *MAOA-H*-Gen-Trägern eine verminderte Aktivierung aufwiesen.

Meyer-Lindenberg et al. (2006) interpretieren ihre Daten dahingehend, dass Unterschiede im limbischen Schaltkreis für die Emotionsregulation und kognitive Steuerung an der Verbindung zwischen *MAOA*-Gen und impulsiver Aggression beteiligt sind. Allerdings betonen die Forscher, dass sich die untersuchte Stichprobe aus psychisch gesunden und freiwilligen Probanden zusammensetzte, die weder einen erhöhten Aggressionsspiegel noch gewalttätiges Verhalten aufwiesen, sodass sie in ihrer Studie nicht den Zusammenhang zwischen *MAOA* und Gewalt an sich untersuchen konnten. Gleichwohl handelt es sich bei der Arbeit von Meyer-Lindenberg et al. (2006) um die erste Neuroimaging-Studie, die impulsive Aggression mit einer vom *MAOA*-Genotyp abhängigen Reaktivität des neuronalen Schaltkreises der Emotionsregulation in Bezug setzte.

Es ist wichtig zu betonen, dass die Ergebnisse der Forschergruppe um Meyer-Lindenberg (2006) auf ein mögliches neuronales Substrat der Gen-Umwelt-Interaktion verweisen, das schon Caspi et al. (2002) beobachtet hatten. Von daher ist es durchaus denkbar, dass genetische Risikofaktoren über Gehirnregionen wirksam werden, die an der Regulierung von Emotionen beteiligt sind und über serotonerge Inputs moduliert werden, was wiederum zu individuellen Unterschieden in der Vulnerabilität gegenüber umweltbedingten Stress führt. Weniger plausibel erscheint die Annahme, dass die beschriebenen funktionellen Unterschiede im Gehirn einzig und allein auf genetische Unterschiede des *MAOA*-Gens zurückzuführen sind. So haben beispielsweise Hariri und Holmes (2006) in ihrer Untersuchung gezeigt, dass die Hyperreaktivität der Amygdala auf emotional provokative Stimuli bei normalen und freiwilligen Testpersonen auf Veränderungen des Serotonintransportergens zurückzuführen ist, was die Notwendigkeit aufzeigt, Gen-Gen-Effekte auf Emotionen zu berücksichtigen.

Zusammenfassung

Neurobiologische Untersuchungsergebnisse zur Antisozialen Persönlichkeitsstörung und Psychopathie bestätigen die Hypothese, derzufolge es zwei Haupttypen antisozialen Verhaltens gibt: die reaktiv-impulsive Aggression und die proaktiv-instrumentelle Aggression. Während die Mehrzahl gewalttätiger Krimineller unter die erste Gruppe fällt, ist letztere charakteristisch für Psychopathen. Beide Gruppen zeichnen sich jedoch durch eine Dysfunktion autonomer Reaktionen aus, durch eine Störung des Serotoninsystems sowie durch Defizite in der Interaktion von limbischen kortikal-frontalen und subkortikalen Zentren im Zusammenhang von Impulskontrolle, Empathie und der Verarbeitung von Affekten und Emotionen, insbesondere Angst und Wut. Beide Gruppen unterscheiden sich jedoch auch deutlich in den spezifischen Störungsformen und Defiziten.

Bei antisozialen Persönlichkeiten, die ein hohes Maß an impulsiv-reaktiver Aggression an den Tag legen, sind die autonomen Reaktionen auf unangenehme Stimuli signifikant erhöht. Aus neurobiologischer Sicht gibt es ernstzunehmende Hinweise, dass strukturelle und funktionelle Beeinträchtigungen (d.h. Volumenverlust und Aktivitätsminderung) im frontalen Kortex, insbesondere im OFC und vmPFC, mit impulsiver Aggression und gewalttätigem Verhalten assoziiert sind. Damit einher geht eine erhöhte Aktivität subkortikaler Areale inklusive der Amygdala.

Bei psychopathischen Persönlichkeiten hingegen, die sich durch proaktiv-instrumentelle Aggression und Psychopathie auszeichnen, stieß man auf verminderte autonome Reaktionen gegenüber aversiven Stimuli, was auf einen Mangel an Angst, auf Defizite in der Verarbeitung negativer emotionaler Information und auf eine allgemeine Hyporesponsivität hinweist. Während jedoch die meisten Studien, die ein Paradigma aversiver Konditionierung einsetzten, von einer verminderten Aktivierung der limbischen Zentren bei psychopathischen Persönlichkeiten im Vergleich zu Kontrollpersonen berichten, haben andere Untersuchungen eine verstärkte Aktivität in der Amygdala, im OFC und im dorsolateralen präfrontalen Kortex während emotionalen Lernens gemessen. Erstaunlicherweise ließen psychopathische Persönlichkeiten in den meisten Studien keine Einschränkungen intellektuell-kognitiver, empathischer oder Theory-of-Mind-Fähigkeiten erkennen. Vielmehr scheinen ihnen der Schmerz und die Gefühle anderer Menschen schlichtweg egal zu sein.

Während die zuletzt genannten Forschungsbefunde für die sogenannten erfolglosen Psychopathen gelten, legen erfolgreiche Psychopathen eine noch größere autonome Reaktionsbereitschaft sowie stärker ausgeprägte exekutive Funktionen an den Tag als erfolglose Psychopathen und Kontrollpersonen. Den erfolgreichen Psychopathen scheint es besonders leicht zu fallen, Wut und Reaktionshemmung zu internalisieren, während keine Beeinträchtigungen von Intelligenz, Einsichtsfähigkeit oder Normenverständnis erkennbar sind, was diese Gruppe besonders gefährlich macht. Ihre spezifischen neurobiologischen Defizite müssen jedoch noch weiter erforscht werden.

Erhöhte Impulsivität und erhöhte impulsive Aggression werden im Allgemeinen mit Defiziten im Serotoninstoffwechsel in Verbindung gebracht. Die meisten Studien beziehen sich auf das Serotonintransportergen und das Enzym MAO-A. Genveränderungen im Serotoninsystem scheinen die Reaktion des Gehirns in Richtung dispositioneller Impulsivität zu beeinflussen. Gewalttätige Personen weisen einen verminderten Serotoninspiegel *und* einen erhöhten Testosteronspiegel gleichzeitig auf, nicht jedoch einen erhöhten Testosteronspiegel *allein*. Testosteron scheint eher mit Dominanzverhalten in Zusammenhang zu stehen, während eine Mischung aus Dominanz und Frustration wahrscheinlich zu erhöhter Impulsivität und Gewalt führt.

3.3 Schlussfolgerung

Die Borderline-Persönlichkeitsstörung und Antisoziale Persönlichkeitsstörung vom psychopathischen oder nichtpsychopathischen Typus zeichnen sich durch charakteristische Normabweichungen in der autonomen Reaktionsbereitschaft, Dysfunktionen in der Interaktion von kortikalen und subkortikalen Zentren sowie Defizite im Serotoninsystem aus. Patienten mit einer Borderline-Persönlichkeitsstörung und nichtpsychopathische Persönlichkeiten mit reaktiv-impulsiver Aggression weisen viele Gemeinsamkeiten auf: Hyperresponsivität der HPA-Achse in Verbindung mit erhöhter Reaktionsbereitschaft gegenüber emotionalen (insbesondere unangenehmen) Stimuli, verminderter Serotoninspiegel und charakteristische Polymorphismen im Serotonintransportergen und im Enzym MAO-A, aber auch kleinere Volumen der frontalen Gehirnregionen und des Hippocampus, verminderter frontaler Stoffwechsel (OFC und ACC miteingeschlossen) sowie erhöhte Amygdalaaktivität, die Defizite in der Impulssteuerung erklären, wie sie für beide Gruppen charakteristisch ist. Psychopathische Persönlichkeiten legen meist eine verminderte autonome Reaktionsbereitschaft sowie Defizite ihrer Emotionalität an den Tag, die auch emotionales Lernen und Empathie umfassen, während intellektuelle und kognitive Funktionen nicht beeinträchtigt sind.

Trotz dieser Befunde gibt es viele Widersprüche, insbesondere, was die Aktivität kortikaler limbischer Areale angeht. Diese Inkonsistenzen lassen sich womöglich auf folgende Faktoren zurückführen:

- Heterogenität des Störungsbildes (Borderline-Persönlichkeitsstörung und Antisoziale Persönlichkeitsstörung umfassen sehr wahrscheinlich mehrere Subgruppen),
- Komorbiditäten,
- unzulängliche oder widersprüchliche Diagnosestellung,
- kleine Stichproben,
- methodologische oder technische Unzulänglichkeiten, insbesondere im Hinblick auf fMRI-Daten und neuroanatomische Grenzen,

- fehlendes Verständnis für die Dynamik der Interaktion zwischen kognitiven und limbischen Zentren sowie zwischen kortikalen und subkortikalen limbischen Zentren.

Somit sind wir weit entfernt von einem Verständnis der neurobiologischen Basis von Persönlichkeitsstörungen, die über den oberflächlichen Einblick hinausgeht, wie ihn dieses Kapitel bietet. Allerdings entwickeln sich kombinierte fMRI-EEG-Techniken rasant weiter, sowohl was ihre räumliche als auch zeitliche Auflösung angeht. Techniken zum besseren Verständnis dessen, was im Gehirn dynamisch abläuft, sowie diagnostische Möglichkeiten und experimentell-empirische Designs werden immer ausgefeilter.

Klinische Schlüsselkonzepte

- Aus Sicht der Psychoneurowissenschaft sind Persönlichkeitsstörungen mit strukturellen und funktionellen Defiziten limbischer und paralimbischer Gehirnzentren, ihren Interaktionen untereinander sowie kognitiv-exekutiven Gehirnregionen assoziiert.
- Neuroimaging-Studien tragen zum Verständnis der neuronalen Grundlagen bei, auf denen individuelles Trauma und Borderline-Persönlichkeitsstörung zusammenwirken; sie zeigen das Netzwerk von Gehirnarealen auf, das an der Regulierung von Emotionen beteiligt ist (u. a. Amygdala, Hippocampus und präfrontaler Kortex).
- Dem Serotonintransportergen 5HTT wird in der Forschung eine zentrale ätiologische Bedeutung für die Entstehung der Borderline-Persönlichkeitsstörung zugeschrieben, wobei kürzere Allele dieses Gens mit einem geringeren Serotoninspiegel und höherer impulsiver Aggression assoziiert werden; womöglich spielen auch Gene für Dopamin und MAO-A eine Rolle. Entsprechende Ergebnisse aus der Genforschung belegen die Tatsache, dass es auch biologische (und nicht nur psychologische) Unterschiede zwischen Patienten mit und ohne Borderline-Persönlichkeitsstörung gibt.
- Es gibt überzeugende Hinweise dafür, dass eine strukturelle oder funktionelle Beeinträchtigung des frontalen Kortex, insbesondere des orbitofrontalen Kortex und des ventromedialen präfrontalen Kortex mit impulsiver Aggression und gewalttätigem Verhalten assoziiert ist. Neurobiologische Befunde zur Antisozialen Persönlichkeitsstörung und Psychopathie bestätigen die Hypothese, wonach es zwei Hauptformen antisozialen Verhaltens gibt: die reaktiv-impulsive Aggression einerseits und die proaktiv-instrumentelle Aggression andererseits.
- Borderline-Persönlichkeiten und antisoziale Persönlichkeiten des psychopathischen oder nichtpsychopathischen Typus zeigen charakteristische Normabweichungen ihrer autonomen Reaktionsbereitschaft sowie Dysfunktionen in der Interaktion kortikaler und subkortikaler Zentren und Defizite im serotonergen System.

Empfohlene Literatur

Gabbard GO. Mind, brain, and personality disorders. Am J Psychiatry 162: 648–655, 2005. (Eine überaus lesenswerte Zusammenschau, die Neurowissenschaften und Persönlichkeitsstörungen miteinander verbindet.)

Herman JL, Perry JC, Van der Kolk BA. Childhood trauma in borderline personality disorder. Am J Psychiatry 146: 490–495, 1989. (Eine wichtige und häufig zitierte Arbeit zu den entwicklungspsychologischen Aspekten der Borderline-Persönlichkeitsstörung.)

Rosenthal MZ, Gratz KL, Kosson DS, et al. Borderline personal disorder and emotional responding: a review of the research literature. Clin Psychol Rev 28: 75–91, 2008. (Eine ausgezeichnete Übersicht und sehr präzise Zusammenfassung der jüngsten Studien.)

Silbersweig D, Clarkin JF, Goldstein M, et al. Failure of frontolimbic inhibitory function in the context of negative emotion in borderline personality disorder. Am J Psychiatry 164: 1834–1841, 2007. (Ein wunderschönes Studiendesign mit beeindruckenden Ergebnissen.)

Yang Y, Raine A. Functional neuroanatomy of psychopathy. Psychiatry 7: 133–136, 2008. (Eine ausgezeichnete Einführung in die Neurobiologie der Psychopathie.)

Literatur

American Psychiatric Association. Diagnostic and Statistical Manual of Mental Disorders, 4th Edition. Washington, DC, American Psychiatric Association, 1994.

Barratt ES, Stanford MS, Dowdy L, et al. Impulsive and premeditated aggression: a factor analysis of self-reported acts. Psychiatry Res 86: 163–173, 1999.

Beblo T, Driessen M, Mertens M, et al. Functional MRI correlates of the recall of unresolved life events in borderline personality disorder. Psychol Med 36: 845–856, 2006.

Bechara A, Damasio H, Tranel D, et al. Deciding advantageously before knowing the advantageous strategy. Science 275: 1293–1295, 1997.

Beitchman JH, Davidge KM, Kennedy JL, et al. The serotonin transporter gene in aggressive children with and without ADHD and nonaggressive matched controls. Ann N Y Acad Sci 1008: 248–251, 2003.

Best M, Williams JM, Coccaro EF. Evidence for a dysfunctional prefrontal circuit in patients with an impulsive aggressive disorder. Proc Natl Acad Sci U S A 99: 8448–8453, 2002.

Birbaumer N, Veit R, Lotze M, et al. Deficient fear conditioning in psychopathy: a functional magnetic resonance imaging study. Arch Gen Psychiatry 62: 799–805, 2005.

Bjork JM, Dougherty DM, Moeller FG, et al. Differential behavioral effects of plasma tryptophan depletion and loading in aggressive and nonaggressive men. Neuropsychopharmacology 22: 357–369, 2000.

Blair KS, Newman C, Mitchell DG, et al. Differentiating among prefrontal substrates in psychopathy: neuropsychological test findings. Neuropsychology 20: 153–165, 2006.

Blair RJ. Responding to the emotions of others: dissociating forms of empathy through the study of typical and psychiatric populations. Conscious Cogn 14: 698–718, 2005.

Blair RJ, Peschardt KS, Budhani S, et al. The development of psychopathy. J Child Psychol Psychiatry 47: 262–276, 2006.

Bond AJ, Wingrove J, Critchlow DG. Tryptophan depletion increases aggression in women during the premenstrual phase. Psychopharmacology (Berl) 156: 477–480, 2001.

Brambilla P, Soloff PH, Sala M, et al. Anatomical MRI study of borderline personality disorder patients. Psychiatry Res 131: 125–133, 2004.

Brown SM, Manuck SB, Flory JD, et al. Neural basis of individual differences in impulsivity: contributions of corticolimbic circuits for behavioral arousal and control. Emotion 6: 239–245, 2006.

Buchheim A, Erk S, George C, et al. Neural correlates of attachment trauma in borderline personality disorder: a functional magnetic resonance imaging study. Psychiatry Res 163: 223–235, 2008.

Budhani S, Richell RA, Blair RJR. Impaired reversal but intact acquisition: probabilistic response reversal deficits in adult individuals with psychopathy. J Abnorm Psychol 115: 552–558, 2006.

Bufkin JL, Luttrell VR. Neuroimaging studies of aggressive and violent behavior. Current findings and implications for criminology and criminal justice. Trauma Violence Abuse 6: 176–191, 2005.

Caspi A, McClay J, Moffitt TE, et al. Role of genotype in the cycle of violence in maltreated children. Science 297: 851–854, 2002.

Chanen AM, Velakoulis D, Carison K, et al. Orbitofrontal, amygdala and hippocampal volumes in teenagers with first-presentation borderline personality disorder. Psychiatry Res 163: 116–125, 2008.

Coccaro EF: Intermittent explosive disorder. Curr Psychiatry Rep 2: 42–60, 2003.

Coccaro EF, McCloskey MS, Fitzgerald DA, et al. Amygdala and orbitofrontal reactivity to social threat in individuals with impulsive aggression. Biol Psychiatry 62: 168–178, 2007.

Davidge KM, Atkinson L, Douglas L, et al. Association of the serotonin transporter and 5HT1D beta receptor genes with extreme, persistent and pervasive aggressive behaviour in children. Psychiatr Genet 14: 143–146, 2004.

Deeley Q, Daly E, Surguladze S, et al. Facial emotion processing in criminal psychopathy: preliminary functional magnetic resonance imaging study. Br J Psychiatry 189: 533–539, 2006.

De la Fuente JM, Lotstra F, Goldman S, et al. Temporal glucose metabolism in borderline personality disorder. Psychiatry Res 55: 237–245, 1994.

Dolan M, Fullam R. Theory of mind and mentalizing ability in antisocial personality disorders with and without psychopathy. Psychol Med 34: 1093–1102, 2004.

Donegan NH, Sanislow CA, Blumberg HP, et al. Amygdala hyperreactivity in borderline personality disorder: implications for emotional dysregulation. Biol Psychiatry 54: 1284–1293, 2003.

Dougherty DD, Rauch SL, Deckersbach T, et al. Ventromedial prefrontal cortex and amygdala dysfunction during an anger induction positron emission tomography study in patients with major depressive disorder with anger attacks. Arch Gen Psychiatry 61: 795–804, 2004.

Driessen M, Herrmann J, Stahl K, et al. Magnetic resonance imaging volumes of the hippocampus and the amygdala in women with borderline personality disorder and early traumatization. Arch Gen Psychiatry 57: 1115–1122, 2000.

Driessen M, Beblo T, Mertens M, et al. Posttraumatic stress disorder and fMRI activation patterns of traumatic memory in patients with borderline personality disorder. Biol Psychiatry 55: 603–611, 2004.

Ebner-Priemer UW, Badeck S, Beckmann C, et al. Affective dysregulation and dissociative experience in female patients with borderline personality disorder: a startle response study. J Psychiatr Res 39: 85–92, 2005.

Fecteau S, Pascual-Leone A, Théoret H. Psychopathy and the mirror neuron system: preliminary findings from a non-psychiatric sample. Psychiatry Res 160: 137–144, 2008.

Frankle WG, Lombardo I, New AS, et al. Brain serotonin transporter distribution in subjects with impulsive aggressivity: a positron emission study with [11C]McN 5652. Am J Psychiatry 162: 915–923, 2005.

George C, West M. The Adult Attachment Projective: measuring individual differences in attachment security using projective methodology. In: Comprehensive Handbook of Psychological Assessment, Vol 2: Personality Assessment. Edited by Hilsenroth M. New York, Wiley, 2003, 431–448.

Hare RD. Psychopathy and physiological activity during anticipation of an aversive stimulus in a distraction paradigm. Psychopathology 19: 266–271, 1982.

Hare RD. The Hare Psychopathy Checklist – Revised. Toronto, Ontario, Canada, Multi-Health Systems, 1991.

Hare RD, Neuman CS. Psychopathy as a clinical and empirical construct. Annu Rev Clin Psychol 4: 217–246, 2008.

Hariri A, Holmes A. Genetics of emotional regulation: the role of the serotonin transporter in neural function. Trends Cogn Sci 10: 182–191, 2006.

Hegerl U, Stein M, Mulert C, et al. EEG-vigilance differences between patients with borderline personality disorder, patients with obsessive-compulsive disorder and healthy controls. Eur Arch Psychiatry Clin Neurosci 253: 137–143, 2008.

Hennig J, Reuter M, Netter P, et al. Two types of aggression are differentially related to serotonergic activity and the A779C TPH polymorphism. Behav Neurosci 119: 16–25, 2005.

Herpertz SC, Kunert HJ, Schwenger UB, et al. Affective responsiveness in borderline personality disorder: a psychophysiological approach. Am J Psychiatry 156: 1550–1556, 1999.

Herpertz SC, Schwenger UB, Kunert HJ, et al. Emotional responses in patients with borderline as compared with avoidant personality disorder. J Pers Disord 14: 339–351, 2000.

Herpertz SC, Dietrich TM, Wenning B, et al. Evidence of abnormal amygdala functioning in borderline personality disorder: a functional MRI study. Biol Psychiatry 50: 292–298, 2001a.

Herpertz SC, Werth U, Lukas G, et al. Emotion in criminal offenders with psychopathy and borderline personality disorder. Arch Gen Psychiatry 58: 737–745, 2001b.

Horn NR, Dolan M, Elliott R, et al. Response inhibition and impulsivity: an fMRI study. Neuropsychologia 41: 1959–1966, 2003.

Irle E, Lange C, Weniger G, et al. Size abnormalities of the superior parietal cortices are related to dissociation in borderline personality disorder. Psychiatry Res 156: 139–149, 2007.

Ishikawa SS, Raine A, Lencz T, et al. Autonomic stress reactivity and executive functions in successful and unsuccessful criminal psychopaths from the community. J Abnorm Psychol 110: 423–432, 2001.

Jovev M, Garner B, Phillips L, et al. An MRI study of pituitary volume and parasuicidal behavior in teenagers with first-presentation borderline personality disorder. Psychiatry Res 162: 273–277, 2008.

Juengling FD, Schmahl C, Hesslinger B, et al. Positron emission tomography in female patients with borderline personality disorder. J Psychiatr Res 37: 109–115, 2003.

Kernberg OF. Severe Personality Disorders: Psychotherapeutic Strategies. New Haven, CT, Yale University Press, 1984.

Kiehl KA, Smith AM, Hare RD, et al. Limbic abnormalities in affective processing by criminal psychopaths as revealed by functional magnetic resonance imaging. Biol Psychiatry 50: 677–684, 2001.

Kim-Cohen J, Caspi A, Taylor A, et al. MAOA, maltreatment, and gene-environment interaction predicting children's mental health: new evidence and a meta-analysis. Mol Psychiatry 11: 903–913, 2006.

King JA, Blair RJR, Mitchell DG, et al. Doing the right thing: a common neural circuit for appropriate violent or compassionate behavior. Neuroimage 30: 1069–1076, 2006.

Koenigsberg HW, Harvey PD, Mitropoulou V, et al. Characterizing affective instability in borderline personality disorder. Am J Psychiatry 159: 784–788, 2002.

Kringelbach ML, Rolls ET. The functional neuroanatomy of the human orbitofrontal cortex: evidence from neuroimaging and neuropsychology. Prog Neurobiol 72: 341–372, 2004.

Laakso MP, Gunning-Dixon F, Vaurio O, et al. Prefrontal volumes in habitually violent subjects with antisocial personality disorder and type 2 alcoholism. Psychiatry Res 114: 95–102, 2002.

Lang PJ, Bradley MM, Cuthbert BN. Emotion and motivation: measuring affective perception. J Clin Neurophysiol 15: 397–408, 1998.

Lang PJ, Davis M, Ohman A. Fear and anxiety: animal models and human cognitive psychophysiology. J Affect Disord 61: 137–159, 2000.

Lee JH, Kim HT, Hyun DS. Possible association between serotonin transporter promoter region polymorphism and impulsivity in Koreans. Psychiatry Res 118: 19–24, 2003.

Lee R, Coccaro E. The neuropsychopharmacology of criminality and aggression. Can J Psychiatry 46: 35–44, 2001.

Lesch KP, Merschdorf U. Impulsivity, aggression, and serotonin: a molecular psychobiological perspective. Behav Sci Law 18: 581–604, 2000.

Levenston GK, Patrick CJ, Bradley MM, et al. The psychopath as observer: emotion and attention in picture processing. J Abnorm Psychol 109: 373–385, 2000.

Lotze M, Veit R, Anders S, et al. Evidence for a different role of the ventral and dorsal medial prefrontal cortex for social reactive aggression: an interactive fMRI study. Neuroimage 34: 470–478, 2007.

Lykken DT. A study of anxiety in the sociopathic personality. J Abnorm Soc Psychol 55: 6–10, 1957.

Lyoo IK, Han MH, Cho DY. A brain MRI study in subjects with borderline personality disorder. J Affect Disord 50: 235–243, 1998.

Mann JJ. Neurobiology of suicidal behaviour. Nat Rev Neurosci 4: 819–828, 2003.

Manuck SB, Flory JD, Muldoon MF, et al. Central nervous system serotonergic responsivity and aggressive disposition in men. Physiol Behav 77: 705–709, 2002.

Marsh DM, Dougherty DD, Moeller FG, et al. Laboratory measured aggressive behavior of women: acute tryptophan depletion and augmentation. Neuropsychopharmacology 26: 660–671, 2002.

Meyer-Lindenberg A, Buckholtz JW, Kolachana BR, et al. Neural mechanisms of genetic risk for impulsivity and violence in humans. Proc Natl Acad Sci USA 103: 6269–6274, 2006.

Minzenberg MJ, Fan J, New AS, et al. Fronto-limbic dysfunction in response to facial emotion in borderline personality disorder: an event-related fMRI study. Psychiatry Res 155: 231–243, 2007.

Minzenberg MJ, Fan J, New AS, et al. Frontolimbic structural changes in borderline personality disorder. J Psychiatr Res 42: 727–733, 2008.

Mitchell DG, Colledge E, Leonard A, et al. Risky decisions and response reversal: is there evidence of orbitofrontal cortex dysfunction in psychopathic individuals? Neuropsychologia 40: 2013–2022, 2002.

Mitchell DG, Avny SB, Blair RJ. Divergent patterns of aggressive and neurocognitive characteristics in acquired versus developmental psychopathy. Neurocase 12: 164–178, 2006a.

Mitchell DG, Fine C, Richell RA, et al. Instrumental learning and relearning in individuals with psychopathy and in patients with lesions involving the amygdala or orbitofrontal cortex. Neuropsychology 20: 280–289, 2006b.

Müller JL, Sommer M, Wagner V, et al. Abnormalities in emotion processing within cortical and subcortical regions in criminal psychopaths: evidence from a functional magnetic resonance imaging study using pictures with emotional content. Biol Psychiatry 54: 152–162, 2003.

Müller JL, Sommer M, Weber T, et al. Disturbed prefrontal and temporal brain function during emotion and cognition interaction in criminal psychopathy. Behav Sci Law 26: 131–150, 2008.

Munro GES, Dywan J, Harris GT, et al. Response inhibition in psychopathy: the frontal N2 and P3. Neurosci Lett 418: 149–153, 2007.

New AS, Gelernter J, Yovell Y, et al. Tryptophan hydroxylase genotype is associated with impulsive-aggression measures: a preliminary study. Am J Med Genet 81: 13–17, 1998.

New AS, Hazlett EA, Buchsbaum MS, et al. Blunted prefrontal cortical 18fluorodeoxyglucose positron emission tomography response to metachlorophenylpiperazine in impulsive aggression. Arch Gen Psychiatry 59: 621–629, 2002.

New AS, Buchsbaum MS, Hazlett EA, et al. Fluoxetine increases relative metabolic rate in prefrontal cortex in impulsive aggression. Psychopharmacology (Berl) 176: 451–458, 2004.

Newman JP, Kosson DS. Passive avoidance learning in psychopathic and non-psychopathic offenders. J Abnorm Psychol 95: 252–256, 1986.

Passamonti L, Fera F, Magariello A, et al. Monoamine oxidase-A genetic variations influence brain activity associated with inhibitory control: new insight into the neural correlates of impulsivity. Biol Psychiatry 59: 334–340, 2006.

Pastor MC, Moltó J, Vila J, et al. Startle reflex modulation, affective ratings and autonomic reactivity in incarcerated Spanish psychopaths. Psychophysiology 40: 934–938, 2003.

Patrick CJ, Bradley MM, Lang PJ. Emotion in the criminal psychopath: startle reflex modulation. J Abnorm Psychol 102: 82–92, 1993.

Peterson BS, Kane MJ, Alexander GM, et al. An event-related functional MRI study comparing interference effects in the Simon and Stroop tasks. Brain Res Cogn Brain Res 13: 427–440, 2002.

Philipsen A, Feige B, Al-Shajlawi A, et al. Increased delta power and discrepancies in objective and subjective sleep measurements in borderline personality disorder. J Psychiatr Res 39: 489–498, 2005.

Phillips ML, Drevets WC, Rauch SL, et al. Neurobiology of emotion perception, I: the neural basis of normal emotion perception. Biol Psychiatry 54: 504–514, 2003.

Placidi GP, Oquendo MA, Malone KM, et al. Aggressivity, suicide attempts, and depression: relationship to cerebrospinal fluid monoamine metabolite levels. Biol Psychiatry 50: 783–791, 2001.

Raine A, Buchsbaum MS, Stanley J, et al. Selective reductions in prefrontal glucose metabolism in murderers. Biol Psychiatry 36: 365–373, 1994.

Raine A, Buchsbaum M, Lacasse L. Brain abnormalities in murderers indicated by positron emission tomography. Biol Psychiatry 42: 495–508, 1997.

Raine A, Lencz T, Bihrle S, et al. Reduced prefrontal gray matter volume and reduced autonomic activity in antisocial personality disorder. Arch Gen Psychiatry 57: 119–127, 2000.

Retz W, Junginger P, Supprian T, et al. Association of serotonin transporter promoter gene polymorphism with violence: relation with personality disorders, impulsivity, and childhood ADHD psychopathology. Behav Sci Law 22: 415–425, 2004.

Rosenthal MZ, Gratz KL, Kosson DS, et al. Borderline personality disorder and emotional responding: a review of the research literature. Clin Psychol Rev 28: 75–91, 2008.

Rubia K, Lee F, Cleare AJ, et al. Tryptophan depletion reduces right inferior prefrontal activation during response inhibition in fast, event-related fMRI. Psychopharmacology (Berl) 179: 791–803, 2005.

Ruchsow M, Walter H, Buchheim A, et al. Electrophysiological correlates of error processing in borderline personality disorder. Biol Psychol 72: 133–140, 2006.

Ruchsow M, Groen G, Kiefer M, et al. Response inhibition in borderline personality disorder: event-related potentials in a Go/Nogo task. J Neural Transm 115: 127–133, 2008.

Rujescu D, Giegling I, Sato T, et al. Genetic variations in tryptophan hydroxylase in suicidal behavior: analysis and meta-analysis. Biol Psychiatry 54: 465–473, 2003.

Rusch N, van Elst LT, Ludaescher P, et al. A voxel-based morphometric MRI study in female patients with borderline personality disorder. Neuroimage 20: 385–392, 2003.

Russ MJ, Campbell SS, Kakuma T, et al. EEG theta activity and pain insensitivity in self-injurious borderline patients. Psychiatry Res 89: 201–214, 1999.

Schmahl C, Greffrath W, Baumgartner U, et al. Differential nociceptive deficits in patients with borderline personality disorder and self-injurious behavior: laser-evoked potentials, spatial discrimination of noxious stimuli, and pain ratings. Pain 110: 470–479, 2004.

Schneider F, Habel U, Kessler C, et al. Functional imaging of conditioned aversive emotional responses in antisocial personality disorder. Neuropsychobiology 42: 192–201, 2000.

Schnell K, Dietrich T, Schnitker R, et al. Processing of autobiographical memory retrieval cues in borderline personality disorder. J Affect Disord 97: 253–259, 2007.

Silbersweig D, Clarkin JF, Goldstein M, et al. Failure of frontolimbic inhibitory function in the context of negative emotion in borderline personality disorder. Am J Psychiatry 164: 1832–1841, 2007.

Soloff PH, Lynch KG, Moss HG. Serotonin, impulsivity and alcohol use disorders in the older adolescent: a psychobiological study. Alcohol Clin Exp Res 24: 1609–1619, 2000.

Soloff PH, Meltzer CC, Becker C, et al. Impulsivity and prefrontal hypometabolism in borderline personality disorder. Psychiatry Res 123: 153–163, 2003.

Staner L, Uyanik G, Correa H, et al. A dimensional impulsive-aggressive phenotype is associated with the A218C polymorphism of the tryptophan hydroxylase gene: a pilot study in well-characterized impulsive inpatients. Am J Med Genet 114: 553–557, 2002.

Stanley B, Molcho A, Stanley M, et al. Association of aggressive behavior with altered serotonergic function in patients who are not suicidal. Am J Psychiatry 157: 609–614, 2000.

Sterzer P, Stadler C, Krebs A, et al. Abnormal neural responses to emotional visual stimuli in adolescents with conduct disorder. Biol Psychiatry 57: 7–15, 2005.

Tebartz van Elst LT, Thiel T, Hesslinger B, et al. Subtle prefrontal neuropathology in a pilot magnetic resonance spectroscopy study in patients with borderline personality disorder. J Neuropsychiatry Clin Neurosci 13: 511–514, 2001.

Tebartz van Elst LT, Hesslinger B, Thiel T, et al. Frontolimbic brain abnormalities in patients with borderline personality disorder: a volumetric magnetic resonance imaging study. Biol Psychiatry 54: 163–171, 2003.

Veit R, Flor H, Erb M, et al. Brain circuits involved in emotional learning in antisocial behavior and social phobia in humans. Neurosci Lett 328: 233–236, 2002.

Völlm B, Richardson P, Stirling J, et al. Neurobiological substrates of antisocial and borderline personality disorder: preliminary results of a functional fMRI study. Crim Behav Ment Health 14: 39–54, 2004.

Watson S, Chilton R, Fairchild H, et al. Association between childhood trauma and dissociation among patients with borderline personality disorder. Aust N Z J Psychiatry 40: 478–481, 2006.

World Health Organization. International Statistical Classification of Diseases and Related Health Problems, 10th Revision. Geneva, World Health Organization, 1992.

Yang Y, Raine A. Functional neuroanatomy of psychopathy. Psychiatry 7: 133–136, 2008.

Yang Y, Raine A, Lencz T, et al. Volume reduction in prefrontal gray matter in unsuccessful criminal psychopaths. Biol Psychiatry 57: 1103–1108, 2005.

Zalsman G, Frisch A, Bromberg M, et al. Family based association study of serotonin transporter promoter in suicidal adolescents: no association with suicidality but possible role in violence traits. Am J Med Genet 105: 239–245, 2001.

Zetzsche T, Preuss UW, Bondy B, et al. 5-HT1A receptor gene C –1019 G polymorphism and amygdala volume in borderline personality disorder. Genes Brain Behav 7: 306–313, 2008.

Zill P, Büttner A, Eisenmenger W, et al. Single nucleotide polymorphism and haplotype analysis of a novel tryptophan hydroxylase isoform (TPH2) gene in suicide victims. Biol Psychiatry 56: 581–586, 2004.

4 Die Shedler-Westen Assessment Procedure[1]

Zur Formulierung einer klinisch sinnvollen Persönlichkeitsdiagnostik

Jonathan Shedler, Drew Westen

Eine der größten Herausforderungen, der sich Psychiatrie und Psychotherapie gegenübersehen, ist die wachsende Kluft zwischen Wissenschaft und Praxis. Diese zeigt sich besonders deutlich, wenn es um die Konzeptualisierung und Diagnostik von Persönlichkeit geht. Für die meisten Therapeuten ist Persönlichkeitsdiagnostik eine Aufgabe, die Urteilsvermögen und Expertise erfordert. Erfahrene Therapeuten tragen in ihrer Urteilsbildung einer Vielzahl an psychologischen Informationen Rechnung, indem sie nicht nur darauf achten, was ein Patient sagt, sondern auch, wie er es sagt. In ihre komplexen Schlussfolgerungen fließen die Erzählungen des Patienten über sein Leben und seine Beziehungen ebenso mit ein wie die Art und Weise, wie sich der Patient gegenüber dem Therapeuten verhält, sowie dessen eigene emotionale Reaktionen auf den Patienten (Westen u. Arkowitz 1998).

Die diagnostische Einschätzung z. B., inwieweit eine Beeinträchtigung der Empathiefähigkeit vorliegt, die ein zentrales Bestimmungsmerkmal der Narzisstischen Persönlichkeitsstörung darstellt, erfolgt in aller Regel nicht über Selbsteinschätzungsbögen des Patienten oder direktes Nachfragen des Therapeuten (Wesen 1997). Narzisstische Patienten werden kaum von sich aus über ihr fehlendes Einfühlungsvermögen berichten, sondern sich im Gegenteil als fürsorgliche Mitmenschen und treue Freunde darstellen. Häufig ist es eher ein subtiles Gefühl aufseiten des Therapeuten, austauschbar oder ersetzbar zu sein, als bloßer Resonanzboden und weniger als menschliches Gegenüber behandelt zu werden; dieses subtile Gefühl kann als erster Hinweis für eine Beeinträchtigung der Empathiefähigkeit aufseiten des Patienten verstanden werden (zu empirischen Ergebnissen s. Betan et al. 2005; zu klinischen Diskussionen s. Kernberg 1975; McWilliams 1994). Der Therapeut könnte sich nun die Frage stellen, ob dieses Gefühl charakteristisch ist für seinen Kontakt mit diesem spezifischen Patienten und ob es sein Rollenverständnis als Therapeut widerspiegelt. Womöglich er-

---

1 Das englische Original basiert auf dem Beitrag Shedler J, Westen D. Personality diagnosis with the Shedler-Westen Assessment Procedure (SWAP): bridging the gulf between science and practice. In: Psychodynamic Diagnostic Manual (PDM). Edited by PDM Task Force. Silver Spring, MD, Alliance of Psychoanalytic Organizations, 2006, 573–613; Abdruck mit freundlicher Genehmigung von Prof. Jonathan Shedler und PDM.

kennt er, dass der Patient dazu neigt, andere auf der Basis ihrer bedürfnisbefriedigenden Funktion zu beschreiben und nicht so sehr im Lichte dessen, was sie als Personen ausmacht. Nun ginge es darum zu überlegen, inwieweit diese Aspekte im Einklang stehen mit dem, was der Patient über sich und sein Leben berichtet, mit den Schwierigkeiten, die ihn in Therapie geführt haben, sowie mit den fremdanamnestischen Informationen von Familienmitgliedern oder anderen Personen, die ihn näher kennen. Diese spezifische Form der Hypothesen- und Schlussbildung bildet das Herzstück psychodynamischen Vorgehens in dem Bemühen, andere Menschen zu verstehen.

Doch genau diesen Ansatz klinischer Urteils- und Schlussbildung scheuen viele Forscher. Je mehr die Bedeutung klinischer Schlussbildung in den verschiedenen Ausgaben des Diagnostischen und Statistischen Manuals (DSM) im Laufe der Zeit zurückging, desto stärker wurde der Trend unter Forschern, Persönlichkeitsstörungen als rein technische Aufgabe im Sinne einer bloßen Auflistung von Krankheitsanzeichen und Symptomen zu betrachten, ohne zu berücksichtigen,

- wie diese Krankheitsanzeichen und Symptome zueinander passen,
- welchen psychologischen Zweck sie erfüllen,
- welche Bedeutung ihnen zukommt,
- wie sie sich entwickelt haben oder
- durch welche aktuellen Faktoren sie aufrechterhalten werden.

Der »Gold-Standard« in der Diagnostik von Persönlichkeitsstörungen ist das Strukturierte Interview. Methoden dieser Art zielen auf das Erreichen von Interrater-Reliabilitäten ab, indem sie die Bedeutung klinischer Urteilsbildung minimieren und durch standardisierte Fragen und Entscheidungsregeln ersetzen. Für gewöhnlich sind es Forschungsassistenten oder noch in Ausbildung befindliche Kollegen, die diese Interviews durchführen, nicht aber erfahrene Therapeuten.

Allerdings gab es gute Gründe, dass die Entwicklung des DSM und strukturierter Diagnoseverfahren in diese Richtung ging. Vor dem DSM-III (American Psychiatric Association 1980) waren psychiatrische Diagnosen unsystematisch, ausgesprochen subjektiv und von zweifelhaftem wissenschaftlichem Nutzen. Nicht selten offenbarten sie mehr über den Hintergrund und die theoretischen Vorlieben des Diagnostikers als über die Persönlichkeit des Patienten. Strukturierte Diagnoseverfahren wurden im Dienste der Wissenschaft und als Gegenbewegungen zu den unsystematischen Diagnosestellungen in der Vergangenheit entwickelt. In diesem Übergang der Persönlichkeitsdiagnostik von einer größtenteils subjektiven klinischen Angelegenheit hin zu einer weitgehend technischen und forschungsgeleiteten Praxis wurde viel gewonnen, aber auch viel verloren. Die Überwindung des Schismas zwischen Wissenschaft und Praxis kann jedoch nicht bedeuten, die Uhr zurückzudrehen und die in den vergangenen Jahrzehnten erzielten wissenschaftlichen Fortschritte über Bord zu werfen. Sie kann genauso wenig heißen, die Vielzahl an Einsichten, die Generationen von Therapeuten gesammelt haben, einfach zu ignorieren. Die Lösung liegt vielmehr darin, klinische Beobachtung und empirische Strenge so miteinander zu verbinden, dass beide Bereiche optimal zum Einsatz kommen.

Dieses Kapitel beschreibt die Shedler-Westen Assessment Procedure (SWAP), einen Ansatz zur Persönlichkeitsdiagnostik, der klinische Urteils- und Schlussbildung miteinander *verknüpft*, anstatt sie zu eliminieren, und der auf diese Weise der klinischen und empirischen Tradition mit dem, was sie zu bieten haben, gleichermaßen gerecht wird. Die SWAP bietet Methoden der Persönlichkeitsdiagnostik, die sowohl klinisch relevant als auch empirisch präzise sind.

Im Folgenden werden wir

- die problematischen Aspekte des DSM-Diagnosesystems für Persönlichkeitsstörungen zusammenfassen,
- darüber diskutieren, inwiefern es schwierig sein kann, klinische Beobachtung und Urteilsbildung in die Forschung zu integrieren,
- die Entwicklung der SWAP-200 als Methode zur Systematisierung klinischer Beobachtung und Einsicht beschreiben,
- ihren Nutzen für die Diagnosestellung und klinische Fallkonzeption illustrieren,
- die Nachweise für Reliabilität und Validität zusammenfassen und
- Empfehlungen für eine Revision der Achse II im DSM-5 diskutieren.

4.1 Warum eine Revision der Achse II?

Die Art und Weise, wie im aktuellen DSM Persönlichkeitsstörungen diagnostiziert werden, stößt sowohl bei Therapeuten als auch bei Forschern auf wenig Gegenliebe. Vielmehr herrscht Übereinstimmung darüber, dass die Achse II im DSM neu konfiguriert werden muss (Skodol u. Bender 2009). Folgende Probleme im Zusammenhang mit Achse II sind zu nennen (s. auch Clark 1992; Grove u. Tellegen 1991; Jackson u. Livesley 1995; Livesley 1995; Livesley u. Jackson 1992; Westen u. Shedler 1999a, 2000; Widinger u. Frances 1985):

- Die diagnostischen Kategorien basieren nicht auf stabilen empirischen Erkenntnissen und widersprechen häufig den Ergebnissen von Cluster- und Faktorenanalysen (Blais u. Norman 1997; Clark 1992; Harkness 1992; Livesley u. Jackson 1992; Morey 1988).
- Achse II legt sich willkürlich auf ein kategoriales Diagnosesystem fest. Stattdessen wäre es sehr viel sinnvoller, beispielsweise die Borderline-Pathologie auf einem Kontinuum von »fehlt« über »mäßig« bis hin zu »schwer« anzusiedeln, anstatt nur zwischen »fehlt« und »vorhanden« zu unterscheiden. Das Gleiche gilt für individuelle diagnostische Kriterien. Zum Beispiel: Wie sehr muss die Fähigkeit zur Empathie beeinträchtigt sein, um einen »Empathiemangel« darzustellen?
- Achse-II-Kodierungen bieten keine Möglichkeit, Kriterien zu gewichten, die sich in ihrer Bedeutung für die Diagnosestellung unterscheiden (Davies et al. 1993).

- Die Komorbiditäten zwischen einzelnen Persönlichkeitsstörungs-Diagnosen sind unangemessen hoch. Patienten, die die Merkmale einer Persönlichkeitsstörung aufweisen, erfüllen häufig auch die Kriterien für sechs weitere Persönlichkeitsstörungen (Blais u. Norman 1997; Grilo et al. 2002; Oldham et al. 1992; Pilkonis et al. 1995; Watson u. Sinha 1998). Dies spricht für eine fehlende diskriminative Validität der diagnostischen Konstrukte, der diagnostischen Methoden oder beides.
- Im Bemühen, die Komorbiditätsraten zu senken, haben DSM-Arbeitsgruppen diagnostische Kategorien und Kriterien zuweilen so manipuliert, dass letztlich weder den klinischen Beobachtungen noch den empirischen Daten Rechnung getragen wurde. So fielen beispielsweise »Empathiemangel« und »Grandiosität« aus dem Kriterienkatalog der Antisozialen Persönlichkeitsstörung, um Überschneidungen mit der Narzisstischen Persönlichkeitsstörung so gering wie möglich zu halten, obwohl beide Merkmale auf *beide* Persönlichkeitsstörungen zutreffen (Westen u. Shedler 1999a; Widinger u. Corbitt 1995).
- Versuche einer genaueren Definition von Persönlichkeitsstörungen haben im Laufe der Zeit zu einer Verengung der Kriterienkataloge geführt und so die Unterscheidung zwischen Persönlichkeits*störungen* (komplexe Syndrome, die Kognition, Affekt, Motivation, interpersonelles Funktionsniveau etc. umfassen) und einfachen Persönlichkeits*traits* zunehmend ausgehöhlt. So sind z. B. die diagnostischen Kriterien für die Paranoide Persönlichkeitsstörung im Wesentlichen redundante Verweise auf einen einzigen Persönlichkeitstrait, nämlich chronisches Misstrauen. Die Diagnosekriterien beschreiben nicht mehr das vielschichtige Persönlichkeitssyndrom, das von den meisten erfahrenen Therapeuten erkannt wird (Millon 1990; Millon u. Davis 1997).
- Achse II berücksichtigt keine Persönlichkeits*stärken*, die bei manchen Patienten zum Ausschluss einer Persönlichkeitsstörungs-Diagnose führen würden. So wäre etwa die Unterscheidung zwischen einem Patienten mit Narzisstischer Persönlichkeitsstörung und einer sehr viel gesünderen Person mit narzisstischer Persönlichkeitsdynamik keine Frage des bloßen Addierens von Symptomen, sondern würde die Überlegung implizieren, ob die betreffende Person über positive Eigenschaften verfügt, wie z. B. die Fähigkeit zu lieben und bedeutsame Beziehungen aufrechtzuerhalten, die von gegenseitiger Fürsorge und Verständnis getragen sind.
- Die auf Achse II angesiedelten Diagnosen umfassen nicht das Spektrum an Persönlichkeitspathologie, wie sie Therapeuten in der Praxis zu Gesicht bekommen. Unter den Patienten, die aufgrund ihrer Persönlichkeitspathologie behandelt werden, können nur weniger als 40 % auf Achse II diagnostiziert werden (Westen u. Arkowitz-Westen 1998).
- Achse-II-Diagnosen haben nicht den klinischen Nutzen, den sie haben könnten. Die Tatsache, dass ein Patient die Kriterien für eine Vermeidende Persönlichkeitsstörung oder Abhängige Persönlichkeitsstörung aufweist, sagt wenig darüber aus, welche Funktion die Symptomatik des Patienten erfüllt, auf welche

Persönlichkeitsprozesse in der Behandlung abgezielt oder wie die Symptomatik behandelt werden sollte.

- Der Algorithmus, der für diagnostische Entscheidungen herangezogen wird (Addieren von Symptomen), entspricht nicht den Methoden, wie sie im Klinikalltag an der Tagesordnung sind oder sinnvollerweise zu erwarten wären. Empirische kognitive Untersuchungen haben gezeigt, dass Therapeuten zu ihren Diagnosen *nicht* über das Addieren von Symptomen gelangen. Vielmehr versuchen sie einzuschätzen, inwieweit ein Patient und eine bestimmte kognitive Schablone oder der Prototyp einer Störung »zusammenpassen« (d. h. sie betrachten die Merkmale einer Störung als eine bestimmte Konfiguration oder Gestalt). Oder aber sie wenden Kausaltheorien an, die den Interrelationen zwischen den einzelnen Symptomen einen Sinn verleihen (Blashfield 1985; Cantor u. Genero 1986; Kim u. Ahn 2002; Westen et al. 2002).
- Die Instrumente zur Diagnostik von Persönlichkeitsstörungen erfüllen nicht die Standards für Reliabilität und Validität, die normalerweise in der psychologischen Forschung vorausgesetzt werden. Fragebögen und strukturierte Interviews zeigen sowohl untereinander als auch hinsichtlich der LEAD-Standards (Langzeit-Evaluierung auf der Grundlage aller verfügbaren Daten) relativ wenig Konvergenz (Perry 1992; Pilkonis et al. 1995; Skodol et al. 1991; Spitzer 1983; Westen 1997). Auch die Test-Retest-Reliabilität in Intervallen, die länger als 6 Wochen umfassen, ist gering ausgeprägt (First et al. 1995; Zimmermann 1994). Eine schlechte Test-Retest-Reliabilität ist besonders problematisch angesichts der Tatsache, dass Persönlichkeitsstörungen per definitionem als zeitlich überdauernd und stabil gelten.[2]

Den meisten Vorschlägen zur Lösung dieser Probleme liegt die Annahme zugrunde, dass eine Verbesserung der Situation nur dadurch zu erreichen ist, wenn die Bedeutung des Klinikers weiter minimiert wird – sei es über die Entwicklung zunehmend verhaltensorientierter und weniger inferentieller diagnostischer Kriterien, sei es, dass durch den Einsatz von Selbsteinschätzungsinstrumenten die Person des Klinikers von vorneherein ausgeschlossen wird. Lösungsversuche

---

2 Die schlechte Test-Retest-Reliabilität hat manche Forscher zu der Hypothese veranlasst, Persönlichkeitsstörungen als weniger stabil anzusehen als bislang vermutet. Eine derartige Interpretation der Daten scheint jedoch nicht mit den Beobachtungen nahezu aller klinischen Theoretiker übereinzustimmen. Eher ließe sich die These aufstellen, dass die diagnostischen Erhebungsinstrumente nicht die Kernmerkmale der Persönlichkeit erfassen, die Therapeuten, die Patienten mit Persönlichkeitsstörungen behandeln und diese gut kennen, als zentral erachten. Insbesondere ist denkbar, dass die Diagnoseinstrumente vorübergehende Symptome auf der Verhaltensebene (z. B. Schneiden und Suizidalität bei Borderline-Patienten, das womöglich nur in Erscheinung tritt, wenn eine Bindungsbeziehung gefährdet ist) übermäßig betonen, während zugrunde liegende und zeitlich überdauernde Persönlichkeitsprozesse (z. B. Affektdysregulation sowie Gefühle der Leere und des Selbsthasses bei Borderline-Patienten) zu wenig Beachtung finden (s. Zanarini et al. 2000).

dieser Art können jedoch Teil des Problems selbst sein. Wenn wir die klinische Beobachtung und Urteilsbildung eliminieren, würden wir womöglich zentrale psychologische Sachverhalte aus unserer Betrachtung ausschließen (Cousineau u. Shedler 2006; Shedler et al. 1993). Eine Alternative wäre, die klinische Schlussbildung für den wissenschaftlichen Gebrauch nutzbar zu machen.

4.2 Problematik klinischer Daten

Das Problem klinischer Beobachtung und Schlussbildung ist nicht, dass sie für sich genommen unreliabel sind, wie manche Forscher meinen (zur Diskussion und Literaturübersicht s. auch Westen u. Weinberger 2004). Vielmehr besteht das Problem darin, dass klinische Beobachtung und Schlussbildung für gewöhnlich in einer Art und Weise formuliert werden, die sich nur schwer systematisch untersuchen lässt. Ein Lineal misst in Zentimetern, eine Waage in Kilogramm, aber welches metrische System sollen Psychotherapeuten ihrem Tun zugrunde legen? Stellen wir uns drei Kliniker vor, alle drei psychodynamisch orientiert, die das gleiche Fallmaterial zu Gesicht bekommen. Der eine spricht womöglich von Konflikt und Kompromissbildung, der andere von projizierten und introjizierten Selbst- und Objektrepräsentanzen, der dritte von Selbstdefekten und Fragmentierung. Es ist nicht auf Anhieb ersichtlich, ob diese drei Therapeuten die gleichen Beobachtungen machen können oder nicht. Es gibt drei Möglichkeiten:

- Sie beobachten alle das Gleiche, bedienen sich aber unterschiedlicher Sprachen und Metaphern.
- Sie legen ihr Augenmerk auf unterschiedliche Aspekte des klinischen Materials, wie es in der Parabel vom Elefanten und den drei Blinden der Fall ist.
- Sie sind womöglich gar nicht in der Lage, die gleichen Beobachtungen zu machen.

Um zu bestimmen, ob Therapeuten zu den gleichen Beobachtungen und Schlussfolgerungen gelangen können, müssen wir gewährleisten, dass sie die gleiche Sprache sprechen und ihr Augenmerk auf das gleiche Spektrum klinischer Phänomene legen.

4.3 Standardvokabular zur Fallbeschreibung

Die SWAP ist ein Diagnostikinstrument, das Therapeuten sämtlicher Schulrichtungen ein Standardvokabular zur Fallbeschreibung an die Hand gibt (Shedler u. Westen 1998, 2004a; Westen u. Shedler 1999a, 1999b). Das »Vokabular« besteht aus 200 Aussagen (Items). Jede einzelne Aussage kann einen bestimmten Patienten entweder »gut« beschreiben, sie kann aber auch nur »etwas« oder »gar nicht«

zutreffen. Die Beschreibung erfolgt über die Zuordnung der einzelnen Aussagen zu acht Kategorien, die von »sehr zutreffend« (ein Wert von 7) bis zu »unzutreffend« (ein Wert von 0) reichen. Jede der 200 persönlichkeitsbeschreibenden Variablen kann somit im SWAP auf einer Rangskala von 0 bis 7 eingestuft werden. (Sie finden das SWAP auch online unter www.SWAPassessment.org.[3])

Das »Standardvokabular« der SWAP ermöglicht eine tiefgehende psychologische Beschreibung von Patienten auf systematische und quantifizierbare Art und Weise und stellt sicher, dass alle Therapeuten auf dasselbe Spektrum klinischer Phänomene achten (s. Block 1961/1978). Die sprachlichen Formulierungen lehnen sich zum einen eng an die erhobenen Daten an (z. B. »Neigt dazu, sich in Machtkämpfen zu verstricken« oder »Ist in der Lage, bedeutsame Beziehungen aufrechtzuerhalten, die durch echte Nähe und Fürsorge charakterisiert sind«) oder sind so gehalten, dass auf innere Prozesse geschlossen werden muss, wobei jedoch die sprachliche Formulierung klar und eindeutig ist (z. B. »Neigt dazu, eigene, nicht akzeptable Gefühle oder Impulse bei anderen Personen statt bei sich wahrzunehmen«). Schriftliche Formulierungen in dieser jargonfreien Form reduzieren unreliable interpretative Sprünge und machen das Item-Set für Therapeuten aller theoretischen Richtungen zu einem nützlichen Instrumentarium.

Die SWAP basiert auf der Methode des Q-Sort-Verfahrens, das vorsieht, jeden Wert (Score) nach einer festgelegten Häufigkeit zu vergeben (d. h. es gibt eine »festgelegte Verteilung« von Scores). Die SWAP-Verteilung ist asymmetrisch, wobei viele Items den Wert 0 (kein beschreibendes Merkmal) erhalten und zunehmend weniger Items entsprechend höher kodiert werden. Die feste numerische Zuordnung oder Kodierung hat psychometrische Vorteile und minimiert Messfehler, wie sie herkömmlichen Rating-Scales inhärent sind.[4] Die Methode maximierte die Möglichkeit, statistische Relationen dort zu beobachten, wo sie existieren, führt jedoch nicht dazu, wie manche fälschlicherweise glauben, zu einer artefaktbedingten Inflationierung von Reliabilitäts- und Validitätskoeffizienten. Eine detaillierte Beschreibung der Q-Sort-Methode hat Block (1961/1978) vorge-

3 Anm. der Übers.: Die autorisierte deutsche Fassung (Taubner S, Stumpe A, Löffler-Stastka H. Deutsche Fassung des Shedler-Westen-Assessment-Procedure [SWAP]. Trier: Zentrum für Psychologische Information und Dokumentation, 2009.) ist über das Zentrum für Psychologische Information und Dokumentation erhältlich.

4 Dies geschieht z. B. über die sogenannte »Kalibrierung« der Rater. Stellen wir uns eine Rating-Skala vor, bei der Rater jeden Wert so oft nennen können, wie sie wollen. Zwangsläufig werden manche Rater zu extremen Werten neigen (z. B. die Werte 0 und 7 auf einer Skala von 0 bis 7), während andere eher Mittelwerte bevorzugen (z. B. Wert 4 und 5). Somit spiegeln die Scores nicht nur die Merkmale der Patienten wider, sondern auch die Kalibrierung der Rater. Das Q-Sort-Verfahren mit seiner festgelegten Verteilung eliminiert diese Messfehler, da alle Kliniker (Rater) jeden Wert in einer vorher festgelegten Häufigkeit vergeben müssen. Wenn der Gebrauch eines Standard-Aussagenkatalogs das gemeinsame Vokabular darstellt, so kann man die festgelegte Verteilung als ihre »gemeinsame Grammatik« bezeichnen (Block 1961/1978).

nommen; seine psychometrischen Schlussfolgerungen sind nach wie vor gültig. Interessierte Leser seien an seinen klassischen Text verwiesen.

Die im SWAP formulierten Items leiten sich aus verschiedenen Quellen ab, unter anderem

- aus der klinischen Literatur zu Persönlichkeitsstörungen der letzten 50 Jahre (z. B. Kernberg 1975, 1984; Kohut 1971; Linehan 1993);
- den Diagnosekriterien auf Achse II im DSM-III bis DSM-IV (American Psychiatric Association 1994);
- ausgewählten Achse-I-Items des DSM, die bestimmte Persönlichkeitsaspekte widerspiegeln (z. B. Depression und Angst);
- Forschungsarbeiten zu Coping, Abwehr und Affektregulierungsmechanismen (z. B. Perry u. Cooper 1987; Shedler et al. 1993; Vaillant 1992; Westen et al. 1997);
- Forschungen zur interpersonellen Pathologie bei Patienten mit Persönlichkeitsstörung (Westen et al. 1990) und zu Persönlichkeitstraits in nichtklinischen Populationen (z. B. Block 1971; John 1990; McCrae u. Costa 1990);
- Untersuchungen zu Persönlichkeitsstörungen, die seit der Entwicklung der Achse II durchgeführt wurden (s. Livesley 1995);
- Pilot-Interviews, in denen Forschungsbeobachter auf Video aufgezeichnete Interviews mit Patienten mit Persönlichkeitsstörungen anhand älterer Versionen des Item-Sets beschreiben sollten;
- schließlich floss auch die klinische Erfahrung der Autoren in die Item-Formulierung mit ein.

Vor allem aber ist SWAP-200 (die erste große Item-Sammlung) das Ergebnis eines 7-jährigen Überarbeitungsprozesses, in den die Rückmeldungen mehrerer hundert klinischer Kollegen einflossen, die ältere SWAP-Versionen zur Beschreibung ihrer Patienten benutzten (Shedler u. Westen 1998). Die Therapeuten wurden jeweils gebeten, die SWAP auf ihre Patienten anzuwenden und die Frage zu beantworten, ob sich »alle psychologisch relevanten Aspekte« ihrer Patienten angemessen damit beschreiben ließen. Basierend auf den eingehenden Rückmeldungen fügten wir Aussagen (Items) hinzu, überarbeiteten oder formulierten Aussagen um und baten anschließend neu rekrutierte Kollegen, neue Patienten zu beschreiben. Diesen Prozess wiederholten wir mehrere Male, bis die meisten Kollegen unsere Frage in den meisten Fällen mit »Ja« beantworten konnten. Eine neue, überarbeitete Version der SWAP-Aussagensammlung, die SWAP-II, enthält zusätzliche Rückmeldungen von mehr als 2000 Kollegen aller Schulrichtungen (Westen u. Shedler 2007a). Die wiederholte Überarbeitung der Item-Formulierung sollte die Verständlichkeit und klinische Relevanz des SWAP-Item-Katalogs sicherstellen.

Da wir uns um eine jargonfreie und verständliche Formulierung bemüht haben, kann die SWAP zur Beschreibung von Persönlichkeitspathologien von jedem geübten Therapeuten verwendet werden. Unsere Studien zeigen, dass erfahrene Therapeuten aller theoretischen Richtungen die Items verstehen und sie reliabel bewerten. In einer Studie, die eine landesweite Stichprobe von 797 erfahrenen Psychologen und Psychiatern unterschiedlicher theoretischer Provenienz umfasste, die im Durchschnitt über eine 18-jährige Berufserfahrung nach Abschluss ihrer Ausbildung verfügten, wurden die Kollegen gebeten, anhand der SWAP-200 Patienten mit Persönlichkeitsstörungen zu beschreiben (Westen u. Shedler 1999a). Unabhängig von der jeweiligen theoretischen Ausrichtung ergaben die Beschreibungen von Patienten mit einer spezifischen Persönlichkeitsstörung sehr ähnliche SWAP-200 Beschreibungen, und ganze 72,7 % stimmten der Aussage zu »Ich konnte die meisten Aspekte, die ich im Zusammenhang mit diesem Patienten als wichtig erachte, zum Ausdruck bringen« (höchste Bewertungskategorie). In einer weiteren Stichprobe, die 1201 Psychologen und Psychiater umfasste, beantworteten 84 % die Aussage »Die SWAP-II ermöglicht mir, die Aspekte, die ich hinsichtlich der Persönlichkeit meines Patienten als wichtig erachte, zum Ausdruck zu bringen« mit »stimme zu« oder »stimme sehr zu« (weniger als 5 % stimmten nicht zu). Auch hier waren die Ratings unabhängig von der jeweiligen theoretischen Ausrichtung des Therapeuten. Nahezu identische Ergebnisse ergab die Untersuchung an einer nationalen Stichprobe von 950 Therapeuten, die die für Jugendliche ausgearbeitete Version der SWAP-II-A testeten. Uns sind keine anderen Persönlichkeits-Item-Kataloge bekannt, die in dieser Form auf ihre *klinische* Relevanz und Verständlichkeit hin überprüft worden wären.

Ungeübte Therapeuten, die die SWAP zum ersten Mal anwenden, brauchen für die Bearbeitung 30 bis 45 Minuten. Bei geübten Kollegen reduziert sich der Zeitaufwand auf 20 Minuten oder weniger. Die SWAP kann nach sechs oder mehr klinischen Kontakten mit einem Patienten zum Einsatz kommen (die niedrigere Grenze spezifizieren wir in unseren Forschungsprotokollen). Als Ergänzung haben wir ein systematisches Interview – das Clinical Diagnostic Interview (Westen 2002; Westen u. Weinberger 2004) – entwickelt, das sich in circa 2,5 Stunden durchführen lässt und ausreichend Informationen über einen Patienten erfasst, um die Bewertung im SWAP reliabel und valide vornehmen zu können. Das Interview kann zu klinisch-therapeutischen, aber auch Forschungszwecken eingesetzt werden und soll Interviewtechniken erfahrener Therapeuten aller theoretischen Richtungen widerspiegeln und systematisieren (Westen 1997).

4.4 Psychodynamik ohne Jargon

Manche Forscher vertreten die Auffassung, klinische Konzepte, insbesondere psychodynamische, seien zu vage, theoretisch oder hypothetisch, um empirisch überprüft zu werden. Die SWAP-II-Items in Tabelle 4-1 illustrieren, wie die SWAP psychodynamische Konzepte operationalisiert (wobei die Betonung zu Illustrationszwecken auf dem Aspekt der Abwehr liegt). Zu beachten ist, dass die Konstrukte – von jeglichem theoretischen Jargon bereinigt – für eine große Bandbreite an Therapeuten relevant sind, unabhängig davon, welcher theore-

Tab. 4-1 SWAP-II-Items (Anm. der Übers.: Die Item-Übersetzungen entstammen der autorisierten deutschen Fassung: Taubner S, Stumpe A, Löffler-Stastka H. Deutsche Fassung des Shedler-Westen-Assessment-Procedure [SWAP]. Trier: Zentrum für Psychologische Information und Dokumentation [ZPID]. Elektronisches Testarchiv. http://www.zpid.de/index.php?wahl=products&uwahl=frei&uuwahl=testarchiveintro 2009; Abdruck mit freundlicher Genehmigung.)

SWAP-Nummer	SWAP-Item
116	Neigt dazu, eigene nicht akzeptable Gefühle oder Impulse bei anderen Personen statt bei sich wahrzunehmen. (Projektion)
144	Neigt dazu, sich selbst als logisch und rational zu betrachten, unbeeinflusst von Emotion; zieht es vor, so zu handeln, als wären Emotionen irrelevant oder belanglos. (Intellektualisierung)
78	Neigt dazu, Aggressionen auf passive und indirekte Art auszudrücken (kann z. B. Fehler machen, Dinge verschleppen, Dinge vergessen, mürrisch sein). (Passive Aggression)
14	Neigt dazu, anderen die Schuld für eigenes Versagen oder eigene Unzulänglichkeiten verantwortlich zu machen; tendiert zu glauben, seine oder ihre Probleme seien durch äußere Umstände verursacht.
45	Neigt dazu, bestimmte Andere auf unrealistische Weise zu idealisieren; sieht sie als »nur gut« und schließt allgemeine menschliche Unzulänglichkeiten aus. (Idealisierung)
165	Neigt dazu, unannehmbare Wünsche oder Gefühle zu verzerren, indem er oder sie sie in ihr Gegenteil verkehrt (kann übermäßige Besorgnis oder Gefühlsbeteiligung ausdrücken, während gleichzeitig Anzeichen von uneingestandener Feindseligkeit gezeigt werden, Ekel über sexuelle Dinge bei gleichzeitigen Anzeichen von Interesse oder Erregung). (Reaktionsbildung)
9	Tut sich schwer, im Zustand des Ärgers sowohl positive als auch negative Eigenschaften bei ein und derselben Person wahrzunehmen (z. B. Schwarz-Weiß-Denken; plötzlicher Wechsel in der Wahrnehmung einer anderen Person, die in einem Moment als fürsorglich, im nächsten als absichtlich verletzend erlebt wird). (Spaltung)

tischen Ausrichtung diese sich verpflichtet fühlen. Die traditionellen psychoanalytischen Begriffe (die nicht Teil der SWAP-Items sind) sind in Klammern aufgeführt.

4.5 Erfassen klinischer Nuancen

So wie manche Forscher den wissenschaftlichen Nutzen klinischer Beobachtungen infragestellen, so sind viele Kliniker skeptisch, ob ein strukturiertes diagnostisches Vorgehen der Reichhaltigkeit und Komplexität klinischer Fallbeschreibungen gerecht werden kann. Die SWAP-Items lassen sich jedoch zu Mustern verknüpfen, um ein breites Spektrum subtiler klinischer Phänomene zu erfassen und Bedeutungen zu vermitteln, die wiederum den Inhalt der einzelnen Items transzendieren.

Nehmen wir beispielsweise das SWAP-II-Item »Neigt dazu, bewusst oder unbewusst übermäßig sexuell verführerisch oder provozierend zu sein«. Wird dieses Item mit einem hohen Wert kodiert und sind die Werte der Items

- »Nimmt sich übertrieben wichtig (z. B. fühlt sich besonders, überlegen, großartig oder von anderen beneidet)« und
- »Scheint andere vorrangig als Publikum zu behandeln, welches die eigene Wichtigkeit, Brillanz, Schönheit etc. bezeugen soll«

ebenfalls hoch, ergibt sich allmählich das Bild einer narzisstisch organisierten Persönlichkeit, die sexuelle Aufmerksamkeit sucht, um das Gefühl zu stützen, einzigartig und besonders begehrenswert zu sein. Erhält derselbe Patient ebenfalls hohe Werte in den Items »Neigt zu dem Gefühl, er/sie zeige anderen nicht sein/ihr wahres Selbst, tendiert dazu, sich als unecht und falsch zu erleben« und »Neigt dazu, sich als unzulänglich, unterlegen oder als Versager zu fühlen«, so beginnt sich ein komplexeres psychologisches Bild abzuzeichnen. Die miteinander verknüpften SWAP-Items weisen auf Gefühle von Grandiosität und Unzulänglichkeit bei ein und derselben Person hin und stützen die Hypothese, dass Grandiosität dazu dienen kann, schmerzliche Gefühle der Unzulänglichkeit zu überdecken. In der Tat kann genau diese Dualität bei vielen Patienten das Kernstück einer Narzisstischen Persönlichkeitsstörung darstellen (für empirische Nachweise, s. Russ et al. 2008). Die Möglichkeit, psychische Konflikte und Widersprüche zu beschreiben und zu quantifizieren, ist ein Kernmerkmal der SWAP, das dieses Instrument von anderen dimensionalen Modellen unterscheidet (die dimensionalen Modelle gehen davon aus, dass ein bestimmtes Persönlichkeitsmerkmal stark oder schwach ausgeprägt sein kann, aber nicht beides).

Verknüpfen wir das SWAP-Item »sexuell verführerisches Verhalten« mit den Items

- »Neigt zu der Befürchtung, er/sie könne von emotional bedeutsamen Personen zurückgewiesen und verlassen werden«,
- »Scheint das Allein-Sein zu fürchten; kann große Anstrengungen unternehmen, um das Allein-Sein zu vermeiden« und
- »Neigt dazu, einschmeichelnd oder unterwürfig zu sein (stimmt z. B. in der Hoffnung auf Unterstützung oder Zustimmung Dingen zu, mit denen er/sie nicht einverstanden ist oder die er/sie nicht tun will«,

so zeichnet sich das Bild einer abhängigen Person ab, die mithilfe von Sexualität verzweifelt versucht, angesichts gefürchteten Verlassenwerdens Bindung aufrechtzuerhalten.

Die Verknüpfung des Items »sexuell verführerisches Verhalten« mit den Items

- »Neigt dazu, impulsiv zu handeln, ohne die Folgen zu berücksichtigen«,
- »Nutzt andere aus; ist nur auf den eigenen Vorteil bedacht; besetzt moralische Werte nur sehr gering« und

- »Scheint keine Reue zu erleben für die Verletzungen oder das Leid, was er/sie anderen zugefügt hat«,

lässt an eine antisoziale Persönlichkeit denken, die andere sexuell ausbeutet und deren primäre Sorge darin besteht, eigene Bedürfnisse sofort zu befriedigen.

»Sexuell verführerisches Verhalten« in Verbindung mit

- »Empfindet sich als zutiefst schlecht; sieht sich als im Kern beschädigt, böse oder verfault« und
- »Scheint sich selbst ›bestrafen‹ zu wollen; stellt Situationen her, die zu Unzufriedenheit führen, oder meidet aktiv Gelegenheiten des Vergnügens oder der Befriedigung«

lässt womöglich auf eine Dynamik schließen, in der Sexualität in den Dienst der Selbstentwertung und Selbsterniedrigung steht (die betreffende Person kann zum Opfer der oben beschriebenen antisozialen Persönlichkeit werden).

Diese kurzen Beispiele illustrieren, wie sich SWAP-Items verknüpfen lassen, um subtile klinische Konzepte zu kommunizieren, und wie das gleiche Item unterschiedliche Bedeutungen transportieren kann, je nachdem, mit welchen zusätzlichen Items es in Zusammenhang steht. Wir werden auf diesen Punkt an anderer Stelle zurückkommen und anhand eines Fallbeispiels näher illustrieren.

4.6 Behandlungsimplikationen

Die Diagnosekriterien des DSM sind weitgehend deskriptiver Natur und bieten dem Therapeuten wenig Orientierung, Bedeutung und Funktion von Symptomen zu verstehen sowie die Frage nach dem weiteren therapeutischen Vorgehen zu beantworten. So spricht das DSM im Falle von Borderline-Patienten von einem »Muster instabiler, aber intensiver zwischenmenschlicher Beziehungen«. In deskriptiver Hinsicht mag die Formulierung zutreffend sein, aber *warum* hat der Patient instabile Beziehungen und was ist therapeutisch sinnvoll? Da sich die SWAP auf die zugrunde liegende Persönlichkeitsdynamik bezieht, aus der sich diese Merkmale ergeben, kann sie diese Fragen beantworten.

Betrachten wir exemplarisch folgende Persönlichkeitsdynamik (Item 9 im SWAP-II):

»Tut sich schwer, im Zustand des Ärgers sowohl positive als auch negative Eigenschaften bei ein und derselben Person wahrzunehmen (z. B. Schwarz-Weiß-Denken; plötzlicher Wechsel in der Wahrnehmung einer anderen Person, die in einem Moment als fürsorglich, im nächsten als absichtlich verletzend erlebt wird). (Spaltung)«

Das Item beschreibt ein Phänomen, das den psychodynamisch orientierten Therapeuten als *Spaltung*, den kognitiven Verhaltenstherapeuten als *dichotomes Denken* bekannt ist. Wenn sich die Art und Weise, wie ein Patient andere Menschen wahrnimmt, zwischen widersprüchlichen Extremen bewegt, so folgt daraus, dass seine Beziehungen eher instabil sein werden. Dies impliziert eine bestimmte Behandlungsstrategie: Die Intervention des Therapeuten wird dann wirksam sein, wenn er dem Patienten helfen kann, seine extremen Denkmuster zu erkennen und andere Menschen in einem etwas ausgewogeneren Licht zu sehen. Folgender Kommentar wäre in diesem Zusammenhang denkbar: »Wenn Sie wütend auf Ihren Partner sind, dann fällt es schwer, sich ins Gedächtnis zu rufen, was Sie an ihm mögen. Wenn Sie sich ihm nahe fühlen, scheint es wiederum schwierig zu erkennen, dass er auch Fehler hat.« Interventionen dieser Art sollen den Patienten dazu befähigen, widersprüchliche Wahrnehmungen zu integrieren und sich selbst und andere differenzierter, modulierter und ausgewogener zu erleben. Wie in einer jüngeren Therapiestudie gezeigt werden konnte, basiert die Wirksamkeit von Borderline-Therapien auf genau dieser Form der Intervention (Clarkin et al. 2007; Levy et al. 2006).

Aus dem DSM erfahren wir auch, dass Borderline-Patienten unter »vorübergehenden, durch Belastungen ausgelöste paranoide Vorstellungen« leiden. Es lässt uns jedoch im Unklaren darüber, warum dies so ist oder wie wir therapeutisch darauf reagieren können. Nehmen wir an, der Patient erreicht hohe Werte in folgenden SWAP-II-Items:

- »Neigt dazu, intensive und unangemessene Wut auszudrücken, die in keinem Verhältnis zur aktuellen Situation steht« (Item 185) und
- »Neigt dazu, eigene unannehmbare Gefühle oder Impulse nicht in sich, sondern in anderen Menschen zu sehen« (Item 116).

Wenn wir beide Items in Relation zueinander setzen, so ließe sich zur Bedeutung und Funktion der paranoiden Vorstellungen des Patienten folgende Hypothese formulieren: Der Patient wird paranoid (d. h. er erlebt die Welt als gefährlich und feindselig), weil er, wohin er auch blickt, im Zustand heftiger Erregung auf seine eigene Feindseligkeit trifft. (Empirisch gesehen treten diese Items bei paranoiden Patienten tatsächlich in Kombination auf; s. auch Abschn. 4.10.) Die Behandlungsimplikationen sind klar: Der Therapeut muss dem Patienten helfen, seiner eigenen Aggression ins Auge zu blicken und adäquatere Wege für deren Regulierung zu finden.

4.7 SWAP als dimensionale Diagnose

Die SWAP-Algorithmen generieren einen dimensionalen Wert für jede im DSM-IV aufgeführte Persönlichkeitsstörung (ebenso für die faktorenanalytisch abgeleiteten *Traits* sowie für ein alternatives Set diagnostischer Syndrome, die wir empirisch identifiziert haben; s. auch Abschn. 4.10). Die SWAP generiert zudem eine differenzierte narrative Fallbeschreibung, wie sie für die klinische Fallkonzeptualisierung und Behandlungsplanung relevant ist.

Dimensionale Persönlichkeitsstörungs-Scores messen die Ähnlichkeit oder Passung zwischen einem Patienten und einer *prototypischen* SWAP-Beschrei-

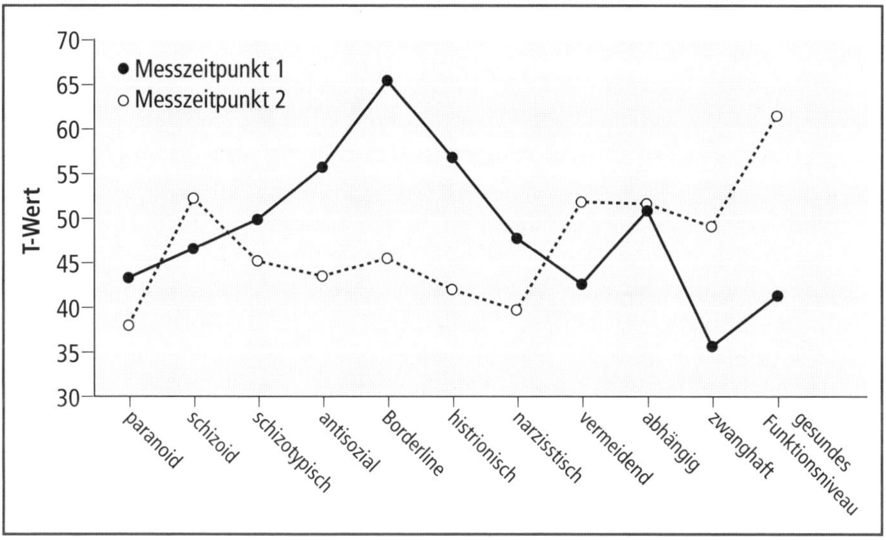

Abb. 4-1 Persönlichkeitsstörungsprofil für »Melanie«

bung, die jedes Persönlichkeitssyndrom in ihrer typischen oder »Ideal«-Form abbildet (z. B. ein prototypischer Patient mit Paranoider Persönlichkeitsstörung). Dimensionale Persönlichkeitsstörungs-Scores können in T-Werte umgerechnet und – in Anlehnung an das Profil des Minnesota Multiphasic Personality Inventory – als Persönlichkeitsstörungsprofil graphisch dargestellt werden (s. Abb. 4-1). Jedes Persönlichkeitssyndrom wird somit auf einem Kontinuum eingeschätzt und nicht in Form einer kategorialen Zuordnung (»trifft zu«/»trifft nicht zu«) diagnostiziert. Niedrige Persönlichkeitsstörungs-Scores deuten darauf hin, dass Patient und Persönlichkeitsstörungs-Prototypen keine Ähnlichkeit oder Passung aufweisen. Hohe Werte hingegen weisen auf große Ähnlichkeiten hin, wobei bestimmte Zwischenwerte unterschiedliche Ähnlichkeitsgrade darstellen (zur Beschreibung der Persönlichkeitsstörungs-Prototypen und Methoden der Skalenkonstruktion s. Shedler u. Westen 2004b; Westen u. Shedler 1999a, 1999b).

Der dimensionale Ansatz stützt sich auf ein *syndromales* Verständnis von Persönlichkeitsstilen und Störungen. Mit anderen Worten, er betrachtet Persönlichkeit als eine *Konfiguration von funktionell in Relation zueinander stehenden psychischen Prozessen*, die Affektivität, Kognition, Motivation, interpersonelles Funktionsniveau, Copingstrategien, Abwehr etc. umfassen. *Funktionell in Relation zueinander stehend* meint, dass die Persönlichkeitsprozesse interdependent sind und sich gegenseitig kausal bedingen. (Auf unser Beispiel der paranoiden Vorstellungen übertragen: Die Neigung eines Patienten, unannehmbare Gefühle auf andere zu projizieren, und heftige Wut stehen funktionell in Relation zueinander.) Der dimensionale Ansatz dekonstruiert Persönlichkeitskonfigurationen nicht in getrennte Trait-Dimensionen, wie sie etwa im Zuge einer faktorenanalytischen Auswertung von Fragebogendaten abgeleitet werden (z. B. im sog. Fünf-Faktoren-Modell).

Der syndromale Ansatz bestätigt Forschungsergebnisse, wonach Therapeuten Psychopathologie als funktionell in Relation zueinander stehende psychische Prozesse auffassen (so wie die menschliche Beurteilung über die Zugehörigkeit zu einer bestimmten Kategorie auf impliziten Kausaltheorien basiert, die einzelne Komponenten zu einer kohärenten Gestalt verdichten) (Kim u. Ahn 2002). Der syndromale Ansatz stimmt außerdem mit empirischen und konzeptuellen Erkenntnissen überein, wonach sich Persönlichkeitssyndrome auf Kontinua von relativ gesund bis schwer gestört abbilden (z. B. von einem neurotischen Funktionsniveau bis hin zur Borderline-Organisation). Eine relativ gesunde Person mit zwanghaftem Persönlichkeitsstil könnte sich somit durch Genauigkeit, Ordnungssinn und logisches Denken auszeichnen; der Bereich der Kognitionen liegt ihr womöglich mehr als der des Fühlens; Autorität und Kontrolle beschäftigen sie vielleicht etwas stärker als dies bei den meisten anderen Menschen der Fall sein mag, und in bestimmten Bereichen des Denkens und Verhaltens legt sie womöglich eine gewisse Rigidität an den Tag. Es ist durchaus denkbar, dass diese Person in solchen Bereichen besonders erfolgreich ist, in denen diese Attribute gefragt sind, z. B. Finanzwesen, Ingenieurswissenschaften oder in der Entwicklung dimensionaler diagnostischer Systeme. Am anderen Ende des zwanghaften Spektrums treffen wir hingegen auf Menschen, die sich durch rigiden Dogmatismus, starke Affektabwehr und Kontrollzwang auszeichnen und die sich in ihrer Art des logischen Denkens derart verrennen, dass sie am Ende den Wald vor lauter Bäumen nicht sehen.

Wenn wir an dieser Stelle die Nützlichkeit eines syndromalen Ansatzes betonen, so heißt dies keineswegs, die Nützlichkeit konventioneller faktorenanalytisch abgeleiteter Trait-Ansätze in Abrede zu stellen. Tatsächlich hat eine Faktorenanalyse der SWAP klinisch und empirisch kohärente Trait-Dimensionen ergeben (Shedler u. Westen 2004a; Westen et al. 2005; Westen et al. 2010, unveröffentlichtes Manuskript, Emory University), von denen einige zu einem großen Teil mit anderen dimensionalen Trait-Modellen übereinstimmen (Widinger u. Simonson 2005), andere hingegen nicht (z. B. Denkstörung, sexueller Konflikt). Sowohl syndromale als auch traitorientierte Ansätze haben ihre Vorteile, je nachdem, welchen diagnostischen Zweck man verfolgt. Ein kombinierter Ansatz birgt womöglich den größten Informationsgehalt – z. B. in Form einer syndromalen Beschreibung von Patienten, die um Trait-Dimensionen ergänzt wird, welche nicht redundant auf die jeweiligen Syndrome verweisen (z. B. Feindseligkeit, Denkstörung), um so ein differenziertes psychologisches Bild zeichnen zu können.

4.8 Fallvignette[5]

Hintergrund

Melanie ist eine 30-jährige Patientin weißer Hautfarbe, die zum Zeitpunkt der Vorstellung über Substanzmissbrauch und ihre Unfähigkeit klagt, sich aus einer emotionalen und körperlichen Missbrauchsbeziehung zu lösen. Das Strukturierte Klinische Interview des DSM-IV (SCID und SCID-II) ergibt auf Achse I die Diagnose des Substanzmissbrauchs, auf Achse II die Diagnose einer Borderline-Persönlichkeitsstörung mit histrionischen Persönlichkeitszügen. Das allgemeine Funktionsniveau (GAF) beträgt 45.

Melanies frühe Familiengeschichte ist durch Vernachlässigung und elterliche Auseinandersetzungen gekennzeichnet. Ein wiederkehrendes Szenario wird als paradigmatisch beschrieben: Die Mutter beschimpft den Vater als Versager und droht, ihn zu verlassen. Laut Türen schlagend schließt sie sich in ihrem Zimmer ein, während Melanie panisch und in Tränen aufgelöst zurückbleibt. Keiner der Eltern achtet auf Melanie und oft vergessen sie, ihr etwas zu essen zu machen. Als Jugendliche schwänzt Melanie oft die Schule. Ihre Tage verbringt sie mit Schlafen oder sie treibt sich herum. Mit 18 zieht sie aus und beginnt ein »Leben auf der Straße«. Sie geht eine Reihe von impulsiven und chaotischen sexuellen Beziehungen ein, nimmt Drogen und klaut. Mit Mitte 20 zieht sie mit ihrem Freund zusammen, einem kleinkriminellen Drogendealer. Sie arbeitet phasenweise als Prostituierte, um ihren Drogenkonsum und den ihres Freundes zu finanzieren, wobei dieser sie wiederholt schlägt, wenn sie nicht genügend Geld nach Hause bringt.

Melanie beginnt eine psychoanalytische Psychotherapie mit einer Frequenz von 3 Wochenstunden. Die ersten 10 Sitzungen werden auf Tonband aufgenommen und transkribiert. Zwei Therapeuten (die über keinerlei Informationen zum Fall verfügen) untersuchen die Protokolle und nehmen anhand des SWAP-200 eine jeweils unabhängige diagnostische Einschätzung vor. Aus den beiden Einzelscores wird anschließend ein Durchschnittswert gebildet, um die Reliabilität zu erhöhen und eine einzige SWAP-200-Beschreibung zu erlangen. Nach 2 Jahren Psychotherapie werden weitere 10 Sitzungen auf Tonband aufgenommen, transkribiert und erneut mithilfe der SWAP-200 diagnostisch eingeschätzt.

5 Für eine vollständige Darstellung des Fallbeispiels mit den entsprechenden Behandlungsmethoden und Ergebnissen verweisen wir auf die Veröffentlichung von Lingiardi et al. 2006, der das Material entnommen wurde.

Diagnose von Persönlichkeitsstörungen

Die durchgezogene Linie in Abbildung 4-1 zeigt Melanies Persönlichkeitsstörungs-Scores zu Beginn der Behandlung in Relation zu allen 10 im DSM-IV definierten Persönlichkeitsstörungen. Ein Index für »gesundes Funktionsniveau« (ganz rechts auf der Persönlichkeitsstörungsachse) wurde ebenfalls eingezeichnet, um das übereinstimmende Verständnis der Rater von einer gesunden Persönlichkeit ebenfalls abbilden zu können (Westen u. Shedler 1999a). Um eine Interpretation der Daten zu erleichtern, wurden die Einzelscores in T-Werte umgewandelt, die aus normativen Werten einer psychiatrischen Patientenstichprobe mit Achse-II-Diagnosen abgeleitet worden waren (Westen u. Shedler 1999a).

Obwohl die SWAP Persönlichkeitsstörungen dimensional erfasst und Persönlichkeitssyndrome als Kontinua behandelt werden, haben wir auch Cutoff-Scores für eine »rückwirkende Kompatibilität« mit dem kategorialen Ansatz im DSM-IV festgelegt. Die Schwelle für eine kategoriale Achse-II-Diagnose legten wir bei T = 60 fest, für die Diagnose entsprechender »Merkmale«[6] lag die Schwelle bei T = 55.

Melanies Persönlichkeitsstörungsprofil zeigt einen deutlich erhöhten Wert für den Index Borderline-Persönlichkeitsstörung (T = 65,4, ungefähr 1,5 Standardabweichungen über dem Durchschnittswert der Vergleichsstichprobe), die zweithöchsten Werte für Histrionische Persönlichkeitsstörung (T = 56,6) und Antisoziale Persönlichkeitsstörung (T = 55,7). Unter Berücksichtigung der empfohlenen Cut-Off-Scores lautet Melanies DSM-IV-Achse-II-Diagnose »Borderline-Persönlichkeitsstörung mit histrionischen und antisozialen Merkmalen«. Beachtenswert ist der T-Wert von 41 für den Index »gesundes Funktionsniveau«, nahezu eine Standardabweichung unterhalb dem Durchschnittswert der Vergleichsstichprobe von Patienten mit Achse-II-Diagnosen. Dieser niedrige Wert weist auf signifikante Beeinträchtigungen im allgemeinen Funktionsniveau hin und entspricht somit dem im Rahmen der Eingangsdiagnose erhobenen niedrigen GAF-Wert.

Narrative Fallbeschreibung

Auf der Grundlage einer Auflistung der Items, die in der SWAP-Beschreibung die höchsten Scores aufweisen (d. h. Items mit den Werten 5, 6 und 7) lässt sich eine narrative Fallbeschreibung erstellen. Die im Folgenden aufgeführte narrative Fallbeschreibung basiert auf den 30 am stärksten deskriptiven SWAP-200-

---

6 Die relativ niedrigen Schwellenwerte tragen der Tatsache Rechnung, dass die Referenzstichprobe aus Patienten mit Persönlichkeitsstörungen bestand. Ein T-Wert von 50 zeigt somit das durchschnittliche Funktionsniveau von Patienten mit Persönlichkeitsstörungs-Diagnosen an, ein T-Wert von 60 wiederum entspricht einem Anstieg um eine Standardabweichung im Vergleich zu anderen Patienten mit Persönlichkeitsstörungen.

Items. Konzeptuell miteinander in Beziehung stehende Items haben wir zusammengefasst. Zugunsten der Lesbarkeit haben wir kleinere grammatikalische Veränderungen und Ergänzungen im Text vorgenommen sowie einige zusammenfassende Kommentare hinzugefügt (in kursiver Schrift). Die SWAP-200-Items sind jedoch im Wesentlichen wörtlich wiedergegeben.

Melanie leidet unter schwerer Depression und Dysphorie. Sie fühlt sich oft unglücklich, deprimiert oder niedergeschlagen und scheint wenig Freude am Leben zu haben oder Befriedigung aus ihren Aktivitäten zu ziehen. Das Leben ist für sie ohne Bedeutung und häufig fühlt sie sich ausgeschlossen oder als Außenseiterin. Sie neigt zu Schuldgefühlen und erlebt sich unzulänglich, minderwertig oder als Versagerin. Sie ist oft verzweifelt oder verhält sich selbstdestruktiv. Sie scheint gehemmt, Ziele zu verfolgen oder nach Erfolg zu streben, denkt viel zu wenig an die Befriedigung eigener Bedürfnisse und hat offenbar das Gefühl, keinen Anspruch auf Dinge zu haben, die ihr eigentlich zustehen. Sie scheint sich selbst »bestrafen« zu wollen, indem sie Situationen schafft, die ins Unglück führen, oder aktiv Gelegenheiten zu meiden, die Freude bereiten oder befriedigend sein könnten. Zu den *spezifischen selbstdestruktiven Verhaltensweisen* dieser Patientin gehört auch die Neigung, sich in Beziehungen zu verstricken, in denen sie emotional oder körperlich missbraucht wird, der Konsum illegaler Drogen sowie die Neigung zu impulsivem Verhalten, ohne über die Folgen nachzudenken. Überhaupt denkt sie wenig über die Konsequenzen ihres Tuns nach.

Melanie weist zahlreiche spezifische Borderline-Persönlichkeitszüge auf. Ihre Beziehungen sind instabil, chaotisch und wechseln häufig. Sie verfügt über wenig Empathie und scheint unfähig, die Bedürfnisse oder Gefühle anderer Menschen zu verstehen oder adäquat darauf zu reagieren, wenn diese nicht mit ihren eigenen übereinstimmen. Dazu kommt, dass sie häufig ihre eigenen Gedanken, Gefühle und Persönlichkeitszüge mit denen anderer vermischt und ein Verhalten an den Tag legt, das eigene Erleben im Gegenüber auszulösen (z. B. Ärger zu provozieren, wenn sie selbst wütend ist, Angst auszulösen, wenn sie selbst ängstlich ist).[7]

Melanie bringt widersprüchliche Gefühle zum Ausdruck, ohne sich von dieser Inkonsistenz stören zu lassen, oder sie scheint kaum eine Notwendigkeit zu verspüren, widersprüchliche Vorstellungen zusammenzubringen oder aufzulösen. Sie ist schnell bereit, bestimmte Menschen als »nur böse« zu sehen, und ist dann nicht mehr in der Lage, positive Eigenschaften, die diese auch haben könnten, wahrzunehmen. Sie hat keine stabile Vorstellung davon, wer sie ist oder wie sie sein möchte (z. B. ist sie sehr sprunghaft und unstet in ihren Einstellungen und Gefühlen sich selbst gegenüber und in ihren Werten und Zie-

7 Psychoanalytisch orientierte Leser werden diese SWAP-Items als Merkmale der Borderline-Persönlichkeitsorganisation erkennen, wie sie von Kernberg (1984) und seinen Mitarbeitern konzeptualisiert wurden (s. Kap. 1).

len) und fühlt sich häufig leer. *Die Fähigkeit zur Affektregulierung ist mangelhaft*: Sie neigt zu Irrationalität, wenn heftige Emotionen aufgerührt werden, was mit einer beträchtlichen Verschlechterung ihres herkömmlichen Funktionsniveaus einhergeht. Im Zustand der Niedergeschlagenheit scheint sie nicht in der Lage, sich selbst zu beruhigen oder zu trösten. Vielmehr bedarf es einer anderen Person, die ihr hilft, ihre Affekte zu regulieren. Lebensumstände und Arbeitskontext scheinen gleichermaßen chaotisch und instabil.
Melanies Einstellung gegenüber Männern und Sexualität ist problematisch und konflikthaft. Dem anderen Geschlecht gegenüber tritt sie häufig feindselig auf (ob bewusst oder unbewusst), sexuelle Aktivität assoziiert sie mit Gefahr (z. B. Verletzung oder Bestrafung). Sich langfristig auf eine Liebesbeziehung einzulassen, scheint sie zu fürchten. Stattdessen wählt sie Partner, die in Alter, Status (z. B. sozial, ökonomisch oder intellektuell) oder anderen Faktoren als ungeeignet erscheinen.

Das Narrativ liefert ein differenziertes psychologisches Bild einer schwer gestörten Patientin mit Borderline-Persönlichkeitspathologie. Es beschreibt die für die Borderline-Pathologie typischen psychodynamischen Prozesse (z. B. Spaltung, Identitätsdiffusion, projektive Identifizierung) in einer neutralen und jargonfreien Sprache (s. Schafer 1976). Diese Form der Darstellung illustriert den Unterschied zwischen *deskriptiver Psychiatrie* (die die Formulierung einer Diagnose zum Ziel hat) und *klinischer Fallbeschreibung* (die zum Ziel hat, eine individuelle Person zu verstehen). Gleichwohl liegt sämtlichen Ergebnissen dieselbe quantitative Datenquelle zugrunde.

Diagnostische Einschätzung von Veränderungsprozessen in der Psychotherapie

Melanies Geschichte nimmt ein glückliches Ende. Nach 2 Jahren psychodynamischer Psychotherapie zeigt die SWAP signifikante Persönlichkeitsveränderungen. Die gestrichelte Linie in Abbildung 4-1 zeigt die entsprechenden Persönlichkeitsstörungs-Scores nach 2 Jahren Behandlung. In den Skalen »Borderline«, »histrionisch« und »antisozial« fällt sie unter einen T-Wert von 50, sodass im Sinne des DSM-IV keine Persönlichkeitsstörung mehr diagnostiziert werden kann. Ihr Wert auf der Skala »allgemeines Funktionsniveau« steigt um 2 Standardabweichungen von 41,0 auf 61,2. Diese Verbesserungen gehen einher mit konkreten Veränderungen, was Melanies Lebensumstände angeht: Sie beendet ihren Drogenkonsum, bemüht sich um eine adäquate Arbeit, bei der sie auch bleibt, löst sich aus der missbräuchlichen Beziehung zu ihrem Freund. Stehlen, sexuelle Promiskuität und Prostitution gehören der Vergangenheit an.

Um Veränderungen ideographisch und differenziert zu erfassen, entwickelten wir einen Veränderungs-Score für jedes SWAP-Item, indem wir den Wert für das Item zum Messzeitpunkt 1 vom entsprechenden Wert zum Messzeitpunkt 2 subtrahierten. Die unten aufgeführte narrative Veränderungsbeschreibung umfasst Items mit Veränderungs-Scores > 4. Auch hier haben wir aus Gründen der Lesbarkeit einige kleinere grammatikalische Veränderungen und Ergänzungen vorgenommen (kursiv gedruckt). Die SWAP-200-Items sind jedoch wörtlich wiedergegeben.

Melanie hat Stärken und innere Ressourcen entwickelt, die zum Messzeitpunkt 1 nicht erkennbar waren. Sie kann mit schmerzlichen Erfahrungen, die sie in der Vergangenheit gemacht hat, besser umgehen, deren Bedeutung für sich verstehen und daran wachsen; sie kann sich besser in Worten ausdrücken und hat die Fähigkeit entwickelt, Humor zu schätzen und auf humorvolle Bemerkungen adäquat zu reagieren; sie ist eher in der Lage, alternative Sichtweise anzuerkennen, selbst wenn heftige Emotionen mit im Spiel sind; sie ist einfühlsamer und achtet mehr auf die Bedürfnisse und Gefühle anderer; sie ist liebenswerter.

In vielen Bereichen, die mit einer spezifischen Borderline-Psychopathologie in Zusammenhang stehen, sind deutliche Verbesserungen festzustellen. Was die Affektregulierung angeht, so ist die Neigung der Patientin, irrational zu reagieren, wenn heftige Emotionen in ihr wachgerufen werden, deutlich zurückgegangen; sie ist in der Lage, Affekte so zum Ausdruck zu bringen, wie es der jeweiligen Situation angemessen ist; sie kann sich selbst besser beruhigen und trösten, wenn es ihr nicht gut geht. Sie vermischt ihre eigenen Gedanken und Gefühle nicht mehr so rasch mit denen anderer Menschen, ist weniger manipulativ und entwertend und sieht andere nicht mehr als »nur böse«. Sie kann mit negativen Gefühlen gegenüber ihren Eltern umgehen.

Die Patientin ist weniger impulsiv; vielmehr handelt sie gewissenhafter und verantwortlicher und bedenkt sehr viel mehr die Folgen ihres Tuns. Lebens- und Arbeitsumstände haben sich deutlich stabilisiert. Der Drogenkonsum ist signifikant zurückgegangen und sie lässt sich nicht mehr in missbräuchliche Beziehungen verstricken.

Der Rückgang der schweren Borderline-Symptomatik hat andere Konflikte und Symptome stärker in den Vordergrund treten lassen. So scheint Melanie eine fast zwanghaft anmutende Abwehr gegen schmerzliche Affekte entwickelt zu haben. Sie achtet strenger auf ihre tägliche Routine und wird ängstlich oder unruhig, wenn diese einmal nicht eingehalten werden kann. Ihr Denken ist abstrakter und sie neigt zur Intellektualisierung. Sie ist bemüht, logisch und rational und weniger von ihren Emotionen beeinflusst zu erscheinen.

Trotz ihres Wunsches, logisch und rational zu handeln, scheint Melanie aktiv darum zu ringen, ihre Affekte und Impulse unter Kontrolle zu halten. Sie oszilliert zwischen »zu wenig« und »zu viel« Kontrolle ihrer Bedürfnisse und Wünsche, indem sie diesen entweder impulshaft Ausdruck verleiht oder aber sie schlichtweg verleugnet. Es fällt ihrer schwerer, starke angenehme Emotionen (z. B. Erregung, Freude) zuzulassen. Vielmehr neigt sie dazu, Stress verursachende Ereignisse zu unterdrücken, zu »vergessen« oder auf andere Art und Weise zu verzerren.

Schließlich hat sich Melanies Verhältnis und Einstellung gegenüber Sexualität verändert. Ihr histrionisch gefärbtes Auftreten (d.h. mit übertriebenen femininen Zügen) hat sie abgelegt, traditionelle weibliche Merkmale bedeuten ihr nichts mehr, vielmehr betont sie nun Unabhängigkeit und Leistung. Das promiskuitive und chaotische Sexualleben scheint einem eher konflikthaften Erleben von Nähewünschen Platz gemacht zu haben. Sie sehnt sich nach Intimität, weist sie jedoch häufig zurück, wenn sie ihr angeboten wird. Sie tut sich schwer, sexuelle und zärtliche Gefühle gleichermaßen auf ein und dieselbe Person zu richten, wobei sie Männer entweder als Autoritäten sieht, die alles können, oder aber als sexy und erregend, nicht jedoch beides. Sie wird schneller wütend.

4.9 Reliabilität und Validität

Psychologische und psychiatrische Forscher vertreten häufig die Auffassung, dass klinische Beobachtung und Beurteilung unreliabel seien, was belegt werde durch eine allgemein anerkannte Forschungsliteratur, die die Grenzen »klinischer Beurteilung« dokumentiere. Unglücklicherweise wurden Therapeuten im Rahmen von Studien zur »klinischen Beurteilung« häufig aufgefordert, Vorhersagen über Sachverhalte zu treffen, die außerhalb ihrer Expertise lagen. (Und leider waren manche Therapeuten nur allzu bereit, derartige Prognosen abzuliefern.) Noch problematischer ist, dass besagte Studien die Fähigkeit von Therapeuten, genau zu beobachten und entsprechende diagnostische Schlussfolgerungen zu ziehen (was sie gut können), mit der Fähigkeit verwechseln, Variablen so zu kombinieren und zu gewichten, dass eine optimale Vorhersage getroffen werden kann (eine Aufgabe, die mithilfe statistischer Methoden, z.B. Regressionsanalysen, *zwangsläufig* besser gelöst wird). In der Tat finden sich in der Literatur zahlreiche Belege für die Reliabilität und Validität klinischer Beobachtung und Schlussbildung, *wenn sie angemessen quantifiziert und eingesetzt werden* (Westen u. Weinberger 2004).

Die SWAP unterscheidet sich von anderen diagnostischen Ansätzen insofern, als sie klinische Urteilsbildung mithilfe psychometrischer Methoden, die speziell für diesen Zweck entwickelt wurden, integriert, um anschließend die Datensätze entsprechend statistisch zu bearbeiten. Kurz, die SWAP greift auf das zurück, was Therapeuten am besten können: Patienten, die sie behandeln und gut kennen, sehr genau zu beobachten und auf der Basis dieser Beobachtungen zu entsprechenden klinischen Schlussfolgerungen zu gelangen. Daneben greift die SWAP auf das zurück, was statistische Algorithmen am besten können: Datensätze optimal zu verknüpfen, um daraus reliable und valide diagnostische Skalen und Indizes abzuleiten.

Die Interrater-Reliabilität der SWAP-200-Skalen für Persönlichkeitsstörungen und andere diagnostische Skalen betrug in allen bislang durchgeführten Studien über 0,80, häufig sogar über 0,90 (Marin-Avellan et al. 2005; Westen u. Muderrisoglu 2003, 2006; Westen u. Shedler 2007a). Erwähnenswert ist an dieser Stelle, dass auch unabhängige Forscher, deren Arbeiten mit unseren in keinerlei Zusammenhang standen, von hohen Reliabilitätskoeffizienten berichten. Im Vergleich zu den Reliabilitätskoeffizienten, wie sie typischerweise für strukturierte Interviews erreicht werden, die auf klinische Schlussbildung verzichten und stattdessen »hart an den Fakten bleiben« (z. B. DSM-IV-Kriterien), bedeutet dies ein relativ gutes Abschneiden. Die SWAP-Diagnoseskalen korrelieren zudem hoch mit zahlreichen äußeren Kriterien sowohl in erwachsenen als auch adoleszenten Stichproben. Zu diesen zählen unter anderem (Marin-Avellan et al. 2005; Shedler u. Weste 2004a; Westen u. Muderrisoglu 2003; Westen u. Shedler 1999a, 2007b; Westen u. Weinberger 2004; Westen et al. 2003)

- lebensgeschichtliche Variablen wie Psychosen bei Verwandten ersten und zweiten Grades, Substanzmissbrauch bei Verwandten ersten und zweiten Grades,
- entwicklungsgeschichtliche Variablen (z. B. körperlicher oder sexueller Missbrauch in der Kindheit), Life-Events (z. B. stationär-psychiatrische Behandlungen und Suizidversuche),
- gewalttätiges kriminelles Verhalten sowie
- Ratings des adaptiven Funktionsniveaus.

4.10 Auf dem Weg zum DSM-5: eine verbesserte Klassifikation von Persönlichkeitsstörungen[8]

Es ist eine empirische Frage, ob das DSM-IV die optimalen diagnostischen Kategorien und Kriterien enthält. Es ist auch eine empirische Frage, ob ein Diagnosesystem, das auf Persönlichkeits*typen* oder *Syndromen* basiert, mit den zur Verfügung stehenden Daten konsistent ist (oder aus rein praktischen Gründen eingesetzt wird, um die Kommunikation unter Therapeuten zu erleichtern). Um diese Fragen zu beantworten, untersuchten wir SWAP-200-Persönlichkeitsbeschreibungen, die uns von behandelnden Psychologen oder Psychiatern zur Verfügung gestellt wurden, deren Patienten wiederum einer landesweit rekrutierten Stichprobe (N = 496) entstammten und entsprechende Achse-II-Diagnosen erhalten hatten (Westen u. Shedler 1996b). Anhand der Q-Faktorenanalyse (oder einfach Q-Analyse) wollten wir folgende Fragen beantworten:

- Gibt es klare, empirisch erkennbare diagnostische Gruppen unter Patienten mit Persönlichkeitsstörungen, die ambulant behandelt werden? Das heißt, gibt es Gruppen von Patienten, die gleiche psychische Merkmale aufweisen, die sie von anderen Patienten unterscheiden?

8 Auf neuere Forschungsergebnisse und das von den Autoren vorgeschlagene Diagnosesystem für künftige Ausgaben des DSM gehen wir in Westen et al. 2012 ein. Das hier vorliegende Kapitel bezieht sich auf einen früheren Forschungsstand (Westen u. Shedler 1999b).

- Passen die aktuellen Diagnosekriterien des DSM-IV zu den ermittelten Daten? Das heißt, gibt es empirisch identifizierbare Persönlichkeitssyndrome, die nicht im DSM-IV enthalten sind, oder umgekehrt?
- Welche psychischen Merkmale (diagnostischen Kriterien) charakterisieren die jeweilige Persönlichkeitsstörung am besten?

Rein rechnerisch ist die Q-Analyse ein Äquivalent zur Faktorenanalyse. Der Unterschied zwischen beiden Verfahren besteht darin, dass die Faktorenanalyse Gruppen ähnlicher *Variablen* identifiziert (d. h. Säulen in einer Datenmatrix), von denen angenommen wird, dass sie Marker eines gemeinsamen zugrunde liegenden Faktors sind. Im Gegensatz dazu identifiziert die Q-Analyse Gruppen ähnlicher *Personen* (d. h. Fälle oder Reihen in einer Datenmatrix), von denen angenommen wird, dass sie ein gemeinsames diagnostisches Syndrom oder einen gemeinsamen diagnostischen Typus darstellen. Die Faktorenanalyse ist *variablenzentriert,* die Q-Analyse *personenzentriert* (für eine Beschreibung der Rechenmethode s. Westen u. Shedler 1999b). Das Verfahren der Q-Analyse wird vor allem in der Biologie eingesetzt, um mithilfe taxonomischer Forschung die Klassifizierung von Arten zu erleichtern. Sie wurde jedoch auch in der Erforschung normaler Persönlichkeit erfolgreich eingesetzt (Block 1971).[9]

Mittels Q-Analyse konnte gezeigt werden, dass es empirisch voneinander unterscheidbare Persönlichkeitssyndrome unter Patienten gibt, die ambulant behandelt werden, und dass ein syndromaler oder personenzentrierter Ansatz mit den Daten übereinstimmt. Persönlichkeitssyndrome sind am besten dimensional zu erfassen und nicht als sich gegenseitig ausschließende Kategorien (s. auch Abschn. 4.7). Dies ist eine wichtige Differenzierung, da manche Forscher fälschlicherweise »dimensionale« mit *Trait*-Modellen (variablenzentriert) und »katego-

9 Die Diskussion über »personenzentrierte versus variablenzentrierte Diagnostik« würde den Rahmen dieses Kapitels sprengen. Vielmehr verdient sie, gesondert dargestellt zu werden. Unserer Auffassung nach sind viele Missverständnisse zwischen Klinikern und Forschern auf genau diese Unterscheidung zurückzuführen. Kliniker denken personenzentriert, Forscher variablenzentriert. Die Wahl eines personen- oder variablenzentrierten Ansatzes, der die Art und Weise, wie wir über psychologische Fragen nachdenken, zutiefst beeinflusst, wird allzu oft gar nicht als solche erkannt. Stattdessen wird sowohl der eine als auch der andere Ansatz aus Bequemlichkeit akzeptiert, ohne einen Gedanken daran zu verschwenden, um was es eigentlich geht. (Die Tatsache, dass statistische Datenanalyseprogramme mit Variablen und nicht mit Fällen operieren, hat die akademische Psychologie auf eine Art und Weise geformt, die wir kaum verstehen). Es geht nicht darum, dass ein Ansatz »richtig« und der andere »falsch« ist, sondern dass sie einen unterschiedlichen Zweck verfolgen und unsere Aufmerksamkeit auf unterschiedliche Sachverhalte richten. Gute Diagnosesysteme sind wie gute Landkarten. Sie müssen das Gelände genau abbilden. Doch manchmal wollen wir eine Straßenkarte, in anderen Momenten eine Höhenkarte, in wieder anderen eine politische Landkarte. Ein Autofahrer, der sich im Autobahnnetz zurechtfinden will, hat wenig Interesse an einer Höhenkarte, ganz egal, in wie vielen Studien deren Validität dokumentiert wurde.

riale« Ansätze mit *syndromalen* (personenzentrierten) Modellen verwechseln. Tatsächlich jedoch handelt es sich hierbei um getrennte und voneinander unabhängige Dinge (Westen et al. 2006a). Die Unterscheidung dimensional und kategorial bezieht sich auf die Frage, ob Personen unterschiedlichen Kategorien angehören oder sich entlang eines Kontinuums unterscheiden. Die Unterscheidung zwischen syndromalen und Trait-Modellen bezieht sich auf die Frage, ob es sich bei einer Diagnoseeinheit um eine Konstellation zusammenhängender oder voneinander getrennter Persönlichkeitsmerkmale handelt.

Unsere Analyse identifizierte 11 konzeptuell kohärente diagnostische Gruppen oder Persönlichkeitssyndrome, von denen viele den diagnostischen Kategorien des DSM-IV ähnelten und einige nicht. Wir entwickelten eine prototypische Persönlichkeitsbeschreibung für jedes empirisch identifizierte diagnostische Syndrom, indem wir die SWAP-Items in absteigender Reihenfolge der Q-Faktor-Scores auflisteten. Die SWAP-200-Items mit den höchsten Q-Faktor-Scores weisen auf zentrale oder bestimmende psychische Merkmale für jede diagnostische Gruppe (d.h. die diagnostischen »Kriterien«) hin. Dies stellt einen rein empirischen Ansatz zur Identifizierung optimaler diagnostischer Kategorien oder Kriterien dar.

Anhand der Paranoiden und Depressiven Persönlichkeitsstörung wollen wir beispielhaft diesen Ansatz zur Identifizierung von Persönlichkeitsstörungssyndromen und ihren Kriterien illustrieren (zu neueren Forschungsergebnissen und zur Beschreibung aller empirisch identifizierten diagnostischen Gruppen s. Westen et al. 2012). Tabelle 4-2 (S. 146 f) ist eine Auflistung der aussagekräftigsten SWAP-200-Items für Patienten aus der Gruppe Paranoider Persönlichkeitsstörungen, in Verbindung mit ihren (auf die jeweilige diagnostische Bedeutung verweisenden) Faktor-Werten. Folgende Ergebnisse sind hier besonders erwähnenswert:

- Die empirische Identifizierung dieser diagnostischen Gruppe bestätigt die Inklusion der Paranoiden Persönlichkeitsstörung als diagnostische Kategorie im DSM-IV.
- Die Items sind klinisch aussagekräftiger als die diagnostischen Kriterien des DSM-IV, da sie auf inneres Erleben und intrapsychische Prozesse ebenso verweisen wie auf Verhalten.
- Die Beschreibung unterscheidet sich in wichtigen Punkten von der Darstellung im DSM-IV und bietet wesentliche Einsichten in die Bedeutung und Funktion paranoider Symptome.

Diese Item-Liste (Tabelle 4-2) hebt auf eine Art und Weise die kognitive Verwirrung paranoider Patienten hervor, die im DSM-IV fehlt (z.B. »Neigt dazu, irrational zu werden, wenn starke Emotionen geweckt werden«; »Hat Schwierigkeiten, das Verhalten anderer Personen zu verstehen«; »Schlussfolgerungen oder Wahrnehmungen erscheinen sonderbar und eigenartig«). Dies gilt auch für die Items Wut und Aggression (z.B. »Neigt dazu, nachtragend zu sein«; »Neigt dazu, ärgerlich oder feindselig zu sein«; »Neigt dazu, intensive und unangemessene Wut auszudrücken«) sowie die Neigung zu Projektion als bevorzugten Abwehr-

Tab. 4-2 Prototypische Beschreibung der Paranoiden Persönlichkeitsstörung in der SWAP-200 (Anm. der Übers.: Die Item-Übersetzungen entstammen der autorisierten deutschen Fassung: Taubner S, Stumpe A, Löffler-Stastka H. Deutsche Fassung des Shedler-Westen-Assessment-Procedure [SWAP]. Trier: Zentrum für Psychologische Information und Dokumentation [ZPID]. Elektronisches Testarchiv. http://www.zpid.de/index.php?wahl=products&uwahl=frei&uuwahl=testarchiveintro 2009; Abdruck mit freundlicher Genehmigung.)

Item	Faktor-Wert
Neigt dazu, nachtragend zu sein; kann lange Zeit beleidigt oder gekränkt bleiben.	3,61
Neigt dazu, sich missverstanden, schlecht behandelt oder als Opfer zu fühlen.	3,23
Nimmt schnell an, dass andere ihm/ihr schaden oder ihn/sie ausnutzen wollen; neigt dazu, in die Handlungen und Worte anderer böswillige Absichten hineinzulegen.	3,08
Neigt dazu, intensive und unangemessene Wut auszudrücken, die in keinem Verhältnis zur augenblicklichen Situation steht.	2,77
Neigt dazu, anderen gegenüber kritisch zu sein.	2,59
Neigt dazu, sich in Machtkämpfe zu verwickeln.	2,43
Neigt dazu, ärgerlich oder feindselig zu sein (bewusst oder unbewusst).	2,40
Neigt dazu, bestimmte Personen als »nur schlecht« zu sehen und verliert die Fähigkeit, jegliche positive Eigenschaften bei ihnen wahrzunehmen.	2,38
Neigt zu Selbstgerechtigkeit und Moralisieren.	2,25
Neigt dazu, bei Kritik vor Wut zu rasen oder sich gedemütigt zu fühlen.	2,19
Neigt dazu, anderen die Schuld für eigenes Versagen oder eigene Unzulänglichkeit zu geben; tendiert zu glauben, seine/ihre Probleme seien durch äußere Umstände verursacht.	2,15

mechanismus (z. B. »Neigt dazu, eigene unannehmbare Gefühle oder Impulse nicht in sich, sondern in anderen Menschen zu sehen«). Die Ergebnisse stimmen mit psychoanalytischem Denken überein, das Projektion als zentrale Dynamik bei paranoiden Patienten postuliert. (Anders ausgedrückt, paranoide Patienten nehmen die äußere Welt als feindselig wahr, weil sie, wohin sie auch blicken, auf die eigene Feindseligkeit treffen.) Im Gegensatz zum DSM-IV hat die Persönlichkeitsbeschreibung klare Implikationen für das weitere therapeutische Vorgehen. Sie weist uns darauf hin, dass es in der Behandlung eines Patienten mit Paranoider Persönlichkeitsstörung darum gehen wird, die Realitätsprüfung des Patienten zu fördern, indem wir seine Art des Argumentierens hinterfragen und ihn dazu anhalten, alternative Sichtweisen und Interpretationen von Ereignissen in Betracht zu ziehen. Sie weist uns auch darauf hin, dass es in der Therapie um heftige Wut und Aggression gehen wird und dass eine erfolgreiche Behandlung sich mit dem Thema Aggression befassen muss, um dem Patienten zu helfen, adäquatere Regulationsmöglichkeiten zu entwickeln.

Tab. 4-2 (Fortsetzung)

Item	Faktor-Wert
Neigt dazu, trotzig, konträr oder schnell widersprechend zu sein.	2,08
Neigt dazu, eigene unannehmbare Gefühle oder Impulse nicht in sich, sondern in anderen Menschen zu sehen.	2,08
Neigt dazu, irrational zu werden, wenn starke Emotionen geweckt werden; kann einen deutlichen Abfall vom üblichen Funktionsniveau zeigen.	1,94
Neigt zum »Katastrophisieren« und Probleme als verheerend, unlösbar etc. anzusehen.	1,82
Neigt dazu, Abneigung oder Feindseligkeit in anderen auszulösen.	1,78
Emotionen neigen dazu, sich soweit zu steigern, dass sie außer Kontrolle geraten, und es kommt zu extremer Angst, Traurigkeit, Wut, Erregung etc.	1,73
Hat Schwierigkeiten, das Verhalten anderer Personen zu verstehen; versteht Handlungen und Reaktionen anderer oft falsch, deutet sie fehl oder ist davon verwirrt.	1,53
Neigt dazu, kontrollierend/beherrschend zu sein.	1,49
Neigt dazu, extreme Reaktionen oder starke Gefühle in anderen auszulösen.	1,44
Vermeidet aus Angst vor Verrat, sich anderen anzuvertrauen; erwartet, dass eigene Aussagen oder Handlungen gegen ihn/sie verwendet werden.	1,41
Schlussfolgerungen oder Wahrnehmungen erscheinen sonderbar und eigenartig (z. B. kann scheinbar willkürliche Schlüsse ziehen; kann versteckte Botschaften oder spezielle Bedeutungen in gewöhnlichen Ereignissen sehen).	1,39
Die Wahrnehmung der Realität kann unter Stress massiv beeinträchtigt werden (kann z. B. wahnhaft werden).	1,37

Die Ergebnisse lassen sich nicht abtun als Artefakte theoretischer Überzeugungen oder Erwartungen. Sie traten wiederholt zutage, wenn wir die Stichprobe um die theoretische Orientierung der berichtenden Therapeuten erweiterten. Die oben aufgeführten Persönlichkeitsmerkmale wurden von kognitiven Verhaltenstherapeuten ebenso so hoch eingestuft wie von Psychoanalytikern. Die SWAP-200 bietet eine gemeinsame Sprache für alle Therapeuten sämtlicher Schulen, und die Persönlichkeitsstörungs-Prototypen spiegeln nur solche Persönlichkeitstraits wider, die Therapeuten aller Richtungen übereinstimmend und verlässlich beobachten.

Tabelle 4-3 (S. 148 f) ist eine Auflistung von SWAP-200-Items, die sich für ein anderes Persönlichkeitssyndrom, das im DSM-IV nicht aufgeführt wird, am aussagekräftigsten erwiesen haben und das wir als »Depressive (oder Dysphorische) Persönlichkeit« bezeichnen. Obwohl es im DSM-IV fehlt, sprechen unsere Ergebnisse dafür, dass es sich dabei um das Persönlichkeitssyndrom mit der höchsten Prävalenz im ambulanten Setting handelt (Westen u. Shedler 1999b), sodass sein

Tab. 4-3 Prototypische Beschreibung der Depressiven (Dysphorischen) Persönlichkeitsstörung in der SWAP-200 (Anm. der Übers.: Die Item-Übersetzungen entstammen der autorisierten deutschen Fassung: Taubner S, Stumpe A, Löffler-Stastka H. Deutsche Fassung des Shedler-Westen-Assessment-Procedure [SWAP]. Trier: Zentrum für Psychologische Information und Dokumentation [ZPID]. Elektronisches Testarchiv. http://www.zpid.de/index.php?wahl=products&uwahl=frei&uuwahl=testarchiveintro 2009; Abdruck mit freundlicher Genehmigung.)

Item	Faktor-Wert
Neigt dazu, sich als unzulänglich, unterlegen oder als Versager zu fühlen.	3,63
Neigt dazu, sich unglücklich, depressiv oder verzweifelt zu fühlen.	3,11
Neigt dazu, sich zu schämen oder sich verlegen zu fühlen.	2,76
Neigt dazu, sich für schlechte Ereignisse die Schuld zu geben oder verantwortlich zu fühlen.	2,71
Neigt dazu, sich schuldig zu fühlen.	2,67
Hat häufig Angst, von emotional bedeutsamen Menschen zurückgewiesen oder verlassen zu werden.	2,66
Neigt dazu, sich hilflos und machtlos oder Kräften außerhalb der eigenen Kontrolle ausgeliefert zu fühlen.	2,52
Neigt dazu, übermäßig bedürftig oder abhängig zu sein; benötigt übermäßige Rückversicherung oder Zustimmung.	2,30
Neigt dazu, einschmeichelnd oder unterwürfig zu sein (stimmt z. B. in der Hoffnung auf Unterstützung oder Zustimmung Dingen zu, mit denen er/sie nicht einverstanden ist oder die er/sie nicht tun will).	2,12
Neigt dazu, passiv und wenig durchsetzungsfähig zu sein.	2,12
Neigt dazu, selbstkritisch zu sein; setzt sich unrealistisch hohe Maßstäbe und zeigt keine Toleranz für die eigenen menschlichen Schwächen.	2,02

Fehlen im DSM eine signifikante Auslassung darstellt. Die SWAP-Items umfassen die *verschiedenen Funktionsbereiche,* die im DSM-IV als Definitionsmerkmale einer Persönlichkeitsstörung aufgeführt werden, unter anderem

- Kognition (z. B. neigt zu Selbstbezichtigung; neigt zu Selbstkritik),
- Affekt (z. B. neigt dazu, sich unglücklich, niedergeschlagen, verzweifelt zu fühlen; neigt zu Scham und Verlegenheit),
- zwischenmenschliche Beziehungen (neigt zu Angst vor Zurückweisung und Verlassenwerden; neigt dazu, übermäßig bedürftig und abhängig zu sein) und
- Impulsregulation (z. B. hat Schwierigkeiten, Ärger anzuerkennen oder zum Ausdruck zu bringen).

Das Depressive (oder Dysphorische) Persönlichkeitssyndrom scheint seinen Ursprung in der späten Kindheit oder Frühadoleszenz zu haben (Westen et al. 2005) und über die Zeit stabil zu sein. Kurz, es handelt sich um eine *Persönlichkeitsstö-*

Tab. 4-3 (Fortsetzung)

Item	Faktor-Wert
Neigt dazu, sich als Ausgestoßener oder Außenseiter zu fühlen; fühlt sich, als ob er/sie nicht dazugehöre.	1,94
Neigt dazu, ängstlich zu sein.	1,91
Neigt dazu, sich lustlos, müde und antriebslos zu fühlen.	1,79
Neigt dazu, sich leer und gelangweilt zu fühlen.	1,77
Scheint sich selbst bestrafen zu wollen; stellt Situationen her, die zu Unzufriedenheit führen, oder meidet aktiv Gelegenheiten des Vergnügens oder der Befriedigung.	1,71
Scheint wenig oder kein Vergnügen, Befriedigung oder Genuss an den Aktivitäten des Lebens zu finden.	1,71
Neigt dazu, sich nicht hinreichend um die Erfüllung eigener Bedürfnisse zu kümmern; scheint sich nicht berechtigt zu fühlen, Dinge zu erhalten oder darum zu bitten, die er/sie verdient.	1,70
Ist unfähig, sich bei Kummer zu trösten oder zu beruhigen; benötigt Beteiligung einer anderen Person, die den Affekt regulieren hilft.	1,60
Hat keine stabile Vorstellung, wer er/sie ist oder gerne werden möchte (z. B. Einstellungen, Werte, Ziele und Gefühle können instabil und wechselhaft sein).	1,55
Neigt zu dem Gefühl, das Leben habe keinen Sinn.	1,49
Neigt zur Vermeidung sozialer Situationen aus Angst vor Verlegenheit oder Beschämung.	1,43
Hat Schwierigkeiten, Ärger anzuerkennen oder auszudrücken.	1,34

rung in jeder Hinsicht (s. Huprich 2003, 2005; Huprich u. Frisch 2004; McDermut et al. 2003; Ryder et al. 2001).

Die Analyse der SWAP-II-Daten aus unseren jüngsten Stichproben (N = 1201 erwachsene Patienten, die mit der SWAP-II untersucht wurden, sowie N = 950 adoleszente Patienten, die mit der SWAP-II-A untersucht wurden) hat eine hierarchische Struktur von Persönlichkeitsstörungs-Syndromen ergeben, wie Abbildung 4-2 (S. 150) illustriert (Westen u. Shedler 2007a). Auf einer übergeordneten Ebene gibt es drei große diagnostische Gruppen (Q-Faktoren), die als *internalisierend, externalisierend* und *Borderline* beschrieben werden können. Die Ergebnisse bilden sich auf dem internalisierenden und externalisierenden Spektrum ab, wie es in Forschungsarbeiten zu Achse-I-Syndromen identifiziert wurde (Krueger 2002). Sie können als Grundlage für ein integriertes Verständnis von Achse-I- und Achse-II-Störungen dienen. Die Borderline-Persönlichkeitskonstellation enthält Elemente internalisierender und externalisierender Pathologie gleichermaßen und zeichnet sich durch eine Form emotionaler Instabilität aus, die als solche weder bei den rein internalisierenden noch rein externalisierenden

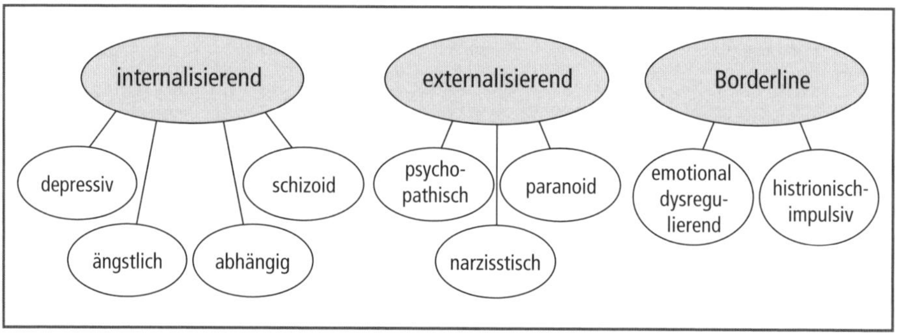

Abb. 4-2 Hierarchische Struktur von Persönlichkeitssyndromen

Patienten anzutreffen ist. Die hierarchische Struktur der Persönlichkeitsstörungs-Syndrome soll in noch folgenden Publikationen eingehender dargestellt werden.

4.11 Dimensionale Diagnose: der Ansatz »prototypische Übereinstimmung«

Die SWAP-Methode, mit deren Hilfe wir Patienten beschreiben und dimensionale Diagnose-Scores erhalten, wie sie in Abbildung 4-1 dargestellt sind, dient klinischen und Forschungszwecken, in denen ein Maximum an psychometrischer Genauigkeit (z. B. forensische Diagnostik) oder eine Klärung diagnostischer Dilemmata gefordert ist. (Forscher werden in Kürze Zugang auf die SWAP-Datenbank und damit auf die Option, Diagnose-Reports im Internet einzusehen, erhalten. Weitere Informationen finden sich auf unserer Website www.SWAPassessment.org.) Wenn eine routinemäßige Anwendung der SWAP-200 nicht praktikabel erscheint, so empfehlen wir den »Prototypen-Ansatz« der Persönlichkeitsdiagnostik, den wir auch für das DSM-5 vorgeschlagen haben.

Abbildung 4-3 illustriert den sogenannten Prototypen-Ansatz. Beispielhaft ist hier die prototypische Beschreibung eines empirisch über die Q-Analyse abgeleiteten Persönlichkeitssyndroms dargestellt, das wir als *antisozial-psychopathische Persönlichkeit* bezeichnet haben (Westen u. Shedler 1999b). Die Beschreibung setzt sich aus den SWAP-200-Aussagen zusammen, die sich empirisch am aussagekräftigsten für dieses Syndrom erwiesen haben. Die SWAP-Items sind im Wesentlichen wörtlich wiedergegeben, wurden jedoch abschnittsweise (und nicht in Form einer Auflistung) geordnet.

Aufgabe des Therapeuten ist es, die prototypische Beschreibung als Ganzes zu berücksichtigen – d. h. als Konfiguration oder Gestalt – und die allgemeine Ähnlichkeit oder Passung zwischen prototypischer Beschreibung und untersuchtem

Patienten, die diesem Prototyp entsprechen, neigen dazu, andere zu täuschen, zu belügen und in die Irre zu führen. Sie nutzen andere Menschen aus, fühlen sich so gut wie keinen moralischen Werten verpflichtet und scheinen keinerlei Gewissensbisse zu empfinden angesichts des Schadens oder der Verletzung, die sie anderen zufügen. Um zu bekommen, was sie wollen, manipulieren sie häufig die Gefühle anderer; die Folgen ihres Handelns interessieren sie nicht, vielmehr wirken sie immun und unverletzlich. Gegenüber den Rechten, dem Eigentum und der Sicherheit anderer Menschen legen sie eine rücksichtslose Missachtung an den Tag. Sie sind wenig einfühlsam und scheinen unfähig, Gefühle und Bedürfnisse anderer Menschen zu verstehen oder zu erfüllen, wenn sie nicht mit ihren eigenen übereinstimmen. Personen, die diesem Prototypen entsprechen, neigen zu impulsiven Handlungen, ohne Rücksicht auf die Folgen; sie sind häufig unzuverlässig und unverantwortlich (z. B. kommen sie ihren beruflichen oder finanziellen Verpflichtungen nicht nach), handeln ungesetzlich oder kriminell und neigen zu Alkoholmissbrauch. Sie neigen zu Wut und Feindseligkeit, verstricken sich häufig in Machtkämpfe und ziehen Befriedigung aus ihrem sadistischen oder aggressivem Verhalten anderen gegenüber. Für Fehler oder Unzulänglichkeiten werden andere verantwortlich gemacht, Probleme werden als etwas gesehen, das durch äußere Faktoren verursacht ist. Sie verfügen über wenig psychische Einsicht in ihre inneren Motive oder ihr Verhalten. Sie vermögen andere immer wieder von ihrer Absicht zu überzeugen, sich ändern zu wollen, um dann doch wieder in ihre alten maladaptiven Verhaltensweisen zurückzufallen, wobei sie die anderen glauben machen, »dieses Mal ist es wirklich anders«.

Bitte entwerfen Sie ein allgemeines Bild vom Typus der beschriebenen Person, und schätzen Sie anschließend ein, inwieweit Ihr Patient/Ihre Patientin diesem Prototypen entspricht.

5	Sehr gute Übereinstimmung (Patient ist **exemplarischer Ausdruck** der Störung; prototypischer Fall)	Diagnose
4	Gute Übereinstimmung (Patient **weist die Störung auf**; Diagnose trifft zu)	
3	Mäßige Übereinstimmung (Patient weist **signifikante Merkmale** der Störung auf)	Merkmale
2	Leichte Übereinstimmung (Patient weist nur wenige Merkmale der Störung auf)	
1	Keine Übereinstimmung (Beschreibung trifft nicht zu)	

Abb. 4-3 Prototyp einer Antisozial-psychopathischen Persönlichkeitsstörung

Patienten einzuschätzen. Das Ergebnis ist eine dimensionale Diagnose (Stufe 1–5), doch kann die Skala aus Gründen der Zweckmäßigkeit auch zweigeteilt werden, wenn eine Klassifikation in »trifft zu/trifft nicht zu« gewünscht wird, um die klinische Kommunikation zu erleichtern (ab Stufe 4 liegt die Diagnose vor). Der Ansatz bietet somit die Vorteile einer dimensionalen Diagnose, während er gleichzeitig mit dem kategorialen Ansatz des DSM-IV »kompatibel« bleibt.

Unsere Forschungsergebnisse sprechen dafür, dass der Prototypen-Ansatz der Persönlichkeitsdiagnostik gegenüber dem aktuellen diagnostischen Vorgehen im

DSM-IV im Vorteil ist. In einer Reihe von Studien zu Cluster-B-Persönlichkeitsstörungen (Antisoziale, Borderline-, Histrionische und Narzisstische Persönlichkeitsstörung), verglichen wir prototypische Übereinstimmung und DSM-IV-Diagnose hinsichtlich Validität, diagnostischer Komorbidität und klinischer Nützlichkeit (Westen et al. 2006b). Therapeuten sollten Patienten anhand der Prototypen-Methode (wie in Abbildung 4-3 dargestellt) sowie anhand des Diagnosesystems des DSM-IV diagnostizieren. Wir verglichen die Prototypen-Methode sowohl mit den kategorialen DSM-IV-Diagnosen als auch mit den »dimensionalisierten« DSM-IV-Diagnosen, wie sie durch die Addition der jeweiligen Kriterien pro Störung abgeleitet wird (ein Vorgehen, das häufig in der Erforschung von Persönlichkeitsstörungen angewandt wird).

Im Vergleich zu den beiden diagnostischen Vorgehensweisen im DSM-IV hatte die Prototypen-Methode eine deutliche Verringerung der Komorbiditätsrate zur Folge. Die mittlere Korrelation zwischen den vier Cluster-B-Störungen betrug 0,47 für dimensionalisierte DSM-IV-Diagnosen und 0,14 für prototypische Diagnosen, die auf empirisch identifizierten diagnostischen Gruppen (wie im letzten Abschnitt beschrieben) basierten. Die prototypischen Diagnosen wiesen zudem eine höhere Validität auf, was auch höhere Korrelationen mit den Variablen »adaptives Funktionsniveau« und »Lebensgeschichte« implizierte, die bekanntermaßen mit der Antisozialen Persönlichkeitsstörung und Borderline-Persönlichkeitsstörung in Zusammenhang stehen. Die Vorteile des Prototypen-Ansatzes waren nicht nur statistisch signifikant, sondern auch klinisch bedeutsam: Prototypische Diagnosen erwiesen sich als die besseren Prädiktoren des psychotherapeutischen und antidepressiv-medikamentösen Therapieerfolgs als kategoriale oder dimensionale DSM-IV-Diagnosen.

Schließlich untersuchten wir den klinischen Nutzen des Verfahrens und baten Therapeuten, die Prototypen-Methode mit dem Diagnosesystem des DSM-IV in puncto Handhabbarkeit, Nützlichkeit für den kollegialen Austausch, Eignung zur Erfassung wichtiger Patienteninformationen usw. zu vergleichen. Die befragten Therapeuten zogen die Prototypen-Methode in jeder Hinsicht einer DSM-IV-Diagnose vor, obgleich sie weder mit der Methode noch den empirisch abgeleiteten prototypischen Persönlichkeitsbeschreibungen Vorerfahrung hatten. Auch Spitzer et al. (2008) stellten fest, dass Therapeuten den Prototypen-Ansatz sowohl dem Diagnosesystem des DSM-IV als auch dimensionalen Trait-Modellen, z. B. dem Fünf-Faktoren-Modell, vorziehen und als klinisch relevanter und nützlicher einschätzen.

Unabhängig davon, ob bestimmte SWAP-Items in zukünftige Ausgaben des DSM aufgenommen werden oder nicht, aus unseren Forschungsergebnissen lassen sich folgende zwei klare Empfehlungen für die Überarbeitung des Manuals ableiten:

- Die bestehenden diagnostischen Kriterien sind zu eng gefasst. Ihre Betonung liegt auf Verhalten und Symptomatik, während inneres Erleben und zugrunde liegende psychische Prozesse weitgehend ausgeklammert werden. Doch gerade die zugrunde liegenden psychischen Prozesse (z. B. Motive, Konflikte,

Abwehrmechanismen, Selbst- und Objektrepräsentanzen) sind wesentliche Bestimmungsmerkmale von Persönlichkeitssyndromen und von daher von zentraler Bedeutung für ihr Verständnis (Shedler u. Westen 2004b). Darüber hinaus zeigt die SWAP-Forschung eindeutig, dass Therapeuten die zugrunde liegenden psychischen Prozesse sehr viel reliabler einschätzen als viele Forscher bislang angenommen hatten.

- Der Ansatz eines prototypischen Vergleichs weist gegenüber dem aktuellen Ansatz, in dem Symptome nur addiert werden, eindeutig Vorteile für die Diagnosestellung auf. Er verbindet die Vorteile eines syndromalen oder konfiguralen Ansatzes in der Persönlichkeitsdiagnostik mit den Vorteilen einer dimensionalen Diagnose. Darüber hinaus ziehen Therapeuten aus der Praxis den Prototypen-Ansatz eindeutig dem Diagnosesystem des DSM-IV sowie dimensionalen Modellen (z. B. Fünf-Faktoren-Modell) vor (Rottman et al. 2009; Spitzer et al. 2008; Westen et al. 2006b).

4.12 Schlussfolgerung: Integration von Wissenschaft und Praxis

Ein klinisch sinnvolles Diagnosesystem sollte das gesamte Spektrum der Persönlichkeitspathologie, wie es sich in der Praxis zeigt, umfassen und bedeutsame Implikationen für die Behandlung beinhalten. Ein empirisch haltbares Diagnosesystem wiederum sollte reliabel und valide Diagnosen fördern: Unabhängige Therapeuten sollten zu den gleichen Diagnosen gelangen können, die Diagnosen sollten relativ abgrenzbar voneinander sein, und jede Diagnose sollte mit einzigartigen und in theoretischer Hinsicht aussagekräftigen Korrelaten, Vorbedingungen und Folgerungen verbunden sein (Livesley u. Jackson 1992; Millon 1991; Robins u. Guze 1970).

Ein Hindernis, das diesem Ideal bislang entgegenstand, ist das Schisma zwischen Wissenschaft und Praxis im Gesundheitswesen. Allzu oft wurde geforscht, ohne die zentralen Daten klinischer Beobachtung zu berücksichtigen. Entsprechend erstaunt zeigten sich Therapeuten angesichts der naiv und klinisch irrelevant anmutenden Ergebnisse. Auch das empirisch eleganteste Diagnosesystem wird letztlich wenig bewirken, wenn Therapeuten es für das Verständnis ihrer Patienten als nicht hilfreich erleben (First et al. 2004; Shedler u. Westen 2005). Auf der anderen Seite wurden in der klinischen Theorie Fragen der Falsifizierbarkeit und empirischen Glaubwürdigkeit oft nicht ausreichend berücksichtigt. Die Ergebnisse, die der Weiterentwicklung der klinischen Theorie entsprangen, erlebten Forscher oft als wissenschaftlich naiv.

Die Shedler-Westen Assessment Procedure stellt einen Versuch dar, diese Kluft zwischen Wissenschaft und Praxis zu überwinden, indem klinische Beobachtung und klinisches Fachwissen quantifiziert werden, um so klinische Konstrukte einer empirischen Überprüfung zugänglich zu machen. Es basiert auf dem, was Therapeuten am besten können – nämlich zu beobachten und zu klinisch-therapeutischen Schlussfolgerungen über einzelne Patienten zu gelangen, die sie kennen und behandeln. Es basiert zum anderen auf quantitativen Methoden, die das ermöglichen sollen, was sie am besten können, nämlich die Zusammenfassung klinisch-therapeutischer Erfahrungen mit dem Ziel, bestimmte Gemeinsamkeiten und Interrelationen zu extrahieren, sowie die Verknüpfung von Daten mit dem Ziel, optimale Vorhersagen zu treffen (Sawyer 1966). Das Shedler-Westen-Verfahren bietet eine »Sprache« für die klinische Fallbeschreibung, die gleichermaßen psychometrisch verlässlich und klinisch reichhaltig genug ist, um die Komplexitäten realer Patienten abzubilden. Wissenschaft und Praxis sind nach wie vor durch einen breiten Graben getrennt. Vielleicht bietet die SWAP eine Sprache, die alle Patienten sprechen können.

Klinische Schlüsselkonzepte

- Die Diagnostik von Achse-II-Störungen im DSM-IV weist sowohl aus klinischer als auch empirischer Sicht signifikante Begrenzungen auf, wenn es um das Verständnis von Persönlichkeit geht. Ein zentraler Schwachpunkt des Achse-II-Systems besteht darin, dass es weder Bedeutung noch Funktion von Persönlichkeitsprozessen erfasst und somit wenig Orientierung für die weitere Behandlungsplanung bietet.
- Eine sinnvolle Persönlichkeitsdiagnostik erfordert eine klinische Einschätzung und Urteilsbildung über zugrunde liegende psychische Prozesse. Bei der Shedler-Westen Assessment Procedure (SWAP) handelt es sich um ein Instrument zur Persönlichkeitsdiagnostik, das klinische Urteilsbildung integriert und somit Therapeuten ermöglicht, systematisch und reliabel ihre klinischen Beobachtungen zu beschreiben und zu entsprechenden Schlussfolgerungen zu gelangen.
- Das Standardvokabular der SWAP benennt komplexe intrapsychische Prozesse (z. B. Spaltung, Identitätsdiffusion und projektive Identifizierung bei Borderline-Patienten) in jargonfreier Sprache. Bestimmte Item-Kombinationen bringen klinische Falldarstellungen zum Ausdruck, die wiederum spezifische Behandlungsstrategien und Interventionen implizieren (z. B. Integration widersprüchlicher Selbst- und Objektwahrnehmungen bei Borderline-Patienten).
- Die SWAP integriert deskriptive psychiatrische Diagnosen mit klinischen Falldarstellungen. Sie verfolgt einen syndromalen Ansatz in der Persönlichkeitsdiagnostik (d. h. das Erkennen funktionaler Zusammenhänge zwischen verschiedenen Bereichen des Funktionsniveaus) und ermöglicht gleichzeitig dimensionale Diagnosen. Trotz (oder gerade wegen) der Tatsache, dass die SWAP auf klinischer Urteilsbildung basiert, weist dieses Verfahren sowohl hohe Reliabilität als auch Validität auf.
- Die SWAP-Forschung hat 11 Persönlichkeitssyndrome oder Gruppierungen herausgearbeitet, die eine Alternative zu den Diagnosekategorien des DSM-IV darstellen. Die Syndrome werden über Items oder Kriterien definiert, die sowohl auf inneres Erleben und intrapsychische Prozesse (z. B. Projektion von Aggression bei paranoiden Patienten) als auch manifest beobachtbares Verhalten abzielen. Sie beinhalten außerdem diagnostische Syndrome, z. B. die depressive Persönlichkeit, die den größten Teil ambulanter Therapien ausmachen, im DSM jedoch fehlen.

- Ein Ansatz des sogenannten »Prototypen-Vergleichs« in der Diagnostik stellt eine praktische Alternative zum aktuellen Diagnosesystem des DSM dar, dessen Begrenzungen er an vielen Stellen aufgreift. Die sich hieraus ergebenden Diagnosen sind sowohl empirisch begründet als auch klinisch nützlich. Therapeuten haben den prototypischen Ansatz dem Diagnosesystem des DSM und anderen dimensionalen Trait-Modellen als überlegen bewertet.

Empfohlene Literatur

Psychodynamische Fallbeschreibung

PDM Task Force (ed). Personality patterns and disorders: P Axis. In: Psychodynamic Diagnostic Manual (PDM). Silver Spring, MD, Alliance of Psychoanalytic Organizations, 2006, 17–69. (Differenzierter Überblick über zeitgenössisches psychoanalytisches Denken zu Persönlichkeitsstilen und Störungen. Jargonfreie Darstellung der wichtigsten Persönlichkeitssyndrome mit Verweis auf die relevanten empirischen Forschungsergebnisse.)

McWilliams N. Psychoanalytic Diagnosis: Understanding Personality Structure in the Clinical Process. New York, Guilford, 1994. (Tiefgreifende Diskussion der Persönlichkeitssyndrome, wie sie aus der psychoanalytischen Praxis bekannt sind. Ein zeitgenössischer Klassiker.)

Peebles-Kleiger MJ. Beginnings: The Art and Science of Planning Psychotherapy. Hillsdale, NJ, Analytic Press, 2002. (Elegante Einführung in die Falldarstellung und Behandlungsplanung. Nützlich für Therapeuten aller theoretischen Richtungen.)

Shedler-Westen Assessment Procedure (SWAP)

Westen D, Shedler J. Revising and assessing Axis II, part 1: developing a clinically and empirically valid assessment method. Am J Psychiatry 156: 258–272, 1999a.

Westen D, Shedler J. Revising and assessing Axis II, part 2: toward an empirically based and clinically useful classification of personality disorders. Am J Psychiatry 156: 273–285, 1999b. (Wichtige Veröffentlichungen zur SWAP, in denen die Entwicklung und praktische Handhabung der Methode beschrieben werden.)

Lingiardi V, Shedler J, Gazillo F. Assessing personality change in psychotherapy with the SWAP-200: a case study. J Pers Assess 86: 23–32, 2006. (Ausführliche Diskussion über den Fall »Melanie«, der im vorliegenden Kapitel kurz zitiert wurde. Illustration der SWAP-Methode zur Einschätzung intrapsychischer Veränderungsprozesse im Rahmen von Psychotherapien.)

Shedler J. A new language for psychoanalytic research. Psychologist-Psychoanalyst 20: 30–37, 2000. (Zur Relevanz der SWAP-Forschung für psychoanalytische Theorie, Praxis und Ausbildung.)

Shedler J, Westen D. Refining personality disorder diagnosis: integrating science and practice. Am J Psychiatry 161: 1350–1365, 2004. (Darstellung der wichtigsten Persönlichkeitssyndrome, wie sie von erfahrenen Therapeuten konzeptualisiert und im Rahmen ihrer klinischen Tätigkeit beobachtet wurden. Mit Empfehlungen für entsprechende Überarbeitungen des DSM.)

Spitzer RL, First MB, Shedler J, et al. Clinical utility of five dimensional systems for personality diagnosis: a »consumer preference« study. J Nerv Ment Dis 196: 356–374, 2008.

Westen D, Shedler J, Bradley R. A prototype approach to personality diagnosis. Am J Psychiatry 163: 846–856, 2006. (Diskussion des »Prototypen-Vergleichs« für die Persönlichkeitsdiagnostik.)

Literatur

American Psychiatric Association. Diagnostic and Statistical Manual of Mental Disorders, 3rd Edition. Washington, DC, American Psychiatric Association, 1980.

American Psychiatric Association. Diagnostic and Statistical Manual of Mental Disorders, 4th Edition. Washington, DC, American Psychiatric Association, 1994.

Betan E, Heim AK, Conklin CZ, et al. Countertransference phenomena and personality pathology in clinical practice: an empirical investigation. Am J Psychiatry 162: 890–898, 2005.

Blais M, Norman D. A psychometric evaluation of the DSM-IV personality disorder criteria. J Pers Disord 11: 168–176, 1997.

Blashfield R. Exemplar prototypes of personality disorder diagnoses. Compr Psychiatry 26: 11–21, 1985.

Block J. Lives Through Time. Berkeley, CA, Bancroft, 1971.

Block J. The Q-Sort Method in Personality Assessment and Psychiatric Research (1961). Palo Alto, CA, Consulting Psychologists Press, 1978.

Cantor N, Genero N. Psychiatric diagnosis and natural categorization: a close analogy. In: Contemporary Directions in Psychopathology: Toward the DSM-IV. Edited by Klerman GL. New York, Guilford, 1986, 233–256.

Clark L. Resolving taxonomic issues in personality disorders: the value of larger scale analyses of symptom data. J Pers Disord 6: 360–376, 1992.

Clarkin JF, Levy KN, Lenzenweger MF, et al. Evaluating three treatments for borderline personality disorder: a multiwave study. Am J Psychiatry 164: 922–928, 2007.

Cousineau TM, Shedler J. Predicting physical health: implicit mental health measures versus self report scales. J Nerv Ment Dis 194: 427–432, 2006.

Davis R, Blashfield R, McElroy R. Weighting criteria in the diagnosis of a personality disorder: a demonstration. J Abnorm Psychol 102: 319–322, 1993.

First M, Spitzer R, Gibbon M, et al. The Structured Clinical Interview for DSM-III-R Personality Disorders (SCID-II). Part II: multi-site test-retest reliability study. J Pers Disord 9: 92–104, 1995.

First MB, Pincus HA, Levine JB, et al. Clinical utility as a criterion for revising psychiatric diagnoses. Am J Psychiatry 161: 946–954, 2004.

Grilo CM, Sanislow CA, McGlashan TH. Co-occurrence of DSM-IV personality disorders with borderline personality disorder. J Nerv Ment Dis 190: 552–553, 2002.

Grove WM, Tellegen A. Problems in the classification of personality disorders. J Pers Disord 5: 31–41, 1991.

Harkness A. Fundamental topics in the personality disorders: candidate trait dimensions from lower regions of the hierarchy. J Consult Clin Psychol 4: 251–259, 1992.

Huprich SK. Depressive personality and its relationship to depressed mood, interpersonal loss, negative parental perceptions, and perfectionism. J Nerv Ment Dis 191: 1–7, 2003.

Huprich SK. Differentiating avoidant and depressive personalities. J Pers Disord 19: 659–673, 2005.

Huprich SK, Frisch MB. Depressive personality and its relationship to quality of life, hope, and optimism. J Pers Assess 83: 22–28, 2004.

Jackson DN, Livesley WJ. Possible contributions from personality assessment to the classification of personality disorders. In: The DSM-IV Personality Disorders. Edited by Livesley WJ. New York, Guilford, 1995, 459–481.

John O. The »big five« factor taxonomy: dimensions of personality in the natural language and in questionnaires. In: Handbook of Personality: Theory and Research. Edited by Pervin L. New York, Guilford, 1990, 66–100.

Kernberg O. Borderline Conditions and Pathological Narcissism. New York, Jason Aronson, 1975.

Kernberg O. Severe Personality Disorders. New Haven, CT, Yale University Press, 1984.

Kim NS, Ahn W. Clinical psychologists' theory-based representations of mental disorders predict their diagnostic reasoning and memory. J Exp Psychol 131: 451–476, 2002.

Kohut H. The Analysis of the Self. New York, International Universities Press, 1971.

Krueger RF. The structure of common mental disorders. Arch Gen Psychiatry 59: 570–571, 2002.

Levy KN, Kelly KM, Meehan KB, et al. Change in attachment patterns and reflective function in a randomized control trial of transference-focused psychotherapy for borderline personality disorder. J Consult Clin Psychol 74: 1027–1040, 2006.

Linehan MM. Cognitive-Behavioral Treatment of Borderline Personality Disorder. New York, Guilford, 1993.

Lingiardi V, Shedler J, Gazillo F. Assessing personality change in psychotherapy with the SWAP-200: a case study. J Pers Assess 86: 23–32, 2006.

Livesley WJ (ed). The DSM-IV Personality Disorders. New York, Guilford, 1995.

Livesley WJ, Jackson DN. Guidelines for developing, evaluating, and revising the classification of personality disorders. J Nerv Ment Dis 180: 609–618, 1992.

Marin-Avellan L, McGauley G, Campbell C, et al. Using the SWAP-200 in a personality-disordered forensic population: is it valid, reliable and useful? J Crim Behav Ment Health 15: 28–45, 2005.

McCrae R, Costa P. Personality in Adulthood. New York, Guilford, 1990.

McDermut W, Zimmerman M, Chelminski I. The construct validity of depressive personality disorder. J Abnorm Psychol 112: 49–60, 2003.

McWilliams N. Psychoanalytic Diagnosis: Understanding Personality Structure in the Clinical Process. New York, Guilford, 1994.

Millon T. Toward a New Psychology. New York, Wiley, 1990.

Millon T. Classification in psychopathology: rationale, alternatives and standards. J Abnorm Psychol 100: 245–261, 1991.

Millon T, Davis RD. The place of assessment in clinical science. In: The Millon Inventories: Clinical and Personality Assessment. Edited by Millon T. New York, Guilford, 1997, 3–20.

Morey LC. Personality disorders in DSM-III and DSM-III-R: convergence, coverage, and internal consistency. Am J Psychiatry 145: 573–577, 1988.

Oldham J, Skodol A, Kellman HD, et al. Diagnosis of DSM-III-R personality disorders by two semistructured interviews: patterns of comorbidity. Am J Psychiatry 149: 213–220, 1992.

Perry JC. Problems and considerations in the valid assessment of personality disorders. Am J Psychiatry 149: 1645–1653, 1992.

Perry JC, Cooper SH. Empirical studies of psychological defense mechanisms. In: Psychiatry. Edited by Cavenar J, Michels R. Philadelphia, PA, JB Lippincott, 1987, 1–19.

Pilkonis PA, Heape CL, Proietti JM, et al. The reliability and validity of two structured diagnostic interviews for personality disorders. Arch Gen Psychiatry 52: 1025–1033, 1995.

Robins E, Guze S. The establishment of diagnostic validity in psychiatric illness: its application to schizophrenia. Am J Psychiatry 126: 983–987, 1970.

Rottman BM, Ahn WK, Sanislow CA. Can clinicians recognize DSM-IV personality disorders from five-factor model descriptions of patient cases? Am J Psychiatry 166: 427–433, 2009.

Russ E, Bradley R, Shedler J, et al. Refining the construct of narcissistic personality disorder: diagnostic criteria and subtypes. Am J Psychiatry 165: 1473–1481, 2008.

Ryder AG, Bagby RM, Dion KL. Chronic low-grade depression in a nonclinical sample: depressive personality or dysthymia? J Pers Disord 15: 84–93, 2001.

Sawyer J. Measurement and prediction, clinical and statistical. Psychol Bull 66: 178–200, 1966.

Schafer R. A New Language for Psychoanalysis. New Haven, CT, Yale University Press, 1976.

Shedler J, Westen D. Refining the measurement of Axis II: a Q-sort procedure for assessing personality pathology. Assessment 5: 333–353, 1998.

Shedler J, Westen D. Dimensions of personality pathology: an alternative to the five-factor model. Am J Psychiatry 161: 1743–1754, 2004a.

Shedler J, Westen D. Refining personality disorder diagnosis: integrating science and practice. Am J Psychiatry 161: 1350–1365, 2004b.

Shedler J, Westen D. A simplistic view of the five-factor model: Drs. Shedler and Westen reply (letter). Am J Psychiatry 162: 1551, 2005.

Shedler J, Westen D. Personality diagnosis with the Shedler-Westen Assessment Procedure (SWAP): bridging the gulf between science and practice. In: Psychodynamic Diagnostic Manual (PDM). Edited by PDM Task Force. Silver Spring, MD, Alliance of Psychoanalytic Organizations, 2006, 573–613.

Shedler J, Westen D. The Shedler-Westen Assessment Procedure (SWAP): making personality diagnosis clinically meaningful. J Pers Assess 89: 41–55, 2007.

Shedler J, Mayman M, Manis M. The illusion of mental health. Am Psychol 48: 1117–1131, 1993.

Skodol A, Bender D. The future of personality disorders in DSM-V? Am J Psychiatry 164: 4: 1–2, 2009.

Skodol A, Oldham J, Rosnick L, et al. Diagnosis of DSM-III-R personality disorders: a comparison of two structured interviews. Int J Methods Psychiatr Res 1: 13–26, 1991.

Spitzer RL. Psychiatric diagnosis: are clinicians still necessary? Compr Psychiatry 24: 399–411, 1983.

Spitzer RL, First MB, Shedler J, et al. Clinical utility of five dimensional systems for personality diagnosis: a »consumer preference« study. J Nerv Ment Dis 196: 356–374, 2008.

Vaillant GE (ed). Ego Mechanisms of Defense: A Guide for Clinicians and Researchers. Washington, DC, American Psychiatric Press, 1992.

Watson D, Sinha BK. Comorbidity of DSM-IV personality disorders in a non-clinical sample. J Clin Psychol 54: 773–780, 1998.

Westen D. Social cognition and object relations. Psychol Bull 109: 429–455, 1991.

Westen D. Divergences between clinical and research methods for assessing personality disorders: implications for research and the evolution of Axis II. Am J Psychiatry 154: 895–903, 1997.

Westen D. Clinical Diagnostic Interview. 2002. Available at: http://www.psychsystems.net/lab. Accessed October 3, 2009.

Westen D, Arkowitz-Westen L. Limitations of Axis II in diagnosing personality pathology in clinical practice. Am J Psychiatry 155: 1767–1771, 1998.

Westen D, Muderrisoglu S. Reliability and validity of personality disorder assessment using a systematic clinical interview: evaluating an alternative to structured interviews. J Pers Disord 17: 350–368, 2003.

Westen D, Muderrisoglu S. Clinical assessment of pathological personality traits. Am J Psychiatry 163: 1285–1287, 2006.

Westen D, Shedler J. Revising and assessing Axis II, part 1: developing a clinically and empirically valid assessment method. Am J Psychiatry 156: 258–272, 1999a.

Westen D, Shedler J. Revising and assessing Axis II, part 2: toward an empirically based and clinically useful classification of personality disorders. Am J Psychiatry 156: 273–285, 1999b.

Westen D, Shedler J. A prototype matching approach to diagnosing personality disorders: toward DSM-V. J Pers Disord 14: 109–126, 2000.

Westen D, Shedler J. Personality diagnosis with the Shedler-Westen Assessment Procedure (SWAP): integrating clinical and statistical measurement and prediction. J Abnorm Psychol 116: 810–822, 2007a.

Westen D, Shedler J. The Shedler-Westen Assessment Procedure (SWAP): making personality diagnosis clinically meaningful. J Pers Assess 89: 42–55, 2007b.

Westen D, Weinberger J. When clinical description becomes statistical prediction. Am Psychol 59: 595–613, 2004.

Westen D, Lohr N, Silk K, et al. Object relations and social cognition in borderlines, major depressives, and normals: a TAT analysis. J Consult Clin Psychol 2: 355–364, 1990.

Westen D, Muderrisoglu S, Fowler C, et al. Affect regulation and affective experience: individual differences, group differences, and measurement using a Q-sort procedure. J Consult Clin Psychol 65: 429–439, 1997.

Westen D, Heim AK, Morrison K, et al. Classifying and diagnosing psychopathology: a prototype matching approach. In: Rethinking the DSM: Psychological Perspectives. Edited by Beutler LE, Malik M. Washington, DC, American Psychological Association, 2002, 221–250.

Westen D, Shedler J, Durrett C, et al. Personality diagnosis in adolescence: DSM-IV Axis II diagnoses and an empirically derived alternative. Am J Psychiatry 160: 952–966, 2003.

Westen D, Dutra L, Shedler J. Assessing adolescent personality pathology. Br J Psychiatry 186: 227–238, 2005.

Westen D, Gabbard G, Blagov P. Back to the future: personality structure as a context for psychopathology. In: Personality and Psychopathology. Edited by Krueger RF, Tackett JL. New York, Guilford, 2006a, 335–384.

Westen D, Shedler J, Bradley R. A prototype approach to personality diagnosis. Am J Psychiatry 163: 846–856, 2006b.

Westen D, Shedler J, Bradley B, DeFife J. An empirically derived taxonomy for personality diagnosis: bridging science and practice in conceptualizing personality. Am J Psychiatry 169: 273–284, 2012.

Widiger TA, Corbitt EM. Antisocial personality disorder. In: The DSM-IV Personality Disorders. Edited by Livesley WJ. New York, Guilford, 1995, 103–126.

Widiger T, Frances A. The DSM-III personality disorders: perspectives from psychology. Arch Gen Psychiatry 42: 615–623, 1985.

Widiger TA, Simonsen ES. Alternative dimensional models of personality disorders: finding common ground. J Pers Disord 19: 110–130, 2005.

Zanarini MC, Skodol AE, Bender D, et al. The Collaborative Longitudinal Personality Disorders Study: reliability of Axis I and II diagnoses. J Pers Disord 14: 291–299, 2000.

Zimmerman M. Diagnosing personality disorders: a review of issues and research methods. Arch Gen Psychiatry 51: 225–245, 1994.

Teil II
Psychodynamische Behandlungsansätze

5 Psychotherapie von Cluster-A-Persönlichkeitsstörungen

Paul Williams

Zu den sogenannten Cluster-A-Persönlichkeitsstörungen zählen die Paranoide Persönlichkeitsstörung, die Schizoide Persönlichkeitsstörung sowie die Schizotype Persönlichkeitsstörung. Infolge der Chronifizierung und Schwere der Symptomatik, einem vergleichsweise schlechten Ansprechen auf Therapie sowie nicht selten ungenauer Diagnosen ist die Wahrscheinlichkeit, dass Patienten aus diesem Störungsspektrum um Psychotherapie nachsuchen, am geringsten. Die zunehmende öffentliche Erwartung an die verbalen Therapien wie auch die zwar langsamen, aber kontinuierlichen Fortschritte in der Ursachen- und Prävalenzforschung bei diesen Störungsbildern haben jedoch dazu geführt, dass gegenwärtig mehr Cluster-A-Patienten um therapeutische Hilfe nachsuchen als dies in der Vergangenheit der Fall war – wenngleich die Anzahl im Vergleich zu Patienten mit einer Borderline-Persönlichkeitsstörung immer noch relativ gering ist.

Cluster-A-Störungen betreffen 0,5–2,5 % (Paranoide Persönlichkeitsstörung), knapp 1 % (Schizoide Persönlichkeitsstörung) sowie circa 3 % (Schizotype Persönlichkeitsstörung) der US-amerikanischen Bevölkerung mit vergleichbarer Verteilung in Europa, wobei die jeweiligen Störungsbilder mit schwerwiegenden Einschränkungen für die betroffenen Personen verbunden sein können (Elkin 1999). Die Inzidenzrate der einzelnen Störungen scheint bei Männern höher zu sein als bei Frauen. In der deskriptiven Einordnung des Clusters liegt die Betonung vor allem auf dem seltsam bzw. exzentrisch anmutenden oder »kalten« Verhalten. Am deutlichsten tritt dies im Rahmen der Schizoiden und Schizotypen Persönlichkeitsstörung zutage. Man geht hier von einem biologischen Zusammenhang zwischen diesen beiden Störungsbildern und den Schizophrenien aus, obwohl von den drei Cluster-A-Persönlichkeitsstörungen die Schizotype Persönlichkeitsstörung phänomenologisch und genetisch am eindeutigsten mit der Schizophrenie in Verbindung gebracht werden kann (McGlashan 1983). Angesichts der Ähnlichkeit mancher Symptome werden die Schizoide Persönlichkeitsstörung und Schizotype Persönlichkeitsstörung gelegentlich als Teil eines Kontinuums zusammengefasst.

Es gibt kein Set zusammengehöriger psychotherapeutischer Theorien, das auf diese Störungsbilder anwendbar wäre. Bevor sich allgemein akzeptierte psychologische Theorien zur Behandlung dieser Persönlichkeitsstörungen bestimmen lassen, bedarf es weiterer Untersuchungen zu entwicklungspsychologischen und strukturellen Fragen. In der Tat gibt es – im Vergleich zu anderen Persönlichkeitsstörungen (insbesondere der Borderline-Persönlichkeitsstörung) – erstaunlich wenig Forschungsarbeiten zu Cluster-A-Störungen, was sich jedoch ändern muss, wenn wir diese Erkrankungen besser verstehen wollen. Psychodynamisch orientierte Forscher haben auf die Stabilität der Diagnosen und Behandlungsergebnisse hingewiesen (vgl. z. B. McGlashan 1986; Sandell et al. 1997; Stone 1985, 1993). Klinische Untersuchungen zu Cluster-A-Persönlichkeitstypen fokussieren für gewöhnlich die spezifischen inneren Objektbeziehungen, Abwehrmechanismen, psychotischen Ängste und Übertragungs-Gegenübertragungs-Phänomene (vgl. Gabbard 2000; Grotstein 1995; Jackson 2000; Jackson u. Williams 1994; Lucas 1992; Meissner 1986; Rey 1994; Robbins 2002; Rosenfeld 1964, 1969; Segal 1978; Sohn 1997; Target u. Fonagy 1996a).

In der Behandlung und Erforschung von Cluster-A-Persönlichkeitsstörungen kommt den psychotischen Ängsten eine besondere Bedeutung zu. Psychotische Elemente finden sich bei schweren Neurosen, psychosomatischen Erkrankungen, sexuellen Perversionen und Persönlichkeitsstörungen *parallel* zu neurotischen Konstellationen. Dies ist vor allem bei Cluster-A-Persönlichkeitsstörungen der Fall. Patienten mit einem dieser Störungsbilder sind nicht per se psychotisch, jedoch anfällig für psychotisches Denken und beeinträchtigte Ich-Funktionen derart, dass sie zwischen innerer und äußerer Realität nicht immer klar unterscheiden können.

In der Behandlung von Cluster-A-Patienten sind psychodynamische Psychotherapeuten mit einer Reihe von theoretischen, klinischen und behandlungstechnischen Problemen konfrontiert, die ihre ganze Kraft in Anspruch nehmen. Das Vorherrschen psychotischer Ängste neben neurotischen Ängsten hat dazu geführt, dass die betroffenen Personen aus dem Kreis normaler zwischenmenschlicher Beziehungen herausgefallen sind. Ihre spezifischen Abwehrmechanismen begegnen uns zuweilen im Rahmen psychotischer Erkrankungen. Sie werden nicht auf therapeutische Bemühungen ansprechen, die den Verlust ihres Glaubens an die Menschheit nicht ernst nehmen. Dieser Verlust hinterlässt tiefgreifende Spuren in der inneren Welt dieser Patienten: Die fehlgeschlagene Internalisierung vertrauensvoller Beziehungen sorgt für chronisches Misstrauen und Angst. Schwierigkeiten im Umgang mit Affekten ist neben vielen anderen ein Bereich, der besondere Probleme schafft. Die Betroffenen neigen aufgrund anhaltender innerpsychischer *Spaltung* dazu, ihr affektives Erleben zu »verallgemeinern«, wobei sie von einem Gefühlsextrem ins andere wechseln, ohne wirklich Abstufungen, Unterschiede oder Widersprüche in ihrer Gefühlswahrnehmung integrieren zu können. In manchen Fällen ist dies an das gewaltsame und zwanghafte Eingreifen eines hypertrophierten Über-Ichs geknüpft, dessen Aufgabe darin besteht, Affektstürme und starke Triebimpulse unbarmherzig zu kontrollieren. Die in diesem vermeintlich unlösbaren innerpsychischen Konflikt auftretende Schuld- und Schamproblematik sowie die damit einhergehenden Gefühle der Verzweiflung sind hinlänglich dokumentiert (für eine neuere Studie über diese Konflikte bei schweren Störungen vgl. Wurmser 2007). Während diese affektiven Krisen bei Cluster-B-Persönlichkeitsstörungen nach außen sichtbarer zutage treten, entfalten sie bei Cluster-A-Störungen ihre Wirkung eher lautlos und nach innen gerichtet (Gunderson 2008). Gleichwohl sind sie nicht weniger mächtig und bedürfen kontinuierlicher Aufmerksamkeit seitens des Therapeuten, wenn es nicht infolge unverstandener innerer Krisen zu affektiven Ausbrüchen und Agieren kommen soll, die womöglich den Fortgang der Therapie bedrohen.

Die Fähigkeit des Therapeuten, sorgfältig auf die Veränderungen im Gegenübertragungserleben zu achten und flexibel damit umzugehen, wirkt sich prognostisch günstig auf den Behandlungsverlauf aus. Untersuchungen zur Rolle der Gegenübertragung haben die zentrale Bedeutung der Responsivität des Therapeuten (vor allem gegenüber den psychotischen Ängsten des Patienten) für eine wirksame Behandlung ebenso bestätigt wie die Risiken, die für den Fortgang der Therapie entstehen, wenn die Gegenübertragung des Therapeuten nicht berücksichtigt wird (Hinshelwood 1994; Lieberz u. Porsch 1997). Potentielle Übertragungsschwierigkeiten können offensichtlich sein oder aber sich unbemerkt entwickeln und vom Patienten nur angedeutet werden, sodass der Therapeut aufgerufen ist, behutsam nachzufragen oder auf der Basis seiner Gegenübertragung dem Patienten Hypothesen darüber anzubieten, von welchen inneren Objektbeziehungen er sich aktuell bedroht fühlt, um dadurch Aufschluss über seine innere Realität zu erlangen. Viele Psychotherapeuten legen Wert auf eine psychiatrische Begleitbehandlung, die in Phasen extremer und intensiver Übertragungsentwicklungen, in denen psychotische Ängste das geschwächte Ich des Patienten zu überwältigen drohen, Patient und Therapeut gleichermaßen unterstützen soll (für Richtlinien einer psychiatrisch-medikamentösen Behandlung von Cluster-A-Persönlichkeitsstörungen s. auch »Treatment Outlines for Paranoid, Schizotypal und Schizoid Personality Disorders« 1990). Trotz ihres kalten, feindseligen und bizarren Verhaltens sind Cluster-A-Patienten aufgrund ihrer tiefgreifenden Selbstwertproblematik, die wiederum mit einer fragmentierten Persönlichkeitsstruktur und unreifen Selbstrepräsentanzen verknüpft ist, großem Leidensdruck und hochgradig verwirrendem Erleben ausgesetzt. Auch wenn sich therapeutische Erfolge in diesen Bereichen manchmal nur begrenzt einstellen und dann auch nur, wenn beide Seiten große Anstrengungen darauf verwenden, so können sie doch zu einer signifikanten Verbesserung der Lebensqualität des Patienten führen.

5.1 Paranoide Persönlichkeitsstörung

Die Hauptmerkmale der Paranoiden Persönlichkeitsstörung sind Misstrauen und Argwohn. Die Motive anderer Menschen werden als feindselig und ausbeuterisch interpretiert. In ihren Gedanken und Gefühlen sind Patienten mit einer Paranoiden Persönlichkeitsstörung unablässig mit Konflikten und Bedrohungen beschäftigt, die sie als *von außen kommend* erleben. Sie zweifeln an der Loyalität anderer und antizipieren Verrat als etwas »Selbstverständliches« im menschlichen Miteinander. Als Folge dieser permanenten inneren Beschäftigung mit äußeren Bedrohungen sind sie sehr wachsam und darauf bedacht, eine sichere Distanz zu anderen Menschen zu wahren. Beziehungen, so sie denn zugelassen werden, bewegen sich auf einer scheinbar höflichen, formalen und kontrollierten Matrix, um verstörende, letztlich feindselige Affekte von sich fernzuhalten. Zuweilen sind Kontakte auch durch negative Stereotype gekennzeichnet, sodass Gleichgesinnte gesucht werden, d.h. Menschen, die ihre paranoiden Überzeugungen teilen, um so ein Gefühl der Sicherheit zu erlangen. Menschen mit einer Paranoiden Persönlichkeitsstörung zeichnen sich häufig durch Feindseligkeit, Sarkasmus, Starrsinn oder eine zynische Weltsicht aus. Hinter dieser Fassade an Rigidität und Selbstgerechtigkeit, wie sie für die Paranoide Persönlichkeitsstörung charakteristisch ist, verbirgt sich jedoch eine große Empfindsamkeit gegenüber den ganz normalen Unbilden des Lebens (insbesondere Rückschlägen), eine mangelnde Bereitschaft zu verzeihen, eine Überbetonung des eigenen subjektiven Erlebens sowie große Schwierigkeiten, die Sichtweise anderer zu akzeptieren. Die folgende Vignette veranschaulicht diese Negativität beispielhaft. Die kurze, für eine Paranoide Persönlichkeitsstörung sehr typische Sequenz stammt aus der zweimal wöchentlich stattfindenden Therapie eines isoliert lebenden männlichen Patienten Mitte 30, der aufgrund von Selbstverletzungs- und Suizidphantasien um Therapie nachsuchte. In der hier zitierten Sitzung beklagt er sich, zum wiederholten Mal und ohne angemessenen Affekt, in aller Ausführlichkeit über das arrogante Verhalten seines Chefs.

Patient: »(…) der Typ benimmt sich, als wüsste er alles. Er hat wirklich ein Problem. Keiner kommt mit ihm aus. Erst letzte Woche hat er eine der Angestellten angeblafft: Wenn sie sich nicht am Riemen reißt, fliegt sie – vor allen anderen! Dieses Verhalten sollte man anzeigen (…) es ist beleidigend.« (Pause)
Therapeut: »Anscheinend ärgern Sie sich heute sehr über Ihren Chef. Wegen dessen unmöglicher und unsensibler Art, mit Leuten umzugehen. Und Sie scheinen sehr damit zu kämpfen, Ihren Ärger unter Kontrolle zu halten (…) Ich frage mich, ob ein ähnlicher Kampf nicht auch hier zwischen uns stattfindet, wenn Sie sich manchmal in der Auseinandersetzung mit mir, die ja auch oft schwierig und schmerzlich ist, von oben herab behandelt fühlen.«
Patient: »Was hat das denn damit zu tun? Warum sagen Sie das jetzt? Das hat überhaupt nichts mit Ihnen zu tun. Wollen Sie damit sagen, ich würde ihm etwas vorwerfen, was eigentlich in mir ist? Er *ist* beleidigend. (…) Sie müssen Ihren Job machen. (…) Sie dürfen sich so gar nicht verhalten, (…) außerdem würde ich es Ihnen sagen, wenn dem so wäre.«

In dieser Fallvignette gelingt es dem Patienten, seinen Ärger – mittels Spaltung und projektiver Identifizierung – zu kommunizieren, während er das tatsächliche Erleben des Ärgers und eine mögliche Übertragungsverbindung zum Therapeuten verleugnet. Dieses Bedürfnis, Affekte und zwischenmenschliche Kontakte zu kontrollieren, findet sich häufig bei Paranoiden Persönlichkeitsstörungen. Abwehrbewegungen dieser Art dienen dazu, Minderwertigkeitsgefühle aufgrund eines schwach entwickelten Selbstwerts zu verbergen. Gefühle der Demütigung, Beschämung und Depressivität sind die zugrunde liegenden Merkmale der Paranoiden Persönlichkeitsstörung und stellen eine anhaltende Bedrohung für das Ich dar. Behandlungstechnisch ist es oberste Priorität, dass der Therapeut auf diese Aspekte, die die Persönlichkeit des Patienten bedrohen, achtet. Die Macht projektiver Prozesse bei einer Paranoiden Persönlichkeitsstörung kann so stark sein, dass es Jahre dauern kann, bis der Patient den Motiven des Therapeuten ausreichend Vertrauen schenkt und frei über sich zu sprechen bereit ist. Der Druck auf den Therapeuten wiederum, Gegenübertragungsgefühle des Missverstanden- und Entwertetwerdens aushalten zu müssen, ist groß.

Die Begegnung mit einer Person mit Paranoider Persönlichkeitsstörung kann auf andere Menschen verwirrend, kränkend oder provozierend wirken, ohne dass verstanden wird, was genau den Konflikt ursprünglich ausgelöst hat. In der Anamnese ergeben sich zuweilen Hinweise dafür, dass es bereits in der Kindheit zu sozialem Rückzug sowie grüblerischen und konflikthaften Phantasien gekommen ist. Diagnostisch lässt sich die Paranoide Persönlichkeitsstörung von der herkömmlichen Psychose durch das Fehlen von Wahngedanken und Halluzinationen unterscheiden (Sperry 1995), auch wenn die Bandbreite projektiver Mechanismen durchaus an wahnhaftes Denken erinnert. Häufig entscheiden sich die Behandler für eine Kombination aus Psychotherapie und psychopharmakologischer Behandlung – in der Regel Neuroleptika oder selektive Serotonin-Wiederaufnahme-Hemmer (SSRI). Gleichwohl tun sich Patienten mit Paranoider Persönlichkeitsstörung aufgrund ihres Misstrauens mit jeglicher Therapieform schwer.

Freud (1911) betrachtete die Paranoia als Folge projizierter (vornehmlich sexueller) Vorstellungen, die mit dem Ich unvereinbar sind und auf die Außenwelt projiziert werden. Die sich daraus ergebenden wahnhaften Gedankenbildungen bezeichnete er als »Ichvergrößerung« – als Versuch, Bedeutung in einer Welt wiederzuerlangen, die sich aufgelöst hat und bedeutungslos geworden ist. Obwohl die Paranoia nach wie vor als Folge von projektiven Abwehrsystemen aufgefasst wird und im Rahmen einer Paranoiden Persönlichkeitsstörung eine unbewusste Angst vor homosexuellen Tendenzen durchaus eine Rolle spielen kann, so hat Freuds Fokussierung der Homosexualität als zentralem pathogenen Faktor in der Paranoia mittlerweile umfassenderen Überlegungen Platz gemacht, die die Rolle primitiver emotionaler Konflikte und Denkmodi hervorheben (Bell 2003). Entwicklungspsychologisch impliziert dies Schwierigkeiten

- bei der Erlangung eines stabilen Selbstgefühls;
- im Umgang mit heftigen, primitiven Affekten, insbesondere Aggression (ob konstitutionell oder psychosozial oder beides) sowie
- in der individuellen Vermittlung der Persönlichkeit zwischen psychosensorischen und handlungsaktiven Funktionsmodi einerseits und den Prozessen von Separation, Selbst-Objekt-Differenzierung und Individuation andererseits (Mahler et al. 1975).

Es herrscht heute weitgehend Konsens darüber, dass die wahrgenommene Angst vor den Folgen von Aggression für das eigene Ich den Weg ebnet für anhaltende Spaltung und den chronischen Einsatz von projektiver Identifizierung, mit großer Wahrscheinlichkeit bereits mit Beginn in der frühen Kindheit. In einem der wenigen Aufsätze, die sich im umfangreichen PEP (Psychoanalytic Electronic Publishing) zur Behandlung von Paranoia findet, greift Rycroft (1960) diese Abwehrbewegung der Spaltung auf und weist darauf hin, dass Freud – unter Berücksichtigung der Tatsache, dass zur damaligen Zeit Psychopathologie immer mit bestimmten Fixierungen in der Entwicklung in Bezug gesetzt wurde – in seinen Überlegungen zur Paraonoia das Konzept der Verleugnung außer Acht gelassen hat, ein Abwehrmechanismus, der heute für gewöhnlich mit Projektion und projektiver Identifizierung in Zusammenhang gebracht wird und als Basis für paranoide Störungen angesehen wird (Rycroft 1960, S. 68).

Viele Kliniker zollen der Objektbeziehungskrise, wie sie in der Paranoiden Persönlichkeitsstörung deutlich wird, besondere Aufmerksamkeit. Der Betreffende ist unfähig, dem Primärobjekt gegenüber Abhängigkeitsgefühle zuzulassen, aus Angst vor unkontrollierbaren konflikthaften und letztlich zerstörerischen Impulsen. Melanie Klein hat entscheidend zu diesem Konzept beigetragen, indem sie die paranoide Phase mit Abrahams erster analer Phase in Verbindung brachte und diesen inneren Zustand als früheste Objektbeziehung der oralen Phase bezeichnete, woraus sie schließlich ihr Konzept der *paranoid-schizoiden Position* entwickelte. Dieses Konzept ist hilfreich für das Verständnis sämtlicher Cluster-A-Störungen, insbesondere der Funktion der Paranoia. Das erste Objekt in Kleins Theorie ist ein Teilobjekt (die Brust als früheste Repräsentanz, gefolgt von der Mutter), das der Spaltung in »gute« und »schlechte« respektive idealisierte und entwertete Aspekte ausgeliefert ist. Über projektive Mechanismen versucht das Ich, sich von den »schlechten« Objekterfahrungen zu befreien. Die Introjektion des »schlechten« Teilobjekts bedroht das Kind mit der Angst vor Zerstörung. Spaltung, Idealisierung, Verneinung und Verleugnung tragen zu einem omnipotenten Abwehrversuch bei, das »schlechte« Objekt fernzuhalten. Das daraus folgende Zusammenspiel von projektiven und introjektiven Mechanismen wird heute als zentral für das Verständnis paranoider Erkrankungen, wie etwa der Paranoiden Persönlichkeitsstörung, angesehen. Neben anderen Autoren haben Kernberg (1975), Rosenfeld (1969), Stone (1993) und Gabbard (2000) aufgezeigt, wie Patienten mit Paranoider Persönlichkeitsstörung anhaltend und gewaltsam das Objekt spalten, was zu einer Trennung zwischen »guten« und »schlechten« Aspekten führt und entwicklungspsychologisch eine misslungene Mentalisierung in der frühen Kindheit widerspiegelt (Target u. Fonagy 1996b). *Objektkonstanz* (die Internalisierung eines verlässlichen und sorgenden Gegenübers) wird nicht erreicht. Patienten mit Paranoider Persönlichkeitsstörung greifen, wahrscheinlich schon sehr früh in der Entwicklung, auf den Mechanismus der Projektion zurück, um sich ihrer aggressiven Impulse zu entledigen. Über den Weg der projektiven Identifizierung werden diese Impulse in das Gegenüber verlagert, um die Angst, das Objekt zu vernichten und von ihm vernichtet zu werden, in Schach zu halten. Hinter dieser Abwehrstrategie verbergen sich Gefühle der Hilflosigkeit, Wertlosigkeit, Unzulänglichkeit und Depression (Meissner 1988; Rosenfeld 1969). Dass die Umwelt darin versagt, die verstörenden Gefühle des Kindes aufzufangen und zu »containen«, insbesondere die Gefühle der Aggression und des Hasses, spielt eine fundamentale Rolle in der Genese paranoiden Denkens (vgl. Balint 1969; Kohut u. Wolf 1978; Winnicott 1962).

Die Psychotherapie eines Patienten mit Paranoider Persönlichkeitsstörung erfordert ein enormes Maß an Takt und Geduld aufseiten des Therapeuten, da verfrühte Deutungen der Aggression oder der darunter liegenden Gefühle von Depression, Zurückweisung und Beschämung negative therapeutische Reaktionen oder Agieren bis hin zum Abbruch der Behandlung auslösen können. Gleichzeitig sind es genau diese Aspekte des inneren Erlebens des Patienten, die besonderer psychotherapeutischer Aufmerksamkeit bedürfen. Das Ausmaß, in dem das Über-Ich des Patienten das Ich des Patienten – mit seinen extremen, harten und unnachgiebigen Forderungen, die vermeintlich Schutz und Hilfestellung bieten –, beherrscht, stellt für viele Therapeuten einen zentralen Fokus ihrer Arbeit dar. Ein wohl überlegter Umgang mit den sich im Übertragungs-Gegenübertragungs-Geschehen manifestierenden Teilobjekterfahrungen des Patienten kann zu einem vertieften Verständnis dafür führen, wie sehr Ich und Selbstgefühl des Patienten vom Über-Ich unterjocht, beschämt und regelrecht in »Geiselhaft« genommen werden. Das zwanghafte, irrationale, verallgemeinernde, aber einengende Handeln des hypertrophierten Über-Ichs kann, bei ausreichend Zeit und Einsicht, schließlich von den genuinen Wünschen des Patienten, dem Therapeuten zu vertrauen, unterschieden werden und so in eine »dritte« Position münden, von der aus beide Protagnisten gemeinsam über diesen schweren intrapsychischen Konflikt nachdenken können (Ogden 1999). Die emotionale Abhängigkeit vom Therapeuten als einem eigenständigen und vertrauenswürdigen Objekt allmählich zulassen zu können, kann für den Patienten eine zutiefst beunruhigende, weil unbekannte und bedrohlich anmutende Erfahrung darstellen. Trennungsängste, Verlustgefühle und Verwirrung können diese Entwicklung in Richtung genuiner Objektbezogenheit begleiten und auf einen Zustand tiefer Regression des Patienten hinweisen, der womöglich schon Zeit seines Lebens eine sehr viel größere Rolle spielte. Eine Anfälligkeit, anderen Menschen zu misstrauen, kann auch nach Beendigung der Therapie bestehen bleiben. Wenn es jedoch dem Patienten gelingt, so die Auffassung vieler Therapeuten, psychische Energie von einem hypertrophierten Über-Ich in ausreichendem Maße »abzuziehen« und auf die libidinösen und aggressiven Aspekte zu richten, wie sie den Beziehungen zu anderen Menschen nun einmal innewohnen, so können Patienten mit einer Paranoiden Persönlichkeitsstörung ein großes Maß an Stabilität erlangen.

5.2 Schizoide Persönlichkeitsstörung

Schizoide Persönlichkeitsstörung zeichnet sich durch emotionale Distanziertheit in sozialen Kontakten und persönlichen Beziehungen aus. Das Äußern von Gefühlen ist eingeschränkt, da emotionaler Kontakt als schmerzlich und bedeutungslos zugleich erlebt wird. Intensive zwischenmenschliche Erfahrungen scheinen spurlos an den Patienten vorbeizugehen. In Wirklichkeit hinterlassen sie eine starke Wirkung, ohne dass dies äußerlich sichtbar würde. Schizoide Menschen können ein Gefühl großer Isolation und heftigen psychischen Schmerzes entwickeln, wenn sie zu lange allein gelassen werden. Wenn es jedoch darum geht, Kontakt zu anderen aufzunehmen, um diesen Schmerz zu lindern, kann dies schnell als zu nah und zu heftig erlebt werden. Sie fühlen sich eingeengt und verfolgt. Eine enge Bindung an andere Menschen kann bei ihnen das Gefühl auslösen, von Ängsten überwältigt zu werden und die eigene Identität zu verlieren (Selbstverlust). Feindseligkeit ist eher selten. Vielmehr überwiegen passiver Widerstand und Rückzug. Mangelhafte soziale Fertigkeiten und ein begrenztes emotionales Repertoire verstärken den »mechanistischen« Charakter im Verhalten des schizoiden Persönlichkeitstyps. Fühlen sie sich bedroht, ziehen sie sich emotional noch mehr zurück. Konfrontative Behandlungstechniken sind nicht ratsam, da sie zu einer Intensivierung der ohnehin schweren Ängste führen. Die Phantasietätigkeit im Rahmen einer Schizoiden Persönlichkeitsstörung kann sehr intensiv sein – die Schwierigkeit für den Therapeuten liegt darin, Aufschluss darüber zu erlangen. Wenn dies jedoch gelingt, können sich die Patienten gut entwickeln.

Im Zentrum der psychoanalytischen Theorie zur Schizoidie stehen die Sehnsucht des schizoiden Menschen nach Liebe und seine Unfähigkeit zu lieben, aus Angst, dass Liebe (und nicht nur Hass) das Objekt zerstören könnte (Fairbairn 1952). Fairbairn war einer der ersten Psychoanalytiker, der ein genaues Bild der innerpsychischen Prozesse zeichnete, wie sie mit diesem Störungsbild einhergehen. In einer Zusammenfassung seines Werks beschreibt Khan die wichtigsten Beobachtungen, die Fairbairn machte:

»i (…) Schizoide Zustände bilden die am stärksten verfestigten aller psychopathologischen Phänomene.

ii In der therapeutischen Analyse des Schizoiden ergibt sich die Möglichkeit, psychopathologische Prozesse am einzelnen Individuum auf umfassende Weise zu untersuchen. Diese Fälle treten nämlich erst dann in ihr Endstadium, wenn alle verfügbaren Abwehrmechanismen ausgeschöpft sind.

iii Schizoide Individuen, deren Regression noch nicht allzu weit fortgeschritten ist, sind – im Gegensatz zur herrschenden Meinung – tieferer psychologischer Einsicht fähig als jede andere Personengruppe, sei sie normal oder abnormal.

iv Schizoide Individuen weisen – ebenfalls im Gegensatz zur herrschenden Meinung – eine erstaunliche Fähigkeit zur Übertragung auf. Die therapeutischen Möglichkeiten sind daher in diesen Fällen überraschend günstig«

> (Fairbairn, zitiert nach Khan 1960, S. 14). Fairbairn wies auch auf die Existenz und Bedeutung von Depersonalisations- und Derealisationserleben hin, auf Störungen des Realitätsbezugs, z. B. Inauthentizität, das Empfinden einer »Milchglasscheibe« zwischen sich und der Umwelt, das Gefühl von Fremdheit angesichts einer vertrauten Umgebung und vertrauten Menschen, während zu fremden Menschen und zu einer fremden Umgebung ein seltsames Gefühl der Nähe und Verbundenheit hergestellt wird. »(...) Auch das Déjà-vu bildet einen wichtigen Bestandteil ihrer Erfahrung. In ihrem Sozialverhalten werden solche Leute zu Fanatikern, Agitatoren, Kriminellen, Revolutionären usf. Fairbairn ermittelte drei hervorstechende Charakteristika schizoider Individuen: 1. omnipotente Einstellung, 2. Neigung zu Isolation und Absonderung, 3. Vertieftsein in die innere Realität« (a. a. O., S. 14).

Für Fairbairn führt die Ich-Spaltung, wie sie für den Schizoiden typisch ist, zu einer oral-einverleibenden libidinösen Haltung, bei der andere Menschen so behandelt werden, als seien sie keine Personen mit Eigenwert. Diese regressive Einstellung den Objekten gegenüber führt Fairbairn darauf zurück, dass die Person das mütterliche Objekt als gleichgültig oder besitzergreifend erlebte. Seitens des mütterlichen Objekts kennt der Schizoide so gut wie keine spontane oder echte Bekundung von Liebe und Zuneigung, die ihn überzeugen könnte, dass er als eigenständige Person liebenswert sei. Das wiederum führt zur »Entpersönlichung« und »Ent-Emotionalisierung« seiner zwischenmenschlichen Beziehungen. Die Tatsache, dass der Schizoide im emotionalen Sinne zu geben nicht in der Lage ist, hat zur Folge, dass er den Eindruck erweckt, eine Rolle zu spielen, und/oder dass er exhibitionistische Verhaltensweisen an den Tag legt. »Geben« wird durch »Zeigen« von Gefühlen ersetzt. Diese Form der Überheblichkeit entspringt einer Überschätzung der eigenen inneren Welt und subjektiven Fähigkeiten, dem Einsatz intellektualisierender Abwehrmechanismen sowie einem narzisstisch aufgeblähten Ich, das sich dem heimlichen Besitz bzw. der heimlichen Identifizierung mit internalisierten libidinösen Objekten verdankt. Schizoide Menschen haben nach Fairbairn schon früh ein Gefühl der Deprivation und Minderwertigkeit erleben müssen und bleiben so auf ihre Mutter fixiert. Die libidinöse Besetzung einer bereits internalisierten »Brust-Mutter« erfährt so eine Intensivierung und Ausdehnung auf die Beziehung zu anderen Objekten, was jedoch unter anderem zu einer Überschätzung der inneren Welt auf Kosten der äußeren Realität führt. Solche Personen, so Fairbairn, dürfen weder lieben noch geliebt werden, und müssen ihre libidinösen Objekte auf Distanz halten (a. a. O., S. 15).

Die folgende Fallvignette illustriert einige der soeben beschriebenen Aspekte sowie die besonderen Probleme, mit denen es der Therapeut in der Behandlung der Schizoiden Persönlichkeitsstörung zu tun hat.

Der Patient, ein Mann Mitte 30 in psychoanalytischer Psychotherapie mit 3 Sitzungen pro Woche, beklagt sich zu Beginn der Sitzung, dass es ihm nach der letzten Therapiestunde am Tag zuvor schlecht gegangen sei. Er sei mit einem Bekannten zum Mittagessen verabredet gewesen, doch an einer bestimmten Stelle seiner Fahrt zu eben jener Verabredung habe er gemerkt, dass er abbiegen und einfach nach Hause fahren oder aber weiterfahren könne. Er habe sich für das Weiterfahren entschieden. Er habe über die Therapiestunde nachgedacht und wäre gerne stehengeblieben, um seine Gedanken aufzuschreiben, doch der Verkehr habe dies nicht zugelasen. Jetzt könne er sich nicht mehr erinnern, was seine Gedanken gewesen seien. Am Zielort angekommen, habe er sich zu müde gefühlt, zur Tür zu gehen und zu klingeln. Er habe keinerlei Energie mehr gehabt und schon umkehren wollen. Er habe dann gewendet, sei von der Straße abgefahren und habe für eine Stunde im Auto geschlafen. Dann sei er nach Hause gefahren. Es sei noch früh gewesen, habe er bemerkt, aber er sei immer noch müde gewesen, und als er nach Hause gekommen sei, habe er sich noch mal hingelegt und mehrere Stunden – 3 Stunden, denke er – geschlafen.

Therapeut: »Sie sagten, es sei Ihnen nach der gestrigen Stunde schlecht gegangen.«

Patient: »Schlecht? … schlecht … (Pause) Ich hatte überlegt, dass ich wohl nicht richtig gegessen hatte. Körperlich geht es mir nicht wirklich gut. Ich habe immer noch Husten. Vielleicht geht es mir immer noch nicht ganz gut. (Pause) Müdigkeit … Schwere. Ich kann es in meinem Körper fühlen.« (Pause) (Pause)

Therapeut: »Sie schienen etwas überrascht, als ich Sie eben daran erinnerte, was Sie zu Beginn der Stunde sagten – dass Sie sich nach der gestrigen Sitzung nicht gut gefühlt hätten.«

Patient: »Ich kann mich nicht erinnern, das gesagt zu haben. Ich sage nicht, dass ich es nicht gesagt habe, aber wenn dem so wäre, so würde es mich überraschen. (Pause) Ich erinnere mich nicht an die letzte Stunde. Es fühlt sich sehr lange her an … als sei sie vor sehr langer Zeit gewesen.«

Aus dieser kurzen Sequenz – typisch für die Art der Interaktion, wie sie dieser Patient mit anderen Menschen unterhält (und charakteristisch für viele schizoide Menschen) – wird ersichtlich, wie sich der Patient buchstäblich an einem »Scheideweg« zwischen innerer und äußerer Realität befindet. Er versucht mit der äußeren Welt, z. B. seinem Freund und seinem Therapeuten, in Kontakt zu kommen, wird jedoch von seiner Angst regressiv in seine Innenwelt zurückgeholt, weg von den Objekten und hin zu einer infantilen Oralität, die er als weniger schmerzlich und konflikthaft erlebt.

In der Übertragung wird auch ein latentes Gefühl von Feindseligkeit gegenüber seinen Objekten deutlich – ohne dass er sich dessen bewusst ist –, wenn er davon spricht, »1 Stunde« und »3 Stunden« geschlafen zu haben. Viele Therapeuten entscheiden sich hier für ein Zwei-Phasen-Modell der Intervention und Deutung, um dem Patienten zu ermöglichen, die Folgen seiner Übertragungsanspielungen besser zu tolerieren. Übertragungsdeutungen holen einen Patienten immer sehr unmittelbar in die analytische Beziehung, was sich für manche schizoide Patienten als traumatisch erweisen kann.

Die folgende Vignette stammt aus einer weiteren Behandlung und zeigt, wie auf eine supportive Deutung eine eher traditionelle Übertragungsdeutung folgt.

Die Patientin, eine Frau Mitte 40, empfindet die durch die Unterbrechungen in der Therapie (z. B. zwischen den Sitzungen, in Urlaubszeiten) ausgelöste Trennungsangst als so schmerzlich, dass sie die Behandlung abbrechen möchte. Es fällt ihr jedoch schwer, Deutungen, ihr seelischer Schmerz habe womöglich mit diesen Trennungen zu tun, zu »hören« – so sehr ist sie auf den Schmerz selbst und den Gedanken an Abbruch fixiert, um damit fertig zu werden. In der fraglichen Sitzung wiederholt sie, dass ihr nichts anderes übrig bleibe, als die Analyse zu beenden:
»Ich verstehe Ihren Wunsch, die Therapie zu beenden, und natürlich kann ich Sie davon nicht abhalten. Das, was wir hier tun, wäre für jeden ein schwieriges Unterfangen, und ich glaube, dass Sie unsere Arbeit in der letzten Zeit als besonders schmerzlich erlebt haben.« (Supportive Intervention.)
»Ich glaube, Sie sind frustriert von diesem Kommen-und-Gehen-Müssen aus den Sitzungen und haben oft den Eindruck, mit ganz viel allein fertig werden zu müssen. Ich denke, dass Sie sich darüber auch ärgern und die Therapie beenden wollen, um dem Ärger und dem Schmerz ein Ende zu bereiten. Und womöglich fürchten Sie, ich könne es nicht aushalten, wenn Sie darüber sprechen.« (Deutung der zugrundeliegenden Ängste.)

Das Durcharbeiten der Problematik auf diesem Hintergrund ermöglichte es der Patientin, mehr Einsicht in ihre Phantasie destruktiver Gefühle zu erlangen, die sich hinter ihrem Wunsch nach Beendigung der Therapie verbarg, und es gelang ihr allmählich, stärker in Objektbeziehungskategorien zu denken und zu sprechen, anstatt in unmittelbares Handeln zu verfallen, um mit ihrer Verzweiflung fertig zu werden.

Zu den technischen Schwierigkeiten in der Behandlung schizoider Störungen gehört psychodynamisch gesehen, dass schizoide Patienten ihren Analytiker häufig dazu provozieren oder verführen wollen, sich ihrem Material (z. B. ihrer Lebensgeschichte oder ihrer inneren Welt) auf ganz besondere Art und Weise zuzuwenden, was das Risiko von Überinterpretationen birgt. Atmosphärisch herrscht eine Art Selbstidealisierung vor, der gegenüber der Analytiker nur eine Zuschauerrolle einnehmen kann. Hinter dieser Pseudobegeisterung verbirgt sich jedoch die verzweifelte Angst, dass ihr Gefühl innerer Leere entdeckt werden könnte. Den Affekten haftet etwas an, das nach Entladung drängt. Das Ich hemmt oder erleichtert diese Abfuhr, ohne dass es jedoch damit in Zusammenhang stünde. Die Patienten brauchen neue Objekte und Erfahrungen, um sich zu spüren. Sie verlassen sich auf die Hoffnung anderer, die sie mobilisieren und um die sie ihre Ich-Funktionen kurzzeitig organisieren können. Am Ende jedoch gerinnt diese Hoffnung zu einem vergeblichen Unterfangen, was im Gegenüber das Gefühl des Scheiterns auslösen kann. Patienten wiederholen dieses Muster in der analytischen Situation oft zwanghaft, um ihren Therapeuten zu testen. Der daraus erwachsende Gegenübertragungsdruck kann massiv und außerordentlich anstrengend sein (Khan 1960, S. 20). Schizoide Patienten neigen dazu, ihre vergangenen Erfahrungen und gegenwärtigen Spannungen in der analytischen Situation »auszuagieren«. Sie haben große Angst vor einer Ich-Regression und ihren Abhängigkeitswünschen und brauchen die Bereitschaft des Therapeuten, kontrolliert und begrenzt zu intervenieren. Gleichwohl sind sie sehr auf Hilfe angewiesen und versuchen, den Therapeuten dazu zu bringen, ihre Affektkrisen zu übernehmen, um über Identifikationsprozesse ganz allmählich zu einer Integration ihres Ichs zu gelangen und sich selbst als Individuen mit einem eigenen Selbst wahrzunehmen.

Angst stellt das größte Hindernis in der Behandlung der Schizoiden Persönlichkeitsstörung dar. Sie kann zu einem therapeutischen Stillstand führen, da die analytische Situation naturgemäß viele Affekte freisetzt und deren Containment und Assimilierung zum Ziel hat. Es sind hauptsächlich zwei Techniken, mit deren Hilfe die Patienten versuchen, ihre Angst zu bekämpfen:

- die Übersetzung von Angst in seelischen Schmerz (vgl. die oben zitierte Fallvignette), wobei manche Patienten nahezu suchtartig an ihrem Schmerz festhalten (Khan 1960, S. 23);
- die Übersetzung von Angst in diffuse und extreme innere Spannungszustände. Diese können zu einer Quelle des Widerstands gegenüber dem analytischen Prozess werden, da sich hieraus die intellektualisierende Abwehr des Patienten speist.

Genetisch betrachtet ist diese Angst nicht so sehr eine Reaktion auf mächtige libidinöse Impulse oder ein primitives, sadistisches Über-Ich, sondern stellt vielmehr eine akute Bedrohung für die Unversehrtheit und das Überleben des Ichs angesichts absoluter innerer Leere und Verzweiflung dar. Alles, was der Herstellung und Aufrechterhaltung psychischer Spannung dient, verschafft ihnen somit Sicherheit vor dieser bedrohlichen Angst vor der inneren Leere. Seelischer Schmerz und Masochismus dienen regelmäßig der Abwehr dieses primären inneren Notstandes, wobei masochistischer Schmerz die Besetzungsschwelle erhöht und dadurch die Entwicklung eines Selbstgefühls fördert (Khan 1960, S. 24).

Fairbairn, Khan, Balint, Klein, Rosenfeld, Kernberg und andere Autoren haben festgestellt, dass Spaltung, Objektentwertung sowie die Entwertung des emotionalen Erlebens überhaupt, exzessive projektive Identifizierung und Idealisierung die zentralen Abwehrstrategien schizoider Persönlichkeiten darstellen

(a. a. O., S. 25). Was die Idealisierung angeht, so weist Khan darauf hin, dass schizoide Patienten oft einen psychopathischen oder amoralischen Eindruck erwecken, sodass man versucht ist, dies einer mangelhaften Über-Ich-Entwicklung oder einem primär sadistischen Über-Ich zuzuschreiben. Eine sorgfältige Exploration des intrapsychischen Funktionsniveaus ergibt jedoch nicht selten ein hoch organisiertes Ich-Ideal, das allerdings nicht der Introjektion idealisierter primärer Elternobjekte entspringt, sondern sich *an die Stelle* adäquater Primärobjekte gesetzt hat. Dieser Art und Weise, mit Erfahrungen der Deprivation fertig zu werden, liegt magisches Denken zugrunde. Das idealisierte, magisch erworbene innere Objekt, das dem Ich-Ideal ähnelt, soll vor Hoffnungslosigkeit, Leere und Sinnlosigkeit schützen, die den Patienten, so seine Befürchtung, in einer realen Beziehung erwarten würden (a. a. O.).

Die Schizoide Persönlichkeitsstörung unterscheidet sich von der Paranoiden Persönlichkeitsstörung durch ein geringeres Maß an Misstrauen anderen Menschen gegenüber bei gleichzeitig stärker ausgeprägtem chronischem Rückzugsverhalten. Im Vergleich zur Schizotypen Persönlichkeitsstörung ist das Verhalten weniger seltsam, exzentrisch oder offensichtlich gestört, wobei auch hier die Rückzugsneigung das Hauptunterscheidungsmerkmal darstellt. Ähnlichkeiten mit Autismus oder dem Asperger-Syndrom können die Diagnose in manchen Fällen erschweren. Psychotische Erkrankungen oder schwere Depressionen können im Rahmen einer Schizoiden Persönlichkeitsstörung auftreten, lassen sich jedoch auch in manchen Fällen auf das Vorliegen einer weiteren Persönlichkeitsstörung (z. B. Vermeidende oder Paranoide Persönlichkeitsstörung) zurückführen. Trotz ihrer emotionalen Distanziertheit leiden viele Menschen mit Schizoider Persönlichkeitsstörung unter dem unerfüllten Leben, das sie führen. Viele bleiben unverheiratet oder gehen keine sexuellen Beziehungen ein; wenn doch, dann suchen sie nach Partnern, die keine Forderungen stellen. Schutz vor Einsamkeit finden sie am Arbeitsplatz oder über ein begrenztes Maß an sozialen Kontakten.

Es gibt keine allgemeine Therapieform zur Behandlung der Schizoiden Persönlichkeitsstörung. Gruppentherapie kann sinnvoll sein bei Schwierigkeiten im sozialen Kontext. Zuweilen wird eine Kombination aus Psychotherapie (in aller Regel Einzeltherapie, manchmal aber auch eine Kombination aus Einzel- und Gruppentherapie) und medikamentöser Behandlung empfohlen. Psychopharmakotherapie allein erscheint bei diesen Patienten kaum erfolgversprechend, da es sich bei der beschriebenen Problematik um eine basale Beziehungsstörung handelt. Psychodynamisch orientierte Psychotherapie, die zwar ein schmerzliches und verwirrendes Unterfangen für den schizoiden Patienten darstellen kann, bietet wahrscheinlich die größten Chancen für Veränderung. Wenn es dem Patienten gelingt, sich affektiv – wenn auch nur bis zu einem gewissen Grad – auf den Therapeuten einzulassen, sind die Aussichten auf genuine Selbsterkenntnis und Entwicklung der Persönlichkeit durchaus günstig.

Wie im Falle der Paranoiden Persönlichkeitsstörung erfordert auch die Behandlung der Schizoiden Persönlichkeitsstörung Takt und Geduld aufseiten des

Therapeuten. Die womöglich größte Herausforderung liegt behandlungstechnisch in der Bearbeitung der primitiven Übersetzung von (häufig persistierender) Angst in psychischen und physischen Schmerz, der zur Abwehr von Abhängigkeit und Vertrauen dient. Für den Patienten kann es von therapeutischem und entwicklungspsychologischem Wert sein, emotional, kognitiv und interpersonell die »Unmöglichkeit« des klaustrophobischen Angstdilemmas, in dem er gefangen ist, zu begreifen (Rey 1994), und ein Verständnis darüber zu erlangen, wie dieses zu seiner gesteigerten Angst und seelischen Pein beiträgt. Durch das Ansprechen von Möglichkeiten, auf weniger abhängige Art und Weise – im Sinne dieser psychotisch bedingten Ängste – in Beziehung zu anderen Menschen zu treten, gelingt es vielen schizoiden Patienten, ihre extremen Ängste vor »Ersticken und Isolation« in den Griff zu bekommen und im Laufe der Zeit ihre Phantasie von Allwissenheit und Idealisierung, die diese Ängste schüren, zu mindern. Dies ermöglicht auch eine Reflektion über die basale Verlustangst, aus der sich die allgemeine Angst und das Misstrauen des Patienten speisen. Letztlich ist es die Entwicklung in Richtung einer moderaten, aber genuinen Abhängigkeit vom Therapeuten und der analytischen Beziehung, die zu einer Linderung der extremen Ängste führen kann, wenn sich der Patient der gegenwärtigen Welt und anderen Menschen stärker verbunden fühlt. Es kann in der Folge zu depressiven Ängsten kommen, die mit neuartigen schmerzlichen Empfindungen einhergehen, wie etwa akute Verlustängste oder Trauer über Vergangenes. Diese Ängste bewegen sich jedoch eher auf neurotischem und weniger auf psychotischem Niveau.

5.3 Schizotype Persönlichkeitsstörung

Bei der Schizotypen Persönlichkeitsstörung handelt es sich um ein »tiefgreifendes Muster sozialer und zwischenmenschlicher Defizite, das durch akutes Unbehagen in und mangelnde Fähigkeiten zu engen Beziehungen gekennzeichnet ist. Weiterhin treten Verzerrungen der Wahrnehmung und des Denkens und eigentümliches Verhalten auf (American Psychiatric Association 2000, dt.: Saß et al. 2003, S. 257; s. auch World Health Organization 1992). Begrifflich geht die Kategorie »schizotype Persönlichkeit« auf ein Konzept von Rado zurück, der 1953 den Begriff *schizotyp* zum ersten Mal benutzte, um damit das Schizophrene und das Genotypische in einer Kategorie zusammenzufassen. Schizotyp beschreibt eine Persönlichkeitsstörung, deren konstitutionelle Defizite denen einer Schizophrenie ähneln. Infolge von Stress kann es zu kurzen, in aller Regel jedoch vorübergehenden psychotischen Episoden kommen. In einigen Fällen kann sich aus einer Schizotypen Persönlichkeitsstörung eine Schizophrenie entwickeln, wobei es sich hier um eine kleine Minderheit handelt.

Die Hauptmerkmale der Schizotypen Persönlichkeitsstörung sind Verzerrungen der Kognition und der Wahrnehmung, die auch eine gestörte Körperwahrnehmung beinhalten, sowie eigentümliche, magische oder exzentrische Überzeugungen und Ideen. Schizotype (und schizoide) Persönlichkeiten haben große Schwierigkeiten, Freude zu empfinden (Anhedonie). Sie haben häufig Beziehungsideen (alltägliche oder zufällige Begebenheiten werden auf sich bezogen), sind abergläubisch und leiden unter chronischer sozialer Angst. Enge Beziehungen werden als bedrohlich erlebt und soziale Isolation ist nicht ungewöhnlich. Schizotype Persönlichkeiten erleben sich nicht als Teil dieser Welt, sondern sind eher über Kreuz mit ihr. Sie fühlen sich ausgeschlossen, nicht dazugehörig, und ärgern sich, sich so zu fühlen, wobei sie häufig agitiert, frustriert oder verstimmt erscheinen, ohne jedoch benennen zu können, warum es ihnen schlecht geht oder was genau los ist. Auf Verwirrung und Konflikt wird mit Rückzugs- und Vermeidungsverhalten reagiert. Starke Gefühle lösen heftige Angst aus, da sie einerseits fürchten, von diesen oder damit einhergehenden Konflikten verschlungen zu werden, was wiederum ihren Realitätsbezug gefährden würde. Das als notwendig empfundene Vermeiden von Gefühlen führt nicht selten dazu, dass Nebensächlichkeiten übermäßige Aufmerksamkeit geschenkt wird (daher das so typisch exzentrische Verhalten). Schizotype Persönlichkeiten sind sich der Eigentümlichkeit ihrer Überzeugungen oder ihres Verhaltens häufig gar nicht bewusst und fühlen sich bedroht, wenn man sie damit konfrontiert. Illusionäre Verkennungen und Befürchtungen sollen vor einer Fragmentierung ihrer Ich-Funktionen und ihres fragilen Selbsterlebens schützen. Soziale Kontakte, Unterstützung seitens der Familie und durch Freunde sowie ein Sich-Einlassen auf eine therapeutische Beziehung sind notwendig, um den Rückzugstendenzen und der Anfälligkeit für psychotisches Denken entgegenzusteuern.

In das chaotische und exzentrische Denken, wie es für die Schizotype Persönlichkeitsstörung charakteristisch ist, können sich zuweilen auch paranoide und manische Inhalte mischen. Aus diesem Grund ist eine ständige Beobachtung der Ich-Stärke des Patienten notwendig. Das Containen der vielfältigen Ängste des Patienten und die Interpretation der Bedeutung seiner fixen Ideen (die manchmal Wahnideen ähneln) sind Grundvoraussetzungen für eine effektive psychodynamische Psychotherapie der schizotypen Störung.

Trotz der genetischen Nähe zur Schizophrenie und der Anfälligkeit für die Fragmentierung des Ichs profitieren Patienten mit einer Schizotypen Persönlichkeitsstörung aufgrund des größeren affektiven Spektrums, das ihnen zur Verfügung steht, mehr von einer Psychotherapie als Patienten mit einer Schizoiden Persönlichkeitsstörung. Schizotype Persönlichkeiten können in manchen Bereichen durchaus über eine beträchtliche Ich-Stärke verfügen. Dies – in Verbindung mit weniger rigiden Abwehrstrategien als dies für schizoide Persönlichkeiten der Fall ist – lässt sie bereitwilliger auf analytische Deutungen eingehen und ermöglicht ihnen, depressive Affekte besser auszuhalten. Auch wenn sich therapeutische Fortschritte nur langsam und inkonsistent einstellen und die Ergebnisse einer Therapie einem normalen Lebensentwurf nur in seltenen Fällen entsprechen, so ist doch eine allmähliche Integration der Persönlichkeit möglich und kann zu eindeutigen Verbesserungen im täglichen Leben führen. Psychopharmakologisch kann eine geringe Gabe von Medikamenten, wie sie auch zur Behandlung von Schizophrenien eingesetzt wird, vor allem in schweren Fällen sinnvoll sein. Die Gabe von Antidepressiva (z. B. SSRI) kann zu einer Linderung von zwanghaften und depressiven Symptomen führen.

Bei den folgenden Ausführungen handelt es sich weniger um eine klinische Fallvignette im klassischen Sinn als vielmehr um die Zusammenfassung der Psychotherapie einer 55-jährigen Patientin mit Schizotyper Persönlichkeitsstörung. Ziel ist es, einen Eindruck über die Komplexität in der Behandlung der Schizotypen Persönlichkeitsstörung allgemein zu vermitteln.

Die Patientin wuchs als sechstes von sieben Kindern in einem wohlhabenden, aber dysfunktionalen familiären Umfeld auf. In ihrer Kindheit hatte sie eher Kontakt zu ihrem relativ strengen Kindermädchen als zu ihrer Mutter. Der autoritäre, aber verfügbare Vater nahm in der Phantasie der Patientin die Rolle des »Retters« ein. Er ist es, an den sie sich wendet – trotz des Gefühls der Einschüchterung und Demütigung –, wann immer sie in Schwierigkeiten ist. Mit Männern fällt es ihr leichter zu sprechen als mit Frauen. Nähe jeglicher Art führt zu Unruhe, Angst vor Konflikten sowie Schuld- und Schamgefühlen. Die Patientin beklagt, anders zu sein, sich ausgeschlossen zu fühlen und auf all diejenigen eifersüchtig zu sein, die enge Beziehungen haben. Gleichzeitig idealisiert sie ihren eigenen familiären Hintergrund und ihre Kindheit. Sie tadelt sich für ihre Gefühle der Undankbarkeit. Von Zeit zu Zeit überkommt sie eine Stimmung von Niedergeschlagenheit und Hoffnungslosigkeit, die mit einer niedrig dosierten antidepressiven Medikation behandelt wird. Sobald sie mit Abhängigkeitsgefühlen konfrontiert ist, verfällt sie in ein von Beunruhigung und Nebensächlichkeiten angefülltes Denkmuster, wie es charakteristisch ist für die Schizotype Persönlichkeitsstörung. So gelingt es ihr, übergangslos von einem Thema ins nächste zu wechseln, ohne dass ihr diese Inkongruenz auffallen würde. Ebenso plötzlich kann sie in Schweigen verfallen, in dem sie ihren Grübeleien und verfolgenden Gedanken ausgeliefert ist. Ihr Über-Ich ist ständig auf der Hut, um sie vor den vielen Gefahren zu warnen, die da lauern, sollte sie ihrem Therapeuten oder anderen Menschen vertrauen. Dies führt immer wieder zu Verwirrung, wenn sie einerseits ihr starkes Bedürfnis nach einem vertrauenswürdigen Psychotherapeuten wahrnimmt, andererseits diesen »gefährlichen« Therapeuten im gleichen Moment gewaltsam zurückstoßen möchte. Ist dieser anstrengende innere Konflikt für die Patientin nicht mehr auszuhalten, zieht sie sich manchmal für mehrere Tage ins Bett zurück. Dies bedeutet, sich nahezu vollständig von allen anderen Menschen abzukoppeln. Ihre Familie berichtet von einer Situation, in der sie eine Woche lang nicht gesprochen und nur sehr wenig gegessen habe. Für ihren Therapeuten bedeutet dies, dass sich die Patientin in Krisenzeiten dieser Art oft mehrere Sitzungen hintereinander in Schweigen hüllt, wobei dieses Schweigen nicht selten aggressiv getönt ist.

Im Laufe der Zeit entfaltet die 3-stündige Psychotherapie eine haltende und stabilisierende Wirkung, und der Patientin gelingt es, nach und nach ihre Beziehung zum Therapeuten wertzuschätzen. Gleichzeitig ruft ihre wachsende Abhängigkeit psychotische Ängste wach, die sie in der Vergangenheit nur dadurch hatte in Schach halten können, indem sie sich von anderen Menschen ferngehalten hatte. Die Unterstützung ihrer Familie hatte ihr geholfen, ihre vielen Ängste aufzufangen. Die Spaltung und Fragmentierung ihres psychischen Funktionierens – wie es so charakteristisch ist für schizotpye Patienten und wie wir es vom schizophrenen Denkmodus her kennen – stellen den Therapeuten vor die schwierige Aufgabe, der Patientin dabei zu helfen, potentiell überwältigende widersprüchliche Gedanken und Gefühle, die voneinander abgekoppelt erscheinen und von der Patientin selbst als inkompatibel erlebt werden, in ein bereits fragiles Ich zu integrieren. Entsprechend ist die innere Objektbeziehungswelt von Brüchen gekennzeichnet, wobei die Objekte für gewöhnlich als Teilobjekte erlebt werden, die sich konflikthaft gegenüberstehen. Überwältigende Aspekte des Objekts bevölkern ihre innere Welt und nehmen an Bedrohlichkeit zu, je stärker die projektiven Mechanismen der Patientin am Werk sind, was die Intensität der Teilobjekte wiederum verstärkt (Williams 2004). Ein Charakteristikum dieser Patientin ist die paranoide Tönung, die ihren Beziehungen zugrunde liegt und die den primitiven und bedrohlichen Ängsten einer paranoiden Schizophrenie ähnlich ist. Ihre Angst vor psychischer Desintegration scheint mit den dissoziierten Gefühlen einer narzisstisch unterfütterten Wut zusammenzuhängen, die immer dann virulent wird, wenn ihre Fähigkeit zur Idealisierung und zum Rückzug gefährdet ist. In solchen Momenten kann sie von schierer Vernichtungsangst gequält werden.

Aufseiten des Therapeuten bedarf es einer beträchtlichen Fähigkeit zum Containment, bis die Patientin in der Lage ist, über ihre Gefühle zu sprechen. Sie ist besessen von der wahnhaften Überzeugung, der Therapeut könne sie nicht ertragen, was wiederum der Grund für die (regelmäßigen) Unterbrechungen der Therapie sei. Behandlungstechnisch stehen das Containment und die Deutung der Gefühle von Zurückweisung sowie der damit verbundenen paranoiden Ängste im Vordergrund. Als es der Patientin schließlich gelingt, ihre Gefühle in Worte zu fassen, kommt es zu Denkblockaden, Übelkeit (innerhalb und außerhalb der Therapie, ohne dass sie jedoch erbrechen muss) sowie einer Tendenz – ähnlich dem histrionischen Modus – das, was sie nur wenige Momente zuvor gesagt hatte, zu widerrufen. Gelegentlich bringt sie einen Gegenstand zur Beruhigung (Container) mit in die Stunden. Dann wieder, wenn sie Angst hat zu sterben oder Selbstmord zu begehen, entwickelt sie körperliche Unruhe, verfällt in Schütteln oder Schaukeln. Die Gegenübertragung des Therapeuten spielt eine maßgebliche Rolle, das verwirrende Verhalten und Denken der Patientin zu verstehen. So besteht ein typisches Gegenübertragungsmuster in der Angst des Therapeuten, die Therapie könne sich als hoffnungsloses Unterfangen herausstellen, die Patientin würde abbrechen oder, noch schlimmer, die Behandlung nicht überleben. Gleichzeitig ist er frustriert angesichts ihrer Unfähigkeit und Unwilligkeit, offen über das zu sprechen, was sie beunruhigt. Diese Gegenübertragungsreaktionen ermöglicht es dem Therapeuten, darüber nachzudenken, welche Gefühle die Patientin wohl in sich in Schach halten muss und warum es genau diese Gefühle sind. Als der Therapeut schließlich einige seiner Überlegungen, die er aus seiner Gegenübertragung gewonnen hat, der Patientin vorsichtig mitteilt, kann sie, nach und nach, über ihre zeitlebens vorhandene Neigung zur Gefügigkeit sprechen, über ihre unerhörte Frustration, »anders« zu sein, sowie über ihren Hass und ihre Bitterkeit darüber, vernachlässigt worden zu sein, was Mord- und Verstümmelungsphantasien in ihr wachruft – Phantasien, die sie für unverzeihlich hält. Wenngleich es sich bei dieser Behandlung um einen eher schweren Fall handelt, so illustriert er doch die typischen Reaktionen einer schizotypen Patientin auf einen psychodynamisch orientierten Behandlungsversuch. Und er unterstreicht, wie wichtig es ist, dass der Therapeut Geduld und Sensibilität aufbringt wie auch ein Verständnis für das komplexe Übertragungs-Gegenübertragungs-Geschehen, das Folgendes umfasst: Konflikt und/oder Defizit, beeinträchtigte und misslungene Entwicklungsschritte und, vor allem, das Eindringen psychotischer Denkinhalte, das zur Fragmentierung der Ich-Funktionen führt.

Das Konzept der Schizotypen Persönlichkeitsstörung betont die frühe Fragmentierung des Ichs sowie die Schädigung des Selbstgefühls, wie wir sie von schizophrenen Zuständen her kennen. Die Folge ist ein geringes Selbstwertgefühl, das die Schwierigkeiten in persönlichen Beziehungen begleitet, aber auch befördert. Das psychische Funktionieren ist gekennzeichnet durch unreife Teilobjektbeziehungen, verarmte psychische Repräsentanzen, Entwicklungsdefizite in der Mentalisierungsfähigkeit sowie eine Anfälligkeit für psychotisches Denken unter Stress. Die fehlgeschlagene Internalisierung adäquater Repräsentanzen des Objekts bedeutet, dass der Patient mit Schizotyper Persönlichkeitsstörung entwicklungspsychologisch in der paranoid-schizoiden Position fixiert ist (Klein 1946). Da man von (extern und/oder intern bedingten) Traumata in der oralen Phase ausgeht, gelten die Ängste der Schizotypen Persönlichkeitsstörung als äußerst unreif und verlangen ein sorgsames Containment, gefolgt von Deutungen in solchen Momenten, in denen das Ich weder von Angst überwältigt wird noch von seiner eigenen Abwehr paralysiert ist. Sowohl die Schizotype als auch die Schizoide Persönlichkeitsstörung treffen auf das »philobatische« Profil zu, wie es von Balint (1969) beschrieben wurde. Er beschreibt zwei innere »Lösungsversuche« als Reaktion auf die fehlgeschlagene Beziehung zwischen Mutter und Kind. Die sogenannte Grundstörung kann sich später im Leben entweder als »oknophile« oder aber »philobatische« Tendenz manifestieren. Erstere ist die Reaktion auf eine chronische innere Leere, die gefüllt werden soll durch ständiges Fordern von »mehr«, das andere geben sollen. Im philobatischen Modus werden andere Menschen ganz aufgegeben und der Patient zieht sich in eine Phantasiewelt zurück. Bowlbys Beschreibung des vermeidenden Bindungsstils ist eine ähnliche Charakterisierung dieser Menschen, deren Angst vor aversiven Kontakten zu groß ist, als dass sie sich auf Beziehungen einlassen würden (Bowlby 1969, 1988).

Klinische Schlüsselkonzepte

- Cluster-A-Persönlichkeitsstörungen sind durch ein Vorherrschen psychotischer Ängste gekennzeichnet, die neben den neurotischen Ängsten des Patienten bestehen. Die Art und Weise, wie sich diese unterschiedlichen Angstniveaus manifestieren, variiert je nach Störungsbild. In allen Fällen ist jedoch vom Therapeuten gefordert, besonders darauf zu achten, wie sich psychotisches Denken des Patienten auf das therapeutische Bündnis, die Übertragung und Ich-Funktionen des Patienten auswirkt.
- Der Therapeut muss sich ein Bild darüber machen, wie er vom Patienten im Sinne der Objektbeziehungen – als Teilobjekt oder vollständiges Objekt – wahrgenommen wird (»Wen oder was und auf welche Weise repräsentiere ich gegenwärtig für den Patienten?«). Nur wenn hierüber Klarheit herrscht, ist therapeutisches Arbeiten hinreichend möglich. Die in einem Moment noch vorherrschende positive Wahrnehmung oder gar Idealisierung des Therapeuten kann kippen und er wird zum verfolgenden Kritiker oder Tyrannen. Dieser Wechsel kann stattfinden, ohne dass der Therapeut etwas Kontroverses geäußert hätte. Vielmehr weist eine solche Bewegung auf die radikale Trennung zwischen der Fähigkeit des Patienten zur Affektkontrolle und dem Ausmaß an Spaltung von Ich und Objekten hin.
- Soll der Patient Grundvertrauen entwickeln können und seine Spaltungstendenzen reduzieren, so ist es zentral, dass der Therapeut eine gewährende, nonkonfrontative Haltung einnimmt und bereit ist, als »schlechtes« (d.h. unzulängliches) und »gutes« Objekt gleichermaßen wahrgenommen zu werden.
- Das Achten auf die eigene Gegenübertragung ist wesentlicher Bestandteil für das Verständnis von Spaltung, projektiver Identifizierung sowie dem Teilobjekt-Funktionsniveau, das die psychischen Repräsentanzen der Cluster-A-Persönlichkeit charakterisiert. Der Therapeut prüft seine Gegenübertragung, in dem er fragt: »Welche Gefühle löst der Patient in mir aus?« (diese können heftiger Natur sein, z.B. Langeweile, sexuelle oder aggressive Empfindungen) und »Gehören diese Gefühle zu mir oder inwieweit sind sie vom Patienten induziert?« Sehr wahrscheinlich werden die pathogenen Kernbeziehungen des Patienten als erstes in der Gegenübertragung des Therapeuten erkennbar.
- Alle Cluster-A-Patienten leiden unter einer tiefgreifenden Selbstwertstörung. Der Therapeut muss sich bewusst sein über die Neigung des Patienten, sich rasch tief beschämt und gedemütigt zu fühlen, damit er Anfälle von Ausagieren und negative therapeutische Reaktionen des Patienten auffangen kann. Letztere stellen einen hartnäckigen Widerstand gegenüber therapeutischen Fortschritten dar, der sich für gewöhnlich nach tatsächlichen Fortschritten entwickelt. Dieser Form des Widerstands – der ebenso zu erwarten ist wie das Agieren im Bereich Begleichen von Rechnungen, Terminvereinbarungen und Urlaubsregelungen – muss der Therapeut realitätsorientiert, entschieden, aber auch unterstützend begegnen, begleitet von dem Bemühen, die vom Patienten abgewehrten Ängste zu deuten.
- Das Vermeiden einer malignen Regression ist von zentraler Bedeutung. Regression ist eine abwehrbedingte, unter Stress stattfindende Rückkehr zu früheren Formen des Denkens und des Objektbezugs und häufig unvermeidlich in therapeutischen Behandlungen. Regression im *benignen* Sinn bedeutet die gesunde Befriedigung infantiler Wünsche, indem diese in der Therapie durchgearbeitet werden. Demgegenüber weist eine *maligne* Regression auf eine Situation hin, in der der Patient versucht, Befriedi-

gung für diese Bedürfnisse zu erlangen, damit jedoch scheitert und somit einen Teufelskreis von Forderungen in Gang setzt, die suchtähnlichen Charakter haben. Will der Therapeut das Vertrauen des Patienten gewinnen, muss er es vermeiden, übermäßig emotional auf ihn zu reagieren, was die maligne Regression nur aktivieren würde. Vielmehr sollten seine Interventionen einen klaren analytischen Hintergrund haben, wobei es gilt, die Beeinträchtigung des infantilen Ichs des Patienten nicht aus dem Auge zu verlieren.

- Ein Wissen um Defizit- wie auch Konfliktmodelle ist nützlich, wenn es darum geht, die Qualität der Bindungen des Patienten zu beurteilen, da diese hochgradig unreif und konfus sein können.
- Die therapeutischen Zielsetzungen verlangen eine realistische Einschätzung und regelmäßige Überprüfung: Ein therapeutischer Fortschritt mag sich nur langsam und unregelmäßig einstellen und womöglich ist das letztendlich Erreichbare auch nur begrenzt. Gleichwohl können diese Fortschritte zu Verbesserungen im täglichen Leben des Patienten führen, die von unschätzbarem Wert sind.

Empfohlene Literatur

Bell D. Paranoia. Ideas in Psychoanalysis. New York, Totem Books, 2003.

Fairbairn WRD. Psychoanalytic Studies of the Personality. London, Tavistock, 1952.

Hinshelwood RD. Clinical Klein: From Theory to Practice. New York, Harper-Collins, 1994.

Khan MR. Clinical aspects of the schizoid personality: affects and technique. Int J Psychoanal 41: 430–436, 1960.

Rey H. Universals of Psychoanalysis in the Treatment of Psychotic and Borderline States. London, Free Association Books, 1994.

Stone M. Schizotypal personality: psychotherapeutic aspects. Schizophr Bull 11: 576–589, 1985.

Treatment outlines for paranoid, schizotypal and schizoid personality disorders. The Quality Assurance Project. Aust N Z J Psychiatry 24: 339–350, 1990.

Wurmser L. Torment Me But Don't Abandon Me: Psychoanalysis of the Severe Neuroses in a New Key. Lanham, MD, Rowman & Littlefield Publishers, 2007.

Literatur

American Psychiatric Association. Diagnostic and Statistical Manual of Mental Disorders, 4th Edition, Text Revision. Washington, DC, American Psychiatric Association, 2000.

Balint M. The Basic Fault: Therapeutic Aspects of Regression. New York, Brunner/Mazel, 1969.

Bell D. Paranoia: Ideas in Psychoanalysis. New York, Totem Books, 2003.

Bowlby J. Attachment and Loss. Harmondsworth, UK, Penguin, 1969.

Bowlby J. A Secure Base: Clinical Applications of Attachment Theory. London, Routledge, 1988.

Elkin GD. Introduction to Clinical Psychiatry. New York, McGraw-Hill, 1999.

Fairbairn WRD. Psychoanalytic Studies of the Personality. London, Tavistock, 1952.

Freud S. Psychoanalytische Bemerkungen über einen autobiographisch beschriebenen Fall von Paranoia. In: Jahrbuch für psychoanalytische und psychopathologische Forschungen. III, 1. Hälfte, Franz Deuticke, Leipzig/Wien, 1911.

Gabbard GO. Psychodynamic Psychiatry in Clinical Practice, 3rd Edition. Washington, DC, American Psychiatric Press, 2000.

Grotstein JS. Object relations theory in the treatment of the psychoses. Bull Menninger Clin 59: 312–332, 1995.

Gunderson J. Borderline Personality Disorder: A Clinical Guide. Washington, DC, American Psychiatric Publishing, 2008.

Hinshelwood RD. Clinical Klein: From Theory to Practice. New York, Harper-Collins, 1994.

Jackson M. Weathering the Storms. London, Karnac Books, 2000.

Jackson M, Williams P. Unimaginable Storms: A Search for Meaning in Psychosis. London, Karnac Books, 1994.

Kernberg O. Borderline Personality and Pathological Narcissism. Northvale, NJ, Jason Aronson, 1975.

Khan MR. Clinical aspects of the schizoid personality: affects and technique. Int J Psychoanal 41: 430–436, 1960.

Klein M. Notes on some schizoid mechanisms. Int J Psychoanal 27: 99–110, 1946.

Kohut H, Wolf ES. The disorders of the self and their treatment: an outline. Int J Psychoanal 59: 413–426, 1978.

Lieberz K, Porsch U. Countertransference in schizoid disorders. Psychother Psychosom Med Psychol 47: 46–51, 1997.

Lucas RN. The psychotic personality: a psychoanalytic theory and its application in clinical practice. Psychoanal Psychother 6: 73–79, 1992.

Mahler MS, Pine F, Bergman A. The Psychological Birth of the Human Infant. London, Karnac Books, 1975.

McGlashan T. The Chestnut Lodge follow-up study, III: long-term outcome of borderline personalities. Arch Gen Psychiatry 43: 20–30, 1986.

Meissner WW. The Paranoid Process. Northvale, NJ, Jason Aronson, 1986.

Meissner WW. Treatment of Patients in the Borderline Spectrum. Northvale, NJ, Jason Aronson, 1988.

Ogden T. Reverie and Interpretation: Sensing Something Human. London, Karnac Books, 1999.

Rey H. Universals of Psychoanalysis in the Treatment of Psychotic and Borderline States. London, Free Association Books, 1994.

Robbins M. The language of schizophrenia and the world of delusion. Int J Psychoanal 83: 383–405, 2002.

Rosenfeld H. On the psychopathology of narcissism: a clinical approach. Int J Psychoanal 45: 332–337, 1964.

Rosenfeld HA. On the treatment of psychotic states by psychoanalysis: an historical approach. Int J Psychoanal 50: 615–631, 1969.

Rycroft C. The analysis of a paranoid personality. Int J Psychoanal 41: 59–69, 1960.

Sandell R, Blomberg J, Lazar A, et al. Findings of the Stockholm Outcome of Psychotherapy and Psychoanalysis Project (STOPPP). Paper presented at the annual meeting of the Society for Psychotherapy Research, Geilo, Norway, 1997.

Saß H, Wittchen HU, Zaudig M, Houben I. Diagnostisches und Statistisches Manual Psychischer Störungen – Textrevision. Göttingen, Hogrefe, 2003.

Segal H. On symbolism. Int J Psychoanal 59: 315–319, 1978.

Sohn L. Unprovoked assaults: making sense of apparently random violence. In: Reason and Passion: A Celebration of the Work of Hanna Segal. Edited by Bell D. London, Tavistock, 1997, 57–74.

Sperry L. Diagnosis and Treatment of DSM-IV Personality Disorders. New York, Brunner-Routledge, 1995.

Stone M. Schizotypal personality: psychotherapeutic aspects. Schizophr Bull 11: 576–589, 1985.

Stone M. Long-term outcome in personality disorders. Br J Psychiatry 162: 299–313, 1993.

Target M, Fonagy P. An Outcome Study of Psychotherapy for Patients With Borderline Personality Disorder. New York, International Universities Press, 1996a.

Target M, Fonagy P. Playing with reality, II: the development of psychic reality from a theoretical perspective. Int J Psychoanal 77: 459–479, 1996b.

Treatment outlines for paranoid, schizotypal, and schizoid personality disorders. The Quality Assurance Project. Aust N Z J Psychiatry 24: 339–350, 1990.

Williams P. Incorporation of an invasive object. Int J Psychoanal 85: 1–15, 2004.

Winnicott DW. The aims of psychoanalytic treatment. In: The Maturational Processes and the Facilitating Environment. London, Hogarth Press, 1962, 166–170.

World Health Organization. International Statistical Classification of Diseases and Related Health Problems, 10th Revision. Geneva, World Health Organization, 1992.

Wurmser L. Torment Me But Don't Abandon Me: Psychoanalysis of the Severe Neuroses in a New Key. Lanham, MD, Rowman & Littlefield Publishers, 2007.

6 Mentalisierungsbasierte Therapie und Borderline-Persönlichkeitsstörung

Anthony Bateman, Peter Fonagy

Die Mentalisierungsbasierte Therapie (MBT) der Borderline-Persönlichkeitsstörung hat sich aus der psychoanalytischen Tradition heraus entwickelt. Seit Sterns (1938, 1945) Beobachtung, dass Patienten mit einer Borderline-Persönlichkeitsstörung auf eine herkömmliche psychoanalytische Behandlung nicht ansprechen, haben Therapeuten ihre Techniken an die speziellen Anforderungen der Therapie mit diesen Patienten angepasst. Kazdin (2004) zufolge ist die Therapie dann effektiv, wenn die Prozesse bei Beginn und in der Entwicklung eines klinischen Problems verstanden werden. Dies ist das Prinzip der Mentalisierungsbasierten Therapie. Auf dem Wissen der Entwicklungspsychologie aufbauend haben wir ein theoretisches Modell zur Kernpathologie der Borderline-Persönlichkeitsstörung formuliert und unsere Therapie auf die Probleme im Erwachsenenleben ausgerichtet, die aufgrund von zentralen Entwicklungsstörungen auftreten. In diesem Kapitel möchten wir unsere entwicklungstheoretische Sicht der Borderline-Persönlichkeitsstörung erörtern und wesentliche Aspekte der Mentalisierungsbasierten Therapie vorstellen, die wir in der Behandlung der Borderline-Persönlichkeitsstörung als wichtig erachten.

6.1 Mentale Zustände und Mentalisierung

Unsere mentalen Zustände können entweder von innen her aktiviert werden, z. B. wenn wir ein schlechtes Gewissen haben wegen eines Gefühls oder Gedankens, oder von außen, z. B. wenn uns jemand kritisiert und wir Versagensgefühle bekommen. Natürlich sind oft beide Determinanten beteiligt. Wir reagieren darauf, indem wir eine mentale Repräsentanz von dem bilden, was in unserem Kopf vorgeht. Diese mentale Repräsentanz kann unser Folgeverhalten bestimmen: Wenn uns jemand bedroht und wir merken, dass wir uns in Gefahr befinden, werden wir nervös und wappnen uns, dieser Person oder ihrem Blick auszuweichen. Aber in einer Situation, in der wir unsere mentalen Zustände nicht verstehen, oder wenn wir unsere eigene Motivation und die der anderen nicht erkennen können, kommt es leicht zu Verwirrung und zu unangemessenem oder scheinbar willkürlichem Verhalten.

Die Fähigkeit, mentale Zustände zu verstehen, wird *Mentalisierung* genannt (Fonagy 1989). Es ist die Fähigkeit, subjektive Zustände und mentale Prozesse nicht nur bei sich selbst, sondern auch bei anderen implizit und explizit begreifen zu können (s. Tab. 6-1). Gedanken, Gefühle, Wünsche und Sehnsüchte der ande-

Tab. 6-1 Kernaspekte der Mentalisierung

• Mentalisierung ist die Fähigkeit, unsere mentalen Zustände und die der anderen zu verstehen.
• Mentale Zustände sind unklar.
• Wir nutzen innere und äußere Hinweise, um zugrunde liegende mentale Zustände zu erkennen.
• Erregung beeinträchtigt unsere Mentalisierungsfähigkeit.

ren und der eigenen Person zu verstehen, ist eine erhebliche Entwicklungsleistung im Kontext unserer Bindungsbeziehungen. Sich selbst und andere verstehen zu können, hängt ganz entscheidend davon ab, ob mentale Zustände in der Kindheit von liebevollen, aufmerksamen und nicht bedrohlichen Erwachsenen adäquat erkannt wurden oder nicht (Fonagy et al. 2002).

Für unseren gesunden und alltäglichen Menschenverstand ist der Gedanke eigentlich ganz leicht nachvollziehbar, dass wir das verstehen können, was in unserem Kopf und im Kopf der anderen vorgeht, in Wirklichkeit ist dieser Verstehensprozess aber recht kompliziert. Es kommt sehr leicht zu Fehlern; man versteht etwas nicht oder fühlt sich falsch verstanden oder unbehaglich in der Gegenwart der anderen Person. Unsere Reaktion auf dieses Gefühl wird vom Ausmaß unserer Mentalisierungsfähigkeit abhängen. Dabei sind mehrere Faktoren wirksam. Der wichtigste ist, wie schon gesagt, unsere von der Entwicklung bestimmte Fähigkeit, mit mentalen Zuständen umzugehen. Aber die Mentalisierungsfähigkeit wird nicht nur von Erfahrungen in der Kindheit bestimmt, sondern auch von denen der Gegenwart. Sogar Alltagsgefühle wie Müdigkeit können einen Einfluss darauf haben, wie wir mit unseren Gefühlen umgehen. So kann unsere Mentalisierungsfähigkeit direkt von der Beziehung oder dem jeweiligen Kontext der Gegenwart beeinflusst werden. Je nach Situation werden wir zur Reflexion in der Lage sein oder nicht. Die Mentalisierungsfähigkeit hat bis zu einem gewissen Grad die Qualität eines Persönlichkeitstraits; alle Menschen sind mit einer Art Basis-Mentalisierungsfähigkeit ausgestattet. Sie kann aber im Laufe der Zeit fluktuieren und sich je nach Situation, besonders aber in Abhängigkeit des jeweiligen emotionalen Erregungsgrades und des interpersonalen Kontextes, verändern.

6.2 Komponenten der Mentalisierung

Mentalisierung ist ein multidimensionales Konstrukt. Zum besseren Verständnis der Mentalisierungsbasierten Therapie sei dieses Konstrukt im Folgenden in seine einzelnen Dimensionen aufgeteilt. Man kann Mentalisierung grob in vier sich überschneidende Komponenten aufteilen (s. auch Tab. 6-2):

- automatisch/kontrolliert bzw. implizit/explizit
- internal/external
- selbstorientiert/fremdorientiert
- kognitiv/affektiv

Jede Dimension ist wahrscheinlich mit einem bestimmten neurobiologischen System verbunden (interessierte Leser seien verwiesen an Luyten et al. 2009). Auch wenn das Ausdifferenzieren der verschiedenen Mentalisierungsdimensionen zu mehr Klarheit verhilft, kommt es vor allem darauf an, sie zu einem zusammenhängenden Ganzen zu integrieren, wenn das Mentalisieren erfolgreich sein soll.

Implizites und explizites Mentalisieren

Die meisten Menschen mentalisieren im Alltagsleben ganz automatisch – sonst wäre es anstrengend. Mithilfe des automatischen oder impliziten Mentalisierens können wir, basierend auf vorherigen Erfahrungen, schnell mentale Repräsentanzen produzieren. Diese können wir dann als Bezugspunkt für weitere Informationen verwenden, die unser vorläufiges Verständnis von Motivationen entweder bestätigen oder nicht. Dies geschieht reflexartig und unbewusst und erfordert wenig Aufmerksamkeit (Satpute u. Lieberman 2006). Wenn dies nicht funktioniert, greifen wir zu expliziterem oder kontrollierterem Mentalisieren, was eine gewisse Anstrengung und Aufmerksamkeit erfordert (s. Tab. 6-3). Dies ist langsamer und zeitintensiver und geschieht zumeist verbal. Unsere Fähigkeit zu kontrolliertem Mentalisieren ist sehr schwankend. Die Schwelle, an der wir zur automatischen Mentalisierung zurückkehren, hängt von zweierlei ab: zum Teil davon, wie der andere auf unsere Versuche reagiert, ihn in Relation zu uns selbst zu verstehen, sowie von den unter Stress angewandten sekundären Bindungsstrategien. Beha-

Tab. 6-2 Dimensionen der Mentalisierung

• Selbst und Andere
• kognitiv und affektiv
• automatisch (implizit) und kontrolliert (explizit)
• intern und extern

Tab. 6-3 Implizite und explizite Mentalisierung

Implizit (automatisch)	Explizit (kontrolliert)
• reflexiv	• geht mit bewusster Anstrengung einher
• schnell	• langsam
• erfordert wenig Aufmerksamkeit	• erfordert Aufmerksamkeit
• unterhalb unserer Bewusstseinsschwelle	• bewusst und oft verbal

viorale, neurobiologische und bildgebende Untersuchungen legen nahe, dass der Wechsel von kontrolliertem zu automatischem Mentalisieren und infolgedessen zu nichtmentalisierenden Modi durch ein »Umschalten« zwischen kortikalen und subkortikalen Systemen geschieht (Arnsten 1998; Lieberman 2007), wobei der Umschaltzeitpunkt von unserem Bindungsmuster bestimmt wird.

Die mit bestimmten Bindungsgeschichten assoziierten Bindungsstile unterscheiden sich im jeweils zugrunde liegenden Aktivierungsgrad des Bindungssystems und im Zeitpunkt, an dem vom präfrontalen kontrollierten zum automatischen Mentalisieren umgeschaltet wird (Luyten et al. 2009). Distanziert-abweisende Menschen lehnen Bindungsbedürfnisse eher ab und demonstrieren bei Stress ihre Autonomie, Unabhängigkeit und Stärke unter Zuhilfenahme von deaktivierenden Bindungsstrategien. Im Gegensatz dazu wird ein desorganisierter Bindungsstil im Allgemeinen mit hyperaktiven Bindungsstrategien verbunden (Mikulincer u. Shaver 2008). Hyperaktive Bindungsstrategien werden konsequent assoziiert mit der Tendenz, das Vorhandensein und die Ernsthaftigkeit von Bedrohungen zu übertreiben, sowie mit hektischen Bemühungen, Unterstützung und Erleichterung zu finden, was sich häufig in anstrengendem anhänglichem Verhalten äußert. Die Adult Attachment Interviews und Selbstberichtstudien bestätigen ein Überwiegen von ängstlich-unsicheren Bindungsstrategien bei Borderline-Patienten (z. B. Fonagy et al. 1996; Levy et al. 2005). Folgende Merkmale haben wir und andere Autoren übereinstimmend feststellen können: ein charakteristisches Muster ängstlicher Bindung (Bindungsangst und Beziehungsvermeidung), schmerzvolle Intoleranz von Alleinsein, Hyperempfindlichkeit im Sozialleben, Erwartung einer feindseligen Haltung bei anderen Menschen und eine starke Reduzierung positiver Erinnerungen an dyadische Interaktionen (z. B. Critchfield et al. 2008; Fonagy et al. 1996; Gunderson u. Lyons-Ruth 2008).

Eine wichtige Ursache ängstlicher Bindung bei Borderline-Patienten ist eine traumatische Vorgeschichte, die bei Borderline-Patienten häufig zu finden ist. Bindungstheoretiker, besonders Mary Main und Erik Hesse, legen nahe, dass Misshandlungen eine desorganisierte Beziehung des Kindes zur Bezugsperson verursachen: Das Kind gerät in einen unlösbaren inneren Konflikt, wenn das Bedürfnis nach Sicherheit ausgerechnet von der Person befriedigt werden soll, die, vielleicht indirekt, die Erfahrung von Unsicherheit ausgelöst hat. Auf die Aktivierung des Bindungssystems durch die drohende Misshandlung folgt die Suche nach Nähe, was das Kind wieder einer bedrohlichen Erfahrung aussetzt, die zu einer weiteren (Hyper-)Aktivierung des Bindungssystems führt (Hesse 2008). Aufgrund dieses unlösbaren Konflikts fühlt sich das Kind von Hilflosigkeit und Hoffnungslosigkeit überwältigt. In Übereinstimmung mit diesen Annahmen gibt es in der Entwicklung einer Borderline-Persönlichkeitsstörung eindeutige Beweise für eine problematische Familiensituation einschließlich physischen, emotionalen und sexuellen Missbrauchs, längerer Trennungen sowie Vernachlässigung, obwohl deren Spezifität und Ätiologie oft infrage gestellt wurden (z. B. New et al. 2008; Zweig-Frank et al. 2006). Etwa bei einem Viertel der Borderline-Patienten liegt keine Misshandlungsgeschichte vor (Goodman u. Yehuda 2002), auf der anderen Seite weist die überwältigende Mehrheit der Menschen mit einer Missbrauchsgeschichte einen hohen Grad an Resilienz und keine Persönlichkeitspathologie auf (McGloin u. Widom 2001; Paris 1998). Vielleicht stellt frühe Vernachlässigung einen unterschätzten Risikofaktor dar (Kantojarvi et al. 2008; Watson et al. 2006). Laut Adoptions- und anderen Untersuchungen könnte sich frühe Vernachlässigung störend auf das Verstehen von Emotionen auswirken (z. B. Shipman et al. 2005), was beim Auftreten von emotionalen Schwierigkeiten in der Vorschule (Vorria et al. 2006) und sogar in der Adoleszenz (Colvert et al. 2008) von Bedeutung ist. Eine Möglichkeit, wie es bei einer Borderline-Persönlichkeitsstörung zu Mentalisierungsbehinderungen kommen kann, besteht in einer Kombination aus

- früher Vernachlässigung, die die beim Kind sich entwickelnde Fähigkeit untergräbt, seine Affekte zu regulieren, und einer
- späteren Misshandlung oder anderen äußeren Umständen einschließlich verbaler, emotionaler, physischer und sexueller Missbrauch im Erwachsenenleben (Zanarini et al. 2005), die wahrscheinlich das Bindungssystem chronisch aktivieren (Fonagy u. Bateman 2008).

Bei Borderline-Patienten, die, charakteristisch für eine desorganisierte Bindung, ein Mix von deaktivierenden und hyperaktivierenden Strategien zeigen, kommt es tendenziell zu einer Überfunktion, gleichzeitig aber auch zu einem Versagen der Mentalisierung. Weil bindungsdeaktivierende Strategien normalerweise mit einem Herunterspielen und Vermeiden von affektiven Inhalten einhergehen, neigen Borderline-Patienten auf der einen Seite oft zur Hypermentalisierung, d. h., sie versuchen weiterhin zu mentalisieren, ohne Kognition und Affekt erfolgreich zu integrieren. Wenn durch die Anwendung von hyperaktivierenden Strategien das kontrollierte Mentalisieren aber auf der anderen Seite abgekoppelt wird, kommt es zu einem Versagen der Mentalisierungsfähigkeit. Denn man verlässt sich blind auf Modelle sozialer Kognition, auf Kognitionen von anderen Personen, die aus einer Zeit in der Kindheit stammen, als die Mentalisierung noch nicht voll ausgebildet war (Bateman u. Fonagy 2006).

Diese Doppeltendenz hat wichtige Konsequenzen für die Mentalisierungsbasierte Therapie. Therapeuten müssen Strategien für den Umgang mit der exzessiven Bedürftigkeit und dem abhängigen Verhalten des Patienten entwickeln. Ebenso müssen sie mit einem plötzlichen Einbruch in der Therapie umgehen können, der oft darin besteht, dass der Patient die Fähigkeiten des Therapeuten abwertet und ein endgültiger Therapieabbruch droht.

Inneres und äußeres Mentalisieren

Die Dimension des internalen und externalen Mentalisierens bezieht sich auf den Hauptfokus der Mentalisierung (Lieberman 2007; s. Tab. 6-4). Internales Mentalisieren bedeutet, dass der Fokus auf innere Zustände gerichtet ist, also auf Gedanken, Gefühle und Wünsche der eigenen oder einer anderen Person. Externales Mentalisieren heißt, dass äußere Faktoren fokussiert werden, wie der Gesichtsausdruck und das Verhalten. Die Dimension external und internal ist nicht das Gleiche wie die Dimension der Selbst- und Fremdorientierung; letztere bezieht auf das gegenwärtige Objekt, das fokussiert wird (es wird entweder die eigene oder eine andere Person fokussiert). Mentalisierung, die auf das psychische Innere fokussiert, kann gleichzeitig selbst- oder fremdorientiert sein. Auch diese Unterscheidung hat wichtige Konsequenzen für die Mentalisierungsbasierte Therapie. Patienten mit einer Borderline-Persönlichkeitsstörung haben nicht nur ein Problem mit dem internalen Mentalisieren, sondern auch mit dem externalen. Da beide Komponenten zwangsläufig aufeinander angewiesen sind, sind Borderline-Patienten also doppelt benachteiligt. Die Schwierigkeit besteht nicht so sehr darin, dass Patienten mit einer Borderline-Persönlichkeitsstörung einen Gesichtsausdruck immer falsch interpretieren, obwohl dies tatsächlich manchmal vorkommt, sondern dass sie hochsensibel, schnell und unerwartet auf den Gesichtsausdruck reagieren (Lynch et al. 2006; Wagner u. Linehan 1999). Jede Bewegung des Therapeuten kann eine Reaktion auslösen – blickt der Therapeut beispielsweise aus dem Fenster, kann es passieren, dass der Patient sagt, der Therapeut höre offensichtlich nicht zu, und dass er sich deshalb genötigt sieht, zu gehen. Ein nichtssagender Gesichtsausdruck ist ebenfalls problematisch, weil die Patienten ununterbrochen versuchen, aufgrund der Information über die äußere Beobachtung den inneren Zustand des Therapeuten abzuleiten. Alles, was diesen Prozess stört, löst unweigerlich Angst aus, führt zu einem Verlust der Mentalisierung und ruft frühes, in der Kindheit gezeigtes Verhalten wieder wach.

Borderline-Patienten haben eine reduzierte Fähigkeit, über das genaue Lesen des Gesichtsausdrucks andere Menschen emotional zu verstehen. Das führt da-

Tab. 6-4 Inneres und äußeres Mentalisieren

- Beim inneren Mentalisieren werden innere Zustände, die eigenen oder die der anderen, fokussiert, z. B. Gedanken.
- Äußeres Mentalisieren basiert auf äußeren Merkmalen, z. B. Mimik und Verhalten.
- Patienten mit einer Borderline-Persönlichkeitsstörung haben sowohl mit innerem als auch äußerem Mentalisieren Schwierigkeiten.

zu, dass die kompromisshafte Fähigkeit überspitzt wird, den inneren Zustand zu fokussieren, um auf den mentalen Zustand zu schließen. Für eine funktionierende soziale Interaktion müssen bei einer versehentlichen oder absichtlichen Verletzung der sozialen Normen oder der allgemeinen Fairnesserwartungen die sozialen Gesten und die wahrscheinlichen interpersonalen Konsequenzen verstanden werden. Zu diesem Zweck muss das externale Mentalisieren mit einer Prüfung des inneren mentalen Zustands der anderen Person integriert werden. Die Wichtigkeit dieses Interaktionsprozesses in der Pathologie der Borderline-Persönlichkeitsstörung wurde bereits experimentell gezeigt. Bei einem Versuch von King-Casas et al. (2008) nahmen Borderline-Patienten und gesunde Personen an einem Mehrrundenspiel teil, bei dem es um einen ökonomischen Austausch ging. Im Verhalten von Borderline-Patienten zeigte sich eine grundlegende Unfähigkeit, Kooperation aufrechtzuerhalten, sowie eine eingeschränkte Fähigkeit, zerrüttete Kooperation wiederherzustellen. Die Borderline-Patienten konnten die Intentionen der anderen nicht verstehen – was eine Aufgabe der internalen Mentalisierung ist. Sie glaubten, dass ihre Spielpartner schäbig zu ihnen waren, und sie waren unfähig, diesen Glauben zu revidieren, selbst wenn sich herausstellte, dass sie sich irrten, wenn sich ihr Spielpartner z. B. großzügig zeigte. Mit anderen Worten: Sie waren unfähig, die Intentionen ihrer Partner zu erkennen und ihr eigenes Verhalten entsprechend zu ändern. Dies führte mit der Zeit dazu, dass die Spielpartner tatsächlich schäbig wurden, was nahelegt, dass sie dazu provoziert wurden, die Person zu werden, als die sie gesehen wurden (Mechanismus der projektiven Identifizierung). Analog dazu müssen Therapeuten, die mit Borderline-Patienten arbeiten, das Risiko eingehen, der Therapeut zu werden, den die Patienten in ihnen sehen und den sie angreifen.

Selbst- und fremdorientiertes Mentalisieren

Dass die Fähigkeit, sich selbst und andere wahrzunehmen, beeinträchtigt ist und es zu Schwankungen kommt, geschieht häufig, verursacht aber nur dann Probleme, wenn die Beeinträchtigung extrem ist (s. Tab. 6-5). Manche Menschen

Tab. 6-5 Selbst- und fremdmotiviertes Mentalisieren

• Patienten mit einer Borderline-Persönlichkeitsstörung sind insbesondere in zwischenmenschlichen Interaktionen anfällig für den Verlust ihrer selbst- und fremdorientierten Mentalisierung.
• Patienten mit Antisozialer Persönlichkeitsstörung verfügen über eine gut entwickelte Fähigkeit, die Gedanken und Gefühle anderer zu »lesen«, missbrauchen diese Fähigkeit jedoch, um andere auszubeuten.
• Patienten mit Narzisstischer Persönlichkeitsstörung sind in erster Linie auf sich selbst und ihre inneren Zustände bezogen. Sie wissen sehr genau, was andere für sie tun können, um ihre Bedürfnisse zu befriedigen.

Tab. 6-6 Kognitives und affektives Mentalisieren

• Kognitives Mentalisieren impliziert Überzeugungen, logisches Denken und Perspektivenübernahme.
• Affektives Mentalisieren bedient sich emotionaler Einfühlung, Affekterfahrung und subjektiven Selbsterlebens.
• Patienten mit einer Borderline-Persönlichkeitsstörung werden von affektiven Prozessen überwältigt und sind nicht in der Lage, Repräsentanzen zu bilden, die emotionale und kognitive Prozesse integrieren.

entwickeln sich zu Experten im Gedankenlesen, und wenn sie diese Fähigkeit missbrauchen oder für ihre eigenen Zwecke ausnutzen, hält man sie gemeinhin für antisozial. Andere konzentrieren sich auf sich selbst und ihre eigenen inneren Zustände und entwickeln sich zu Experten, wie sie andere dazu bringen können, ihre Bedürfnisse zu erfüllen. Dann hält man sie gemeinhin für narzisstisch. Eine exzessive Konzentration auf das Selbst oder auf andere führt also zu einseitigen Beziehungen und verzerrten sozialen Interaktionen, was auch im Verhalten der Borderline-Patienten in der Therapie und in der Interaktion mit den Therapeuten deutlich wird. Patienten mit einer Borderline-Persönlichkeitsstörung können übersensibel sein und das Denken des Therapeuten genau beobachten – auf Kosten ihrer eigenen Bedürfnisse, sodass sie so werden, wie der Therapeut sie ihrer Vermutung nach gerne hätte. Es kann sogar soweit gehen, dass sie die Denkweise ihres Therapeuten zu ihrer eigenen machen. Bei Patienten, die eifrig mit allem, was ihr Therapeut sagt, einverstanden sind, ist Vorsicht geboten. Solch eine Compliance kann mit der Tendenz zu Ängstlichkeit und einer übertriebenen Besorgnis über innere psychische Zustände einhergehen mit dem Ergebnis, dass der Therapeut das Gefühl hat, gar nicht in einer Beziehung zu sein, dass er nicht zu einer Beziehung fähig ist.

Kognitives und affektives Mentalisieren

Die letzte Dimension bezieht sich auf die kognitiven und affektiven Prozesse, deren Skala von Überzeugungen, logischem Denken und Betrachtungsweisen auf der einen Seite bis zu emotionaler Empathie, subjektiven Erfahrungen und mentalisierter Affektivität auf der anderen Seite reicht (Jurist 2005; s. Tab. 6-6). Bei einem hohen Mentalisierungsgrad sind beide Prozesse integriert. Es gibt jedoch Menschen, die mit der einen Seite besser zurechtkommen als mit der anderen. Patienten mit einer Borderline-Persönlichkeitsstörung werden von affektiven Prozessen schnell überwältigt und können diese nicht mit ihrem kognitiven Verständnis zusammenbringen – sie können verstehen, warum sie etwas tun, fühlen sich aber nicht in der Lage, ihr Verständnis zu nutzen, um mit ihren Gefühlen zurechtzukommen. Sie fühlen sich gezwungen zu agieren, weil sie keine Repräsentanzen bilden können, bei denen emotionale und kognitive Prozesse integriert sind. Andere Menschen, wie jene mit einer Antisozialen Persönlichkeitsstörung, investieren dagegen erhebliche Zeit in das kognitive Verstehen von mentalen Zuständen, was auf Kosten der affektiven Erfahrung geht.

6.3 Mentalisierungsmodell der Borderline-Persönlichkeitsstörung

Eine der wichtigsten psychischen Leistungen ist die Fähigkeit, sich selbst und andere als von Zielen und Intentionen gesteuert zu verstehen. Die Störung dieser Fähigkeit ist ein Hauptaspekt in der Psychopathologie der Borderline-Persönlichkeitsstörung (s. Tab. 6-7). Eine Borderline-Persönlichkeitsstörung wird grundsätzlich als Störung des Selbst gesehen. Das Selbst entwickelt sich im affektregulierenden Kontext früher Beziehungen. Unser Mentalisierungsmodell der Borderline-Persönlichkeitsstörung basiert auf Bowlbys Bindungstheorie und deren Weiterentwicklung durch Entwicklungspsychologen, wobei wir der Kontingenztheorie von Gergely und Watson (1999) besondere Aufmerksamkeit schenken. Kinder haben unserer Auffassung nach das Bedürfnis, dass ihre emotionalen Signale genau oder kontingent von einer Bindungsperson gespiegelt werden, damit sie ein starkes Selbstbewusstsein entwickeln können. Das Spiegeln muss gleichzeitig »markiert« (d.h. übertrieben) oder leicht verzerrt sein, wenn das Kind verstehen soll, dass das Verhalten der Betreuungsperson eine Repräsentanz der emotionalen Erfahrung des Kindes ist statt deren eigene. Auf diese Weise wird das Kind allmählich eine Repräsentanz seiner eigenen Zustände und die anderer Menschen bilden. Fehlendes oder unzuverlässig markiertes kontingentes Spiegeln wird mit der späteren Entwicklung einer desorganisierten Bindung assoziiert. Kinder, bei denen ein solcher Bindungsstil beobachtet wurde, zeigen Verhaltensweisen wie Freezing (Dissoziation) und Selbstverletzung (z.B. Kopf gegen die Wand schlagen) und werden in der mittleren Kindheit wahrscheinlich gegensteuernde stark kontrollierte Verhaltensweisen herausbilden.

Tab. 6-7 Mentalisierungsmodell der Borderline-Persönlichkeitsstörung

• Mentalisierung ist störanfällig.
• Genetische und Umweltfaktoren spielen für die Entstehung einer Mentalisierungsschwäche eine wichtige Rolle.
• Es kommt zu einer Beeinträchtigung der Affektregulierung, geringer Aufmerksamkeitskontrolle und Brüchen im zwischenmenschlichen Verstehen.
• Zu aktivierenden (provozierenden) Risikofaktoren zählen emotionaler Missbrauch, Trauma und nichtmentalisierende soziale Systeme.
• Das Bindungssystem ist hyperreaktiv.

Tab. 6-8 Mechanismen einer beeinträchtigten Mentalisierungsfähigkeit nach psychischen Traumata

- Traumatische Erfahrungen führen zu einer abwehrbedingten Hemmung der Mentalisierungsfähigkeit.
- Früher Stress verzerrt das Funktionieren von Erregungsmechanismen, indem es die Schwelle für automatisches Mentalisieren herabsetzt.
- Die prolongierte Aktivierung des Bindungssystems infolge eines Traumas führt zu spezifischen Beeinträchtigungen der Mentalisierungsfähigkeit.
- Die Identifizierung mit dem Aggressor kann zur Dissoziation (Abspaltung) eines internalisierten »fremden Selbst« führen.

Wir nehmen an, dass ein Kind, das nicht die Gelegenheit hat, eine Repräsentanz seiner eigenen Erfahrung durch Spiegeln zu entwickeln, stattdessen das Bild der Betreuungsperson als Teil seiner Selbstrepräsentanz integrieren wird. Diese Diskontinuität innerhalb des Selbst wird »das fremde Selbst« (alien self) genannt. Da auch bei Betreuungspersonen, die sich perfekt auf das Kind einstellen, beim Spiegeln Fehler vorkommen können, wird das Internalisieren solch inkongruenter Repräsentanzen als normaler Teil der Entwicklung eingeschätzt. Bei desorganisierten Bindungsbeziehungen passiert dies jedoch in solch einem Ausmaß, dass es zu einer Fragmentierung der Selbststruktur kommt. Das kontrollierende Verhalten von Kindern mit einer Geschichte von desorganisierter Bindung wird analog zur projektiven Identifikation als das Fortdauern eines Musters verstanden, bei dem die Erfahrung der Inkohärenz innerhalb des Selbst durch Externalisierung reduziert wird. Das für Trennungsangst charakteristische intensive Verlangen nach der Betreuungsperson in der mittleren Kindheit, das mit einer desorganisierten Bindung assoziiert wird, spiegelt das Bedürfnis nach einer Betreuungsperson wider, die ein Container für die Externalisierung des fremden Selbstanteils ist, und nicht nur eine unsichere Bindungsbeziehung.

Bei einer stimmigen Mentalisierungsentwicklung ist die Anzahl der Fragmentierungen innerhalb der Selbststruktur normalerweise reduziert. Eine desorganisierte Bindung und das daraus resultierende Bedürfnis nach massiver Externalisierung des fremden Selbst durch projektive Identifikation schaffen jedoch eine schwache Grundlage für die Entwicklung der Mentalisierung. Die wichtigste Ursache für deren Störung ist ein früh- oder spätkindliches psychisches Trauma, das die Fähigkeit, über mentale Zustände nachzudenken und über vergangene Beziehungen zu berichten, untergräbt. Dies kann auf vier Wegen geschehen (s. auch Tab. 6-8):

- Das Kind hemmt seine Fähigkeit, über die Gedanken und Gefühle anderer Menschen nachzudenken, um keine schlechte Erfahrung machen zu müssen.
- Früher exzessiver Stress kann die Funktion der Erregungsmechanismen wie folgt beeinträchtigen: Die Bedrohungsschwelle, bei der die Aktivität des orbitofrontalen Kortex (wo die Mentalisierung lokalisiert ist) gehemmt wird, sinkt

unter Normalniveau – eine Bewegung von kontrolliertem zu automatischem Mentalisieren.

- Jedes Trauma aktiviert das Bindungssystem, was zu einem Verlangen nach Bindungssicherheit führt. Eine traumatische Bindungsbeziehung verstärkt den Erregungszustand, weil die Suche nach Nähe bei der traumatisierenden Bindungsperson zu weiterer Traumatisierung führen kann. Diese verlängerte Aktivierung des Bindungssystems kann spezifische hemmende Folgen auf die Mentalisierung haben.
- Indem das Kind sich »mit dem Aggressor identifiziert«, um eine scheinbare Kontrolle über die misshandelnde Person zu erlangen, kann es die Intention des Aggressors in einem fremden (dissoziierten) Selbstanteil internalisieren. Dies schafft zwar vorübergehend Erleichterung, führt aber dazu, dass die destruktive Intention der misshandelnden Person als von innen statt von außen kommend erfahren wird. Das löst einen unerträglichen Selbsthass aus.

Das Erscheinungsbild der Borderline-Persönlichkeitsstörung ist die Folge einer Mentalisierungshemmung, zu der es auch ohne die offensichtliche Erfahrung eines Traumas kommen kann. Es ist auch die Folge dessen, dass Erfahrungsmodi der inneren Realität wiederauftauchen, die aus der Zeit vor der Entwicklung der Mentalisierungsfähigkeit stammen. Zusätzlich gibt es eine konstant bleibende Tendenz, das selbstdestruktive fremde Selbst durch projektive Identifikation zu externalisieren. Personen mit einer Borderline-Persönlichkeitsstörung sind »normale Mentalisierer«, wenn auch manchmal mit einem niedrigeren Ausgangsniveau als andere. Das gilt aber nicht für den Kontext von Bindungsbeziehungen, wenn sie das, was im eigenen Kopf und in dem der anderen vorgeht, bei Gefühlserregung falsch interpretieren. Während der Beziehungsentwicklung zu einer Bindungsperson kann die Fähigkeit von Borderline-Patienten, über den mentalen Zustand dieser Person nachzudenken, rapide nachlassen. Dann tauchen prämentale Organisationsmodi auf, die imstande sind, die Beziehung durcheinanderzubringen. Diese Organisationsmodi zerstören auch die Kohärenz der Selbsterfahrung, die von der normalen Mentalisierung mittels eines Narrativs aufrechterhalten wird. Im psychischen Äquivalenzmodus, den Kliniker oft als konkretistisches Denken beschreiben und bei dem keine alternativen Perspektiven in Erwägung gezogen werden können, gibt es keine Erfahrung des »Als-ob«, und alles scheint »echt« zu sein. Dies kann ein Drama bedeuten und die interpersonale Erfahrung bedrohen, und die übertriebene Reaktion der Person auf scheinbar kleine Ereignisse wird gerechtfertigt mit der Ernsthaftigkeit, mit der sie plötzlich ihre eigenen Gedanken und Gefühle und die der anderen erfährt. Im Als-ob-Modus, dem sogenannten Pretend-Modus, hingegen können Gedanken und Gefühle so dissoziiert werden, dass sie gar keinen Sinn mehr ergeben. Bei dem, was Patienten in diesem Modus erzählen, fehlt oft jeglicher realer physischer oder mentaler Kontext, weswegen ihre Psychotherapie dann in langwierigen, aber irrelevanten Diskussionen innerer Erfahrungen ausarten kann, die nichts mit wirklichen Erfahrungen zu tun haben. Frühe Modi, konkretes

Handeln in Begriffe zu fassen, können ebenfalls einen dominanten Einfluss auf die Motivation haben. Hier herrscht das Physische vor, Erfahrung wird nur dann als valide empfunden, wenn ihre Folgen für alle erkennbar sind. Zuneigung beispielsweise wird nur als echt empfunden, wenn sie körperlich ausgedrückt wird.

Die schwerwiegendste Eigenschaft der Borderline-Psychopathologie ist wohl das nicht zu bremsende Externalisieren der als fremdes Selbst internalisierten misshandelnden Person. Dies verursacht eine unakzeptable Erfahrung bei den anderen – Therapeuten, Freunden, Eltern –, die sich zum Container für das verwandeln, was für das zu Tode verängstigte fremde Selbst emotional unerträglich ist. Daraus kann eine anhängliche, abhängige Pseudobindung an die Zielperson dieser Projektion entstehen, weil die einzige Alternative zu dieser projektiven Identifikation darin besteht, das Selbst durch Selbstverletzung zu attackieren oder durch Suizid zu zerstören.

Was ist Mentalisierungsbasierte Therapie?

Mentalisierungsbasierte Therapie (Bateman u. Fonagy 2004, 2006) stellt das Mentalisieren ins Zentrum des therapeutischen Prozesses. Diese Therapieform wird nicht primär als Gruppe spezifischer, miteinander verbundener Techniken definiert, sondern als ein Prozess, der in der Therapie in Gang gesetzt wird. Folgende Prinzipien sind von Bedeutung:

- Erstens kann der Therapeut jede Technik verwenden, solange sie primär den Mentalisierungsprozess anregt. Als übergreifendes Ziel sollte er die Bindung des Patienten an die Therapie und ein Engagement für die Therapie in Gang bringen; zugleich soll er dem Patienten helfen, das Mentalisieren aufrechtzuerhalten.
- Zweitens sollte ein kompetenter Therapeut nichtmentalisierende Techniken vermeiden, d. h. solche, die die Mentalisierungsfähigkeit des Patienten schwächen oder den Mentalisierungsprozess aus Versehen untergraben. Dass Psychotherapie auch schädigen kann, wird zwar selten offen eingestanden, ist aber bekannt.
- Drittens hängen Therapieerfolge von der Verbesserung der Mentalisierungsfähigkeit des Patienten als Therapieprozess ab.
- Viertens sollten die Therapeuten auf ihre eigene Mentalisierungsfähigkeit achten – deren Mentalisieren regt auch bei den Patienten das Mentalisieren an, Nichtmentalisieren ruft hingegen Nichtmentalisieren hervor. Wir können die Mentalisierungsfähigkeit der Behandler nicht als selbstverständlich betrachten; wie die Forschung zum psychotherapeutischen Prozess zeigt, kann sie je nach Patient variieren (Diamond et al. 2003). So lösen vor allem diejenigen Borderline-Patienten bei ihren Therapeuten starke emotionale Zustände aus, die sich in der Therapie sehr sensibel zeigen.
- Und schließlich lässt sich feststellen, dass die Mentalisierungsbasierte Therapie wahrscheinlich bei Patienten mit Mentalisierungsdefiziten sehr wirksam ist. Dieser Aussage muss jedoch etwas Wesentliches hinzugefügt werden: Wir

können uns die meisten psychischen Störungen so vorstellen, dass die Psyche die eigene Selbstwahrnehmung und Erfahrung falsch interpretiert, was letztendlich eine Störung der Mentalisierung bedeutet. Entscheidend ist hier aber nicht, ob eine psychische Störung noch einmal mit Begriffen der Mentalisierungsfunktion beschrieben werden kann. Entscheidend ist viel mehr, ob die Funktionsstörung der Mentalisierung im Kern der Störung liegt und/oder ein Fokus auf die Mentalisierung heuristisch gesehen valide ist, d.h. einen geeigneten Funktionsbereich für eine therapeutische Intervention zur Verfügung stellt. Zum Beispiel wurden Probleme mit der Mentalisierung in Fällen von Schizophrenie beschrieben (Frith 2004), aus denen wir aber nicht schließen können, dass eine mentalisierungsbasierte Intervention tatsächlich auch als Behandlungsmethode geeignet ist. Dasselbe trifft auf Störungen wie Autismus zu, bei denen betroffene Patienten eine mehr oder weniger vollständige mentale Blindheit aufweisen (Baron-Cohen et al. 2000). Die Frage, ob das Fokussieren der Mentalisierung auch einen entsprechenden Fokus auf Interventionen bietet, ist immer noch offen.

Was ist neu?

Die Mentalisierungsbasierte Therapie wurde bisher hauptsächlich für die Behandlung von Borderline-Persönlichkeitsstörungen untersucht. Sie wird derzeit für die Behandlung anderer psychischer Störungen und Persönlichkeitsstörungen, wie Antisoziale Persönlichkeitsstörung und Paranoide Persönlichkeitsstörung, adaptiert, wobei die notwendigen Modifizierungen für diese Patienten noch bestimmt werden müssen.

In einer früheren Arbeit beschrieben wir die Mentalisierungsbasierte Therapie als »den *am wenigsten innovativen* Therapieansatz, den man sich vorstellen kann, einfach deswegen, weil er auf einer fundamentalen menschlichen Fähigkeit basiert – und in der Tat handelt es sich um die Fähigkeit, die uns zum Menschen macht« (Allen et al. 2008, S. 6). Die Mentalisierungsbasierte Therapie hat neue psychotherapeutische Techniken hervorgebracht, aber wider Erwarten keine neue Therapieform. Für die Mentalisierungsbasierte Therapie spricht Einiges: Sie strukturiert die Behandlung der Borderline-Persönlichkeitsstörung; ihre Interventionen bauen auf bestimmten, sich am Verständnis der Entwicklung der Borderline-Persönlichkeitsstörung orientierenden Prinzipien; sie warnt vor therapeutischen Techniken, die sich in Anbetracht der mit der Mentalisierung assoziierten Kernpathologie schädlich auswirken könnten; sie war und bleibt Gegenstand von Forschung. Die Ziele der Mentalisierungsbasierten Therapie sind bescheiden: Sie ist keine Therapie, die großartige strukturelle oder Persönlichkeitsveränderungen erreichen oder Kognitionen und Schemata ändern will. Ihr Ziel ist, in den Patienten einen Keim der Mentalisierung anzulegen, damit sie erfolgreicher Probleme lösen und besonders innerhalb interpersonaler Beziehungen mit ihren emotionalen Zuständen besser zurechtkommen oder wenigs-

Tab. 6-9 Mentalisierungsbasierte Therapie

- Die therapeutische Haltung des »Nichtwissens« ist von zentraler Bedeutung.
- Therapeutische Interventionen sind auf den jeweiligen Grad der Mentalisierungsfähigkeit des Patienten zugeschnitten.
- Es bedarf eines offenen und authentischen Umgangs mit dem, was im Therapeuten vorgeht.
- Die Patient-Therapeut-Beziehung ist Teil des Mentalisierungsprozesses.

tens selbstbewusster damit umgehen können. Wir haben in unserer therapeutischen Arbeit die Intention, bei den Patienten eine mentalisierende Haltung in Beziehungen und bei Problemen zu fördern, das Sichere infrage zu stellen und immer mehr Neugier im Hinblick auf ihre eigenen mentalen Zustände und die der anderen zu wecken. Wir werden nun kurz beschreiben, wie dies unserer Meinung nach möglich sein könnte (s. auch Tab. 6-9).

Die Haltung der Therapeuten

Die Haltung der Therapeuten ist entscheidend. Sie werden einen Mentalisierungsprozess, den Eckstein der Interaktion mit anderen, in Gang setzen und zum Nachdenken über sich selbst anregen. Dies geschieht zum Teil durch einen Prozess der Identifikation: der Patient internalisiert die Mentalisierungsfähigkeit des Therapeuten und seine Freude über die Änderung von Sichtweisen aufgrund von alternativen Perspektiven, ebenso internalisiert er seine Freude über ein besseres Verständnis der Sache. Allmählich wird er immer neugieriger auf seine eigene Sicht und die der anderen und kann folglich sich selbst und die anderen in einem neuen Licht sehen. Weitere wichtige Komponenten beim Veränderungsprozess sind das kontinuierliche Wiedererarbeiten von Perspektiven, das Erlangen eines Verständnisses von sich selbst und den anderen in verschiedenen Kontexten, wie dem aktivierten Bindungssystem, sowie der Fokus auf die Arbeit an der Gegenwart statt an der Vergangenheit. Der Therapeut hat die Aufgabe, das Mentalisieren aufrechtzuerhalten und/oder es sowohl bei sich selbst als auch bei seinem Patienten wieder in Gang zu setzen und gleichzeitig sicherzustellen, dass Gefühle nicht unterdrückt werden und ihren Stellenwert behalten. Exzessive emotionale Erregung wird die Mentalisierungsfähigkeit der Patienten behindern und potentiell zum Ausagieren führen. Eine inadäquate Betonung der therapeutischen Beziehung beim Patienten führt zu einer Vermeidung von emotionalen Zuständen, woraufhin sich der interpersonale und soziale Kontext, in dem der Patient funktioniert, verengen kann. Zusätzlich zu den Einzelsitzungen durchgeführte Gruppentherapiesitzungen erhöhen die Anzahl der Kontexte, in denen dieser Prozess stattfinden kann, erheblich, weswegen die Mentalisierungsbasierte Therapie nicht nur als Einzeltherapie, sondern auch als Gruppentherapie praktiziert wird.

Das Anpassen von Interventionen

Der Therapeut muss sichergehen, dass jede Intervention nicht an seine eigene Mentalisierungsfähigkeit angepasst ist, sondern an die seines Patienten. Viele Therapeuten überschätzen die mentale Kapazität von Patienten mit einer Borderline-Persönlichkeitsstörung. Ein Patient, dem es schwerfällt, sich selbst und andere zu mentalisieren, kann in der therapeutischen Beziehung komplexe Aussagen über sich selbst oder andere nicht verstehen, z. B.: »Sie denken, dass ich denke, dass Sie …«. Solche Interventionen werden wahrscheinlich Verwirrung stiften, wenn bereits Verwirrung über das Selbst und den anderen herrscht, besonders dann, wenn Patienten gegenwärtig kaum zum Mentalisieren fähig sind. Wiederum andere Patienten können besser zwischen sich und den anderen unterscheiden, was komplexere Interventionen ermöglicht. In der Mentalisierungsbasierten Therapie folgt der Therapeut einem allgemeinen Prinzip: Je größer die emotionale Erregung des Patienten ist, desto weniger komplex sollte die Intervention sein. Unterstützende Bemerkungen, das vorsichtige Explorieren eines Problems sowie Klärungen erfordern von den Patienten weniger mentalen Aufwand als andere Interventionen, weshalb man sie bei erhöhter Erregung als »sicher« erachtet. Im Gegensatz dazu steigern interpretierendes Mentalisieren und eine Mentalisierung der Übertragung die Erregung noch weiter. Sie bergen die Gefahr einer Stimulierung sekundärer Bindungsstrategien, wie Hyperaktivierung oder Übererregtheit bzw. Deaktivierung oder Induzierung des Pretend-Modus, die beide das Mentalisieren verringern. Deswegen sollten diese Interventionen nur mit Vorsicht angewandt werden. Sie sind von größtem Nutzen, wenn der Erregungsgrad der Patienten optimal ist, d. h. wenn diese fähig sind, bei einem Gefühl zu bleiben, während sie dessen Kontext explorieren.

Was im Therapeuten vorgeht

Therapeuten sind immer versucht, Dinge zusammenzubringen, ihnen – basierend auf ihrem eigenen mentalen Funktionsmodell – einen Sinn zu verleihen, kurz: zu mentalisieren und den Patienten ihre Einsichten oder Erkenntnisse zu übermitteln. Im Prinzip wirkt dies aber antimentalisierend, weil die Therapeuten so das Denken der Patienten zu sehr bestimmen, statt deren eigene Mentalisierungsprozesse anzuregen. Dies könnte negative Konsequenzen für die Therapie haben, da es versehentlich den Pretend-Modus aktiviert. Wenn aus dem Verständnis des Therapeuten keine persönliche Erkenntnis gewonnen werden oder noch nicht einmal kognitiv verstanden werden kann, übernimmt der Patient einfach das Modell des Therapeuten und gebraucht es, um bedeutungslose Repräsentanzen zu entwickeln. Diese besitzen keine Tiefe, was bedeutet, dass sie keine Verbindungen zu früheren Repräsentationen oder Einsichten haben und nicht mit emotionalen Erfahrungen integriert sind. Deswegen regen sie keinen Mentalisierungsprozess an. Als Resultat bleibt das Verständnis von der äußeren Welt abgeschnitten, kann nicht außerhalb der Therapie praktisch angewandt und auf eine ständig sich erweiternde Bandbreite von Situationen und Kontexten übertragen werden. Der Pretend-Modus kann von jeder Therapie aktiviert werden; deshalb muss bei der Mentalisierungsbasierten Therapie immer darauf geachtet werden, ob dieser mentale Zustand bei den Patienten erzeugt wird und ihnen auf diese Weise schadet. Der Therapeut kann eine Anzahl von Strategien nutzen, um das Mentalisieren wieder zu aktivieren, wenn sich der Pretend-Modus bemerkbar macht.

Authentizität

Dies führt uns zum nächsten wichtigen Aspekt der Mentalisierungsbasierten Therapie: Die mentalen Prozesse des Therapeuten müssen für den Patienten zur Verfügung stehen. Mentale Prozesse sind nicht transparent. Zusammen mit der charakteristischen Anfälligkeit der Borderline-Patienten für einen Mentalisierungsverlust in Beziehungen und der Sensibilität für Gesichtsausdrücke bedeutet dies, dass der mentalisierende Therapeut versuchen muss, seine mentalen Prozesse den Patienten gegenüber transparent zu machen, damit sie sie verstehen. Das kann er tun, indem er laut überlegt und dabei seine Kommentare vorsichtig »markiert«. Dies erfordert Direktheit, Ehrlichkeit und das Eingestehen eigener Gefühle, was wegen der Gefahr von Grenzverletzungen in der Behandlung einer Borderline-Persönlichkeitsstörung teilweise problematisch ist. Dass wir auf Authentizität Wert legen, gibt nicht die Erlaubnis zur Übertretung der therapeutischen Grenzen und zum Eingehen einer »echten« Beziehung. Wir wollen damit vielmehr betonen, dass sich der Therapeut den Patienten mental zur Verfügung stellt und in der Lage sein sollte, sich zum Ausgleich von Ungewissheit und Zweifel ständig in den Patienten hineinzudenken. Das wird besonders dann wichtig, wenn der Patient die Gefühle und Gedanken des Therapeuten korrekt interpretiert. Der Therapeut sollte auf Fragen vorbereitet sein, die er in die Defensive bringen: »Sie langweilen sich mit mir, nicht wahr?« oder »Sie mögen mich auch nicht besonders, stimmt's?«. Solche Provokationen können ganz plötzlich und unverhofft erfolgen und müssen authentisch beantwortet werden. Geschieht dies nicht, werden die Patienten nachdrücklicher, womit sie jenes Gefühl, über das sie sich beklagen, erst recht heraufbeschwören – wenn der Therapeut es nicht schon hatte.

Die korrekte Wahrnehmung dessen, was im Therapeuten gerade vorgeht, erfordert eine emphatische Validierung: »Sie langweilen sich mit mir, nicht wahr?« wird wahrscheinlich aus der Position der psychischen Äquivalenz heraus gefragt, wenn der Patient sich selbst langweilt. Im Modus der psychischen Äquivalenz können Patienten nicht leicht zwischen dem Selbst und dem Anderen unterscheiden, sodass sie aus einer Perspektive handeln, als erlebte der Andere das Gleiche.

Wenn der Therapeut sich tatsächlich langweilt, ist es wichtig, dass er dies mitteilt und damit zu einer Exploration dessen anregt, was in der Interaktion zwischen Patient und Therapeut langweilig ist. Bei mentalisierungsbasierten Interventionen nimmt der Therapeut die Verantwortung für eine langweilige Therapie auf sich und fokussiert diese Tatsache gleichzeitig in der Therapie: »Jetzt, da Sie das sagen, habe ich mich tatsächlich gerade ein wenig gelangweilt und ich bin mir nicht sicher, woher das kommt. Hat es mit dem zu tun, worüber Sie gerade reden oder wie Sie es sagen, oder hat es mehr mit mir und meiner augenblicklichen Verfassung zu tun? Wissen Sie, ich bin mir da gar nicht so sicher.«

Wenn der Therapeut sich nicht langweilt, dann sollte er auch das ausdrücken, und zwar so, dass eine Exploration dessen, was die Frage aufgebracht hat, möglich wird. Dazu muss er offen zu seinen aktuellen Gefühlen stehen, statt zu versuchen, die Phantasie des Patienten diesbezüglich anzukurbeln. Wir vermuten, dass die Frage »Was bringt Sie darauf, dass ich mich langweile?« – ohne zu differenzieren, ob es sich nun so verhält oder nicht – wahrscheinlich wieder den Pretend-Modus erzeugen wird. Es könnte auch dazu führen, dass der Modus der psychischen Äquivalenz beibehalten wird. Besser ist es, dem Patienten zu sagen, was man in der Therapie genau in diesem Moment erlebt: »Soweit ich mir bewusst bin, habe ich mich gerade nicht gelangweilt, ich habe sogar versucht, zu begreifen, was Sie meinten. Ich war etwas verwirrt. Aber jetzt bin ich fasziniert davon, dass wir beide diesen Moment so unterschiedlich erleben.« Der Therapeut hat hier das Ziel, zur Exploration von alternativen Perspektiven anzuregen. Dafür müssen die verschiedenen Perspektiven jedoch klar sein.

Die Beziehung zwischen Patient und Therapeut

Abschließend möchten wir die von den Therapeuten angewandten Prinzipien in Bezug auf die Übertragung als Aspekt der Patient-Therapeut-Beziehung erörtern. Es wurde erwähnt, dass die Mentalisierungsbasierte Therapie nicht mit Übertragung arbeitet (Gabbard 2006). Die Antwort auf die Frage, ob die Mentalisierungsbasierte Therapie eine Übertragungsfokussierte Psychotherapie ist oder nicht, hängt wahrscheinlich davon ab, wie man Übertragung definiert und anwendet. Wir haben den Therapeuten zur Vorsicht geraten: erstens davor, das oft angegebene Ziel der Übertragungsdeutung anzuwenden und Einsicht zu vermitteln; zweitens davor, die gegenwärtige Situation des Patienten »genetisch«, also ausschließlich als Ergebnis einer aufeinander aufbauenden Kette früherer Erfahrungen zu betrachten. Denn beide können iatrogene Folgen haben (Bateman u. Fonagy 2004). Aber gleichzeitig lehren wir die Therapeuten, als Hauptelement der Therapie »die Übertragung zu mentalisieren«, und haben dafür eine bestimmte schrittweise Vorgehensweise entwickelt (s. auch Tab. 6-10):

- Der erste Schritt besteht in der Validierung des Übertragungsgefühls.
- Der zweite Schritt besteht in der Exploration. Eine genetische (d.h. auf die Vergangenheit bezogene) Herangehensweise an die Übertragung birgt die Gefahr, die Erfahrung des Patienten implizit für ungültig zu erklären. Bei mentalisierungsbasierten Interventionen verbringen Therapeuten eine geraume Zeit in der Haltung des Nichtwissens und prüfen nach, wie Patienten die von ihnen angegebene Erfahrung erleben.

Tab. 6-10 Schritte in der Mentalisierung der Übertragung

1.	Validierung des Übertragungserlebens
2.	Exploration, wie der Patient dieses wiederum erlebt
3.	Anerkennung des Anteils des Therapeuten zum Übertragungserleben
4.	Versuch, gemeinsam eine alternative Perspektive zu erarbeiten
5.	Darstellung der alternativen Perspektive
6.	Beobachten eigener Reaktionen und der des Patienten

- Diese Exploration führt zum dritten Schritt. Sobald die Ereignisse, die die Übertragungsemotionen hervorgerufen haben, identifiziert werden, und die Verhaltensweisen, mit denen die Gedanken oder Gefühle verbunden sind – manchmal in schmerzvollen Einzelheiten –, explizit ausgedrückt werden, wird deutlich, welchen Anteil der Therapeut an diesen Gedanken und Gefühlen hat. Beim dritten Schritt sollte der Therapeut Wege benennen, auf denen er zur Erfahrung des Patienten beigetragen haben könnte. Die meisten Übertragungserfahrungen basieren wahrscheinlich zum Teil auf der Realität, auch wenn sie eine sehr partielle Verbindung zur Realität haben. Oft zeigt sich, dass der Therapeut in die Übertragung mit hineingezogen wurde und sich auf eine Weise verhält, die mit der Wahrnehmung des Patienten übereinstimmt. Es wäre leicht, dies dem Patienten zuzuschreiben, aber wenig hilfreich. Im Gegenteil, der Therapeut sollte vorerst sogar einseitiges Übertragungsagieren explizit als unerklärliche, zu untersuchende Willenshandlung anerkennen und in dieser keine Verzerrung des Patienten, sondern Handlungsfähigkeit erkennen. Hierfür braucht es Authentizität. Die Aufmerksamkeit auf den Beitrag des Therapeuten zu lenken ist besonders wichtig, um dem Patienten vorzuleben, dass man für unwillentliche Handlungen die Verantwortung übernehmen kann und dass diese Handlungen die allgemeine Haltung, die der Therapeut zu vermitteln versucht, nicht devalidieren. Nur dann kann man Verzerrungen untersuchen.
- Der vierte Schritt besteht in der Zusammenarbeit, um zu einer alternativen Perspektive zu gelangen. Alternative Perspektiven zur Patient-Therapeut-Beziehung zu mentalisieren, muss wie jede Form des Mentalisierens gemeinsam erarbeitet werden. In der Ausbildung verwenden wir dafür eine Metapher: Der Therapeut muss sich vorstellen, nicht gegenüber dem Patienten zu sitzen, sondern neben ihm. Patient und Therapeut sitzen nebeneinander und blicken – wenn möglich mit einer untersuchenden, interessierten Haltung – auf die Gedanken und Gefühle des Patienten.
- Beim fünften Schritt sollte der Therapeut eine alternative Perspektive präsentieren.
- Beim letzten Schritt sollte der Therapeut die Reaktion des Patienten sowie seine eigene sorgfältig im Auge behalten.

Wir schlagen vor, diese Schritte nacheinander auszuführen. Wir sprechen lieber von einer Mentalisierung der Übertragung, um diesen Prozess von einer Deutung abzugrenzen; Deutung wird normalerweise als Technik betrachtet, um zu neuen Einsichten zu gelangen. Eine Übertragung zu mentalisieren ist ein Kürzel für die Ermutigung der Patienten, über ihre aktuelle Beziehung (die zum Therapeuten) nachzudenken. Sie hat das Ziel, die Aufmerksamkeit der Patienten auf das zu fokussieren, was im Kopf eines anderen Menschen, d. h. des Therapeuten, vorgeht, und ihnen dabei zu helfen, ihre eigene Wahrnehmung der Fremdwahrnehmung durch den Therapeuten, oder auch durch andere Therapiegruppenteilnehmer, gegenüberzustellen. Zwar zeigen wir Ähnlichkeiten zwischen den Beziehungsmustern in der Therapie und denen in der Kindheit auf, wollen damit den Patienten aber keine Erklärung (Einblick) liefern, die sie zur Kontrolle ihres Verhaltungsmusters verwenden könnten. Unser Ziel ist ganz einfach, ihre Aufmerksamkeit auf ein anderes erstaunliches Phänomen zu lenken, das einiges Nachdenken erfordert, als Teil unserer allgemein interessierten Haltung, mit der wir die Mentalisierung affektiver Zustände wiederherstellen wollen. Dies ist das übergeordnete Behandlungsziel.

6.4 Fazit

Die Mentalisierungsbasierte Therapie ist eine vielversprechende Therapie zur Behandlung von Borderline-Persönlichkeitsstörungen, und es gibt ein wachsendes Interesse daran, die Methode auch bei anderen Krankheiten anzuwenden. Noch wichtiger ist vielleicht, dass Mentalisierung der gemeinsame Faktor effektiver Borderline-Psychotherapien ist, da jede Therapie, die die Mentalisierungsfähigkeit stärkt, gute Besserungschancen bietet. Therapeuten aller Richtungen konstruieren und rekonstruieren in ihrer Vorstellung kontinuierlich ein Bild dessen, was im Patienten vorgeht. Solange sie ihre Konstrukte den Patienten nicht aufzwingen und diese stattdessen dazu anregen, in einem ungewissen Prozess ihre Aufmerksamkeit auf verbale oder nonverbale Interaktionen zu richten, werden solche Aktivitäten grundsätzlich mentalisierend wirken. Ausbildung und Erfahrung befähigen die Therapeuten, ihren Patienten zu zeigen, dass die Reaktion des Therapeuten eher mit dem mentalen Zustand der Patienten zu tun hat als mit ihrem eigenen. Dass Patienten mit einer Borderline-Persönlichkeitsstörung ihre Gefühle immer besser identifizieren können, liegt an diesem nicht bewussten impliziten Prozess. Und schließlich ist Mentalisierung in psychologischen Therapien prototypisch ein Prozess gemeinsamer Aufmerksamkeit, bei dem die Interessen beider Seiten im vereinten Fokus auf dem mentalen Zustand des Patienten zusammenlaufen. Die gemeinsamen Aufmerksamkeitsprozesse aller psychologischen Therapien müssen dazu dienen, die interpersonalen integrativen Funktionen zu stärken, was bei der Borderline-Persönlichkeitsstörung so auffällig fehlt. Auch wenn dies etwas spekulativ ist, möchten wir behaupten, dass ein Verständnis der Gemeinsamkeiten verschiedener Psychotherapien zur Entwicklung einer noch wirksameren Therapie führt. Dieser Aufgabe sollte man sich als Nächstes verstärkt widmen.

Klinische Schlüsselkonzepte

- Mentalisierung ist die Fähigkeit, sich selbst und andere in Bezug auf subjektive Zustände und mentale Prozesse implizit und explizit zu begreifen.
- Mentalisierung ist mehrdimensional: automatisch versus kontrolliert, external versus internal, selbst- versus fremdorientiert, kognitiv versus affektiv.
- Mentalisieren wird von emotionalen Zuständen beeinflusst.
- Therapeuten fördern den Mentalisierungsprozess in Zuständen emotionaler Erregung und innerhalb von Beziehungen einschließlich der Patient-Therapeut-Beziehung.
- Therapeuten vermeiden nichtmentalisierende Interventionen.
- Therapeuten passen ihre Interventionen an den Mentalisierungsgrad der Patienten an.

Empfohlene Literatur

Allen JG, Fonagy P, Bateman A. Mentalizing in Clinical Practice. Washington, DC, American Psychiatric Publishing, 2008.

Bateman A, Fonagy P. Mentalization-Based Treatment for Borderline Personality Disorder: A Practical Guide. Oxford, UK, Oxford University Press, 2006.

Fonagy P, Bateman AW. Mechanisms of change in mentalization-based therapy of BPD. J Clin Psychol 62: 411–430, 2006.

Fonagy P, Bateman AW. Mentalization-based treatment of BPD. J Pers Disord 18: 36–51, 2004.

Literatur

Allen JG, Fonagy P, Bateman AW. Mentalizing in Clinical Practice. Washington, DC, American Psychiatric Publishing, 2008.

Arnsten AF. The biology of being frazzled. Science 280: 1711–1712, 1998.

Baron-Cohen S, Tager-Flusberg H, Cohen DJ. Understanding Other Minds: Perspectives From Autism and Developmental Cognitive Neuroscience. Oxford, UK, Oxford University Press, 2000.

Bateman A, Fonagy P. Psychotherapy for Borderline Personality Disorder: Mentalization-Based Treatment. Oxford, UK, Oxford University Press, 2004.

Bateman A, Fonagy P. Mentalization-Based Treatment for Borderline Personality Disorder: A Practical Guide. Oxford, UK, Oxford University Press, 2006.

Colvert E, Rutter M, Beckett C, et al. Emotional difficulties in early adolescence following severe early deprivation: findings from the English and Romanian adoptees study. Dev Psychopathol 20: 547–567, 2008.

Critchfield KL, Levy KN, Clarkin JF, et al. The relational context of aggression in borderline personality disorder: using adult attachment style to predict forms of hostility. J Clin Psychol 64: 67–82, 2008.

Diamond D, Stovall-McClough C, Clarkin J, et al. Patient-therapist attachment in the treatment of borderline personality disorder. Bull Menninger Clin 67: 227–259, 2003.

Fonagy P. On tolerating mental states: theory of mind in borderline patients. Bulletin of the Anna Freud Centre 12: 91–115, 1989.

Fonagy P, Bateman A. The development of borderline personality disorder – a mentalizing model. J Pers Disord 22: 4–21, 2008.

Fonagy P, Leigh T, Steele M, et al. The relation of attachment status, psychiatric classification, and response to psychotherapy. J Consult Clin Psychol 64: 22–31, 1996.

Fonagy P, Target M, Gergely G, et al. Affect Regulation, Mentalization, and the Development of Self. London, Other Press, 2002.

Frith CD. Schizophrenia and theory of mind. Psychol Med 34: 385–389, 2004.

Gabbard GO. When is transference work useful in dynamic psychotherapy? Am J Psychiatry 163: 1667–1669, 2006.

Gergely G, Watson J. Early social-emotional development: contingency perception and the social biofeedback model, in Early Social Cognition: Understanding Others in the First Months of Life. Edited by Rochat P. Hillsdale, NJ, Erlbaum, 1999, 101–137.

Goodman M, Yehuda R. The relationship between psychological trauma and borderline personality disorder. Psychiatr Ann 32: 268–280, 2002.

Gunderson JG, Lyons-Ruth K. BPD's interpersonal hypersensitivity phenotype: a gene-environment-developmental model. J Pers Disord 22: 22–41, 2008.

Hesse E. The Adult Attachment Interview: protocol, method of analysis, and empirical studies. In: Handbook of Attachment Theory and Research, 2nd Edition. Edited by Cassidy J, Shaver PR. New York, Guilford, 2008, 552–558.

Jurist EJ. Mentalized affectivity. Psychoanal Psychol 22: 426–444, 2005.

Kantojarvi L, Joukamaa M, Miettunen J, et al. Childhood family structure and personality disorders in adulthood. Eur Psychiatry 23: 205–211, 2008.

Kazdin AE. Psychotherapy for children and adolescents. In: Bergin and Garfield's Handbook of Psychotherapy and Behavior Change, 5th Edition. Edited by Lambert MJ. New York, Wiley, 2004, 543–589.

King-Casas B, Sharp C, Lomax-Bream L, et al. The rupture and repair of cooperation in borderline personality disorder. Science 321: 806–810, 2008.

Levy KN, Meehan KB, Weber M, et al. Attachment and borderline personality disorder: implications for psychotherapy. Psychopathology 38: 64–74, 2005.

Lieberman MD. Social cognitive neuroscience: a review of core processes. Annu Rev Psychol 58: 259–289, 2007.

Luyten P, Fonagy P, Mayes L, Vermote R, Lowyck B, Bateman A, Target M. Mentalization as a Multidimensional Concept, 2009, eingereicht.

Lynch TR, Rosenthal MZ, Kosson DS, et al. Heightened sensitivity to facial expressions of emotion in borderline personality disorder. Emotion 6: 647–655, 2006.

McGloin JM, Widom CS. Resilience among abused and neglected children grown up. Dev Psychopathol 13: 1021–1038, 2001.

Mikulincer M, Shaver PR. Adult attachment and affect regulation. In: Handbook of Attachment Theory and Research, 2nd Edition. Edited by Cassidy J, Shaver PR. New York, Guilford, 2008, 503–531.

New AS, Triebwasser J, Charney DS. The case for shifting borderline personality disorder to Axis I. Biol Psychiatry 64: 653–659, 2008.

Paris J. Does childhood trauma cause personality disorders in adults? Can J Psychiatry 43: 148–153, 1998.

Satpute AB, Lieberman MD. Integrating automatic and controlled processes into neurocognitive models of social cognition. Brain Res 1079: 86–97, 2006.

Shipman K, Edwards A, Brown A, et al. Managing emotion in a maltreating context: a pilot study examining child neglect. Child Abuse Negl 29: 1015–1029, 2005.

Stern A. Psychoanalytic investigation of and therapy in the borderline group of neuroses. Psychoanal Q 7: 467–489, 1938.

Stern A. Psychoanalytic therapy in the borderline neuroses. Psychoanal Q 14: 190–198, 1945.

Vorria P, Papaligoura Z, Sarafidou J, et al. The development of adopted children after institutional care: a follow-up study. J Child Psychol Psychiatry 47: 1246–1253, 2006.

Wagner AW, Linehan MM. Facial expression recognition ability among women with borderline personality disorder: implications for emotion regulation? J Pers Disord 13: 329–344, 1999.

Watson S, Chilton R, Fairchild H, et al. Association between childhood trauma and dissociation among patients with borderline personality disorder. Aust N Z J Psychiatry 40: 478–481, 2006.

Zanarini MC, Frankenburg FR, Reich DB, et al. Adult experiences of abuse reported by borderline patients and Axis II comparison subjects over six years of prospective follow-up. J Nerv Ment Dis 193: 412–416, 2005.

Zweig-Frank H, Paris J, Ng Ying Kin NM, et al. Childhood sexual abuse in relation to neurobiological challenge tests in patients with borderline personality disorder and normal controls. Psychiatry Res 141: 337–341, 2006.

7 Übertragungsfokussierte Psychotherapie und Borderline-Persönlichkeitsstörung[1]

Frank E. Yeomans, Diana Diamond

Bei der Übertragungsfokussierten Psychotherapie (Transference-focused Psychotherapy, TFP; Clarkin et al. 2006, dt. 2008; Yeomans et al. 2002) handelt es sich um ein manualisiertes psychodynamisches Therapieverfahren, das speziell zur Behandlung von Borderline-Störungen entwickelt wurde. Das spezifische therapeutische Vorgehen orientiert sich dabei an der Prämisse, dass Borderline-Erkrankungen auf Störungen der inneren Objektbeziehungen zurückgehen (Kernberg 1975, 1978; Kernberg u. Caligor 2005). Die folgenden Ausführungen beziehen sich auf die Anwendung der Übertragungsfokussierten Psychotherapie bei Borderline-Persönlichkeitsstörungen; die Kernprinzipien und Kerntechniken des Verfahrens sind aber in modifizierter Form auch auf andere Persönlichkeitsstörungen anwendbar (Caligor et al. 2007; Diamond 2007; Diamond u. Yeomans 2008).

Es gibt zunehmend empirische Belege dafür, dass die Übertragungsfokussierte Psychotherapie zu signifikanten klinischen Verbesserungen in den Bereichen Symptomatologie und psychosoziales Funktionsniveau führt (Clarkin et al. 2001, 2007; Levy et al. 2006b; Diamond u. Yeomans 2008). In einer Reihe von Aufsätzen haben wir unsere Forschungsergebnisse aus drei verschiedenen Studien vorgestellt, die allesamt Symptombesserungen in mehreren untersuchten Dimensionen belegen. So bewirkte die Übertragungsfokussierte Psychotherapie einen signifikanten Rückgang an suizidalen und parasuizidalen Handlungen und Phantasien, einen signifikanten Rückgang von Depression und Angst sowie in der Inanspruchnahme medizinischer Versorgungseinrichtungen (z. B. dem Aufsuchen von Notaufnahmen). Damit verbunden sind nach einem Jahr Übertragungsfokussierter Psychotherapie ein verbessertes psychosoziales Funktionsniveau sowie Verbesserungen der narrativen Kohärenz und der Mentalisierungsfähigkeit (d. h. der Fähigkeit, den eigenen psychischen Zustand sowie den anderer Menschen zu verstehen) (Clarkin et al. 2001, 2007; Levy et al. 2006b). Der Fokus des hier vorliegenden Kapitels wird auf das Therapieverfahren selbst gerichtet sein. Neben einem ausführlichen Fallbeispiel, das die Anwendung der Übertragungsfokussierten Therapie illustriert, werden wir einen Überblick über folgende Punkte geben:

---

1 Dieses Kapitel stellt u. a. Ergebnisse des »Cornell Psychotherapy Research Project« vor, das mit Forschungsgeldern des National Institute of Mental Health, der Internationalen Psychoanalytischen Vereinigung sowie der Köhler-Stiftung München unterstützt wurde. Auch die Borderline Personality Disorder Research Foundation (BRDRF) hat unsere Arbeit mit finanziellen Mitteln unterstützt. Der Stiftung und dem Stifter, Herrn Dr. Marco Stoffel, möchten wir an dieser Stelle unseren Dank aussprechen.

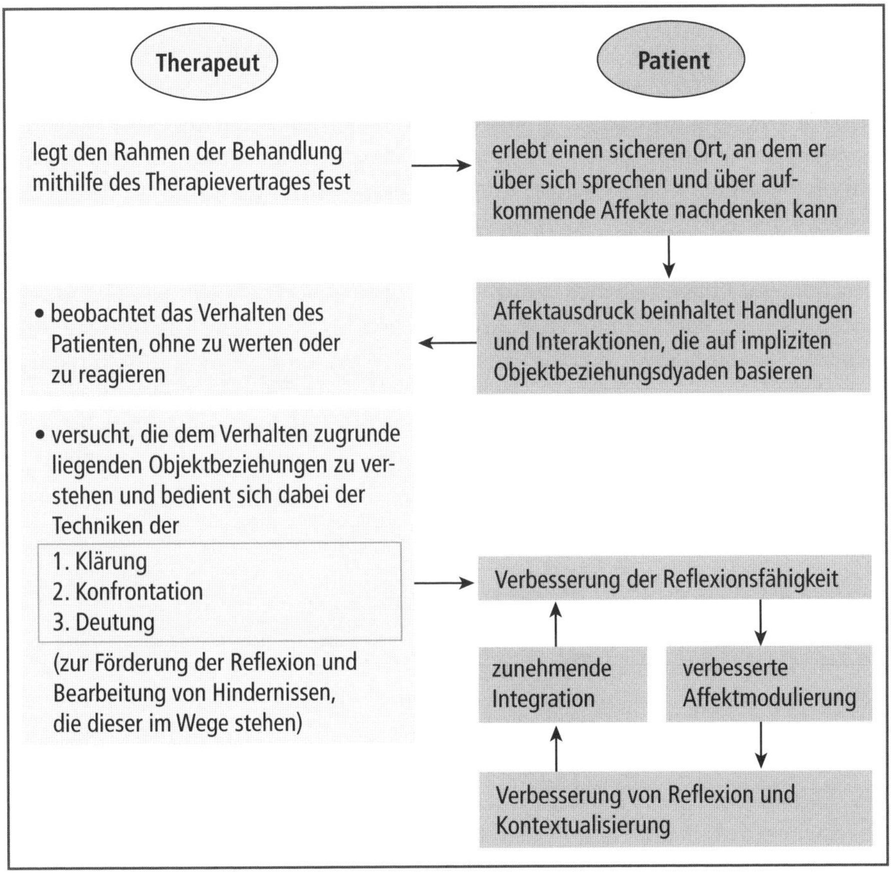

Abb. 7-1 Übertragungsfokussierte Psychotherapie

- das Objektbeziehungsmodell der Borderline-Pathologie
- Kernstrategien, taktische Vorgehensweisen und Techniken des Verfahrens
- entsprechende Veränderungsmechanismen

Bei der Übertragungsfokussierten Psychotherapie handelt es sich insofern um ein sehr umfassendes Therapieprogramm, da es spezifische therapeutische Interventionen für eine ganze Reihe von Aspekten der Borderline-Pathologie – sowohl allgemeiner als auch idiosynkratischer Art – vorsieht. Die Behandlungsdauer beträgt dabei mindestens ein Jahr oder länger. Während wir die Übertragungsdeutung als zentrales Element sowohl des therapeutischen Vorgehens als auch der therapeutischen Veränderung ansehen, handelt es sich dabei doch nur um eines von vielen Behandlungselementen, wie wir sie in Abbildung 7-1 zusammengefasst haben (Levy et al. 2006a; Yeomans et al. 2008). Therapeutische Veränderung im Rahmen der Übertragungsfokussierten Psychotherapie beruht auf einer Reihe behandlungstechnischer Interventionen. Begonnen wird mit einer diagnostischen Evaluierungsphase und dem Setzen von Rahmenvereinbarungen, die eine sichere Grundlage bilden, auf der Therapeut und Patient die häufig zutage tretenden intensiven und überflutenden Affekte angehen und reflektieren können. Diesem ersten Behandlungsabschnitt folgt eine Phase, in der es um die Identifizierung der dominanten Objektbeziehungsszenarien eines Patienten geht. Mittels Klärung, Konfrontation und Deutung werden diese mit den fluktuierenden affektiven Zuständen des Patienten sowie der im Rahmen der therapeutischen Beziehung immer wieder auftretenden Rollenumkehr in Bezug gesetzt, wenn die jeweiligen Pole der Selbst-Objekt-Dyade ausgelebt werden. Gerade die systematische Bearbeitung dieser Selbst-Objekt-Dyaden stärkt die Fähigkeit des Patienten, sein affektives Erleben kognitiv zu repräsentieren und in sich haltend aufzubewahren, zu »containen«. Das wiederum bedeutet eine Verbesserung des sogenannten »reflective functioning« oder der Mentalisierungsfähigkeit, also das Übertragungsgeschehen zu reflektieren und zu symbolisieren (Caligor et al. 2009; Kernberg et al. 2008).

7.1 Ein Objektbeziehungsmodell der Borderline-Pathologie

Der Fokus des vorliegenden Kapitels richtet sich auf die Borderline-Persönlichkeitsstörung. Gleichwohl lassen sich die Prinzipien der Übertragungsfokussierten Psychotherapie auf alle Persönlichkeitsstörungen anwenden, die auf Borderline-Niveau organisiert sind. Das Modell der Übertragungsfokussierten Psychotherapie der Borderline-Pathologie berücksichtigt psychoanalytische Konzepte zur strukturellen Organisation der Persönlichkeit (Kernberg 1984, 2004; Kernberg u. Caligor 2005), wie sie unter anderem durch neuronale, sozial-kognitive und neurokognitive sowie interpersonelle Forschungsbefunde bestätigt wurden (Adolphs 2003; Depue u. Lenzenweger 2005; Fertuck et al. 2009; Posner et al. 2002; Zaki u. Ochsner 2011). Es postuliert eine dynamische Interaktion zwischen Temperament (im Sinne individueller Unterschiede der Affektaktivierung und -regulierung sowie der motorischen Reaktivität), Umweltfaktoren (z. B. Missbrauch oder Vernachlässigung), dem Fehlen von Selbst- oder Objektkohärenz im Kontext eines unsicheren Arbeitsmodells von Bindung, Defiziten der Mentalisierungsfähigkeit sowie einer gering ausgeprägten willentlichen Kontrolle (effortful control) (Clarkin et al. 2006; Gabbard et al. 2006; Silbersweig et al. 2007). Die genannten Aspekte zählen zu den Hauptfaktoren, die im Allgemeinen für das Entstehen einer Borderline-Persönlichkeitsstörung verantwortlich gemacht werden. Es gibt gegenwärtig eine lebhafte Debatte darüber, ob bestimmte Kernmerkmale der Störung existieren, die auch im Zentrum der Behandlung stehen sollten. Die Dialektisch-behaviorale Therapie sieht eine konstitutionell bedingte emotionale Dysregulation sowie Achtsamkeitsdefizite als Kernmerkmale der Störung an (Linehan 1993; Wupperman et al. 2008). Die Mentalisierungsbasierte Therapie wiederum geht von entwicklungspsychologischen Defiziten in der Mentalisierungsfähigkeit aus (Bateman u. Fonagy 2004). Gunderson und Lyons-Ruth (2008) schließlich sehen eine Hypersensitivität im zwischenmenschlichen Bereich sowie unsichere Bindungsmodelle als entscheidend für die Ausbildung einer Borderline-Persönlichkeitsstörung an.

Im Modell der Übertragungsfokussierten Psychotherapie ist der Kern einer Borderline-Persönlichkeitsstörung die Identitätsdiffusion. Identitätsdiffusion bezeichnet ein mangelhaftes Kontinuitätsempfinden im Selbst- und Fremderleben, das einer polarisierten Spaltung der inneren Welt entspringt, in der andere entweder als Verfolger oder idealisierte Retter wahrgenommen werden (Kernberg 1975, 1984). Diese Sichtweise wird durch neueste Forschungsbefunde aus verschiedenen Bereichen gestützt. So betonen Bindungsforscher den Zusammenhang zwischen Borderline-Pathologie und einer Reihe von unsicheren Bindungsstilen (vor allem ängstlich-ambivalente und desorganisiert-desorientierte Bindung), die maladaptive Arbeitsmodelle des Selbst und seiner Bindungspersonen implizieren (Diamond et al. 2003; Fonagy et al. 1996; Main 1999). Untersuchungen zur Mentalisierungsfähigkeit sprechen von entsprechenden Defiziten, die es dem Betreffenden unmöglich machen, das, was in ihm selbst und in anderen vorgeht, adäquat zu erfassen und zu verstehen (Bateman u. Fonagy 2004; Fonagy et al. 1996). Neurokognitive Untersuchungen sprechen von fehlerhaften Informationsverarbeitungsprozessen bei Borderline-Patienten, die durch negative Affekte und eine Beeinträchtigung der sozialen Kognition beeinflusst würden. Die allgemein als gültig angesehene Beobachtung, wonach Borderline-Patienten zu vorschnellen negativen oder aber hypervigilanten oder offen paranoiden Übertragungen in der therapeutischen Situation neigen, wird durch neueste Forschungsbefunde gestützt (Gabbard et al. 2006; Kernberg 1975, 1984). Die Ergebnisse aus neurowissenschaftlichen Untersuchungen zur sozialen Kognition lassen darauf schließen, dass intensive negative Emotionen mit kognitiven Kontrollmechanismen in der Borderline-Persönlichkeitsstörung interferieren (Fertuck et al. 2006; Silbersweig et al. 2007) und von einer erhöhten Sensitivität für soziale Stimuli ausgegangen werden muss. Im Bereich sozialer Anerkennung scheint ein »Paradoxon« (Krohn 1974) wirksam zu sein, wonach Menschen mit einer Borderline-Störung auf den emotionalen und psychischen Zustand anderer Menschen im Moment selbst mit erhöhter Sensitivität reagieren, neutralen Gesichtern von Fremden jedoch mangelnde Vertrauenswürdigkeit attribuieren (Donegan et al. 2003; Fertuck et al. 2009).

Auf der Ebene neuronaler Systeme haben bildgebende Verfahren des sogenannten Neuroimaging neuronale Korrelate dieser sozialen und kognitiven Prozesse identifiziert; diesen liegt zugrunde, dass negative Affekte überwiegen und dass eine Unfähigkeit zur Aggressionsregulierung vorherrscht (Silbersweig et al. 2007). Diese neuronalen Korrelate wurden von Kernberg (1975, 2004) als zentraler Aspekt der Borderline-Persönlichkeitsstörung postuliert. Dazu zählen

- eine Hyperaktivität der Amygdala, insbesondere der linken Hemisphäre, die Borderline-Patienten prädisponieren kann, einen neutralen Gesichtsausdruck

innerhalb oder außerhalb der Behandlungssituation als böswillig zu interpretieren;
- ein vermindertes Funktionsniveau und reduziertes Volumen der präfrontalen Regionen, die die Fähigkeit zur Affektregulierung, Affektmodulierung sowie in der Folge zur Mentalisierung beeinträchtigen;
- eine Hyperresponsivität der HPA-Achse, die in einen Zustand chronischer Hypervigilanz und affektiver Erregung mündet (Rinne et al. 2002);
- ein vermindertes Volumen des Hippocampus mit folgenden Effekten:
  - Schemata der Selbst-Objekt-Affekt-Verknüpfung, die als implizite (unbewusste) prozedurale Erinnerungen enkodiert sind, werden automatisch wiederholt,
  - die Ausbildung eines autobiographischen Narrativs, das sowohl auf impliziten als auch expliziten Erinnerungen basiert, wird beeinträchtigt (Gabbard 2009);
- ein mit dem Nucleus accumbens verbundener, Dopamin-gesteuerter Belohnungsschaltkreis, der die Gratifikation maladaptiver Beziehungsmuster und das Bestreben, sie zu wiederholen, stärkt (Gabbard et al. 2006).

Die Mehrzahl dieser Faktoren sind vor allem bei jenen Patienten anzutreffen, die in der Kindheit Missbrauch erfahren haben – was für die meisten, aber nicht alle Borderline-Patienten zutrifft. Doch weisen Gabbard et al. (2006) auf die interessante Beobachtung hin, dass Verzerrungen der inneren Welt des Selbst und der Objekte für sich genommen bereits eine übermäßige Aktivierung der Amygdala auslösen können. Demzufolge sind Interventionen, die auf die Verarbeitung affektiv besetzter Wahrnehmungen, insbesondere im sozialen und zwischenmenschlichen Bereich, abzielen, von zentraler Bedeutung, um auf Symptomebene Veränderungen zu erzielen, das Selbstgefühl des Patienten und die Qualität seiner zwischenmenschlichen Beziehungen zu verbessern sowie Arbeitsfähigkeit und Kreativität zu stärken.

Eine objektbeziehungsorientierte Sichtweise unterstreicht, wie die Wahrnehmung von Borderline-Patienten durch innere Selbst- und Objektrepräsentanzen sowie die heftigen Affekte, die beide verbindet, beeinflusst wird. Internalisierte Interaktionsrepräsentanzen setzen sich zusammen aus einer spezifischen Repräsentanz des eigenen Selbst, des Anderen und des beide verbindenden affektiven Erlebens. Für die frühe Entwicklung des Kindes, so die Annahme, ist eine innere Repräsentanzenwelt charakteristisch, die aus zahlreichen solcher Dyaden besteht – wobei jede einzelne durch eine differente Selbst- und Objektrepräsentanz sowie einen unterschiedlichen verbindenden Affekt gekennzeichnet ist. Diese inneren Repräsentanzen werden durch Lebensereignisse aktiviert und beeinflussen ihrerseits die Art und Weise, wie diese Ereignisse wahrgenommen oder »gelesen« werden. Eindimensionale Repräsentanzen beeinträchtigen dabei die genaue Wahrnehmung von Ereignissen. Im Laufe einer normalen Entwicklung werden diese eindimensionalen Repräsentanzen jedoch in umfassende, vielschichtige und modulierte Repräsentanzen integriert, die der Komplexität des Selbst, anderer Menschen und der Welt sehr viel mehr entsprechen. Menschen, deren Persönlichkeit auf Borderline-Niveau organisiert ist, mangelt es an dieser Integration eindimensionaler, polarisierter und karikaturhafter Selbst- und Objektrepräsentanzen in ein komplexes Ganzes, das für ein Empfinden von Kohärenz, Kontinuität und Eingebundensein sorgt (Clarkin et al. 2006).

Der Rolle von Impulsen, Affekten und Phantasien wird im Modell der Übertragungsfokussierten Psychotherapie besondere Bedeutung beigemessen. Sie transformieren unser Erleben, sodass es sich bei internalisierten Bildern nicht um eine genaue Reproduktion dessen handelt, was tatsächlich in der Vergangenheit passiert ist. Affekte stellen die zentralen Vehikel dar, über die primäre innere Repräsentanzen entstehen (Kernberg 2004; Sandler u. Sandler 1987). Kernbergs Formulierung der Objektbeziehungstheorie versteht Affekte als die primären psycho-physiologischen Dispositionen, die durch frühe Körpererfahrungen während der Entwicklung von Objektbeziehungen aktiviert werden. Affekte verknüpfen in Form elementarer Dyaden Selbst- und Objektrepräsentanzen, wenn lustvolle und unlustvolle Erfahrungen im Laufe der Entwicklung zunehmen und in ihrer übergeordneten Organisation den Grundstein libidinöser und aggressiver Triebe bilden. Im Zuge normaler Entwicklung werden aus Selbst- und Objektrepräsentanzen die integrierten und komplexen Strukturen des Es, Ich und Über-Ich und bilden das Substrat unseres unbewussten und bewussten Erlebens gleichermaßen.

Primitive Affekte stellen somit ein primäres motivationales System dar, das die kognitive Einordnung momentaner Gratifikation oder Frustration innerhalb der subjektiven Wahrnehmung von Lust oder Unlust in bestimmten Objektbeziehungen integriert. Wenn also die inneren Bilder, die in den Reaktionen des Patienten auf den Therapeuten reaktiviert werden, sehr wohl eine spezifische Erfahrung oder Beziehung aus der Vergangenheit zu reproduzieren vermögen, so ist doch auch denkbar, dass es sich dabei um ein Konstrukt handelt, dessen Ursprung letztendlich nicht genau benennbar ist. Unser Fokus richtet sich auf die aktuelle psychische Realität: Wie ist sie strukturiert und wie kann sie modifiziert werden?

Unilaterale und polarisierte Selbst- und Objektrepräsentanzen, die die psychische Struktur eines Patienten konstituieren, stehen oft im Widerspruch zueinander und begründen so die Unfähigkeit des Borderline-Patienten, ein kohärentes Selbsterleben bzw. eine kohärente Sicht anderer Menschen zu entwickeln. Dieses fragmentierte, diffuse und widersprüchliche Selbstgefühl, das wir als Identitätsdiffusion bezeichnen, birgt das Risiko, dass die Wahrnehmung des Patienten ungenau und überzeichnet ausfällt, begleitet von überflutenden Affekten, was wiederum zu Fehlinterpretationen der eigenen Person sowie anderer Menschen führen kann, zu Affektdysregulation sowie zu Problemen auf Verhaltensebene und im zwischenmenschlichen Bereich. Defizite in der Mentalisierung bzw. in der Fähigkeit, die Intentionalität psychischer Zustände – Überzeugungen, Motive, Emotionen, Wünsche etc. – zu erfassen, berauben den Borderline-Patienten der kognitiven Fertigkeiten, extreme affektive Erfahrungen, die der Spaltung und Polarisierung seiner inneren Objektwelt entspringen, zu verstehen und zu halten. Die Spaltung psychischer Repräsentanzen, die auch durch geringste Auslöser aktiviert werden kann, und die damit einhergehenden Mentalisierungsdefizite sind die Ursache für die Diskontinuität im Erleben des Patienten, für seine Unfähigkeit, ein inneres Narrativ zu entwerfen, das die Erfahrungen des Hier und Jetzt adäquat kontextualisiert. Die Spaltung und Mentalisierungsdefizite setzen den Betroffenen genau jenen massiven Schwankungen aus, die ihn von einem Extrem ins andere katapultieren. Vor allem in Stresssituationen ist die Affektwahrnehmung unsymbolisiert und unmoduliert, im Gegensatz zur »mentalisierten Affektivität« (Jurist 2005), d. h. der Modulation der Affekte über Sprache und Symbolisierung. Die Intensität des unmittelbaren Erlebens, die nicht durch ein stabiles Identitätsempfinden geerdet oder moduliert wird, führt zu extremen emotionalen Reaktionen, die (selbst-)zerstörerische Ausmaße annehmen können. Der Patient reagiert, als existiere in der Beziehung nur die eine momentane Emotion.

Diese Sichtweise korrespondiert mit den jüngsten Ergebnissen neurokognitiver Untersuchungen, wie wir sie oben zusammengefasst haben. Danach legen Borderline-Patienten eine ausgeprägte Hypervigilanz an den Tag und neigen dazu, Stimuli im zwischenmenschlichen Bereich negativ zu interpretieren. Dies führt zu einer unmittelbaren und nicht selten drastischen Aktivierung einer ganzen Reihe negativer Affekte – mit den entsprechenden Selbst- und Objektrepräsentanzen – im zwischenmenschlichen Bereich wie auch in der therapeutischen Beziehung. Während sich der Patient im Rahmen einer solchen Selbst-Objekt-Dyade typischerweise als Opfer eines aggressiven Gegenübers wahrnimmt, ist doch die gesamte negative Objektbeziehungsdyade in ihm existent. Wenn wir die aktuellen therapeutischen Verfahren zur Behandlung von Borderline-Persönlichkeitsstörungen betrachten, so scheint dieser Aspekt allein in der Übertragungsfokussierten Psychotherapie Beachtung zu finden. Entsprechend der Opfer-Täter-Dyade kommt es zu einer Kristallisation eigentlich normaler und gesunder aggressiver und auf Selbstbehauptung ausgerichteter Impulse um die starke innere Repräsentanz eines realen oder phantasierten Verfolgers. Dies schafft eine innere Struktur, in der jegliches Wachrufen negativer Affekte (z. B. Wut, Neid, Verzweiflung) ein extremes und als giftig erlebtes Bild schafft, was wiederum zur Entladung des Affekts über Ausagieren und Projektion führt. Die auf Integration ausgerichtete therapeutische Arbeit hilft dem Patienten, negative Affekte dieser Art zu tolerieren und damit fertig zu werden, ohne auf primitive Abwehrbewegungen zurückgreifen zu müssen. Sie hilft, gesunde aggressive Impulse von extremen inneren Bildern, die jegliche Erfahrung eines aggressiven Affekts unerträglich erscheinen lassen, zu differenzieren.

Wird eine Dyade aktiviert, kann das subjektive Erleben des Patienten zwischen beiden Polen der Dyade oszillieren. Die Enttäuschung eines Patienten kann so zum Gefühl werden, einem grausamen Gegenüber zum Opfer zu fallen, was mit einem feindseligen Gegenschlag beantwortet werden muss. In seiner Inszenierung der Opfer-Täter-Dyade sieht sich der Patient bewusst als Opfer. Nicht zugänglich ist ihm jedoch die aggressive »Täter-Seite«, die sich in seinem Verhalten widerspiegelt. Unserer Erfahrung nach verbergen sich jedoch in solchen negativ besetzten Dyaden nicht selten starke Wünsche nach Nähe und Verbundenheit mit dem Therapeuten, der, angesichts der häufigen Defizite im Bereich sozialer Wahrnehmung, als nicht vertrauenswürdig oder gar schädlich wahrgenommen wird (Fertuck et al. 2009; Koenigsberg 2009).

Die therapeutische Arbeit umfasst somit auch die Bewusstmachung der doppelten Identifizierung (Opfer und Täter) innerhalb negativer Dyaden sowie der Spaltung zwischen negativ besetzten Dyaden und den gleichermaßen extremen, weil unrealistisch und idealisiert positiven Dyaden. Negative Affekte können folglich in ein differenziertes Ganzes integriert werden. Ziel ist es, die Fähigkeit des Patienten zu stärken, mit seinen aggressiven Impulsen besser fertig zu werden, anstatt sich ihnen ausgeliefert fühlen zu müssen. Idealisierte positive Affekte sollen auf der anderen Seite in realistischere Erwartungen moduliert werden. Die Techniken der Übertragungsfokussierten Psychotherapie, die wir im Folgenden näher ausführen werden, fördern die Integration und Modulierung abgespaltener Erfahrungen und ermöglichen es, dass extreme Affekte allmählich im Sinne von Selbst-Objekt-Repräsentanzen bzw. Dyaden verstanden werden, die sich in ihre gegensätzlichen Selbst-Objekt-Affektkonstellationen integrieren lassen. Dies führt zu einer Modulierung von Affekten, insbesondere der Meisterung und Sublimierung aggressiver Affekte, sowie zur Stärkung kognitiver Funktionen, zu denen auch eine beginnende Selbstreflexion zählt.

Die Integration abgespaltener negativer, insbesondere aggressiver Gefühle stellt im Allgemeinen die größte Schwierigkeit für einen Patienten dar. Integration bedeutet, nunmehr mit Aspekten des eigenen Selbst zurechtkommen zu müssen, die zuvor verleugnet, d.h. ausagiert und projiziert wurden. Auch wenn dieser Prozess schmerzlich ist und mit Schuldgefühlen angesichts des eigenen, in der Vergangenheit als gerechtfertigt angesehenen Verhaltens einhergeht, so birgt er doch eine Bereicherung für den Patienten und die Tiefe seines emotionalen Erlebens. Er erfährt, dass Wut und Aggression, die zuvor nur in karikaturhaft überzogener Art und Weise erlebt wurden, sehr wohl kontrolliert und in den Dienst positiver Ziele wie Ehrgeiz, konstruktives Rivalisieren und Kreativität gestellt werden können.

Die grundlegende Spaltung im Borderline-Patienten ist somit keine Spaltung zwischen »gutem« Opfer und »bösem« Täter, sondern zwischen einer Täter-Opfer-Dyade, deren beide Pole affektiv ausschließlich negativ besetzt sind, und einer Dyade zwischen geliebtem Selbst und idealer Bezugsperson, deren rein positive affektive Besetzung gleichermaßen unrealistisch-überzogen ist. Die in diesem Sinne polarisierten positiven und negativen Affekte neigen dazu, sich gegenseitig abzuwehren, d.h., die Erfahrung eines positiven Affekts erlaubt nicht den leisesten Hauch einer negativen Empfindung und umgekehrt. Dieses System dient dazu, jene Angst abzuwehren, die im Patienten aufkommt, wenn widerstreitende positive und negative Affekte sowie die damit verbundenen Repräsentanzen gleichzeitig ins Bewusstsein drängen. Jedes Anzeichen in dieser Richtung ruft den altbekannten inneren Zustand der Spaltung auf den Plan, um die idealen

Selbst- und Objektbilder vor dem Hass und der Wut zu schützen, die mit den verfolgenden und aggressiv besetzten inneren Bildern assoziiert sind. Dies verhindert, dass der Patient sich seiner inneren Welt in ihrer Gesamtheit und Tragweite bewusst wird, und mündet nicht selten in Gefühle der Leere, Diskontinuität im Selbsterleben und affektive Instabilität. Diese dissoziierte (oder abgespaltene) Abwehrstruktur verzerrt das bewusste Erleben und Denken und löscht es aus. Mit anderen Worten: Es kommt zu einer Fragmentierung und Auflösung des Denkens durch Angriffe auf deren Verbindungsstrukturen (attacks on linking of thoughts; Bion 1967). Mächtige Affekte brechen sich dann Bahn in Handlungen ohne kognitives Bewusstsein. In der Übertragungsfokussierten Psychotherapie geht es darum, genau jene Beziehungsdyaden ausfindig zu machen, die diesen primitiven Affekten und impulsiven Verhaltensweisen zugrunde liegen, um über ein vertieftes Verständnis der inneren Bilder eine Verbesserung der Affekt- und Verhaltenskontrolle zu erreichen.

7.2 Primitive Abwehrmechanismen

Es ist diese dissoziierte (gespaltene) Organisation des inneren Erlebens, die den primitiven Abwehrmechanismen zugrunde liegt, basierend auf der grundlegenden Spaltung positiver und negativer Affekte und Impulse. Aufgrund der Schwierigkeit, negative Affekte zu tolerieren, neigen Borderline-Patienten dazu, sie auszuagieren oder – infolge ihrer Hypersensitivität für visuelle und zwischenmenschliche Reize – sie via Projektion als vom Gegenüber kommend zu erleben. So kann sich ein Patient angesichts einer notwendigen Stundenabsage oder -verschiebung tief getroffen oder verletzt zeigen und mit Abbruch der Behandlung drohen, ohne sich darüber bewusst zu sein, dass Feindseligkeit und Zurückweisung, die er im Therapeuten auszumachen glaubt, in Wirklichkeit sein eigenes Verhalten kennzeichnen. Wir haben es hier mit projektiven Mechanismen zu tun, die dafür sorgen, dass Teile des eigenen inneren Erlebens einem Gegenüber zugeschrieben werden, was zu einer weiteren Verzerrung der zwischenmenschlichen Beziehungen führt. Zu diesen typischen Mustern von Instabilität und Verwirrung im zwischenmenschlichen Bereich kommt es, wenn sich die Projektion negativer Affekte mit einer Wahrnehmung des Gegenübers als gut und wohlwollend abwechselt oder wenn im Rahmen stabiler feindseliger Beziehungen die Projektion negativer Affekte den Anderen als anhaltend schlecht und verfolgend ausweist.

Varianten der Spaltung und Projektion sind:

- projektive Identifizierung, in der der Patient im Anderen jenen Affekt oder Impuls induziert, den zu tolerieren er selbst nicht in der Lage ist;
- omnipotente Kontrolle, in der der Patient feindselige Affekte auf das Gegenüber projiziert, um sogleich das Bedürfnis zu verspüren, den Anderen zu kontrollieren und zu verhindern, zum Opfer seiner (vermeintlichen) Feindseligkeit zu werden.

Gerade das Vorherrschen projektiver Mechanismen verlangt vom Therapeuten, sehr genau auf seine Gegenübertragung (d.h. sein emotionales Erleben in der Interaktion mit dem Patienten) zu achten, also darüber zu reflektieren, was an den eigenen Reaktionen möglicherweise der Aktivierung eines Affekts im Patienten entsprechen könnte, den dieser nicht tolerieren kann (projektive Identifizierung). Gelangt der Therapeut zu einem Verständnis dieser Reaktionen, ermöglicht dies in aller Regel wertvolle Informationen über die innere Welt des Patienten.

7.3 Grundmethode der Übertragungsfokussierten Psychotherapie

Die extremen affektiven Reaktionen von Borderline-Patienten und die damit einhergehenden Verhaltensmuster wirken sich auf das Leben und die Therapie der Patienten gleichermaßen zerstörerisch aus. Die Art und Weise der affektiven Entladung umgeht deren bewusste Wahrnehmung und bringt den Patienten somit um die Möglichkeit, darüber nachzudenken und sie in der Folge zu integrieren und zu modifizieren. Aus diesem Grund muss die Behandlung so aufgebaut sein, dass (aus-)agierendes Verhalten begrenzt und dem Patienten ein therapeutischer Rahmen zur Verfügung gestellt wird, der die Aktivierung, Beobachtung und Reflexion seiner Selbst- und Objektrepräsentanzen ermöglicht.

Übertragungsfokussierte Psychotherapie basiert auf der Überzeugung, dass sich die Objektbeziehungsdyaden, die die innere Welt des Patienten strukturieren, auch in der Übertragung zum Therapeuten zeigen werden. Deshalb wird es als besonders wirksam angesehen, sich in der therapeutischen Arbeit auf genau diesen Bereich zu konzentrieren. Das Arbeiten innerhalb der Übertragung hilft zu bestimmen, worauf die affektiven Reaktionen des Patienten beruhen:

- auf einer objektiven Realität (z.B. einem Ehemann, der verantwortlich für das Unglück der Patientin ist);
- auf einem inneren Bild (z.B. einem inneren Verfolger, der auf den Therapeuten projiziert wird, sobald dieser eine Stunde verschieben oder absagen muss) oder
- auf beidem.

Die behandlungstechnische Fokussierung von Affekten, wie sie sich in der Beziehung zwischen Therapeut und Patient unmittelbar manifestieren, beugt zudem der Gefahr intellektualisierender Deutungen vor.

Grundlage der Therapie ist die unter kontrollierten Bedingungen stattfindende Reaktivierung dissoziierter (abgespaltener) oder projizierter internalisierter Objektbeziehungen, wie sie das Übertragungsgeschehen bestimmen. Das Ziel dabei ist, die inneren Repräsentanzen des Patienten bewusst zu machen und sie in ein differenzierteres Identitätsempfinden zu integrieren. Wenn wir diesen Prozess im Lichte der Bindungstheorie und Bindungsforschung betrachten, so aktiviert die Behandlungssituation der Übertragungsfokussierten Psychotherapie mit ihrer dyadischen Nähe und Intensität die primären inneren bindungsspezifischen Arbeitsmodelle, die im Fall schwerer gestörter Patienten unsicherer und konflikthafter Natur sind und sich durch Widersprüchlichkeit und Uneindeutigkeit auszeichnen (Diamond et al. 2003; Fonagy u. Bateman 2005; Main 1999). In diesem Sinne ist das Ziel der Behandlung die Schaffung von mehr Bindungssicherheit.

7.4 Behandlungsvertrag

Um die genannten Ziele zu erreichen und das Reflexionsniveau des Patienten zu verbessern, gilt es Rahmenbedingungen in der Therapie zu schaffen, die ein Agieren und heftige Affektstürme begrenzen. Nach einer eingehenden diagnostischen Evaluierung folgt die sogenannte Vertragsphase, in der die Rahmenbedingungen der Behandlung festgelegt werden. Ausgangspunkt ist hierbei die Überlegung, dass es sich bei den Schwierigkeiten des Patienten um psychische Probleme handelt, die auch entsprechend definiert werden – d. h. um eine Störung der Kernidentität, die sich auf vielfältigste Weise manifestiert, unter anderem als heftige und rasch wechselnde Affektstürme sowie damit einhergehend agierendes Verhalten. Die Richtlinien und Rahmenbedingungen umfassen auch eine Beschreibung der Verantwortlichkeiten aufseiten des Patienten und des Therapeuten. Dazu zählen unter anderem Empfehlungen zum Umgang mit agierendem Verhalten (Clarkin et al. 2006; Levy et al. 2007; Yeomans et al. 1992). Mithilfe des Behandlungsrahmens soll eine Struktur geschaffen werden, die nicht nur möglichen Störungen der Therapie vorbeugt und das Risiko eines Therapieabbruchs mindert, sondern auch die für das therapeutische Feld notwendige Sicherheit und Stabilität garantiert, um die reaktivierten Objektbeziehungsdyaden oder bindungsspezifischen Arbeitsmodelle adäquat, d. h. mit dem nötigen Maß an Containment, zu reflektieren und zu bearbeiten. Der Therapievertrag stellt für Therapeut und Patient gleichermaßen einen sicheren Hafen dar, wenn der Patient unter heftigsten Affektstürmen leidet oder ein Mangel an Affekten und Gedanken vorliegt, der wiederum aus systematischen Angriffen auf die Verknüpfungen des Denkens (Bion 1967) resultiert, den Patienten innerlich abtötet und als Roboter erscheinen lässt. Dieser Angriff auf das Denken kann sich bereits in der Anfangsphase einer Behandlung manifestieren, wenn die innere Welt des Patienten durch tiefgreifende Spaltungen und scheinbar irreversible Projektionen nachhaltig geschädigt wurde, was nicht nur die Gefahr selbstdestruktiven Ausagierens birgt, sondern auch die Therapie stark beeinträchtigen kann.

7.5 Therapeutischer Prozess

Die dyadische Nähe des Behandlungssettings in Verbindung mit der ungleichen Rollenverteilung zwischen Patient und Therapeut führt rasch zur Aktivierung der inneren Objektbeziehungsmuster des Patienten. Mithilfe kognitiver Klärung versucht der Therapeut hier zunächst zu klären, was der Patient wahrnimmt und wie dieses Erleben zu seinen Gefühlen in Verbindung zu setzen ist. Eine Klärung in diesem Sinne orientiert sich an den folgenden drei Kommunikationskanälen zwischen Therapeut und Patient:

- die verbalen Äußerungen,
- die nonverbalen Äußerungen und nonverbales Verhalten,
- Gegenübertragungsreaktionen, die im Therapeuten wachgerufen werden.

Jeder dieser drei Kanäle wird unterschiedliche, voneinander abgespaltene Aspekte der inneren Welt des Patienten zum Ausdruck bringen.

Die Übertragungsfokussierte Psychotherapie beginnt mit der intendierten Reaktivierung primitiver Objektbeziehungen. Dies geschieht in einem Rahmen, der dem Therapeuten ermöglichen soll, über das therapeutische Geschehen zu reflektieren, anstatt unmittelbar auf die Erwartungen und Ängste des Patienten zu reagieren. Seine Haltung ist die der Neutralität (nicht zu verwechseln mit Kälte oder Gleichgültigkeit) gegenüber den Kräften, die in den intrapsychischen oder interpersonellen Konflikten des Patienten zum Tragen kommen. Er ergreift also weder Partei mit den drängenden Impulsen des Patienten, zu handeln, noch mit dessen drängendem Impuls, ein bestimmtes Verhalten zu vermeiden (beides Tendenzen, die für die Störung im Rahmen einer Borderline-Pathologie typisch sind). Ausgenommen hiervon sind Situationen, in denen das Verhalten des Patienten ein nicht zu verantwortendes Maß an Destruktivität oder Selbstdestruktivität annimmt. Der Therapeut nimmt eine Beobachterposition ein, aus der heraus er den Patienten auffordert, mit ihm gemeinsam die sich manifestierenden Konflikte zu beobachten, zu reflektieren. Diese können sich entspinnen zwischen Liebeswünschen und aggressiven Kräften, Handlungsimpuls versus innerer Hemmung oder zwischen Handlungsimpuls versus der Sorge um die damit verbundenen Konsequenzen. Die Fokussierung von Konflikten im Sinne eines intrapsychischen Geschehens im Patienten – und nicht als Ausdruck eines Konflikts zwischen Patient und Therapeut – ist von zentraler Bedeutung. Patienten sind bei diesen Konflikten häufig von intensiver Angst getrieben, ohne sich jedoch bewusst zu sein, dass es sich im Grunde um einen innerpsychischen Konflikt handelt. Dies ist wiederum auf ihre starke Projektionsneigung zurückzuführen, d. h. die Tendenz, Teile eines Konflikts anderen Personen zuzuschreiben. Indem wir als Therapeuten vermeiden, uns mit bestimmten Seiten eines Konflikts zu verbünden, helfen wir dem Patienten, das Konfliktgeschehen in seiner Gänze wahrzunehmen und zu reflektieren und letztlich erfolgreich mit Konflikten umzugehen, anstatt sich ihnen hilflos ausgeliefert zu fühlen.

Die Neutralität des Therapeuten befördert einerseits die Reaktivierung der charakteristischen Objektbeziehungsdyaden im Patienten, hilft diesem jedoch in einem zweiten Schritt, jene Selbstanteile wahrzunehmen, zu akzeptieren und zu integrieren, die er zuvor nicht bewusst tolerieren konnte, sondern agieren oder projizieren musste. Über die Identifizierung der Selbst-Objekt-Dyaden, ihre Reflexion und ihr Containment wird ihre repetitive automatische Inszenierung kurzgeschlossen. Stattdessen kommt es zu einer allmählichen kognitiven Strukturierung dessen, was zuvor rigide und chaotisch anmutete.

Es ist schwierig, psychodynamische Psychotherapie im Sinne einzelner Phasen zu definieren – jede Patient-Therapeut-Dyade wird einen sehr individuellen Verlauf nehmen. Dennoch lassen sich bestimmte Behandlungslinien ausmachen, denen eine Übertragungsfokussierte Psychotherapie im Allgemeinen folgt:

- In der Anfangsphase der Therapie besteht die Hauptaufgabe darin, das affektive Chaos und Durcheinander auszuhalten, mit denen Borderline-Patienten häufig in die Therapie kommen und die nicht selten die Gestalt kaleidoskopartiger Wechsel zwischen Affektüberflutung, verbalisierten primitiven Phantasien oder primitiven Inszenierungen annehmen.
- Dem folgen die Identifizierung der Selbst- und Objektrepräsentanzen, die sich aus dem Zustand extremer affektiver Aufladung oder aber affektiver Leere destillieren lassen, sowie, daran anschließend, die genaue Exploration der Rollenumkehr in der Übertragung, wenn der Patient zwischen Selbst- und Objektpol der dyadischen Konstellation hin und her wechselt.
- In einer fortgeschritteneren Phase der Behandlung wird untersucht, auf welche Art und Weise eine spezifische Objektbeziehungsdyade durch eine andere abgewehrt werden soll. Systematisch gedeutet wird die Dyade, die in der Übertragung mit ihren vielen verschiedenen Schichten und dissoziierten (abgespaltenen) Aspekten in Szene gesetzt werden. Ziel ist es, die innere Welt des Patienten zu integrieren und zu modulieren. Gedeutet werden auch die unbewussten Motive und Konflikte, die die Spaltungsmechanismen stimulieren.

Sobald diese Aspekte im Rahmen der Übertragungsbeziehung bearbeitet sind, beginnen Patienten auch außerhalb der Therapie, komplexere und realistischere Beziehungen zu entwickeln. Abschließend sei jedoch darauf hingewiesen, dass dieser kurze Abriss einzelner Therapiephasen den prototypischen Verlauf einer Übertragungsfokussierten Psychotherapie darstellt, eine genaue lineare Abfolge jedoch nicht erwartet werden darf.

7.6 Deutungsprozess

Der Übergang von einer Therapiephase in die nächste vollzieht sich zum Teil auch durch die verschiedenen Deutungsschritte, die sich zwar mit den einzelnen Therapieabschnitten überlappen, jedoch nicht synonym mit ihnen sind. Klärung,

Konfrontation und Deutung der Selbst- und Objektdyaden, wie sie in der Beziehung zum Therapeuten, aber auch in den Beziehungen außerhalb der Therapie wahrgenommen werden, stärken die Reflexionsfähigkeit des Patienten als Instrument zum Aufbau einer integrierten Identität. Indem der Therapeut den Patienten auffordert, diese Szenarien, wie sie sich im therapeutischen Setting manifestieren, zu beobachten und zu reflektieren, appelliert er an dessen Fähigkeit, sie als Konstrukte und weniger als tatsächliche Selbst- und Objektbilder zu betrachten – stets mit dem Ziel, die kognitive Repräsentation des affektiven Geschehens zu stärken. Der Therapeut hilft dem Patienten dabei, jene Ängste zu verstehen, die es ihm so schwer machen, primitive positive (libidinöse) und negative (aggressive) Affekte zu integrieren.

Aufgrund von Spaltung und projektiven Mechanismen tun sich Borderline-Patienten schwer, zwischen sich und anderen zu unterscheiden. Die Fähigkeit, die Motive anderer Menschen unbeeinflusst von den eigenen wahrzunehmen (derer sich der Patient womöglich auch nicht bewusst ist), ist tiefgreifend gestört. Deutungen im Hier und Jetzt beginnen mit dem Versuch, einen Affekt oder eine an einen Affekt geknüpfte Handlung zu verstehen und mit den zugrunde liegenden Selbst- und Objektrepräsentanzen, die wiederum den Affekt oder die Handlung bedingen, in Bezug zu setzen. Dies bedeutet nicht selten, den Aufmerksamkeitsfokus auf innere Repräsentanzen zu legen, die durch »unannehmbare« Affekte und Impulse charakterisiert sind, seien sie aggressiver oder libidinöser Natur. Die zugrunde liegenden Repräsentanzen bewusst zu machen, hilft dem Patienten, das Motiv zu klären, das sich hinter seinem Gefühl oder seiner Handlung verbirgt, was wiederum eine weitere Klärung der Genauigkeit der Repräsentanz ermöglicht. Wenn es gelingt, im Moment des Geschehens dem Patienten ein besseres Verständnis seiner selbst und des anderen zu vermitteln – was häufig mit der Erkenntnis verbunden ist, dass die Interaktion wohlwollender ist als anfänglich gedacht –, so wächst seine Fähigkeit, Affekte auszuhalten, ohne sie verleugnen oder ausagieren zu müssen und ohne sich für ihre Existenz verurteilen zu müssen. Dies eröffnet den Weg für die Integration widersprüchlicher Selbst- und Objektwahrnehmungen.

Der Deutungsprozess beginnt mit einer Klärung. Klären heißt jedoch nicht er-klären, sondern den Patienten aufzufordern, darüber zu sprechen, was er im Moment fühlt. Klären ist mit dem Bemühen verbunden, das aktuelle Erleben besser zu verstehen und zum Ausdruck zu bringen. Klärung kann sich auf ein äußeres Ereignis beziehen, das der Patient beschreibt, oder aber auf die unmittelbare Interaktion mit dem Therapeuten. Letzteres ist insofern von großem Nutzen, da Therapeut und Patient das Geschehen gemeinsam explorieren können und somit Zugang zum unmittelbaren Affekt haben. In diesem Sinne ähnelt Klärung einem Grundsatz in der Mentalisierungsgestützten Therapie; diese betrachtet die Unterstützung des Patienten, den eigenen inneren Zustand und den des Gegenübers genau wahrzunehmen, als Kernmerkmal der Therapie.

Bateman und Fonagy (2004) sowie andere Autoren vertreten die Auffassung, dass konventionelle Übertragungsdeutungen bei Borderline-Patienten nicht immer wirksam seien und in diesen Fällen der Deutungsprozess auf die jeweiligen klinischen Bedürfnisse des Patienten zugeschnitten werden müsse. Gleichwohl möchten wir in unserem psychodynamischen Ansatz die zentrale Rolle des Deutungsprozesses betonen. Unserer Auffassung nach kommt es nur dann zu einer Verbesserung der Borderline-Pathologie, wenn der Patient die Möglichkeit erhält, über die Mentalisierung des aktuellen Augenblicks hinauszugehen. Da die Übertragungsfokussierte Psychotherapie den Konflikt zwischen innerpsychischen Kräften oder Affekten als grundlegendes Kennzeichen der Borderline-Pathologie ansieht, glauben wir nicht, dass die Fähigkeit, Selbstzustände genau zu lesen, für sich genommen schon ausreicht, um diese Konflikte zu lösen. Die Untersuchungen von Høgland et al. (2008) könnten in diesem Zusammenhang von Bedeutung sein: Sie haben festgestellt, dass sich der Einsatz von Übertragungsdeutungen bei Patienten mit geringer Objektbeziehungsqualität als effektiver erwiesen hat als deren Vermeiden. Da es sich allerdings bei nur 22 % der Studienteilnehmer um Patienten mit einer diagnostizierten Borderline-Störung oder einer Multiplen Persönlichkeitsstörung handelte, bedarf es weiterer Untersuchungen mit rein Borderline-spezifischen Stichproben.

Konfrontation stellt den zweiten Schritt des Deutungsprozesses in der Übertragungsfokussierten Psychotherapie dar. In der Konfrontation wird der Patient aufgefordert, über die Widersprüche nachzudenken, wie sie sich als unvereinbar anmutende Aspekte seiner inneren Welt in der Therapie manifestieren. Auch wenn die Gefühle des Patienten gegenüber dem Therapeuten oder anderen Personen in manchen Momenten klar und eindeutig sind und auch als solche zum Ausdruck gebracht werden, so gibt es doch andere Momente, in denen das, was ein Patient sagt, in deutlichem Widerspruch steht zu dem, was er anderweitig geäußert hat oder wie er sich verhält. Darauf aufmerksam zu machen, konfrontiert den Patienten mit Widersprüchen, deren er sich häufig nicht bewusst ist.

In einem dritten Schritt des Deutungsprozesses wird dem Patienten vermittelt, wie das Verständnis eines bestimmten Affekts gegenüber einem Objekt in Bezug gesetzt werden könnte zu anderen, damit in Konflikt stehenden Affekten. Eine Deutung in diesem Sinne ließe sich folgendermaßen formulieren: »Es könnte sein, dass Sie nach jeder Stunde, in der wir einen guten Kontakt hatten, äußern, die Therapie abbrechen zu wollen, weil ein Teil in Ihnen davon überzeugt ist, dass dieses positive Gefühl nicht echt ist, sondern nur ein Trick, und dass es letztlich nur dazu führt, dass ich Ihnen wehtun werde. Wenn das der Fall wäre, dann hätten Sie gute Gründe, die Therapie abbrechen zu wollen. Es würde zudem erklären, warum Sie sich in feindlichen Beziehungen mehr ›zu Hause‹ fühlen.« In einem späteren Schritt könnte die abgespaltene und projizierte Identifizierung mit einem aggressiven Anteil im Patienten, der die Lösung aus negativen Beziehungen verunmöglicht, gedeutet werden. Die Bewusstmachung dieses aggressiven Anteils eröffnet zum einen die Möglichkeit, in libidinöser Hinsicht mehr Erfüllung zu erfahren, zum anderen können aggressive Affekte stärker in den Dienst der Anpassung und Leistungsfähigkeit gestellt werden.

Deutungen im Rahmen der Übertragungsfokussierten Psychotherapie beziehen sich zum größten Teil auf die psychische Struktur des Patienten und nicht primär auf das Deuten historischer Vorläufer, wie es zuweilen als traditionelles Vorgehen in der Psychoanalyse betrachtet wird. Natürlich ist es nicht falsch, eine Deutung wie die Folgende anzubieten: »Ihre Angst, sich mir nahe zu fühlen, ist verständlich angesichts der Tatsache, dass Sie schon früh die Erfahrung machen mussten, von denen, die Sie liebten, gedemütigt zu werden.« Gleichwohl lässt sich das Erleben eines Patienten nachhaltiger verändern, wenn in die Deutung mit einfließt, wie seine Erwartungen größtenteils von seiner eigenen Psyche bestimmt sind: »Vielleicht fürchten Sie deshalb, sich mir nahe zu fühlen, weil Sie davon ausgehen, ich könnte mich genauso verhalten, wie Sie sich anderen Menschen gegenüber verhalten: Ein falsches Wort und der andere ist raus aus Ihrem Leben ...!«

Das bewusste Verständnis für aktuelle innere Selbst- und Objektzustände und ihre Verknüpfung mit bestimmten Affekten hat zur Folge, dass die entsprechenden Selbst- und Objektrepräsentanzen in einen größeren zeitlichen und situativen Kontext gestellt werden – und sich so zu einer integrierten Selbst- und Objektwahrnehmung verbinden können. Mit anderen Worten: Momentane Empfindungen gegenüber einer bestimmten Person können nunmehr im Licht und als Teil der Gesamtbeziehung gesehen werden. Wie wir bereits erwähnt haben, überschneiden sich Deutungsprozess und Behandlungsphasen der Übertragungsfokussierten Psychotherapie, sind jedoch nicht synonym. Der gesamte Deutungsprozess kann an nahezu jedem Punkt in der Therapie in einer einzigen Sitzung durchlaufen werden oder sich über viele Sitzungen auf einen einzigen Deutungsschritt konzentrieren, je nach individueller Störung und individuellem Therapieverlauf.

7.7 Empirische Befunde zur Übertragungsfokussierten Psychotherapie

Am Personality Disorders Institute wurden bislang drei Therapiestudien durchgeführt, um die Wirkung der Übertragungsfokussierten Psychotherapie auf Symptomatologie, soziale Anpassung, Inanspruchnahme psychiatrischer und allgemeinmedizinischer Dienste, Bindungsorganisation und Mentalisierung bei Patienten mit Borderline-Persönlichkeitsstörung oder Borderline-Persönlichkeitsorganisation zu untersuchen. Wir haben diese Studien in früheren Veröffentlichungen detailliert beschrieben (s. Clarkin et al. 2001, 2007; Levy et al. 2006b). Im Folgenden möchten wir eine Zusammenfassung unserer Ergebnisse geben, um die empirische Entwicklung unserer Konzeptualisierung des Deutungsprozesses in der Übertragungsfokussierten Psychotherapie zu veranschaulichen. Mithilfe von Forschungsgeldern des National Institute of Mental Health (John F. Clarkin, PI) generierten wir anfängliche Effektstärken der Behandlung über einen Zeitraum von einem Jahr. Die untersuchte Stichprobe der ersten Studie bestand aus Borderline-Patientinnen mit mindestens zwei Episoden suizidalen oder selbstverletzenden Verhaltens in den 12 Monaten vor Therapiebeginn. Die Behandlung mit Übertragungsfokussierter Psychotherapie führte bei den 20 Patientinnen zu signifikanten Veränderungen in einer Reihe zentraler Problembereiche. Das durchschnittliche Risiko parasuizidaler Handlungen ging signifikant zurück, der allgemeine medizinische Status verbesserte sich signifikant. Nach 12 Monaten Übertragungsfokussierter Psychotherapie erfüllten 52,9 % der Studienteilnehmerinnen nicht mehr die Kriterien einer Borderline-Persönlichkeitsstörung. Die Anzahl von Notaufnahmen, stationären Aufnahmen und Krankenhaustagen ging ebenfalls signifikant zurück (Clarkin et al. 2001). Signifikante Veränderungen zeigten sich auch in den Bereichen des »reflective functioning« (RF), einem bindungsbasierten Maß zur Untersuchung der Mentalisierungsfähigkeit (Fonagy et al. 1997), während sich der Bindungsstil der meisten Studienteilnehmerinnen von »desorganisiert« in Richtung »sicher« oder »unsicher gebunden« entwickelte (Diamond et al. 2003).

In einer nachfolgenden Vergleichsstudie untersuchten wir zwei Gruppen von Patienten mit einer Borderline-Persönlichkeitsstörung: eine Gruppe war ein Jahr lang mit Übertragungsfokussierter Psychotherapie behandelt worden, die andere Gruppe im Rahmen unseres klinischen Settings mit herkömmlichen Therapieverfahren (treatment as usual, TAU). Die Anzahl psychiatrischer Notaufnahmen und stationärer Aufenthalte erwies sich in der Gruppe mit Übertragungsfokussierter Psychotherapie als signifikant niedriger als in der TAU-Gruppe. Patienten, die die Behandlung mit Übertragungsfokussierter Psychotherapie abgeschlossen hatten, zeigten im Vergleich zur TAU-Gruppe ein allgemein verbessertes Funktionsniveau (Global Assessment of Functioning Scale, GAF). Alle Within-subject- und Between-subject-Effektstärken der Stichprobe wiesen signifikante Veränderungen auf, während es in der TAU-Gruppe entweder zu Verschlechterungen oder zu geringen Effektstärken kam.

Um die Wirksamkeit von Übertragungsfokussierter Psychotherapie im Vergleich mit anderen manualisierten Verfahren zu untersuchen, führten wir schließlich eine randomisierte Vergleichsstudie durch (Clarkin et al. 2004, 2007; Levy et al. 2006b), in der wir drei Therapieverfahren in ambulanten Stichproben über einen Zeitraum von einem Jahr gegenüberstellten: Übertragungsfokussierte Psychotherapie, Dialektisch-behaviorale Therapie und psychodynamisch orientierte supportive Therapie (Rockland 1992). Alle Studienteilnehmer wurden vor und nach der Behandlung mit dem Adult Attachment Interview (AAI; George et al. 1998) untersucht.

Im Hinblick auf Symptomatologie und »Global Assessment of Functioning Scale« erwiesen sich alle drei Therapieverfahren als wirksam: In jeder Untersuchungsgruppe zeigten sich signifikante Verbesserungen in den Bereichen Depression, Angst, allgemeines Funktionsniveau und soziale Anpassung. Zu signifikanten Verbesserungen im Bereich Suizidalität kam es nur in den Gruppen unter Übertragungsfokussierter Psychotherapie und Dialektisch-behavioraler

Therapie, während die Bereiche Wut und Impulsivität sich nur in den Untersuchungsgruppen Übertragungsfokussierte Psychotherapie und supportive Therapie verbesserten. Interessanterweise erwies sich nur die Übertragungsfokussierte Psychotherapie als signifikanter Prädiktor für Veränderungen in den Bereichen Reizbarkeit und verbale/körperliche Übergriffe (Clarkin et al. 2007).

Was die Entwicklung der Reflexionsfähigkeit betrifft (reflective functioning, RF), die für den vorliegenden Aufsatz von besonderer Bedeutung war, konzeptualisierten wir diese als Veränderungsmaß in der Behandlung von Borderline-Patienten und stellten die Hypothese auf, dass sich aufgrund des spezifischen Behandlungscharakters von Übertragungsfokussierter Psychotherapie die Reflexionsfähigkeit nur in dieser Gruppe verbessern würde, nicht jedoch in der Gruppe mit Dialektisch-behavioraler Therapie oder in der supportiven Stichprobe. Beim reflective functioning handelt es sich um einen bindungsspezifischen Index zur Einschätzung der Mentalisierungsfähigkeit, abgeleitet aus dem Adult Attachment Interview (George et al. 1998), der vor und nach der Behandlung bei allen Studienteilnehmern erhoben wurde. Die Adult-Attachment-Daten wurden anhand des von Main und Goldwyn (1998) entwickelten Klassifikationssystems für die Bereiche »allgemeine Bindungsklassifikation« und »reflective functioning« beurteilt. Die mithilfe der Übertragungsfokussierten Psychotherapie behandelten Borderline-Patienten wiesen im Ergebnis einen höheren Durchschnittswert auf der Reflective-functioning-Skala auf, während sich der Reflective-functioning-Wert in den beiden anderen Therapiegruppen nicht signifikant veränderte (Levy et al. 2006b).

Untersucht wurde auch das Niveau der narrativen Kohärenz, d. h. der Fähigkeit, die eigene frühe Bindungsgeschichte plastisch, glaubhaft und in sich konsistent zu berichten. Die Subskala »narrative Kohärenz« im Adult Attachment Interview erwies sich als bester Prädiktor für den Modus einer sicheren Bindung ($r = 96$; $p = 0{,}001$; Waters et al. 2001). Ähnlich den Ergebnissen zum reflective functioning zeigte sich in der Gruppe unter Übertragungsfokussierter Psychotherapie eine signifikante Verbesserung der narrativen Kohärenz nach einem Jahr Behandlung, was in den beiden anderen Untersuchungsgruppen nicht der Fall war. Die Verbesserung der Werte im Bereich narrative Kohärenz bei Borderline-Patienten erreichte nahezu das Niveau von Bindungssicherheit. In der randomisierten Kontrollstudie waren 31,7 % als »ungelöst-verstrickt« eingeordnet worden gegenüber 18 %, die nicht klassifizierbar waren (Levy et al. 2006b). Nach einem Jahr Behandlung hatte sich die Anzahl an Patienten, die als »sicher gebunden« eingeordnet wurden, in der Gruppe unter Übertragungsfokussierter Psychotherapie signifikant erhöht, nicht jedoch in der Gruppe unter Dialektisch-behavioraler Therapie oder in der supportiven Therapiegruppe.

Welche klinische Relevanz haben nun derartige Verbesserungen der Reflexionsfähigkeit und der narrativen Kohärenz? Und was bedeuten diese Ergebnisse für unser behandlungstechnisches Vorgehen? Als Erstes lässt sich festhalten, dass eine größere Fähigkeit, über sich und andere nachzudenken, zu weniger inadäquaten negativen Zuschreibungen führen sollte, was die Motive anderer Menschen angeht, wie es so charakteristisch für Borderline-Patienten ist. Mit anderen Worten: Die Neigung, das Wohlwollen anderer und positive Ereignisse als böswillig zu interpretieren, wird nachlassen und so die bekannte Abwärtsspirale von Fehlinterpretationen und daraus resultierenden negativen Reaktionen aus der Umwelt durchbrechen.

Was die Relevanz signifikanter Veränderungen in Richtung Bindungssicherheit, wie wir sie bei Patienten unter Übertragungsfokussierter Psychotherapie beobachten können, betrifft, ist es wichtig festzuhalten, dass eine Reihe von empirischen Untersuchungen Bindungssicherheit mittlerweile mit einem optimalen persönlichen, psychosozialen und kognitiven Funktionsniveau in Verbindung bringen (was auch die Qualität der Beziehungen zur jeweiligen Peergroup sowie das kognitive Funktionsniveau in der Kindheit einschließt; Suess et al. 1992): mit Aufmerksamkeitskontrolle (Harman et al. 1997), einem komplexeren Verständnis gemischter Emotionen im Alter von 6 Jahren (Steele et al. 1999), der Qualität von Liebesbeziehungen in der Adoleszenz sowie dem Grad an innerer Sicherheit in Liebesbeziehungen des frühen Erwachsenenalters (Grossmann u. Grossmann 2003; Sroufe et al. 2005). Im Erwachsenenalter gehen innerpsychische Arbeitsmodelle einer sicheren Bindung mit dem Gefühl einher, der Hilfe und Unterstützung anderer wert zu sein. Sie gehen auch einher mit der Fähigkeit, in Krisenzeiten oder bei Verlust andere um Unterstützung zu bitten sowie sozial und emotional schwierige Situationen, die den eigenen Partner betreffen, adäquat einzuschätzen (Grossmann u. Grossmann 2003). Die signifikant erhöhten Werte in der Kohärenz-Subskala, wie sie bei Patienten unter Übertragungsfokussierter Psychotherapie gemessen wurden, nicht jedoch in der Gruppe unter Dialektisch-behavioraler Therapie oder in der supportiven Therapiegruppe, sprechen für eine verbesserte Fähigkeit, ein klares, lebendiges und glaubhaftes autobiographisches Narrativ zu entwickeln. Diese narrative Kompetenz wiederum wurde mit einer Reihe von Kriterien sozialer Kompetenz und Affektregulierung in Verbindung gebracht (Fonagy u. Bateman 2005; Fonagy et al. 2002; Main et al. 1985).

Was bedeuten die Ergebnisse für die therapeutischen Techniken? Durch die verbesserten Reflective-functioning-Werte sehen wir uns in unserer Überzeugung bestätigt, dass der deutungsorientierte Ansatz der Übertragungsfokussierten Psychotherapie zu intrapsychischen bzw. strukturellen Veränderungen und Symptomverbesserungen gleichermaßen führt. Reflective functioning wurde mit verschiedenen neurokognitiven Mechanismen in Zusammenhang gesetzt, unter anderem Fähigkeiten der Aufmerksamkeitsregulierung, exekutiven Funktionen sowie Impulsivität, die allesamt von zentraler Bedeutung für Patienten mit Persönlichkeitsstörungen sind (Levy et al. 2006a). Reflexionsfähigkeit gilt auch als protektiver Faktor bei Menschen mit Traumata oder Missbrauchserfahrungen in der Vorgeschichte, die an einen unsicheren Bindungsstil geknüpft sind. So stellten Fonagy et al. (1996) fest, dass ein hoher Reflective-functioning-Wert im Falle von Missbrauchserfahrungen vor der Ausbildung einer Borderline-Persönlichkeitsstörung schützte. Andere Untersuchungen ergaben wiederum, dass Kinder von Müttern mit einer unaufgelösten Trauma- oder Verlusterfahrung eher sicher gebunden waren, wenn ihre Mütter hohe Werte auf der Reflective-functioning-Skala im Adult Attachment Interview aufwiesen, während bei niedrigen Reflective-functioning-Werten die Kinder eher einen desorganisierten Bindungsstil entwickelten (Slade et al. 2005). Reflexionsfähigkeit kann somit die negativen Auswirkungen einer frühen traumatischen Bindungsgeschichte mildern und vor der generationenübergreifenden Weitergabe unsicherer Bindungsmuster schützen.

Hinsichtlich der Frage zur behandlungstechnischen Relevanz unserer Untersuchungsergebnisse können wir feststellen, dass Deutungen die Reflexionsfähigkeit eines Patienten erhöhen. In unserer Studie verglichen wir Übertragungsfokussierte Psychotherapie – ein Ansatz, der den Deutungsprozess als zentralen Veränderungsmechanismus konzipiert – mit der Dialektisch-behavioralen Therapie sowie einer manualisierten Form psychodynamischer supportiver Psychotherapie, die beide explizit auf Übertragungsdeutungen verzichten. Interessanterweise wird in der Dialektisch-behavioralen Therapie das Prinzip der Achtsamkeit (mindfulness) besonders betont, das zum Konzept der Mentalisierung gewisse Überschneidungen im Sinne einer nicht wertenden bewussten Wahrnehmung des Selbst im Hier und Jetzt aufweist. Die Tatsache, dass wir in der Stichprobe unter Dialektisch-behavioraler Therapie keine erhöhten Werte auf der Reflective-functioning-Skala feststellen konnten, lässt auf Folgendes schließen: Deutungen, die die Bewusstmachung abgespaltener und projizierter Selbstanteile einschließen, tragen zur Bildung eines umfassenderen und kontextspezifischen Konzepts über sich selbst und anderer bei – was wir als zweite Ebene des reflective functioning betrachten –, sie erhöhen somit auch die Reflexionsfähigkeit. Die psychodynamisch orientierten supportiven Psychotherapien, die in unserer Studie ebenfalls keine erhöhten Reflective-functioning-Werte aufwiesen, betonen das Prinzip der Klärung innerer Zustände, ohne jedoch zu deuten. Das spricht ebenfalls für die Annahme, dass Deutungen eine zentrale Rolle für die Verbesserung der Reflexionsfähigkeit spielen.

7.8 Klinisches Fallbeispiel

Wir sind uns im Klaren, dass der spezifische Ansatz der Übertragungsfokussierten Psychotherapie, dem Patienten bei der Auflösung seiner externalisierten, unerträglichen Selbstzustände zu helfen, ein schwieriges Unterfangen darstellt. Das Hinterfragen seines Abwehrsystems kann zu einer zeitweiligen Erhöhung seines Angstniveaus beitragen. Gleichwohl führt die Bearbeitung des bösen und verfolgenden inneren Objekts in der Übertragung – das ein ums andere Mal projiziert werden muss (Gabbard 2009; Gabbard et al. 2006; Kernberg 2004) sowie maladaptive Abwehrbewegungen mit entsprechend negativ getönten Repräsentanzen auf den Plan ruft – letztlich zur Modulierung negativer Affekte, die an diese Repräsentanzen gebunden sind. Fonagy et al. (2002) sprechen hier vom »fremden Selbst« (alien self). Der Patient ist nunmehr in der Lage, über diese Repräsentanzen und Affekte nachzudenken, was seine innere Welt reichhaltiger und sein affektives Erleben differenzierter erscheinen lässt. Die Auswirkungen negativer Affekte, insbesondere der Aggression, die mit der gesunden Äußerung liebevoller Gefühle interferieren, lassen nach, was neben einer Verbesserung auf Symptomebene auch die Qualität zwischenmenschlicher Beziehungen erhöht.

Die folgende Fallvignette soll unseren Ansatz sowie die wichtigsten Grundelemente der Übertragungsfokussierten Psychotherapie illustrieren. Um dem Gebot der Schweigepflicht Folge zu leisten und die Identität unserer Patientin, Mira, unkenntlich zu machen, haben wir einzelne Details aus der Krankengeschichte verändert bzw. neu zusammengefügt.

In der Anamnese von Mira finden sich depressive Episoden, Angstzustände, selbstverletzendes Verhalten, Alkoholmissbrauch, Bulimie sowie mehrere Suizidversuche seit der frühen Adoleszenz, die zu wiederholten stationären Aufenthalten geführt haben, gefolgt von ambulanten Therapieanläufen, die jedoch regelmäßig scheiterten. Mira wurde nach einem stationären Aufenthalt an Dr. Z. zur weiterführenden ambulanten Psychotherapie überwiesen. Vorausgegangen war ein Suizidversuch der 24-Jährigen mittels einer Überdosis Tabletten, was ihren vorherigen Therapeuten dazu veranlasst hatte, die Therapie zu beenden. Mira war das zweite Kind eines Ehepaars, das dem Mittelstand angehörte. Der Vater war Theaterdirektor und Quartalstrinker, die Mutter eine erfolglose Schauspielerin, die nach der Geburt ihrer Tochter schwer depressiv erkrankte und seither an einer wiederkehrenden Major Depression mit psychotischen Symptomen litt. Miras Vater neigte zu cholerischen Ausbrüchen und sadistischen Verhaltensweisen. So brachte er im Garten eine Futterstation für Vögel an, um die Vögel, die dort nach Nahrung suchten, zu erschießen. Womöglich um dem etwas entgegenzusetzen, entwickelte Mira ein besonderes Interesse für Tiere und arbeitete ehrenamtlich in einem Tierheim. In Schulaufführungen zeigte sich Miras schauspielerisches Talent. Sie hatte mehrere platonische Beziehungen mit ihren Schulleitern, von denen einer ein Freund ihres Vaters war. Seit ihrem ersten Suizidversuch im Alter von 15 Jahren hatte es mehrere ambulante Therapieanläufe sowie vier stationäre Aufenthalte gegeben. Mit Anfang 20 heiratete sie, nachdem sie das College abgebrochen und keine Arbeit gefunden hatte. Sie wünschte sich ein Kind, fühlte sich aber »zu krank« dazu.

Mira erhielt die Diagnose Borderline-Persönlichkeitsstörung mit narzisstischen und antisozialen Zügen. Dr. Z. erläuterte der Patientin, weshalb er auf der Grundlage dieser diagnostischen Einschätzung eine explorative Therapie vorschlug. Der Fokus dieser Therapie würde auf der Eindämmung des selbstzerstörerischen Verhaltens sowie auf der Exploration der Motive für dieses Verhalten liegen. Neben den Standardparametern der Behandlung wurde im Therapievertrag festgelegt, dass Mira regelmäßig an Treffen der Anonymen Alkoholiker teilnehmen sollte, sich an eine Notaufnahme im Krankenhaus

wenden würde, wenn sie den Eindruck hatte, ihre selbstdestruktiven Impulse nicht mehr kontrollieren zu können, sowie einer sinnvollen Tätigkeit nachgehen würde. Darüber hinaus schrieb sie sich für einige Vorlesungen am College ein.
Der Behandlungsbeginn war gekennzeichnet durch wiederholtes Agieren, das eine Mischung aus Grenzsetzung und Containment notwendig machte und auch das Klären der inneren Repräsentanzen einschloss, die den selbstdestruktiven Handlungen zugrunde lagen. Mira zeigte zunächst eine gewisse Dankbarkeit darüber, dass Dr. Z. sich nach so vielen gescheiterten Therapieanläufen bereit erklärte, mit ihr zu arbeiten. Später zeigte sie sich aber frustriert und beklagte sich, dass Dr. Z. keine nächtlichen Anrufe dulden wollte wie ihr früherer Therapeut, dass er keine direkten Ratschläge gab oder ihr Mut zusprach und dass er sie nicht umarmen wollte, wenn sie sich hoffnungslos fühlte. Kurzum, sie erlebte ihn als »Roboter«. Sie sprach vom wiederholten Drang, sich zu schneiden, hielt sich aber an den Therapievertrag, der für den Fall eines drohenden Kontrollverlusts eine entsprechende Krisenintervention in einer Notaufnahme vorsah. Behandlungstechnisch konzentrierte sich das Vorgehen in dieser Phase der Therapie hauptsächlich darauf, ihre Wahrnehmung des Therapeuten zu klären und zu reflektieren. Es war nicht überraschend: Das Bild von Dr. Z. als potentiell ängstigendes und gefährliches Objekt trat relativ rasch zutage, als Mira in einer der ersten Stunden über die mangelnde Fürsorge ihrer Eltern sprach. Zuletzt zeigte sich diese vermeintlich mangelnde Fürsorge darin, dass ihre Mutter ihr sagte, sich Anrufe und Besuche bei ihr finanziell nicht mehr leisten zu können.
Dr. Z.: »Wo sehen Sie mich auf diesem Spektrum von besorgt versus nicht besorgt?«
Mira: »Eher in Richtung meiner Eltern.«
Dr. Z.: »Ihrer Eltern, die sich nicht mehr leisten können, Sie anzurufen.«
Mira: »Und meines Vaters, der sich gewundert hat, warum ich mich nicht vor den Zug geworfen habe, weil das sicher klappen würde (lacht). Aber, so übel sind Sie gar nicht.«
Dr. Z.: »Es fühlt sich aber so an.«
Es manifestierte sich also relativ früh in der Behandlung eine Objektbeziehungsdyade der Patientin, in der der Therapeut als kalt und grausam wahrgenommene Bezugsperson einem hilflosen und misshandelten Selbst gegenüberstand. Trotzdem verzichtete der Therapeut zu diesem Zeitpunkt der Therapie auf eine Deutung der Dyade, sondern konzentrierte sich mehr darauf, wie die Patientin ihn wahrnahm.
Einen Monat später kam es zu einer kurzen stationären Krisenintervention infolge drängender Suizidphantasien. Die Patientin stabilisierte sich jedoch rasch und konnte nach drei Tagen entlassen werden. Dem Versuch des Therapeuten, die Auslöser der Krise näher zu explorieren, begegnete Mira eher

gleichgültig und erklärte dies mit der Schwierigkeit, sich erst an ihre neue Therapie gewöhnen zu müssen. Sie habe zwar den Eindruck, dass es ganz gut laufe, vermisse jedoch die aktive Unterstützung ihres früheren Therapeuten. Dr. Z. folgte seinem Eindruck, dass hier eine spezifische Dyade am Werk war, zwischen deren Polen das innere Erleben der Patientin oszillierte: Er wies Mira auf die oberflächliche und indifferente Art hin, mit der sie über sich und die Auslöser der Krise sprach. Er frage sich, so Dr. Z., ob ihre Suizidphantasien nicht damit zu tun hätten, dass sie ihn, Dr. Z., als gleichgültig ihr gegenüber erlebe. Ohne das Gesagte wirklich aufzugreifen, rechtfertigte Mira ihre Haltung mit dem Hinweis, sie müsse sich einfach erst an ihn gewöhnen.
In den darauffolgenden 4 Wochen verfestigte sich bei Dr. Z. der Eindruck, dass etwas Wichtiges in der Therapie abgespalten und nicht direkt zum Ausdruck gebracht wurde. Mira berichtete, dass sie angefangen hatte, sich mit Peter zu treffen, einem Mann aus ihrer Selbsthilfegruppe der Anonymen Alkoholiker, mit dem sie sehr viel mehr anfangen konnte als mit ihrem »schwerfälligen« Ehemann. Dr. Z. hatte den starken Eindruck, dass hier nicht nur Miras Ehe auf dem Spiel stand, sondern dies auch ihn und die gemeinsame Arbeit bedrohte. Bemüht um technische Neutralität versuchte er ihr die unterschiedlichen Aspekte ihres Agierens vor Augen zu führen: das Gefühl der Vernachlässigung, das mit aller Gewalt das vernachlässigende Gegenüber zur Fürsorge zu bewegen sucht. In der Woche darauf berichtete Mira, Peter habe ihr seinen Revolver gezeigt und aufgeregt über die Möglichkeit eines erweiterten Suizids gesprochen. Alarmiert und überrascht angesichts des veränderten Tonfalls, der von gleichgültig zu bedrohlich-wütend gewechselt hatte, fragte Dr. Z. die Patientin, ob sie denn gar nicht beunruhigt sei. Die Patientin erwiderte in einem gleichermaßen indifferent wie provokativ anmutenden Tonfall, er könne sich wohl nur schwer vorstellen, dass zwei Menschen ein und dieselbe Phantasie teilten. An dieser Stelle konfrontierte der Therapeut Mira mit der Diskrepanz zwischen ihrer sehr destruktiven Aussage einerseits und dem gleichgültig-provokativen Tonfall, der darin enthalten war, aber nicht zum Ernst der Situation passte. Auf seine Aufforderung hin, über diese Entwicklung nachzudenken, protestierte die Patientin: Er mache zu viel Aufhebens um eine Nichtigkeit. Für den Therapeuten kam hier der wutentbrannte Teil der Patientin zum Vorschein, dem ihre Wahrnehmung seiner Person als gleichgültiger Roboter vorangegangen war. In ihrer Beziehung mit Peter und der destruktiven Wendung, die sie genommen hatte, schien nicht nur ein strafender Selbstanteil der Patientin zum Ausdruck zu kommen, sondern auch der Appell an den Therapeuten, sich aktiver um sie zu kümmern.
Folgende Dyaden waren hier wirksam:

- Zum einen – und der bewussten Wahrnehmung der Patientin noch am ehesten zugänglich – die eines bedürftigen Kindes gegenüber einem gleichgültig-vernachlässigenden Gegenüber.

- Zum anderen – eher sichtbar im Verhalten der Patientin – die eines von Rachewünschen erfüllten Opfers gegenüber seinem Peiniger, den es zu bestrafen galt.

Die bewusste Wahrnehmung dieser Dyade beschränkte sich auf den Part des Opfers, während der verfolgende und bestrafende Teil in der Beziehung zum Therapeuten in Szene gesetzt wurde.
Miras wechselnde Identifikationen mit beiden Polen dieser Objektbeziehungsdyade spiegelten sich im Katz-und-Maus-Spiel wider. Dieses Spiel hatte sie inszeniert, indem sie sich mit einem sadistischen Mann eingelassen hatte, und das auch ihrem Therapeuten gegenüber sadistische Züge trug – sie hatte ihn durch ihre Bemerkungen zum erweiterten Suizid in Angst und Schrecken versetzt. Sein Unwohlsein schien sie mit einem heimlichen Lächeln zu quittieren. Darüber hinaus haftete ihren unerwarteten Äußerungen etwas Kontrollierendes an: eine Person, die eine andere dazu bringen will, einzugreifen. Auf einer sehr subtilen Ebene gab es schließlich noch die Dyade der Fürsorge, die für gewöhnlich in den verbalen Äußerungen der Patientin nicht erkennbar war, sondern sich eher in ihrem Verhalten offenbarte: Sie war seit Beginn ihrer Therapie bei Dr. Z. regelmäßig zu den Sitzungen erschienen und hatte mitgearbeitet.
Die therapeutische Herausforderung für Dr. Z. bestand nun darin, mit diesem Material auf eine Art und Weise umzugehen, die einerseits einen sicheren Rahmen aufrechterhielt, andererseits die Möglichkeit bot, das Geschehen besser zu verstehen. Dr. Z. machte deutlich, dass Miras neue Beziehung nicht mit ihrer Therapie vereinbar war und sie sich zwischen beiden entscheiden müsse – eine Intervention, auf die die Patientin mit Ärger und Vorwürfen reagierte: Zum ersten Mal seit Jahren empfinde sie einem anderen Menschen gegenüber auf diese Art und Weise etwas und er habe kein Recht, sich einzumischen. Es war notwendig, der Patientin klarzumachen, dass gerade die Weigerung, ihre Beziehung zu Peter zu dulden, für Sicherheit sorgte. Es musste auch mit ihr gemeinsam ein Verständnis der Motive entwickelt werden, die sich hinter ihren Aktionen verbargen. Auf die Frage, wie sie es denn erlebe, dass er seine neutrale Rolle verlassen und eindeutig Position bezogen habe, schnauzte die Patientin zurück, er wolle doch nur seinen »Arsch retten«, aus Angst, es könne »Blut« an seinem Namen kleben. Dr. Z. antwortete, wenn diese Sichtweise seiner Person und seines Verhaltens als eigennützig und nur auf sich bedacht stimme, so würde dies ihren Ärger und ihre Enttäuschung erklären (Aufgreifen der an der Oberfläche sichtbaren Dyade). Gerade in dieser Situation müsse es besonders schwierig sein, ein Gegenüber um Hilfe zu bitten, das als so indifferent und selbstbezogen erlebt werde (Aufgreifen der darunter liegenden Dyade, die die Sehnsucht nach Hilfe und Verbundenheit widerspiegelt).

Es sei lächerlich, so Miras erste Reaktion, von Sehnsucht zu sprechen. Therapie sei schließlich keine »richtige« Beziehung. Gleichwohl, so Dr. Z. hierauf, verhindere ein therapeutisches Beziehungssetting nicht, dass ein Mensch die gesamte Bandbreite menschlicher Gefühle empfinde. Und womöglich war ja die Therapie der einzige Rahmen, in dem über all diese Gefühle geredet werden konnte, ohne dass Gefahr bestand, sie auszuleben. Natürlich, so fügte er schnell hinzu, sei er sich im Klaren darüber, dass diese besondere Situation sehr schmerzhaft sein könne. An dieser Stelle veränderte sich die Haltung der Patientin und sie wurde traurig. Jede Beziehung, so brach es aus ihr heraus, sei hoffnungslos und deshalb könne sie sie genauso gut »beenden«. Dr. Z. bemerkte den Wechsel des Affekts und wies darauf hin, dass sie beide nunmehr die Möglichkeit hatten, ein System, in dem jede Beziehung zum Scheitern verurteilt schien, tiefer explorieren und womöglich verändern zu können.
Nun ging es darum, die wütenden und aggressiven Elemente aufzugreifen, die Mira eingebracht hatte, ohne sich bewusst zu sein, dass sie genau dadurch zum »Scheitern« ihrer Beziehungen beitrug. Dr. Z. fragte sie, was sie denn zu der Art und Weise dachte, wie sie das Thema erweiterter Suizid zur Sprache gebracht hatte? Sie habe einfach nur die Geschehnisse berichtet, so Miras Antwort. Ob sie sich denn an ihr Lächeln erinnern könne, als er ihr mit zunehmendem Unbehagen zugehört hatte?

Mira: »Wollen Sie damit sagen, dass ich böse bin?«

Dr. Z.: »Fühlt es sich so an? (…) Es hört sich an, als sei es ärgerlich, wenn ich denken könnte, dass Sie böse sind. Ich habe mich gefragt, ob Sie sich selbst für böse halten, wenn Sie Freude an Ihren feindseligen oder aggressiven Gefühlen haben. Ihre Reaktion lässt aber an andere Gefühle denken, dass Sie sich mir nahe fühlen könnten und dass Sie sich unwohl angesichts dieser Möglichkeit fühlen und am liebsten um sich schlagen würden. Dies könnte vor allem dann der Fall sein, wenn Sie glauben, ich sei gleichgültig. Vielleicht erklärt dieses Gefühl auch Ihre wütende Antwort – eine Antwort, die einen Angriff auf mich beinhaltet, aber womöglich einen noch schlimmeren Angriff auf Sie selbst, wie im Falle eines erweiterten Suizids. Sich mir nahe fühlen, sich dann zurückgewiesen fühlen und indirekt zum Gegenschlag ausholen – das könnte Beziehung wirklich schwierig machen.«

In den ersten Monaten ihrer Behandlung war Miras Sehnsucht nach einem vertrauenswürdigen Gegenüber, das sich um sie sorgte, kaum sichtbar geworden. Gleichwohl erkannte Dr. Z. diese Sehnsucht in ihrem regelmäßigen Erscheinen, auch wenn sie sich über seine »roboterhafte« Art aufregte. Hier schien ein Muster am Werk, in dessen Rahmen guter Kontakt zwischen zwei Beziehungspartnern regelmäßig zu Krisen führte. Dr. Z. forderte Mira auf, darüber nachzudenken, was denn in diesen Momenten einer wachsenden Beziehung so bedrohlich war. Folgende Interaktionsmuster wurden genau exploriert: Miras Wunsch, ihrem Therapeuten nahe zu sein, interferierte mit ihrer Enttäuschung und ihrer Wut angesichts seiner vermeintlichen Gleichgültigkeit. Sie ließ sich auf Peter ein, um deutlich zu machen, was es für sie bedeutete, sich aktiv auf eine andere Person einzulassen, wie Dr. Z.s Gleichgültigkeit sie in gefährliche Situationen brachte und dass sie ihn dazu bringen konnte, zu intervenieren, um sie zu retten und ihr seine Liebe zu »beweisen«. Die Geschichte mit Peter könnte auch eine Möglichkeit gewesen sein, den »Spieß umzudrehen« – d.h. ein Gegenüber die Demütigung spüren zu lassen, die sie selbst so oft durch die mangelnde Fürsorge anderer hatte hinnehmen müssen.

Therapeut und Patientin verstanden nun, dass Miras Insistieren auf einer »reinen« Beziehung – ohne den Hauch einer Enttäuschung oder eines Zweifels – eine aggressive Reaktion auslöste, die dann zur Bedrohung für die sich entwickelnde Beziehung wurde. Ein Teil in ihr hatte von Anbeginn gespürt, dass Dr. Z.s Engagement echt war. Dieser Teil hatte sie dazu bewogen, weiterhin zu den Sitzungen zu erscheinen. Da es sich aber nicht um das ideale Engagement handelte, nach dem sie sich sehnte, holte ein anderer Teil in ihr zum Gegenschlag aus, was sie jedoch selbst in Angst und Schrecken versetzte, mit ihren Angriffen und Kontrollversuchen die Beziehung zerstört zu haben.

Diese über Wochen immer wieder aufgegriffene Deutungslinie half Mira, ihre abgespaltenen und agierten Anteile zu integrieren. Sie beendete ihre Beziehung zu Peter und blieb in Therapie, ohne neuerlich in selbstdestruktives Agieren zu verfallen. Der beginnende Integrationsprozess schien tiefer liegende Schichten ihrer Innenwelt und ihrer inneren Konflikte freizulegen, so etwa Konflikte hinsichtlich ihrer erotischen Empfindungen und Impulse gegenüber Dr. Z., die in einer späteren Phase der Therapie zum Vorschein kamen.

Im ersten Jahr der Behandlung waren es jedoch drei grundsätzliche Dyaden, die das Beziehungsgeschehen bestimmt hatten:

- das vernachlässigte Kind und der vernachlässigende »roboterhafte« Elternteil,
- das gequälte Opfer und sein Peiniger,
- eine sich nach Fürsorge sehnende Person und das perfekte Gegenüber.

Eine Diskussion einschließlich eines entsprechenden Fallbeispiels zum Umgang mit ödipalem Übertragungsmaterial in der Übertragungsfokussierten Psychotherapie findet sich an anderer Stelle (s. Diamond u. Yeomans 2007). Spricht ein Borderline-Patient auf die allgemeine Struktur der Übertragungsfokussierten Psychotherapie und die Deutung dissoziierter (abgespaltener) psychischer Strukturen an, so wird die Behandlung mehr und mehr einer herkömmlichen psychodynamischen Psychotherapie ähneln.

Klärung, Konfrontation und Deutung von Affekten und Zuschreibungen im Hier und Jetzt erhöhen die Reflexionsfähigkeit und helfen dem Patienten, sich seiner Externalisierungen nicht nur bewusst zu werden, sondern auch über deren Bedeutung nachzudenken. Die Erkenntnis, dass es sich dabei auch um Material handelt, das in ihm selbst wirksam ist, eröffnet den Weg zu dessen Integration.

Das, was zuvor als außerhalb seiner selbst und deshalb unveränderbar erschien, kann nunmehr gemeistert werden. Projektionen können ins eigene Selbst zurückgenommen werden und verleihen dem Selbst- und Fremderleben mehr Tiefe, was wiederum die Fähigkeit, über innerpsychische Zustände nachzudenken, erhöht.

Klinische Schlüsselkonzepte

- *Objektbeziehungsdyade:* Hier handelt es sich um eine internalisierte Repräsentanz des eigenen Selbst und eines Anderen/Objekts, die an einen Affekt geknüpft ist. Dyaden sind Grundelemente der Persönlichkeitsstruktur und beeinflussen das affektive und kognitive Erleben einer Person.
- *Identitätsdiffusion:* Das Fehlen eines kohärenten Selbst- und Objekterlebens ist ein zentrales Merkmal der Borderline-Persönlichkeitsstörung.
- Die traditionelle psychodynamische Behandlungstechnik bedarf der Modifizierung, um erfolgreich mit Borderline-Patienten zu arbeiten. Neben einem strukturierteren Behandlungsrahmen, der die Gefahr des Agierens begrenzen soll, ist der Therapeut sehr viel aktiver als in herkömmlichen psychodynamischen Psychotherapien. Auf ambulanter Ebene bietet die Übertragungsfokussierte Psychotherapie diese Struktur in Form von zwei Sitzungen pro Woche sowie klaren Rahmenvereinbarungen der Therapie.
- Die extremen inneren Selbst- und Objektrepräsentanzen, die einer Borderline-Persönlichkeitsstörung zugrunde liegen, treten auch in der Beziehung zum Therapeuten sowie in der Art und Weise, wie der Patient den Therapeuten wahrnimmt, zutage.
- Taktvolles Intervenieren seitens des Therapeuten hilft dem Patienten, die abgespaltenen Aspekte seines Selbst- und Objekterlebens, die agiert und/oder projiziert werden, zu beobachten und darüber nachzudenken. Je mehr es ihm gelingt, diese Aspekte seines inneren Erlebens zu erfassen, desto mehr kann sich ein kohärentes Selbst entwickeln, verbunden mit der Fähigkeit, heftige Affekte zu kontrollieren und zu modulieren.

Empfohlene Literatur

Caligor E, Diamond D, Yeomans FE, et al. The interpretive process in the psychoanalytic psychotherapy of borderline personality pathology. J Am Psychoanal Assoc 57: 271–301, 2009. (Die bislang detaillierteste Diskussion der TFP-Interpretation.)

Clarkin JF, Yeomans FE, Kernberg OF. Psychotherapy for Borderline Personality: Focusing on Object Relations. Washington, DC, American Psychiatric Publishing, 2006. Dt.: Psychotherapie der Borderline-Persönlichkeit: Manual zur psychodynamischen Therapie. Stuttgart, Schattauer, 2008. (Das aktuellste Manual der TFP für Therapeuten.)

Clarkin JF, Levy KN, Lenzenweger MF, et al. Evaluating three treatments for borderline personality disorder: a multiwave study. Am J Psychiatry 164: 922–928, 2007. (Eine Diskussion der randomisierten kontrollierten Studie und Symptomverbesserung.)

Diamond D, Yeomans FE. Oedipal love and conflict in the transference-countertransference matrix: its impact on attachment security and mentalization. In: Attachment and Sexuality. Edited by Diamond D, Blatt S, Lichtenberg J. New York, Analytic Press, 2007, 201–235. (Eine Diskussion der Arbeit in weiter fortgeschrittenen Phasen der TFP, in der sexuelle und ödipale Konflikte angegangen und gelöst werden können.)

Kernberg OF, Yeomans FE, Clarkin JF, et al. Transference focused psychotherapy: overview and update. Int J Psychoanal 89: 601–620, 2008.

Levy KN, Meehan KB, Kelly KM, et al. Change in attachment patterns and reflective function in a randomized control trial of transference-focused psychotherapy for borderline personality disorder. J Consult Clin Psychol 74: 1027–1040, 2006. (Eine Diskussion der Verbesserung im »reflective functioning« und der Bindung in der randomisierten kontrollierten Studie.)

Yeomans FE, Clarkin JC, Kernberg OF. A Primer on Transference-Focused Psychotherapy for Borderline Patients. Northvale, NJ, Jason Aronson, 2002. (Das Einführungs-Manual für Therapieauszubildende und Therapeuten.)

Literatur

Adolphs R. Cognitive neuroscience of human social behavior. Nat Rev Neurosci 4: 165–178, 2003.

Bateman A, Fonagy P. Psychotherapy for Borderline Personality Disorder: Mentalization-Based Treatment. New York, Oxford University Press, 2004.

Bion WR. Second Thoughts: Selected Papers on Psychoanalysis. New York, Basic Books, 1967.

Caligor E, Kernberg OF, Clarkin JF. Handbook of Dynamic Psychotherapy for Higher Level Personality Pathology. Washington, DC, American Psychiatric Publishing, 2007.

Caligor E, Diamond D, Yeomans FE, et al. The interpretive process in the psychoanalytic psychotherapy of borderline personality pathology. J Am Psychoanal Assoc 57: 271–301, 2009.

Clarkin JF, Foelsch PA, Levy KN, et al. The development of a psychodynamic treatment for patients with borderline personality disorders: a preliminary study of behavioral change. J Pers Disord 15: 487–495, 2001.

Clarkin JF, Levy KN, Lenzenweger MF, et al. The Personality Disorders Institute / Borderline Personality Disorder Research Foundation randomized control trial for borderline personality disorder: rationale, methods, and patient characteristics. J Pers Disord 18: 52–72, 2004.

Clarkin JF, Yeomans FE, Kernberg OF. Psychotherapy for Borderline Personality: Focusing on Object Relations. Washington, DC, American Psychiatric Publishing, 2006. (Dt.: Psychotherapie der Borderline-Persönlichkeit: Manual zur psychodynamischen Therapie. Stuttgart, Schattauer, 2008.)

Clarkin JF, Levy KN, Lenzenweger MF, et al. Evaluating three treatments for borderline personality disorder: a multiwave study. Am J Psychiatry 164: 922–928, 2007.

Depue RA, Lenzenweger MF. A neurobehavioral dimensional model of personality disturbance. In: Major Theories of Personality Disorder, 2nd Edition. Edited by Lenzenweger M, Clarkin JF. New York, Guilford, 2005, 391–453.

Diamond D. Attachment to internal objects in patients with severe narcissistic disorders. Paper presented at the Confer Seminar Series on the Pain of Narcissism and Its Psychotherapeutic Treatment, Tavistock Institute, London, November 5, 2007.

Diamond D, Yeomans FE. Oedipal love and conflict in the transference-countertransference matrix: its impact on attachment security and mentalization. In: Attachment and Sexuality. Edited by Diamond D, Blatt S, Lichtenberg J. New York, Analytic Press, 2007, 201–235.

Diamond D, Yeomans F. [Narcissism, its disorders and the role of TFP] (in French). Sante Ment Que 33: 115–139, 2008.

Diamond D, Stovall-McClough C, Clarkin JF, et al. Patient-therapist attachment in the treatment of borderline personality disorder. Bull Menninger Clin 67: 224–257, 2003.

Doering S, Hörz S, Rentrop M, et al. Transference-focused psychotherapy v. treatment by community psychotherapists for borderline personality disorder: randomized controlled trial. Br J Psychiatry 196 (5): 389–95, 2010.

Donegan NH, Sanislow CA, Blumberg HP, et al. Amygdala hyperreactivity in borderline personality disorder: implications for emotional dysregulation. Biol Psychiatry 54: 1284–1293, 2003.

Fertuck EA, Lenzenweger MF, Clarkin JF, et al. Executive neurocognition, memory systems, and borderline personality disorder. Clin Psychol Rev 26: 346–375, 2006.

Fertuck EA, Grinband J, Hirsch J, et al. Convergence of psychoanalytic and social neuroscience approaches to borderline personality disorder. Paper presented at the winter meeting of the American Psychoanalytic Association, New York, 2009.

Fonagy P, Bateman A. Attachment theory and mentalization-oriented model of borderline personality disorder. In: The American Psychiatric Publishing Textbook of Personality Disorders. Edited by Oldham JM, Skodol AE, Bender DS. Washington, DC, American Psychiatric Publishing, 2005, 187–207.

Fonagy P, Leigh T, Steele M, et al. The relation of attachment status, psychiatric classification and response to psychotherapy. J Consult Clin Psychol 64: 22–31, 1996.

Fonagy P, Gergely G, Jurist EL, et al. Affect Regulation, Mentalization, and the Development of the Self. New York, Other Press, 2002.

Fonagy P, Steele M, Steele H, Target M. Reflective-functioning manual: Version 5.0 for application to the adult attachment interview. Nicht publiziertes Manual, London, University College, 1997.

Gabbard GO. The interface of neurobiology and psychoanalytic thinking in borderline personality disorders. Paper presented at the American Psychoanalytic Association meetings, New York, January 2009.

Gabbard GO, Miller L, Martinez M. A neurobiological perspective on mentalizing and internal object relations in traumatized patients with borderline personality disorder. In: Handbook of Mentalization-Based Treatment. Edited by Allen JG, Fonagy P. Chichester, UK, Wiley, 2006, 123–140.

Grossmann KE, Grossmann K. Universality of human social attachment as an adaptive process. In: Attachment and Bonding: A New Synthesis. Edited by Carter CS, Ahnert L, Grossmann KE, et al. Cambridge, MA, MIT Press, 2003, 199–288.

Gunderson JG, Lyons-Ruth K. BPD's interpersonal hypersensitivity phenotype: a gene-environment-developmental model. J Pers Disord 22: 22–41, 2008.

Harman C, Rothbart MK, Posner MI. Distress and intention interactions in early infancy. Motiv Emot 21: 27–43, 1997.

Høglend P, Bøgwald KP, Amlo S, et al. Transference interpretations in dynamic psychotherapy: do they really yield sustained effects? Am J Psychiatry 165: 763–771, 2008.

Jurist E. Mentalized affectivity. Psychoanal Psychol 22: 426–444, 2005.

Kernberg OF. Borderline Conditions and Pathological Narcissism. New York, Jason Aronson, 1975.

Kernberg OF. Severe Personality Disorders: Psychotherapeutic Strategies. New Haven, CT, Yale University Press, 1984.

Kernberg OF. Aggressivity, Narcissism, and Self-Destructiveness in the Psychotherapeutic Relationship: New Developments in the Psychopathology and Psychotherapy of Severe Personality Disorders. New Haven, CT, Yale University Press, 2004.

Kernberg OF, Caligor E. A psychoanalytic theory of personality disorders. In: Major Theories of Personality Disorder, 2nd Edition. Edited by Lenzenweger M, Clarkin JF. New York, Guilford, 2005, 114–156.

Kernberg OF, Diamond D, Yeomans F, et al. Mentalization and attachment in borderline patients in transference focused psychotherapy. In: Mind to Mind: Infant Research, Neuroscience, and Psychoanalysis. Edited by Jurist E, Slade A, Bergner S. New York, Other Press, 2008, 167–198.

Koenigsberg HW. Neural correlates of emotional dysregulation in borderline personality disorder. Paper presented at the winter meeting of the American Psychoanalytic Association, New York, 2009.

Krohn AJ. Borderline »empathy« and differentiation of object representations: a contribution to the psychology of object relations. Int J Psychiatry 3: 142–165, 1974.

Levy KN, Clarkin JF, Yeomans FE, et al. The mechanisms of change in the treatment of borderline personality disorder with transference-focused psychotherapy. J Clin Psychol 62: 481–502, 2006a.

Levy KN, Meehan KB, Kelly KM, et al. Change in attachment patterns and reflective function in a randomized control trial of transference-focused psychotherapy for borderline personality disorder. J Consult Clin Psychol 74: 1027–1040, 2006b.

Levy KN, Yeomans FE, Diamond D. Psychodynamic treatments of self-injury. J Clin Psychol 63: 1105–1120, 2007.

Linehan MM. Cognitive-Behavioral Treatment of Borderline Personality Disorder. New York, Guilford, 1993.

Main M. Attachment theory: eighteen points with suggestions for future studies. In: Handbook of Attachment: Theory, Research, and Clinical Applications. Edited by Cassidy J, Shaver P. New York, Guilford, 1999, 845–887.

Main M, Goldwyn R. Adult Attachment Scoring and Classification System. Unveröffentlichtes Manuskript. Berkeley, CA, University of California, 1998.

Main M, Kaplan N, Cassidy J. Security in infancy, childhood, and adulthood: a move to the level of representation. Monogr Soc Res Child Dev 209: 66–104, 1985.

Posner MI, Rothbart MK, Vizueta N, et al. Attentional mechanisms of borderline personality disorder. Proc Natl Acad Sci U S A 99: 16366–16370, 2002.

Rinne T, de Kloet ER, Wouters L, et al. Hyperresponsiveness of hypothalamicpituitary-adrenal axis to combined dexamethasone/corticotropin-releasing hormone challenge in female borderline personality disorder subjects with a history of sustained childhood abuse. Biol Psychiatry 52: 1102–1112, 2002.

Rockland LH. Supportive Therapy for Borderline Patients: A Psychodynamic Approach. New York, Guilford, 1992.

Sandler J, Sandler AM. The past unconscious, the present unconscious, and the vicissitudes of guilt. Int J Psychoanal 8: 331–341, 1987.

Silbersweig D, Clarkin J, Goldstein M, et al. Failure of frontolimbic inhibitory function in the context of negative emotion in borderline personality disorder. Am J Psychiatry 164: 1832–1841, 2007.

Slade A, Grienenbrener J, Bernbach E, et al. Maternal reflective functioning, attachment and the transmission gap: a preliminary study. Attach Hum Dev 7: 283–298, 2005.

Sroufe LA, Egeland B, Carlson E, et al. Placing early attachment experiences in developmental context: the Minnesota Longitudinal Study. In: Attachment From Infancy to Adulthood: The Major Longitudinal Studies. Edited by Grossmann KE, Grossmann K, Waters E. New York, Guilford, 2005, 48–70.

Steele H, Steele M, Croft C, et al. Infant-mother attachment at one year predicts children's understanding of mixed emotions at 6 years. Soc Dev 8: 161–178, 1999.

Suess G, Grossmann KE, Sroufe LA: Effects of infant attachment to mother and father on quality of adaptation to preschool: from dyadic to individual organization of self. Int J Behav Dev 15: 43–65, 1992.

Waters E, Merrick S, Treboux D, et al. Attachment security in infancy and early adulthood: a 20-year longitudinal study. Child Dev 71: 684–689, 2001.

Wupperman P, Neumann CS, Axelrod SR. Do deficits in mindfulness underlie borderline personality features and core difficulties? J Pers Disord 22: 466–482, 2008.

Yeomans FE, Selzer MA, Clarkin JF. Treating the Borderline Patient: A Contract-Based Approach. New York, Basic Books, 1992.

Yeomans FE, Clarkin JC, Kernberg OF. A Primer on Transference-Focused Psychotherapy for Borderline Patients. Northvale, NJ, Jason Aronson, 2002.

Yeomans FE, Clarkin JC, Diamond D, et al. An object relations treatment of borderline patients with reflective functioning as the mechanism of change. In: Mentalization: Theoretical Considerations, Research Findings, and Clinical Implications. Edited by Busch F. New York, Analytic Press, 2008, 159–181.

Zaki J, Ochsner KN. You, me, and my brain: self and other representation in social cognitive neuroscience. In: Social Neuroscience: Toward Understanding the Underpinnings of the Social Mind. Edited by Todorov A, Fiske ST, Prentice D. New York, Oxford University Press, 2011, 14–39.

8 Therapeutisches Handeln in der psychoanalytischen Psychotherapie der Borderline-Persönlichkeitsstörung

Glen O. Gabbard

Wie funktioniert psychoanalytische Psychotherapie? Lassen Sie mich gleich zu Beginn festhalten, dass die Antwort auf diese Frage klar ist – wir wissen es nicht. Therapeutisches Handeln wurde in der psychoanalytischen Literatur ausgiebig diskutiert, aber viele der Diskussionen sind unauflösbar mit einzelnen psychoanalytischen Theorien verbunden. Die Zeiten haben sich geändert. Wir praktizieren nicht mehr in einer Ära, in der die Deutung als einziger therapeutischer Trumpf im Ärmel des Analytikers galt (Gabbard u. Westen 2003). Abend (2001) stellt fest, dass »kein Analytiker heutzutage behaupten würde, dass allein der Erwerb von Einsicht eine erfolgreiche Analyse ausmacht oder gar den einzigen therapeutischen Wirkfaktor in der Analyse darstellt« (S. 5). Wie Abend in seiner Unterscheidung zwischen Psychoanalyse und »therapeutischer Wirkung« impliziert, gab es eine unglückselige Trennung zwischen dem, was als analytisch rein galt, und dem, was dem Patienten hilft. In neueren Veröffentlichungen (Gabbard 2007; Gabbard u. Westen 2003) habe ich die Auffassung vertreten, dass wir diejenigen Strategien identifizieren müssen, die dem Patienten helfen, sich zu verändern, und uns weniger um das Einhalten eines bestimmten analytischen Ideals sorgen sollten. Bereits Wallerstein (1986) hat betont, dass nach Überprüfung der Ergebnisse der monumentalen 30-Jahre-Follow-up-Studie des Menninger Foundation Psychotherapy Research Project die Unterscheidung zwischen therapeutischer Veränderung und analytischer Veränderung ohnehin praktisch unmöglich sei.

Es gibt keinen alleingültigen Weg, der zu therapeutischer Veränderung führt. Theorien zu therapeutischem Handeln, die auf singulären Wirkmechanismen basieren, wie komplex sie auch sein mögen, werden sich kaum als therapeutisch nützlich erweisen, einfach aus dem Grund, weil es eine Vielzahl an Veränderungszielen gibt und eine Vielzahl an Strategien, Veränderungen zu bewirken.

Obwohl einst darüber debattiert wurde, ob nun Einsicht oder die therapeutische Beziehung der Schlüssel zur Besserung sei, hat diese Entweder-Oder-Polarisierung zwischen Deutung und therapeutischer Beziehung den Weg für einen breiten Konsens geebnet, demzufolge beide Behandlungsfaktoren zur Veränderung im Patienten beitragen (Cooper 1989; Gabbard 2000; Gabbard u. Westen 2003; Jacobs 1990; Pine 1998; Pulver 1992).

Auch vom archäologischen Ansatz in der psychoanalytischen Behandlung hat man sich im Laufe der Zeit entfernt. Anstatt sich auf das Freilegen vergrabener Überreste aus der Vergangenheit des Patienten zu konzentrieren, richten zeitgenössische Analytiker – insbesondere diejenigen, die mit Borderline-Persönlichkeitsstörungen arbeiten – den Blick mehr auf das Hier und Jetzt in der Interaktion zwischen Therapeut und Patient. Die Beteiligung des Therapeuten an Inszenierungen und projektiven Identifizierungen ermöglicht ihm, einen charakteristischen »Tanz« zu erkennen, den der Patient in verschiedenen Settings immer wieder »aufführt« und der auf seinen inneren Objektbeziehungen basiert. In der Exploration dessen, was zwischen Therapeut und Patient abläuft, entsteht somit ein Gefühl dafür, was man bereits kennt und was jeden Tag außerhalb der therapeutischen Beziehung im Leben des Patienten abläuft.

Der Versuch, therapeutisches Handeln in einer Psychotherapie zu untersuchen, ist ein komplexes Unterfangen. Wenn wir Patienten einige Zeit nach Beendigung ihrer Therapie fragen, was denn geholfen habe, so klingen die Antworten in den Ohren eines Analytikers oft enttäuschend. Eine meiner Patientinnen suchte mich einige Jahre nach dem Ende eines langjährigen analytischen Prozesses erneut auf. Auf meine Frage, was sie denn am hilfreichsten gefunden habe, erwiderte sie: »Immer wenn ich zu Ihnen in die Praxis kam, waren Sie da.« Offensichtlich erinnerte sie sich an keine einzige meiner sorgfältig formulierten Deutungen oder Einsichten, die sie im Laufe ihrer Behandlung bei mir gewonnen hatte. Mir wurde allerdings klar, dass mein *Da-Sein* der Patientin viel bedeutete, da sie einen Vater hatte, der permanent abwesend gewesen war. Das, was ihr wichtig war, und das, was mir wichtig war, kann also völlig unterschiedlich gewesen sein. Womöglich wissen Patienten manchmal nicht wirklich, was ihnen geholfen hat.

Wenn man der Frage, wie Therapie funktioniert, mithilfe von Therapeutenbefragungen nachgeht, so stellt man gleich fest, dass es sich bei Therapeuten um eine voreingenommene Gruppe handelt. Der Ausgang von Therapien ist narzisstisch besetzt, und die positiven Entwicklungen von Patienten werden womöglich in einer Richtung interpretiert, die ein positives Licht darauf wirft, wie die Behandlung konzeptualisiert und formuliert wurde. Anhänger einer bestimmten Schule werden solche Strategien hervorheben, die dieser Schule entstammen, egal, ob diese für den Patienten hilfreich waren oder nicht.

Forscher hingegen haben den Vorteil, objektiv sein zu können, wenn sie therapeutisches Handeln untersuchen. In mancherlei Hinsicht sind sie in ihrer Prozessbeobachtung jedoch auch benachteiligt. In der psychoanalytischen Psychotherapie geht es zum großen Teil um die innere Welt des Patienten und die zwischen zwei Personen unbewusst ablaufenden subtilen Interaktionen. Ein Therapeut, der in das Übertragungs-Gegenübertragungs-Geschehen eintaucht, hat ein unmittelbares Empfinden dafür, wer der Patient ist und was er im Sinne spezifischer therapeutischer Strategien braucht. Ja, es gibt Augenblicke der Begegnung (Stern et al. 1998), die für beide, Therapeut und Patient, außerordentlich wichtig sein können, ohne dass sie Teil eines bestimmten therapeutischen Plans wären. Sie ergeben sich spontan, etwa wenn beide über einen Witz lachen oder ihnen in einem bewegenden Moment Tränen in die Augen treten. Einem Psychotherapieforscher, der ein Stundenprotokoll untersucht, können solche Momente völlig entgehen.

Da sämtliche Methodologien zur Untersuchung therapeutischen Handelns mit einer Reihe von Problemen behaftet sind, müssen wir anerkennen, dass es durchaus noch eine Weile dauern kann, bis wir hier Licht ins Dunkel bringen. Greenberg (2005) vertritt die Auffassung, dass wir letztlich nicht wissen, was genau in unseren psychoanalytischen Behandlungen bei jedem einzelnen Patienten therapeutisch wirksam ist.

8.1 Empirische Forschung zur Übertragungsdeutung

Trotz der Tatsache, dass womöglich nicht ohne weiteres nachvollziehbar ist, was in unseren psychoanalytischen Behandlungen therapeutisch wirkt, möchte ich doch einen Überblick darüber zu geben versuchen, was wir über effektive Behandlungsmethoden der Borderline-Persönlichkeitsstörung wissen, wobei ich davon ausgehe, dass die Suche seitens der Forschung nach effizienten Therapien auch unser therapeutisches Handeln erhellen wird. Wie wir wissen, wurden bislang mindestens fünf verschiedene Therapieformen im Rahmen randomisierter Kontrollstudien empirisch validiert: die Mentalisierungsbasierte Therapie (Mentalization-based Therapy = MBT; Bateman u. Fonagy 1999), die Dialektisch-behaviorale Therapie (DBT; Linehan et al. 2006), die Übertragungsfokussierte Therapie (Transference-focused Psychotherapy = TFP; Clarkin et al. 2007), die Schematherapie (Schema-focused Therapy = SFT; Giesen-Bloo et al. 2006) und die Supportive Psychotherapie (ST; Clarkin et al. 2007).

Bei zwei dieser empirisch validierten Behandlungsformen handelt es sich um psychodynamische Therapieformen: die Mentalisierungsbasierte Therapie und die Übertragungsfokussierte Therapie. Eine der zentralen Kontroversen in der Diskussion dieser beiden Behandlungsmethoden ist die Rolle der Übertragungsdeutung. Während es in der Literatur keinen Eins-zu-Eins-Vergleich zwischen MBT und TFP gibt, haben einige wenige Arbeiten die relative Bedeutung psychoanalytischer Behandlungen untersucht, die sich auf Übertragungsdeutungen konzentrieren, versus jenen, die dies nicht tun.

In einer wegweisenden norwegischen Studie untersuchten Høglend und Mitarbeiter (2006) im Rahmen eines randomisierten Kontrolldesigns über einen Zeitraum von 12 Monaten die Auswirkungen einer durchschnittlichen Anzahl von Übertragungsdeutungen (1–3 pro Sitzung) in einer einmal wöchentlich stattfindenden psychodynamischen Psychotherapie. Einhundert Patienten wurden nach dem Zufallsprinzip zwei Gruppen zugeordnet: einer Gruppe, in der die Therapeuten mit Übertragungsdeutungen arbeiteten, und einer Gruppe, in der dies nicht der Fall war. Die Darstellung der Untersuchungsergebnisse wurde ergänzt durch kurze Fallvignetten aus den Therapien, sodass der Leser einen Eindruck davon gewinnen konnte, welche Interventionen als Übertragungsdeutungen angesehen wurden. Die Untersucher waren außerdem bemüht, den in der Psychotherapieforschung so häufigen »Loyalitätseffekt« zu umgehen, mit dem die eigene favorisierte Methode gegen Verfahren ins Rennen geschickt wird, die als weniger wirksam angesehen werden. Die Therapeuten wurden zusätzlich im jeweils anderen Verfahren als dem eigenen trainiert und sollten beide Arten von Therapie durchführen. Die Untersuchungsergebnisse sorgten für einige Überraschung: Es gab keine großen Unterschiede zwischen beiden Verfahren, allerdings profitierte eine Untergruppe von Patienten mit schwach entwickelten Objektbeziehungen mehr von den Therapien, in denen mit Übertragungsdeutungen gearbeitet wurde.

Lange Zeit galt in der Outcome-Forschung die Vorstellung »die Reichen werden noch reicher« (Gabbard 2006). Mit anderen Worten, Patienten mit größeren psychischen Ressourcen und befriedigenderen Beziehungen bilden eher stabile Arbeitsbündnisse und profitieren stärker von ihrer Therapie. Solche Patienten würden demzufolge, so die herkömmliche Auffassung, auch Übertragungsdeutungen besser tolerieren als Patienten, die schwerer gestört sind und deren therapeutisches Arbeitsbündnis weniger stabil ist. Untersuchungen zur Übertragungsdeutung in psychodynamischen Kurzzeittherapien lassen darüber hinaus keinen positiven Zusammenhang zwischen dieser spezifischen Interventionstechnik und dem Ergebnis erkennen (Piper et al. 1991).

In der Høglend-Studie wurde bei 61 % der Patienten mit niedrigeren Werten auf der Objektbeziehungsskala (n = 44) anhand des SKID-II (Spitzer et al. 1990) eine Persönlichkeitsstörung diagnostiziert. Im Gegensatz dazu wiesen nur 20 % der Patienten mit hohen Werten auf der Objektbeziehungsskala (n = 55) eine Persönlichkeitsstörung auf. Somit schien es eine Korrelation zwischen dem Vorliegen einer Persönlichkeitsstörung und einer mithilfe von Übertragungsdeutungen erreichten therapeutischen Verbesserung zu geben.

Gleichwohl wies das Studiendesign Mängel auf, die berücksichtigt werden müssen. Die Diagnose von Achse-I-Störungen erfolgte nicht konsequent mithilfe bestimmter Standard-Forschungsinterviews. Zum Beispiel konnten die Auswirkungen von Depression auf das Therapieergebnis nicht präzise evaluiert werden. Ebenso ist denkbar, dass manche erfahrene Therapeuten insgeheim der Auffassung waren, dass die Patienten, die ohne Übertragungsdeutungen behandelt wurden, eine weniger optimale Behandlung erhielten. Obwohl die Rater über die jeweilige Gruppenzuteilung der Patienten nicht informiert wurden, kann doch der Inhalt der Stundenprotokolle Hinweise auf die jeweilige Subgruppe geliefert haben (Gabbard 2006). Nichtsdestotrotz zeigte die Forschungsgruppe um Høglend (2008) in einer Nachfolgeuntersuchung, dass die positiven Effekte der Übertragungsdeutungen für diese Patientengruppe mit niedrigeren Objektbeziehungswerten auch 3 Jahre nach Therapieende anhielten.

8.2 Therapeutisches Handeln und Borderline-Persönlichkeitsstörung

Obwohl die Ergebnisse der norwegischen Studie heuristischen Wert besitzen, sind sie nicht charakteristisch für eine bestimmte Persönlichkeitsstörung. Wenn wir spezifisch die Borderline-Persönlichkeitsstörung im Blick haben, so ist zumindest eine randomisierte Kontrollstudie zur Übertragungsdeutung zu nennen (Clarkin et al. 2007). In einem Eins-zu-Eins-Vergleich zwischen Übertragungsfokussierter Therapie (TFP), Dialektisch-behavioraler Therapie (DBT) und Supportiver Therapie am Cornell Hospital in Westchester wurden 90 Patienten mit der Diagnose Borderline-Persönlichkeitsstörung nach dem Zufallsprinzip einer dieser drei Behandlungsgruppen zugewiesen. Über einen Zeitraum von 12 Monaten wurden zu verschiedenen Messzeitpunkten (d. h. nach jeweils 4-monatigen Behandlungsintervallen) in 6 übergeordneten Bereichen verschiedene Variablen gemessen, wobei den Ratern nicht bekannt war, mit welchem therapeutischen Verfahren die Patienten behandelt wurden. In der Ergebnisanalyse mithilfe einer individuellen Wachstumskurvenanalyse schienen alle drei Therapieverfahren in mehreren Bereichen annähernd gleiche positive Effekte vorzuweisen. In einigen Bereichen jedoch schien die TFP besser abzuschneiden als die Alternativverfahren. Im Rahmen der TFP-Behandlungen kam es bei 10 von 12 Variablen über die 6 Symptombereiche hinweg zu signifikanten Verbesserungen, gegenüber 6 Variablen bei Supportiver Therapie und 5 Variablen bei DBT. Nur in den TFP-Behandlungen kam es zu signifikanten Veränderungen in den Bereichen Impulsivität, Reizbarkeit, verbale Attacken und direkte körperliche Übergriffe. Sowohl die TFP als auch die DBT – beides Verfahren, die spezifisch auf suizidales Verhalten abzielen – schnitten im Bereich »Reduzierung der Suizidalität« besser ab als der supportive Ansatz.

In einem weiteren Untersuchungsbericht zur genannten Studie zeigten Levy et al. (2006), dass die TFP zu zusätzlichen Besserungen führte, die so weder in den DBT-Therapien noch in den supportiven Therapien zu beobachten waren. Die im TFP-Setting behandelten Patienten entwickelten sich im Laufe ihrer Therapie von einem unsicheren zu einem sicheren Bindungsmodus. Im Vergleich zu den anderen Behandlungsgruppen wiesen sie eine signifikant bessere Mentalisierungsfähigkeit (gemessen anhand der sogenannten reflective function) und narrative Kohärenz auf. Mentalisierungsschwierigkeiten (d. h. Schwierigkeiten, unabhängige mentale Zustände sich selbst und anderen zuzuschreiben, um Verhalten zu erklären und vorherzusagen) wurden als ein spezifischer Aspekt der Psychopathologie der Borderline-Störung identifiziert, zu dessen Behandlung die Mentalisierungsbasierte Therapie (MBT) entwickelt und empirisch validiert wurde. Diese randomisierte Kontrollstudie (Levy et al. 2006) der drei Therapieverfahren am Cornell Hospital in Westchester erbrachte somit überzeugende Belege, dass auch andere therapeutische Ansätze zu einer Verbesserung der Mentalisierungsfähigkeit beitragen.

Obwohl die Studienergebnisse für die Überlegenheit der TFP gegenüber den beiden anderen Verfahren sprechen, muss doch darauf hingewiesen werden, dass die Supportive Therapie fast so gut abschnitt wie die TFP, wobei hier mit nur einer Wochenstunde – im Vergleich zu zwei Sitzungen pro Woche in der TFP – gearbeitet wurde. Freilich handelte es sich um eine sehr psychoanalytisch ausgerichtete Form der supportiven Therapie, die an vielen Stellen große Überschneidungen mit der TFP aufwies, wenngleich Übertragungsdeutungen nicht erlaubt waren. Es handelte sich also nicht um ein bloßes Kontrolldesign, in dem viel gelobt wurde und die Patienten Tipps erhielten. Somit stellt sich die provokante Frage, die anhand des vorliegenden Datenmaterials nicht beantwortet werden kann: Hätten sich Symptomatik und reflexives Funktionsniveau in ähnlichem Maße verbessert, wenn die supportiven Therapien mit 2 Stunden pro Woche durchgeführt worden wären?

Giesen-Bloo und Mitarbeiter (2006) unternahmen einen direkten Vergleich zwischen der TFP und der Schematherapie. In ihrer randomisierten Kontrollstudie, die über einen Untersuchungszeitraum von 3 Jahren durchgeführt wurde, schien die Schematherapie bessere Ergebnisse zu erzielen als die TFP. Yeomans (2007), der die Studie als Berater begleitete, stellte jedoch klar, dass es sich hier nicht um valide Untersuchungsergebnisse handelte, da die TFP-Therapeuten in der Studie in diesem Verfahren nicht gut ausgebildet waren. Seiner Auffassung nach handelte es sich um eine eher unspezifische Form psychodynamischer Psychotherapie und nicht um den eigentlich übertragungsfokussierten Ansatz, wie er von Kernberg, Clarkin und den anderen Mitgliedern des Forschungsteams entwickelt worden war.

8.3 Mentalisierungsbasierte versus Übertragungsfokussierte Therapie

Wie bereits erwähnt, haben sich in randomisierten Kontrollstudien zwei unterschiedliche psychodynamische Psychotherapieverfahren in der Behandlung von Borderline-Störungen als wirksam erwiesen. Die Übertragungsfokussierte Therapie (TFP), ein Verfahren, das nicht speziell zur Verbesserung der Mentalisierungsfähigkeit konzipiert wurde, wies darüber hinaus in diesem Bereich bessere Werte auf als die Vergleichstherapien.

Hinsichtlich der Unterschiede zwischen der Mentalisierungsbasierten Therapie (MBT) und der TFP tut man sich schwer, das therapeutische Vorgehen an der Übertragungsdeutung festzumachen. Beide Verfahren gehen Übertragungsdeutungen sehr unterschiedlich an.

In der MBT wird ganz explizit nicht das Ziel verfolgt, mithilfe von Übertragungsdeutungen die Einsichtsgewinnung des Patienten zu fördern. Begründet wird dieses Vorgehen damit, dass Übertragungsdeutungen, insbesondere von Ärger, zu einer Destabilisierung von Borderline-Patienten führen (Gunderson et al. 2007). Vielmehr konzentriert man sich in der MBT auf aktuelle mentale Zustände und das gegenwärtige psychische Funktionieren des Patienten. Mithilfe dieser Strategie soll der Patient introspektiver werden und ein stärkeres Gefühl der Selbstwirksamkeit entwickeln. Mit anderen Worten: Über die Interaktion mit dem Therapeuten, der neugierig ist, was im Patienten und im Therapeuten abläuft und welche unterschiedlichen Sichtweisen beide zu gemeinsamen Erfahrungen haben, beginnt der Patient ein Gefühl dafür zu entwickeln, dass auch er so etwas wie ein inneres Erleben und Subjektivität besitzt. Ein MBT-Therapeut würde nicht dahingehend deuten, dass ein bestimmtes Gefühl, das der Patient hat, seinen Ursprung in Kindheitserfahrungen mit einem Elternteil hat.

Im Gegensatz dazu sieht die TFP unintegrierten Ärger als Kernproblem an. Therapeuten, die in diesem Verfahren ausgebildet sind, thematisieren abgespaltenen Ärger und die damit verbundenen Selbst- und Objektrepräsentanzen. Über die Deutung von Übertragungsentwicklungen versuchen sie, Ärger und die damit verbundenen Selbst- und Objektrepräsentanzen in Ganzobjektbeziehungen zu integrieren (Gunderson et al. 2007). Wie lässt sich nun angesichts dieser Unterschiede verstehen, dass sowohl die MBT als auch die TFP die Mentalisierung fördern und zu einer Verbesserung der Symptomatik bei Borderline-Persönlichkeitsstörungen führen?

Mehrere Antworten sind denkbar:

- Alle Therapieansätze verfügen über einen systematischen konzeptuellen Rahmen, der das innere Chaos des Borderline-Patienten organisiert. Patienten mit einer Borderline-Persönlichkeitsstörung bewegen sich typischerweise in einem Gesundheitssystem, das seinerseits chaotisch ist. Aufgrund der für sie typischen Spaltungsmechanismen erhalten sie höchst widersprüchliche Ratschläge seitens unterschiedlicher Behandler und Behandlungsangebote. Sie haben das Gefühl, dass von allen Seiten an ihnen gezerrt wird oder aber sie aus dem Gesundheitssystem ganz herausfallen, weil man sie für »manipulativ« und »spalterisch« hält. Jede therapeutische Strategie, die auf übergeordneten theoretischen Prämissen basiert, lässt in ihnen somit das Gefühl entstehen, dass es einen kohärenten Behandlungsplan gibt, der Hoffnung verspricht.
- Unterschiedliche Borderline-Patienten sprechen auf unterschiedliche Elemente therapeutischen Handelns an. Bei der Borderline-Persönlichkeitsstörung kommen sehr heterogene ätiologische Faktoren zum Tragen, wie Missbrauch und Vernachlässigung in der Kindheit, hochgradig verwirrende und problematische Familieninteraktionen ohne manifesten Missbrauch, genetisch bedingte Vulnerabilität, neuropsychologische Schwierigkeiten sowie häufig vorliegende Achse-I-Störungen (Gabbard 2005). Obwohl es uns an ausreichendem Datenmaterial fehlt zu bestimmen, welche Borderline-Patienten auf welche Aspekte therapeutischen Handelns ansprechen, vertreten Blatt und Ford (1994) die Auffassung, dass diese Art der Forschung sehr wohl möglich sei. Sie haben zwei große Subgruppen an Charakterpathologie beschrieben, die unterschiedliche therapeutische Strategien erforderlich machen. Beim *anaklitischen* Subtypus gehe es hauptsächlich um Beziehungen und die Sehnsucht nach Ver-

sorgung, Schutz und Liebe. Patienten mit dieser Charakterpathologie scheinen eher auf den beziehungsorientierten Aspekt von Psychotherapie anzusprechen als auf die Möglichkeit der Einsicht mithilfe von Deutungen. Der *introjektive* Subtypus hingegen sei in erster Linie mit der eigenen Selbstentwicklung beschäftigt und kämpfe mit Gefühlen der Wertlosigkeit, des Versagens und der Minderwertigkeit. Es handle sich um hochgradig selbstkritische, perfektionistische und rivalisierende Menschen, die mit einem vorwiegend auf Deutung ausgerichteten Ansatz besser zurechtkämen.

- Therapeutisches Handeln kann zum großen Teil an sekundären Strategien festgemacht werden, die vom Therapeuten jedoch nicht explizit betont werden. Gabbard und Westen (2003) haben eine Reihe solcher Strategien herausgearbeitet, die weniger im Fokus der Aufmerksamkeit stehen als die Übertragungsdeutung und die therapeutische Beziehung. Verschiedene Formen der Konfrontation gehen implizit oder explizit mit einer Aufforderung nach Veränderung einher. Beispielsweise konfrontieren Therapeuten dysfunktionale Überzeugungen häufig auf gleiche Art und Weise wie problematisches Verhalten bei Borderline-Patienten. Während die kognitive Therapie Konfrontationen betont, ist dies in der psychodynamischen Therapie nicht der Fall, aber nur wenige Therapeuten würden abstreiten, dass sie auch in der psychoanalytischen Borderline-Therapie eine Rolle spielen. Therapeuten greifen auch auf direktive Interventionen zurück, um bewusste Problemlöse- und Entscheidungsprozesse beim Patienten anzustoßen. Dieses Bemühen, bei der Lösung von Problemen zu helfen, kann wiederum dazu beitragen, dass Patienten angemessenere Lebensentscheidungen treffen oder heftige Affektzustände mithilfe expliziter Logik besser bewältigen. Exposition, einer der zentralen Veränderungsmechanismen in Verhaltenstherapien, kommt nahezu in jeder psychodynamischen Psychotherapie der Borderline-Persönlichkeitsstörung zur Anwendung, auch wenn nur wenig psychodynamisch orientierte Psychotherapeuten darüber schreiben. Kurz gesagt: Exposition bedeutet, den Patienten mit einer Situation zu konfrontieren, die Angst auslöst, und diese Konfrontation so lange aufrechtzuerhalten, bis der Patient keine Angst mehr empfindet, weil er sich an die Situation gewöhnt hat. Der sich im Laufe der Zeit einstellende Rückgang von Übertragungsängsten ist zum Teil solchen Expositionen geschuldet, wenn der Patient erkennt, dass seine ursprünglichen Ängste, vom Therapeuten kritisiert oder angegriffen zu werden, unrealistisch sind. Gleichzeitig ermutigt der Therapeut den Patienten, gefürchtete Situationen außerhalb der Therapie zu konfrontieren. Wohlüberlegte Selbstenthüllungen sind eine weitere Form des therapeutischen Handelns. Der Therapeut kann sich entscheiden, dem Patienten ein bestimmtes Gegenübertragungsempfinden mitzuteilen, um dessen Mentalisierung zu fördern. Der sorgfältige Einsatz von Selbstenthüllungen kann dem Patienten helfen zu erkennen, dass es sich bei der Art und Weise, wie er den Therapeuten wahrnimmt, lediglich um eine Möglichkeit und weniger um die absolute Wahrheit handelt. Bestätigung schließlich kann für Patienten, die ein schweres Trauma erlebt haben, von zentraler Bedeutung sein (Killingmo 1989). Ein Therapeut, der die Erfahrung des Patienten affirmativ validiert, kann sich gerade für solche Patienten als besonders hilfreich erweisen, deren Eltern es an dieser Form der Validierung haben fehlen lassen.

- Positive Veränderungen im Patienten lassen sich womöglich auf das Wesen des therapeutischen Arbeitsbündnisses zurückführen. Laut Norcross (2000) weisen Untersuchungsergebnisse der Psychotherapieforschung darauf hin, dass die therapeutische Beziehung den größten Anteil der Ergebnisvarianz von Therapien erklärt, während die Behandlungstechnik generell in verschiedene Behandlungsformen nur 12 bis 15 % der Varianz erklärt. Das therapeutische Arbeitsbündnis, das häufig als der Grad definiert wird, inwieweit der Patient den Therapeuten als hilfreich erlebt und in der Lage ist, mit diesem zusammen auf gemeinsame therapeutische Ziele hinzuarbeiten (Gabbard 2004), gilt als der aussagekräftigste Prädiktor in der psychotherapeutischen Ergebnisforschung (Horvath u. Symonds 1991; Martin et al. 2000).

8.4 Bedeutung des therapeutischen Arbeitsbündnisses

Überlegungen zum therapeutischen Arbeitsbündnis bieten einen geeigneten Kontext, auch über die Rolle der Übertragungsdeutung nachzudenken. Es ist durchaus möglich, dass die Frage nach der Häufigkeit oder dem zentralen Stellenwert von Übertragungsdeutungen überbetont wird. Von sehr viel größerer Bedeutung ist womöglich die Frage des Timings. Gabbard et al. (1994) untersuchten den mithilfe von Tonbandmitschnitten protokollierten Behandlungsverlauf von drei psychodynamischen Borderline-Langzeittherapien. Eine Forschergruppe hatte die Aufgabe, darauf zu achten, wie sich die Interventionen des Therapeuten auf das therapeutische Arbeitsbündnis auswirkten. Eine zweite Gruppe sollte jene Interventionen identifizieren, die eingesetzt wurden, um das therapeutische Arbeitsbündnis zu beeinflussen. Wie sich herausstellte, hatten Übertragungsdeutungen größere Auswirkungen – im positiven als auch im negativen Sinne – auf das Arbeitsbündnis als andere Interventionen. Die Untersucher zogen daraus die Schlussfolgerung, dass es sich bei Übertragungsdeutungen in der Behandlung von Patienten mit einer Borderline-Persönlichkeitsstörung um eine Interventionstechnik handelt, die mit großen Risiken, aber auch hoher Effektivität verbunden sein kann.

Als die Forscher die Interventionen näher untersuchten, die im Vorfeld einer Übertragungsdeutung gemacht wurden, stellten sie fest, dass die wirksamsten Übertragungsdeutungen – nämlich diejenigen, die sich positiv auf das Arbeitsbündnis auswirkten – alle etwas gemeinsam hatten. Der Weg zur Übertragungsdeutung wurde geebnet von einer Reihe von empathischen, validierenden und sogar unterstützenden Interventionen, die – im Sinne Winnicotts – eine haltende

Umgebung schafften. Der Patient fühlte sich verstanden und bestätigt. Ein Chirurg braucht eine Narkose, um zu operieren. Ein Psychotherapeut, der einen Borderline-Patienten behandelt, braucht ein solides therapeutisches Arbeitsbündnis, um die Übertragung zu deuten. Zwischen Arbeitsbündnis und Übertragungsdeutung kann es somit zu Synergieeffekten kommen. In diesem Sinne könnte die Studie von Høglend et al. (2006) auch als Beleg dafür gesehen werden, dass das Deuten der therapeutischen Beziehung das therapeutische Arbeitsbündnis stärkt. Patienten mit schwach entwickelten Objektbeziehungen können den Therapeuten als hilfreiches und vertrauenswürdiges Gegenüber sehen, wenn Verzerrungen in der therapeutischen Beziehung geklärt und verstanden werden (Gabbard 2006).

Gleichwohl kann das Arbeitsbündnis auch unabhängig von Übertragungsdeutungen »funktionieren«, und therapeutisches Handeln ist nicht zwangsläufig von ihrer Verknüpfung abhängig. Die Beziehung zwischen Therapeut und Patient kann über Erfahrungswerte gefestigt werden, ohne dass auf Deutungen oder Klärungen innerhalb der Übertragung zurückgegriffen wird. Die Rolle des Therapeuten als *Zeuge* der inneren Welt des Patienten kann für sich genommen schon therapeutisch sein (Poland 2000). Dass seinen Erzählungen auf nichtwertende Art und Weise zugehört wird, vermittelt dem Patienten, dass es jemanden gibt, der »präsent« und in der Lage ist, unerträglich anmutende Affektzustände auszuhalten. Wallerstein (1986) hat in seiner 30-jährigen Follow-up-Studie die im Rahmen des Menninger-Forschungsprojekts behandelten Patienten noch einmal untersucht. Obwohl zum damaligen Zeitpunkt keine strenge diagnostische Zuordnung erfolgt war, würden die meisten der ehemaligen Patienten heute die Diagnose Borderline-Persönlichkeitsstörung erhalten. Wallerstein stellte fest, dass die supportiven Behandlungen bei Patienten mit schwach entwickelten Objektbeziehungen ebenso wirksam und nachhaltig waren wie die sogenannten expressiven Therapien.

Zu den Mechanismen therapeutischen Handelns, die Wallerstein bei den erfolgreich supportiv behandelten Patienten identifizierte, zählten auch »Außenübertragungen«. Mit anderen Worten: Manche Patienten hatten einen unterstützenden Liebespartner gefunden, der ihre Affektzustände aushielt und sie auf eine nicht wertende Art liebte, sodass sich die Beziehung selbst als heilsam erwies, unabhängig von ihrer Übertragung auf den Therapeuten. Er stellte auch fest, dass bei manchen Patienten eine »Übertragungsheilung« stattgefunden hatte – das heißt, die Patienten waren um Besserung bemüht, um die Zustimmung und bedingungslose Wertschätzung des Therapeuten zu erlangen. Wieder andere entwickelten sich zu einer Art »lebenslänglicher« Patienten, die ihre Therapeuten in Intervallen von mehreren Monaten bis Jahren immer wieder aufsuchten. So lange kein definitives Ende der Therapie anstand, funktionierten diese Patienten gut. Sobald jedoch ein mögliches Ende der Behandlung ins Auge gefasst wurde, kam es zu einem Wiederaufflammen der Symptomatik.

8.5 Neurobiologische Faktoren

Wenn wir uns die jüngsten Forschungsbefunde zu den neurobiologischen Korrelaten der Borderline-Persönlichkeitsstörung betrachten, entdecken wir einige Hinweise dafür, welche Formen therapeutischen Handelns hilfreich sind. Die Untersuchung neurobiologischer Korrelate ist kein reduktionistisches Unterfangen. Vielmehr handelt es sich um den Versuch, psychodynamisch ausgerichtete therapeutische Interventionen auszudehnen oder zu verstehen, indem wir untersuchen, wie sie sich auf unser Gehirn auswirken. Beispielsweise hat sich gezeigt, dass Borderline-Patienten mit Kindheitstraumata in der Vorgeschichte eine hyperreaktive Amygdala-Aktivierung aufweisen (Herpertz et al. 2001). Die Amygdala ist Teil des limbischen Systems und dient dazu, die Vigilanz zu erhöhen und eine potentiell neuartige oder gefährliche Situation einzuschätzen. Diese Hyperreaktivität bezieht sich auch auf Gesichter. In zwei verschiedenen Studien (Donegan et al. 2003; Wagner u. Linehan 1999) konnte gezeigt werden, dass Patienten mit einer Borderline-Persönlichkeitsstörung bei Darbietung von Bildern mit unterschiedlichen Gesichtsausdrücken im Vergleich zur Kontrollgruppe eine signifikant höhere linksseitige Amygdala-Aktivität aufwiesen. Von noch größerer Bedeutung war jedoch die Tendenz bei Borderline-Patienten, neutralen Gesichtern negative Attribute zuzuschreiben. Standardisierte Bilder neutraler Gesichter wurden von den Borderline-Patienten als bedrohlich, nicht vertrauenswürdig und potentiell schädlich wahrgenommen, nicht jedoch von den Probanden der Kontrollgruppe. Eine hyperreaktive Amygdala kann somit Teil der Prädisposition sein, auf einen relativ wohlwollenden emotionalen Ausdruck hypervigilant und überreaktiv zu antworten. Dieses fehlerhafte »Lesen« neutraler Gesichtsausdrücke steht wahrscheinlich in Zusammenhang mit den Fehlinterpretationen, wie wir sie aus der Psychotherapie von Patienten mit einer Borderline-Persönlichkeitsstörung kennen. Diese Patienten neigen zu Übertragungen »schlechter Objekte«, auch wenn sich der Therapeut professionell und empathisch verhält.

Ein weiterer Faktor, der die Entwicklung einer negativen Übertragung bei Patienten mit einer Borderline-Persönlichkeitsstörung befördert, ist eine hyperreagible Hypothalamus-Hypophysen-Nebennierenrinden-Achse. Rinne und Mitarbeiter (2002) untersuchten 39 Borderline-Patientinnen und 11 gesunde Kontrollpersonen mit einem kombinierten Dexamethason-CRH-Test (CRH = Kortikotropin-releasing-Hormon). 24 Frauen aus der Patientinnen-Gruppe berichteten über anhaltenden Missbrauch in der Kindheit; bei 15 Frauen gab es keine Missbrauchserfahrung in der Vorgeschichte. In der Auswertung der Testergebnisse fanden die Autoren signifikant erhöhte Adrenokortikotropin-Hormon-Antworten auf den Dexamethason-CRH-Test in der Gruppe der chronisch missbrauchten Patientinnen im Vergleich zur Gruppe ohne Missbrauchserfahrung. Sie schlossen daraus, dass eine anhaltende Missbrauchserfahrung in der Kindheit mit einer Hyperresponsibilität der Adrenokortikotropin-Hormon-Freisetzung verbunden ist.

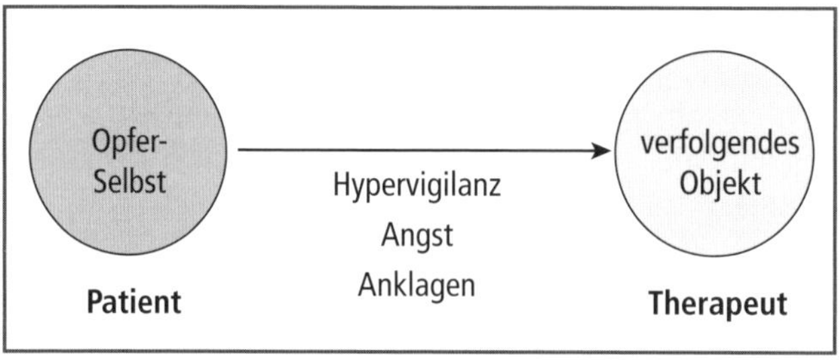

Abb. 8-1 Ein Affektzustand hypervigilanter Angst verknüpft die Wahrnehmung anderer Personen als verfolgend mit einer Wahrnehmung des eigenen Selbst als ausgeliefertes Opfer

Neben der Fehlinterpretation von Gesichtern, die wiederum mit einer hyperreaktiven Amygdala in Zusammenhang steht, können wir den Schluss ziehen, dass diese Hypervigilanz, die an eine überaktive HPA-Achse geknüpft ist, zu einer bestimmten Form der Objektbezogenheit beiträgt (siehe Abb. 8-1).

Ein Affektzustand hypervigilanter Angst verknüpft die Wahrnehmung anderer Personen als verfolgend mit einer Wahrnehmung des eigenen Selbst als ausgeliefertem Opfer. Als eine der therapeutischen Implikationen ergibt sich hieraus die Notwendigkeit, diese quasiwahnhafte Überzeugung des Patienten, der Therapeut wolle ihm Böses, taktvoll zu explorieren. Hierzu möchte ich folgende Fallvignette vorstellen.

Frau A., eine 27-jährige Borderline-Patientin, beendet eine Sitzung, nachdem uns ein gutes Stück Arbeit gelungen ist, ihre Affektstürme besser zu verstehen. Als sie ihren Mantel vom Haken hinter meiner Tür nimmt, bleibt sie mit ihrem linken Arm im Ärmel des Mantels stecken. Als ich ihr helfen möchte, schreit sie mich wutentbrannt an: »Das kann ich selber!« Ich weiche zurück und sage, das sei völlig in Ordnung. Ohne einen weiteren Kommentar verlässt die Patientin die Praxis.

In der darauffolgenden Sitzung eine Woche später wird dieser Vorfall von Frau A. mit keinem Wort erwähnt. Als ich meinerseits darauf zu sprechen komme, meint sie, dass das auf sie nicht mehr zuträfe, da sie sich aktuell nicht so fühle. Somit gebe es auch keinen Grund, weiter darüber zu sprechen. »Und überhaupt, das bin ich nicht. So bin ich nicht.« Ich erläutere ihr, dass es sehr wohl einen Teil in ihr gebe, der sich so verhalten habe. Widerwillig denkt Frau A. über die vergangene Stunde nach. Ihre Wahrnehmung, so die Patientin, sei gewesen, dass ich sie wie ein kleines Kind behandelt habe, das seinen Mantel nicht allein anziehen könne. »Könnte man die Szene zwischen uns theoretisch auch anders sehen?« Sie sei sich sicher gewesen, so Frau A., dass ich sie so gesehen habe. Ich bestehe darauf, auch andere mögliche Sichtweisen mit ihr zu explorieren. Schließlich pflichtet sie mir bei, nun, da sie sich nicht mehr in einer affektiven Stresssituation befinde, dass die Intention des Therapeuten auch anders interpretiert werden könne. Sie habe es gehasst, wie ihre Mutter sie infantilisiert habe, und sie wolle nicht, dass sich das mit mir wiederhole. Nachdem wir die Szene eine ganze Weile explorieren, biete ich der Patientin folgende Deutung an: »Sobald Sie anerkennen, dass der Teil, der darauf besteht ›Das bin ich nicht!‹, doch auch hier zwischen uns anwesend ist, müssten Sie befürchten, ich nehme nur diesen Teil von Ihnen wahr. Sie hätten Sorge, dass all die positiven und liebevollen Anteile in Ihnen von dieser Wut zerstört würden und Sie mich damit vertreiben würden.« Nachdem sie eine Weile schweigt, antwortet Frau A., sie müsse darüber nachdenken.

In dieser Vignette ging es darum, die emotionale Sicherheit der Patientin zu hinterfragen, dass sie mich nur auf eine einzige Art und Weise wahrnahm, nämlich als infantilisierende Mutter. Ich unterstützte sie in der Exploration alternativer Möglichkeiten, um ihr Mentalisieren darüber anzuregen, was ihren eigenen subjektiven Zustand sowie den anderer Personen anging. Nach dieser Vorbereitung bot ich ihr eine Deutung zum Verständnis ihrer Ängste in der Übertragung an: Sobald es darum ging, ihren »schlechten« Teil mit den positiveren und liebevolleren Anteilen ihres Selbst zu verbinden, müsse sie fürchten, dass ihr Hass all die Liebe zerstören und mich vertreiben würde. Ein wesentlicher Teil der therapeutischen Arbeit bestand also in dem Versuch, der Patientin zu vermitteln, was passiert war, und ihr hierzu alternative Sichtweisen aufzuzeigen.

Sowohl die TFP als auch die MBT unterstützen das Nachdenken des Patienten über Wahrnehmungen und Schlussfolgerungen, die der Therapeut aus dem Interaktionsgeschehen zieht. Ochsner et al. (2002) haben gezeigt, dass das aktive Überdenken und Neubewerten von Gefühlen den präfrontalen Bereich des Gehirns aktiviert, welcher wiederum amygdalabasierte negative Empfindungen, wie z. B. Angst, moduliert. Somit bestünde eine Möglichkeit im Sinne therapeutischen Handelns darin, dass Reflexion und Nachdenken über Affektzustände und ihre Bedeutung die präfrontale Kontrolle der Amygdala-Hyperreaktivität erhöhen.

Eine Studie zu diesem Thema, in der die Forscher allerdings keine Patienten mit einer Borderline-Persönlichkeitsstörung, sondern mit einem Tourette-Syndrom untersuchten, hat gezeigt, dass der bewusste Versuch zu denken das präfrontale Volumen erhöhen kann (Peterson et al. 1998). Manche der untersuchten Patienten waren in der Lage, die andrängenden motorischen Tics zu unterdrücken, während anderen diese bewusste Unterdrückung nicht gelang. Wie in Magnetresonanztomographien dargestellt werden konnte, wiesen die Patienten, die sich mehr anstrengten, ihre Tics zu unterdrücken, ein erhöhtes Volumen des frontalen Kortex auf im Vergleich zu den Patienten, denen die bewusste Unterdrückung der Tics nicht gelang. Ob eine ähnliche Veränderung des präfrontalen Volumens auch in der Behandlung von Borderline-Persönlichkeitsstörungen auftritt, muss noch untersucht werden.

Andere Untersuchungsergebnisse weisen darauf hin, dass womöglich ein frontolimbisches Netzwerk für die emotionale Dysregulierung bei Borderline-Persönlichkeitsstörungen von zentraler Bedeutung ist (Schmahl u. Bremner 2006). Dieses Netzwerk besteht aus dem anterioren cingulären Kortex (ACC), dem orbitofrontalen Kortex (OFC), dem dorsolateralen präfrontalen Kortex, dem Hippocampus und der Amygdala. Der ACC kann als das Areal im Gehirn angesehen werden, das für die Vermittlung emotionaler Kontrolle zuständig ist. Entsprechende Studienergebnisse weisen darauf hin, dass der ACC als Antwort auf Stressreize bei der Borderline-Persönlichkeitsstörung deaktiviert wird. Die Dysfunktion des ACC ist wahrscheinlich eine Schlüsselkomponente in der emotionalen Dysregulierung, wie sie im Rahmen der Borderline-Persönlichkeitsstörung auftritt.

Ein kongeniales Studiendesign zur Untersuchung der im Rahmen frontolimbischer Dysfunktion beteiligten Mechanismen stammt von Silbersweig und Mitarbeitern (2007). Sie forderten die Borderline-Patienten auf, bei Darbietung von Wörtern in Standardschrift einen Knopf zu drücken, nicht jedoch bei kursiv gedruckten Wörtern. Wie erwartet, waren die Borderline-Patienten impulsiver als die untersuchten Kontrollpersonen, insbesondere wenn die kursiv gedruckten Wörter negativ konnotiert waren. Im Gegensatz zur Kontrollgruppe zeigten die Borderline-Patienten eine erhöhte Amygdala-Reaktion und eine verminderte Aktivität des subgenualen cingulären und medialen OFC. Die Reaktion auf die Darbietung negativer Begriffe ging in der Borderline-Gruppe ebenfalls mit einer erhöhten Aktivität des dorsalen ACC einher. Diese Untersuchungsergebnisse zeigen, dass – obwohl die Patienten nicht in der Lage sind, ihre Impulse zu kontrollieren – sie sich doch der Notwendigkeit bewusst sind, alternative Ressourcen zu ihrer Überwachung zu entwickeln.

Die Befunde aus Neuroimaging-Studien verweisen somit auf den präfrontalen Kortex und den ACC als Zielbereiche therapeutischer Intervention, um die emotionale Dysregulation bei Patienten mit einer Borderline-Persönlichkeitsstörung zu reduzieren.

Ein weiterer Beitrag für das Verständnis neurobiologischer Korrelate therapeutischen Handelns betrifft die zeitlichen Programme für Veränderung in der Neurobiologie des Lernens. Wiltgen et al. (2004) haben besonders darauf hingewiesen, dass Einsicht und wiederholtes Erleben zwei unterschiedliche Effekte auf die Veränderung dessen haben, was in der Vergangenheit gelernt wurde. Einsicht, die auf hippocampalem Lernen basiert, ermöglicht die rasche Entwicklung neuer Sichtweisen bezüglich neuartiger Informationen sowie die Anpassung an neuartige Situationen. Andere neuronale Verknüpfungen basieren hingegen auf implizitem, nichthippocampalem Lernen. Sie waren nie bewusst, noch gehen sie mit der Möglichkeit einher, durch eine Fokusverschiebung der Aufmerksamkeit rasch abrufbar zu sein. Diese Formen neuronaler Verbindungen, die durch wiederholte und intensive Erfahrungen in der frühen Kindheit gebildet wurden, bleiben stabil trotz Deutung und Einsicht. Somit lassen sich explizite und deklarative Gedächtnissysteme mithilfe von Einsicht verändern, während implizite und prozedurale Gedächtnisinhalte nur über multiple Expositionen über einen langen Zeitraum modifizierbar sind (Folensbee 2007).

Strukturelle Veränderung gilt oft als eine Stärkung des Ichs oder Modifizierung des Über-Ichs. Unsere wachsenden Erkenntnisse hinsichtlich neuronaler

Netzwerke zeigen jedoch, dass Veränderung auch im Sinne dessen verstanden werden kann, was im Gehirn passiert. Über wiederholte Erfahrungen werden bestimmte Repräsentanzen des Selbst und des Objekts, die über einen Affektzustand miteinander verbunden sind, in neuronale Netzwerke eingebettet. Repräsentanzen, die regelmäßig auftauchen – wie z. B. ein Vater, der seinen Sohn wiederholt schlägt, wenn er wütend ist –, werden automatisch aktiviert, wenn eine Bedrohung auftaucht. Ein Psychotherapeut bietet über die Zeit hinweg ein neues Beziehungsmodell zur Internalisierung an. Das neuronale Netzwerk, das mit den alten Selbst-Objekt-Repräsentanzen verknüpft ist, kann sich somit abschwächen, während neue assoziative Verknüpfungen gebildet und verstärkt werden, indem sich der Patient wiederholt einem Therapeuten »aussetzt«, der sich ihm gegenüber wohlwollend und fürsorglich anstatt misshandelnd verhält. Die Fähigkeit zur bewussten Selbstreflexion ermöglicht dem Patienten, unbewusste Dynamiken zu überwinden, nachdem sie erkannt wurden, und einige der relevanten Verknüpfungen neu zu justieren. Alte neuronale Netzwerke werden nicht zum Verschwinden gebracht, werden aber durch neue neuronale Netzwerke, die die neue Objektbeziehung der Therapie beinhalten, abgeschwächt.

Klinische Schlüsselkonzepte

- Es gibt keinen alleingültigen Weg, der zu therapeutischer Veränderung führt.
- Verschiedene psychotherapeutische Modelle scheinen in der Behandlung von Borderline-Persönlichkeitsstörungen wirksam zu sein.
- Einige Veränderungsprinzipien und Behandlungstechniken, die auf Veränderung abzielen, sind wahrscheinlich für alle Patienten von Nutzen, während andere nur für bestimmte Patienten sinnvoll sind.
- Patienten mit beeinträchtigten Objektbeziehungen sprechen gut auf deutende Techniken an, sodass die Annahme, supportive Verfahren müssten bei allen Patienten mit einer Borderline-Pathologie zur Anwendung kommen, nicht haltbar ist.
- Sowohl die Übertragungsfokussierte Psychotherapie als auch die Mentalisierungsbasierte Therapie verbessern die Mentalisierungsfähigkeit des Patienten.
- Ein stabiles Arbeitsbündnis ist in allen Psychotherapien von zentraler Bedeutung.
- Die Übertragungsdeutung ist eine riskante, aber auch lohnende Strategie in der psychodynamischen Psychotherapie der Borderline-Persönlichkeitsstörung.
- Strukturelle Veränderung geht mit einer Schwächung alter Netzwerke einher, während in der Therapie und anderen positiven Beziehungen neue stärkende Netzwerke gebildet werden.
- Neurobiologische Untersuchungen sprechen dafür, dass Einsicht hilfreich für Phänomene ist, die mit hippocampalem Lernen einhergehen, während die Wiederholung neuer Erfahrung über einen bestimmten Zeitraum eher solche Probleme verändert, die aus nichthippocampalem Lernen stammen, wie z. B. frühe Traumata.

Empfohlene Literatur

Bateman A, Fonagy P. Mentalization-Based Treatment for Borderline Personality Disorder: A Practical Guide. Oxford, UK, Oxford University Press, 2006.

Clarkin JF, Yeomans FE, Kernberg OF. Psychotherapy for Borderline Personality Disorder. New York, Wiley, 1999.

Gabbard GO. Gabbard's Treatments of Psychiatric Disorders, 4th Edition. Washington, DC, American Psychiatric Publishing, 2007.

Gunderson JG, Links PS. Borderline Personality Disorder: A Clinical Guide, 2nd Edition. Washington, DC, American Psychiatric Publishing, 2008.

Horwitz L, Gabbard GO, Allen J, et al. Borderline Personality Disorder: Tailoring the Psychotherapy to the Patient. Washington, DC, American Psychiatric Press, 1996.

Literatur

Abend SM. Expanding psychological possibilities. Psychoanal Q 70: 3–14, 2001.

Bateman A, Fonagy P. Effectiveness of partial hospitalization in the treatment of borderline personality disorder: a randomized controlled trial. Am J Psychiatry 156: 1563–1569, 1999.

Blatt SJ, Ford TQ. Therapeutic Change: An Object Relations Perspective. New York, Springer, 1994.

Clarkin JR, Levy KN, Lenzenweger MF, et al. Evaluating three treatments for borderline personality disorder: a multiwave study. Am J Psychiatry 164: 922–928, 2007.

Cooper AM. Concepts of therapeutic effectiveness in psychoanalysis: a historical review. Psychoanal Inq 9: 4–25, 1989.

Donegan NH, Sanislow CA, Blumberg HP, et al. Amygdala hyperreactivity in borderline personality disorder: implications for emotional dysregulation. Biol Psychiatry 54: 1284–1293, 2003.

Folensbee RW. The Neuroscience of Psychological Therapies. Cambridge, UK, Cambridge University Press, 2007.

Gabbard GO: Long-Term Psychodynamic Psychotherapy: A Basic Text. Washington, DC, American Psychiatric Publishing, 2004.

Gabbard GO. Psychodynamic Psychiatry in Clinical Practice, 4th Edition. Washington, DC, American Psychiatric Press, 2005.

Gabbard GO. When is transference work useful in dynamic psychotherapy? Am J Psychiatry 163: 1667–1669, 2006.

Gabbard GO. Do all roads lead to Rome? New findings on borderline personality disorder. Am J Psychiatry 164: 853–855, 2007.

Gabbard GO, Westen D. Rethinking therapeutic action. Int J Psychoanal 84: 823–841, 2003.

Gabbard GO, Horwitz L, Allen JG, et al. Transference interpretation in the psychotherapy of borderline patients: a high-risk, high-gain phenomenon. Harv Rev Psychiatry 2: 59–69, 1994.

Giesen-Bloo J, van Dyck R, Spinhoven P, et al. Outpatient psychotherapy for borderline personality disorder: randomized trial of schema-focused therapy vs. transference-focused therapy. Arch Gen Psychiatry 63: 649–658, 2006.

Greenberg J. Theories of therapeutic action and their technical consequences. In: The American Psychiatric Publishing Textbook of Psychoanalysis. Edited by Person ES, Cooper AM, Gabbard GO. Washington, DC, American Psychiatric Publishing, 2005, 217–228.

Gunderson JG, Bateman A, Kernberg O. Alternative perspectives in psychodynamic psychotherapy of borderline personality disorder: the case of »Ellen«. Am J Psychiatry 164: 1333–1339, 2007.

Herpertz SC, Dietrich TM, Wenning B, et al. Evidence of abnormal amygdala functioning in borderline personality disorder: a functional MRI study. Biol Psychiatry 50: 292–298, 2001.

Høglend P, Amlo S, Marble A, et al. Analysis of the patient-therapist relationship in dynamic psychotherapy: an experimental study of transference interpretations. Am J Psychiatry 163: 1739–1746, 2006.

Høglend P, Bøgwald KP, Amlo S, et al. Transference interpretations in dynamic psychotherapy: do they really yield sustained effects? Am J Psychiatry 165: 763–771, 2008.

Horvath AD, Symonds BD. Relation between working alliance and outcome in psychotherapy: a meta-analysis. J Couns Psychol 38: 139–149, 1991.

Jacobs TJ. The corrective emotional experience – its place in current technique. Psychoanal Inq 10: 433–454, 1990.

Killingmo B. Conflict and deficits: implications for technique. Int J Psychoanal 70: 65–79, 1989.

Levy KN, Meehan KB, Clarkin JF, et al. Change in attachment patterns and reflective function in a randomized controlled trial of transference-focused psychotherapy for borderline personality disorder. J Consult Clin Psychol 74: 1027–1074, 2006.

Linehan MM, Comtois KA, Murray AM, et al. Two-year randomized controlled trial and follow-up of dialectical behavior therapy vs therapy by experts for suicidal behaviors and borderline personality disorder. Arch Gen Psychiatry 63: 757–766, 2006.

Martin DJ, Garske JP, Davis MK. Relation of the therapeutic alliance with outcome and other variables: a meta-analytic review. J Consult Clin Psychol 68: 438–450, 2000.

Norcross JC. Toward the delineation of empirically based principles in psychotherapy: commentary on Beutler. Prevention and Treatment 3: 1–5, 2000.

Ochsner KN, Bunge SA, Gross JJ, et al. Rethinking feelings: an fMRI study of the cognitive regulation of emotion. J Cogn Neurosci 14: 1215–1229, 2002.

Peterson BS, Skudlarski P, Anderson AW, et al. A functional magnetic resonance imaging study of tic suppression in Tourette syndrome. Arch Gen Psychiatry 55: 326–333, 1998.

Pine F, Diversity and Direction in Psychoanalytic Technique. New Haven, CT, Yale University Press, 1998.

Piper WE, Azim HF, Joyce AS, et al. Transference interpretations, therapeutic alliance, and outcome in short-term individual psychotherapy. Arch Gen Psychiatry 48: 946–953, 1991.

Poland WS. The analyst's witnessing and otherness. J Am Psychoanal Assoc 48: 16–35, 2000.

Pulver SE. Psychic change: insight or relationship? Int J Psychoanal 73: 199–208, 1992.

Rinne T, de Kloet ER, Wouters L, et al. Hyperresponsiveness of hypothalamic-pituitary-adrenal axis to combined dexamethasone/corticotropin-releasing hormone challenge in female borderline personality disorder subjects with a history of sustained childhood abuse. Biol Psychiatry 52: 1102–1112, 2002.

Schmahl C, Bremner JD. Neuroimaging in borderline personality disorder. J Psychiatr Res 40: 419–427, 2006.

Silbersweig D, Clarkin JF, Goldstein M, et al. Failure of frontolimbic inhibitory function in the context of negative emotion in borderline personality disorder. Am J Psychiatry 164: 1832–1841, 2007.

Spitzer RL, Williams JBW, Gibbon N, et al. Structured Clinical Interview for DSM-III-R Personality Disorders (SCID-II). Washington, DC, American Psychiatric Press, 1990.

Stern DN, Sander LW, Nahum JP, et al. Non-interpretive mechanisms in psychoanalytic therapy: the »something more« than interpretation. Int J Psychoanal 79: 903–921, 1998.

Wagner AW, Linehan MM. Facial expression recognition ability among women with borderline personality disorder: implications for emotion regulation? J Person Disord 13: 329–344, 1999.

Wallerstein R. Forty-Two Lives in Treatment. New York, Guilford, 1986.

Wiltgen BJ, Brown RA, Talton LE, et al. New circuits for old memories: the role of the neocortex in consolidation. Neuron 44: 101–108, 2004.

Yeomans F. Questions concerning the randomized trial of schema-focused therapy vs transference-focused psychotherapy (letter). Arch Gen Psychiatry 64: 609–610, 2007.

9 Narzisstische Persönlichkeitsstörung

Otto F. Kernberg

9.1 Definition und Klassifikation

Die traditionelle psychoanalytische Metapsychologie definiert *Narzissmus* als die libidinöse Besetzung des Selbst. *Narzisstische Libido* ist Libido, mit der das Selbst besetzt wird. Obwohl die traditionelle Sichtweise der Libido (neben der Aggression) als einem der zwei elementaren Triebe innerhalb der Psychoanalyse gegenwärtig infrage gestellt wird und man eher von Besetzungen im Sinne positiver Affekte oder Belohnungen spricht, wird das Selbst als Substruktur des Ich-Systems konzipiert; als Substruktur, die die Integration von Selbstrepräsentanzen widerspiegelt, die ihrerseits das Ergebnis von Erfahrungen mit anderen Menschen – »Objekten« – sind. Entsprechend meinem aktuellen Formulierungsvorschlag wäre narzisstische Libido somit die Gesamtheit aller positiven affektiven Besetzungen des Selbst als einer Substruktur des Ich-Systems, eine Gesamtheit, die der »Trieb«-Libido entspricht. *Objektlibido*, also die Gesamtheit aller positiven affektiven Besetzungen von Objekten und ihrer psychischen Repräsentanzen, steht in einem dynamischen Zusammenhang zur narzisstischen Libido.

Auf klinischer Ebene wird Narzissmus als die normale oder pathologische Regulierung des Selbstwerts oder des Selbstbildes definiert. Selbstwert und Selbstbild schwanken, je nachdem, welche befriedigenden oder frustrierenden Erfahrungen wir in Beziehung zu anderen Menschen machen, und je nachdem, wie weit Ziele und Wünsche einerseits und Leistungen und Erfolge andererseits auseinanderklaffen. Die klinische Erfahrung lehrt uns jedoch, dass der Zusammenhang zwischen Selbstwert, Stimmungen, dem Grad an Integration oder Dissoziation von Selbstrepräsentanzen sowie der Unberechenbarkeit internalisierter Objektbeziehungen außerordentlich kompliziert ist.

Die Regulierung des Selbstwerts ist, neben anderen Faktoren, davon abhängig, wie stark das Über-Ich Druck auf das Ich ausübt. Ein strenges Über-Ich kann – aufgrund seiner unbewussten Perfektionsansprüche und infantilen Verbote – das Selbstwerterleben mindern. Die Regulierung des Selbstwerts kann wiederum durch die fehlende Befriedigung libidinöser und aggressiver Triebimpulse beeinträchtigt sein. Darüber hinaus ist die Regulierung des Selbstwerts von der Internalisierung libidinös besetzter Objekte abhängig. Libidinös besetzte Objektrepräsentanzen versorgen das Selbst mit einer Verstärkung der Bilder jener Personen, die wir lieben und von denen wir uns geliebt fühlen. Wenn exzessive Konflikte im Bereich der Aggression die libidinöse Besetzung Anderer schwächen und die entsprechenden Objektrepräsentanzen in Mitleidenschaft ziehen, leiden auch die libidinöse Besetzung des Selbst und die Selbstliebe.

Ich halte es für nützlich, zwischen einem normalen erwachsenen, einem normalen infantilen und einem pathologischen Narzissmus zu unterscheiden. Der *normale erwachsene Narzissmus* zeichnet sich durch eine normale Selbstwertregulierung aus. Wir treffen hier auf eine normale Selbststruktur, auf »ganze« oder gut integrierte internalisierte Objektrepräsentanzen, auf ein reifes Über-Ich sowie auf die Befriedigung von Triebbedürfnissen innerhalb stabiler Objektbeziehungen und Wertsysteme.

Da die Fixierung auf oder Regression zu normalen infantilen narzisstischen Zielen (infantile Mechanismen der Selbstwertregulierung) ein wichtiges Merkmal sämtlicher Charakterpathologien darstellt, ist auch der *normale infantile Narzissmus* von Bedeutung. Der normale infantile Narzissmus zeichnet sich aus durch eine dem jeweiligen Alter entsprechende Befriedigung, die auch normale infantile »Wertesysteme«, Forderungen und/oder Verbote miteinschließt bzw. impliziert. Die mildeste Form narzisstischer Pathologie kann als Fixierung am oder Regression auf das Funktionsniveau des normalen infantilen Narzissmus verstanden werden. Die Regulierung des Selbstwerts scheint in diesem Fall übermäßig von kindlichen Gratifikationen oder deren Abwehr abhängig zu sein, die später normalerweise aufgegeben werden. Diese häufige und relativ milde Form der Störung soll uns an dieser Stelle nicht weiter beschäftigen.

Eine zweite seltenere, aber schwerere Form des Narzissmus – der *pathologische Narzissmus* – wurde als erstes von Freud (1914) beschrieben, um die sogenannte »narzisstische Objektwahl« zu illustrieren. Das Selbst des Patienten ist hier mit einem Objekt identifiziert und die Repräsentanz des infantilen Selbst des Patienten wird gleichzeitig auf genau dieses Objekt projiziert. Dies schafft eine libidinöse Beziehung, in der die Funktionen des Selbst und des Objekts gegeneinander ausgetauscht wurden, eine Konstellation, die häufig bei männlichen und weiblichen Homosexuellen anzutreffen ist: Sie lieben einander in einer Art und Weise, wie sie selbst geliebt werden möchten.

Die schwerste Form des pathologischen Narzissmus ist die eigentliche Narzisstische Persönlichkeitsstörung – ein Syndrom, das zu den größten klinisch-psychiatrischen Herausforderungen zählt. Das Hauptaugenmerk meiner Ausführungen wird sich auf die Narzisstische Persönlichkeitsstörung richten. Bei dieser handelt es sich um eine besondere Form der Charakterpathologie, die um ein pathologisches Größenselbst organisiert ist. Darauf soll im Folgenden näher eingegangen werden.

9.2 Das klinische Syndrom

Die Narzisstischen Persönlichkeitsstörungen weisen, klinisch gesehen, drei Schweregrade auf. In ihrer mildesten Form erscheinen die Betroffenen »neurotisch«; für gewöhnlich ist eine Psychoanalyse indiziert. Der Wunsch nach Therapie entspringt einem bedeutenden Symptom, das so eng mit der Charakterpathologie verwoben scheint, dass nur eine Behandlung der Persönlichkeitsstörung selbst als adäquat erscheint. Dem gegenüber zeigt eine andere Gruppe narzisstischer Patienten auf diesem Funktionsniveau Symptome, deren Behandlung durchaus möglich ist, ohne dass die zugrunde liegende narzisstische Persönlichkeitsstruktur modifiziert oder aufgelöst werden muss. All diese Patienten scheinen im Allgemeinen sehr gut zu funktionieren, mit Ausnahme der typischen Schwierigkeiten in längerfristigen Liebes- oder Arbeitsbeziehungen bzw. beruflichen Bezügen. Der zweite Schweregrad narzisstischer Persönlichkeitspathologie bildet das typische narzisstische Syndrom mit all seinen unterschiedlichen klinischen Manifestationen, wie sie im Folgenden beschrieben werden sollen. Patienten auf diesem Funktionsniveau bedürfen definitiv einer Behandlung ihrer Persönlichkeitsstörung, wobei die Alternative zwischen klassischer Psychoanalyse und psychoanalytischer Psychotherapie von den jeweiligen individuellen Indikationen und Kontraindikationen abhängt. Auf der dritten Stufe narzisstischer Persönlichkeitspathologie funktionieren die Betroffenen auf manifestem Borderline-Niveau: Neben den typischen Merkmalen einer Narzisstischen Persönlichkeitsstörung weisen die Patienten einen eklatanten Mangel an Angsttoleranz und Impulskontrolle auf. Die Fähigkeit zur Sublimierung (d. h. die Fähigkeit, über die unmittelbare Befriedigung existentieller Bedürfnisse hinaus produktiv oder kreativ zu sein) ist schwer beeinträchtigt. Ihre Bemühungen, eine Liebesbeziehung einzugehen oder aufrechtzuerhalten, sind von chronischem Scheitern begleitet, ebenso der Versuch, dauerhaft einer Arbeit nachzugehen oder berufliche Ziele zu verfolgen. Eine andere Gruppe von Patienten, deren Problematik auf dem gleichen Schweregrad organisiert ist, weist anstelle einer manifesten Borderline-Symptomatik signifikante antisoziale Züge auf, die prognostisch in der gleichen Kategorie anzusiedeln sind wie Störungsbilder auf Borderline-Niveau.

All diese schwer gestörten narzisstischen Patienten, deren Persönlichkeitsstruktur einen geringen Organisationsgrad aufweist, können mithilfe einer psychoanalytischen, übertragungsfokussierten Psychotherapie behandelt werden – außer spezifische Aspekte, die im jeweiligen Einzelfall begründet sind, lassen ein eher supportives Verfahren oder eine kognitive Verhaltenstherapie als indiziert erscheinen (O. F. Kernberg 2004; Levy et al. 2005). Patienten, deren antisoziales Verhalten vorwiegend passiver und parasitärer Natur ist, stellen weniger eine Bedrohung für sich und ihren Therapeuten dar als Patienten mit schweren suizidalen und parasuizidalen Tendenzen oder schweren aggressiven Angriffen auf andere. Fremd- oder Selbstaggression ist typisch für antisoziales Verhalten des aggressiven Typus, insbesondere, wenn die Kriterien des malignen Narzissmus erfüllt sind. Das Syndrom des malignen Narzissmus umfasst, neben dem Vorliegen einer Narzisstischen Persönlichkeitsstörung, schweres antisoziales Verhalten, signifikante paranoide Tendenzen sowie ich-syntone Aggression, die gegen das eigene Selbst oder gegen andere gerichtet ist.

Im Folgenden fasse ich die wichtigsten Merkmale der Narzisstischen Persönlichkeitsstörung zusammen, wie sie sich uns typischerweise auf dem zweiten bzw. mittleren Schweregrad präsentieren (O. F. Kernberg 1997).

▶ **Pathologie des Selbst.** Die Patienten legen eine exzessive Selbstbezogenheit an den Tag. Sie sind übermäßig abhängig von der Bewunderung anderer Menschen, ihre Phantasien drehen sich vorwiegend um Erfolg und die eigene Großartigkeit. Aspekte der Realität, die im Widerspruch zu ihrem aufgeblähten Selbstbild stehen, werden vermieden, wobei es zu Selbstwerteinbrüchen kommen kann, die das Erleben von Grandiosität und Besonderheit erschüttern.

▶ **Pathologie der zwischenmenschlichen Beziehungen.** Die Patienten leiden bewusst und unbewusst unter außergewöhnlich starkem Neid. Ihr Kontakt zu anderen Menschen ist von Gier, ausbeuterischen Tendenzen, Ansprüchlichkeit und Entwertung geprägt. Zu wirklicher Abhängigkeit von anderen (im Gegensatz zum anhaltenden Bedürfnis nach Bewunderung) sind sie nicht in der Lage. Sie legen einen eklatanten Mangel an Empathie an den Tag, ihr emotionales Leben ist schal und von der Unfähigkeit gekennzeichnet, sich ernsthaft auf Beziehungen zu anderen Menschen einzulassen oder gemeinsame Ziele zu verfolgen.

▶ **Pathologie des Über-Ichs** (bewusste und unbewusste internalisierte Wertesysteme). Auf einem höher strukturierten Störungsniveau ist die Fähigkeit beeinträchtigt, Traurigkeit und Trauer zu empfinden. Der Selbstwert der Patienten reguliert sich über schwere Stimmungsschwankungen und weniger über begrenzte und umschriebene Selbstkritik. Bestimmend erscheint eine »Schamkultur«, weniger eine »Schuldkultur«, wobei die entsprechenden Werte kindlich anmuten. Im Rahmen schwerer Über-Ich-Pathologie kommt es, neben der Unfähigkeit zu trauern, zu chronisch antisozialem Verhalten und signifikanter Unverantwortlichkeit in allen zwischenmenschlichen Bezügen. Ihre fehlende Rücksichtnahme auf andere geht mit der Unfähigkeit einher, Schuldgefühle oder Gewissensbisse angesichts eines derart entwertenden Verhaltens zu empfinden. Eine besondere Form schwerer Über-Ich-Pathologie ist das Syndrom des malignen Narzissmus, das sich zusammensetzt aus Narzisstischer Persönlichkeitsstörung, antisozialem Verhalten, ich-syntoner Aggression (gegen das eigene Selbst und gegen andere gerichtet) sowie deutlich paranoiden Tendenzen.

▶ **Chronisches Gefühl der Leere und Langeweile,** das einem Reizhunger und dem Wunsch nach künstlich hervorgerufener affektiver Stimulierung mithilfe von Drogen oder Alkohol entspringt und zu Substanzmissbrauch und Abhängigkeitserkrankungen prädisponiert.

Nicht selten kommt es bei der Narzisstischen Persönlichkeitsstörung zu typischen Komplikationen des Störungsbildes in Form von sexueller Promiskuität oder sexueller Hemmung, Alkoholismus und Drogenabhängigkeit, sozial parasitärem Verhalten, schwerer (narzisstischer) Suizidalität und Parasuizidalität und – in Situationen, die von großem Stress und Regression geprägt sind – deutlich paranoiden Entwicklungen und kurzen psychotischen Episoden.

9.3 Narzisstische Persönlichkeitsstörung und Antisoziale Persönlichkeitsstörung

Die Antisoziale Persönlichkeitsstörung stellt die schwerste Form narzisstischer Charakterpathologie dar. Sie kann definiert werden als Narzisstische Persönlichkeitsstörung mit tief greifenden Über-Ich-Defiziten. Klinisch gesehen lässt sich die eigentliche Antisoziale Persönlichkeitsstörung in einen aggressiven Typus und einen passiv-parasitären Typus unterteilen (Henderson 1939; Henderson u. Gillespie 1969).

Die sorgfältige Exploration der Antisozialen Persönlichkeitsstörung zeigt, dass es in nahezu allen Fällen bereits in der frühen Kindheit zu Symptommanifestationen gekommen ist. Die DSM-IV-Nomenklatur (American Psychiatric Association 1994) zeigt die Tendenz, zwischen Verhaltensstörungen in der Kindheit und Antisozialer Persönlichkeitsstörung im Erwachsenenalter zu unterscheiden, und zieht dabei eine künstliche Altersgrenze von 18 Jahren, bevor überhaupt die Diagnose der Antisozialen Persönlichkeitsstörung gestellt werden darf. Damit ignoriert sie die Kontinuität der Erkrankung (Hare 1970; Hare u. Shalling 1978; P. F. Kernberg 1989). Von einem psychopathologischen und klinischen Standpunkt aus betrachtet erscheint die Unterscheidung zwischen Verhaltensstörung und Antisozialer Persönlichkeitsstörung absurd. Angesichts der schwerwiegenden Implikationen, die eine Antisoziale Persönlichkeitsstörung in jedem Alter bedeutet, ist es wichtig, dass der Kliniker, der einen Jugendlichen mit signifikantem antisozialen Verhalten untersucht, darauf vorbereitet ist, diese Diagnose auch zu stellen. In einer früheren Arbeit habe ich die differentialdiagnostische Unterscheidung zwischen Antisozialer Persönlichkeitsstörung, dem Syndrom des malignen Narzissmus sowie Narzisstischer Persönlichkeitsstörung untersucht (O. F. Kernberg 1989). Im Folgenden fasse ich die Hauptmerkmale der eigentlichen Antisozialen Persönlichkeitsstörung zusammen, um sie vom Syndrom des malignen Narzissmus sowie der weniger schweren Narzisstischen Persönlichkeitsstörung zu unterscheiden, die beide ebenfalls mit antisozialem Verhalten einhergehen können.

Es ist wichtig, sich zu vergegenwärtigen, dass der passiv-parasitäre Typus der antisozialen Persönlichkeit für gewöhnlich in der frühen Kindheit unbemerkt bleibt, insbesondere, wenn antisoziale Merkmale in der Familie und im sozialen Umfeld das antisoziale Verhalten des Patienten in kulturell akzeptierten Verhaltensmustern aufgehen lassen. So kann es durchaus vorkommen, dass frühe Betrügereien in der Schule, Stehlen oder gewohnheitsmäßiges Lügen in einer Umgebung sozialer Desorganisation und schwerer Familienpathologie nicht ernst genommen werden, wohingegen in einem relativ stabilen und gesunden familiären und sozialen Umfeld derartige Verhaltensweisen ausgesprochen auffällig wären. Antisoziale Tendenzen oder schwere narzisstische Pathologien seitens der Eltern können das passiv-parasitäre antisoziale Verhalten eines Kindes – charakterisiert durch Manipulation, Ausbeutung, Lügen, Stehlen und Betrügen in der Schule – »vertuschen«.

Der vorwiegend aggressive Typus der antisozialen Persönlichkeit wird aufgrund der unmittelbaren Folgen für sein soziales Umfeld für gewöhnlich schneller erkannt. Wie Paulina Kernberg (1989) gezeigt hat, zeichnet sich der aggressive Typus der Antisozialen Persönlichkeitsstörung bei Kindern durch extreme Aggression von frühester Kindheit an aus, bis dahin, dass es zu gewalttätigem und destruktivem Verhalten gegenüber Geschwistern, Tieren und dem Eigentum anderer kommt. Nicht selten haben die Eltern dieser Kinder Angst vor ihnen. Die Aggression mutet »affektlos« an, das Verhalten ist von chronischer Manipulationsneigung und Paranoia geprägt, die Kinder sind unfähig, Freunde zu gewinnen, während sie zu Hause oder in ihrem unmittelbaren schulischen Umfeld eine wahre Schreckensherrschaft errichten. Häufig gelingt es den Eltern nicht, die sozialen Behörden von der Schwere der Symptomatik zu überzeugen. Im frühen Jugendalter kann die Aggression auch die unmittelbare Schwelle des engeren Familienkreises überschreiten und in offen kriminelles Verhalten münden.

Vom diagnostischen Standpunkt sind als wesentliche Kennzeichen der genuin antisozialen Persönlichkeit folgende Aspekte zu nennen:

- Zunächst einmal sind es die Merkmale einer Narzisstischen Persönlichkeitsstörung, wie ich sie oben beschrieben habe.
- Im Falle der antisozialen Persönlichkeit vom aggressiven Typus sind es die Symptome des malignen Narzissmus. Der vorwiegend passiv-parasitäre Typus zeichnet sich nicht durch Gewalt, sondern passiv-ausbeuterisches Verhalten, wie z. B. Stehlen, Lügen, Betrügen und Ausbeutung anderer aus.
- Eine sorgfältige Evaluierung der Vorgeschichte ergibt, dass es bereits in der frühen Kindheit zu antisozialem Verhalten gekommen ist.
- Ein grundlegendes Merkmal dieser Patienten ist ihre Unfähigkeit, Schuld und Reue angesichts ihrer Taten zu empfinden. Sie mögen sich durchaus zerknirscht geben, wenn sie gefasst werden, nicht jedoch, solange sie davon ausgehen, unentdeckt zu bleiben. Moralische Kategorien, z. B. des Untersuchers, sind für sie nicht nachvollziehbar. Sie mögen zwar geschickt Motivation und Verhalten des Gegenübers erkennen, doch der Gedanke eigener ethischer Beweggründe ist ihnen völlig fremd, sodass die Exploration dieses Themas – so auch die Frage, wie ihrer Meinung nach der Therapeut auf ihr antisoziales Verhalten reagieren wird – oft eine erschreckende Unfähigkeit zu Tage fördert, Gefühle von Traurigkeit, Besorgnis oder moralischem Schock nachzuvollziehen, die durch grausames oder ausbeuterisches Verhalten hervorgerufen werden.
- Es ist diesen Patienten nicht möglich, andere Menschen *nicht* auszubeuten. Ihre Gleichgültigkeit und Kälte machen auch vor Haustieren nicht Halt, die sie ohne jede Gefühlsregung misshandeln oder aussetzen.
- So wenig sie sich um andere sorgen, so wenig Selbstfürsorge legen sie an den Tag. Ein Gefühl für Zeitlichkeit oder vorausschauende Planung existiert nicht. Während konkretes antisoziales Handeln auf kurze Sicht exzellent geplant werden kann, haben die Langzeitfolgen ihrer Taten für sie keinerlei emotionale Bedeutung und werden von daher völlig ignoriert. Ein Gefühl für die Zukunft

zu entwickeln gehört zu den Fähigkeiten eines funktionierenden Ichs und Über-Ichs, was diesen Menschen völlig fehlt.

- Die fehlende affektive Besetzung bedeutsamer Anderer findet ihre Entsprechung in einem ebensolchen Mangel an normaler Selbstliebe, der sich in furchtlosem, potentiell selbstschädigendem Verhalten sowie in impulsiven Suizidversuchen äußert, wenn sie sich in die Enge gedrängt fühlen. Nicht zuletzt geht von diesen Menschen eine ernsthafte Bedrohung aus, andere zu verletzen und zu töten, wenn sie sich in einem Zustand intensiver Wut befinden.
- Die Fähigkeit, Trauer und depressive Gefühle zu empfinden, ist regelrecht verkümmert, die Fähigkeit zur Angsttoleranz eingeschränkt. Letzteres wird deutlich in der raschen Entwicklung neuer Symptome oder in der Manifestation antisozialen Verhaltens, sobald sie sich von äußeren Strukturen bedroht oder kontrolliert fühlen.
- Die Unfähigkeit, aus Erfahrung zu lernen oder aber den Therapeuten als Quelle für Neues oder moralische Unterstützung zu nutzen. Hinter dieser Indifferenz verbirgt sich eine radikale Entwertung jeglicher Wertesysteme; vielmehr herrscht das Gefühl vor, dass das Leben ein immerwährender Kampf ist – unter Wölfen, zwischen Wölfen und Schafen oder unter vielen Wölfen im Schafspelz.
- Schließlich die Unfähigkeit, sich zu verlieben. Zärtlichkeit und Sexualität sind nicht integriert, und ihren sexuellen Beziehungen haftet etwas Mechanisches an, das sie zu einer ewigen Quelle der Enttäuschung für andere werden lässt. Entwickeln antisoziale Persönlichkeiten eine sadistische Perversion, können sie zu einer extremen Gefahr für andere Menschen werden. Die Verbindung von schwerer Aggression, fehlendem Mitgefühl sowie misslungener Über-Ich-Entwicklung bildet den psychopathologischen Hintergrund für Massen- und Sexualmord.

Manipulationsneigung, pathologisches Lügen und wechselnde Rationalisierungen zeichnen im diagnostischen Interview das Bild eines Gegenübers, das Paulina Kernberg als »holographischen Menschen« bezeichnet hat: unkonturierte, schillernde und völlig widersprüchliche Darstellungen der eigenen Person, des eigenen Lebens und ihrer Interaktionen mit anderen. Um eine entsprechende Diagnose zu stellen, sind vollständige anamnestische und fremdanamnestische Erhebungen sowie eine genaue Beobachtung des Interaktionsverhaltens in der therapeutischen Situation bzw. mit äußeren Bezugspersonen vonnöten, um unterschiedlichen Versionen ein und derselben Lebensgeschichte auf die Spur zu kommen, die diese Patienten bei unterschiedlichen Gelegenheiten womöglich präsentieren.

Dazu kann es sinnvoll sein, taktvoll nachzufragen, warum es in bestimmten Situationen wohl nicht zu antisozialem Verhalten gekommen sein mag, während es doch sonst vom Betreffenden zu erwarten gewesen wäre. Die Unfähigkeit, sich mit ethischen Normen zu identifizieren, ist in den entsprechenden Antworten oft unübersehbar, selbst wenn die Patienten bemüht sind, das Bild eines ehrlichen und verlässlichen Individuums zu zeichnen. Ein Patient, der den Therapeuten belügt, sollte damit natürlich auf nicht bestrafende Art und Weise konfrontiert werden – hauptsächlich deshalb, um herauszufinden, ob Schuld, Reue oder Scham Empfindungen sind, die ihm noch zur Verfügung stehen. Die Narzisstische Persönlichkeitsstörung mit passiv-parasitären Tendenzen wird dieselben allgemeinen Eigenschaften an den Tag legen, wie sie auch für den aggressiven Typus gelten, ausgenommen direkte aggressive Angriffe – sei es auf das Leben oder Eigentum anderer, auf Tiere oder die eigene Person. Patienten mit dem Syndrom des malignen Narzissmus, aber ohne antisoziale Persönlichkeit im eigentlichen Sinne, können Schuld empfinden, Selbstfürsorge entwickeln, in begrenztem Umfang nicht ausbeutende Beziehungen unterhalten sowie auf einen Rest an authentischen Über-Ich-Funktionen zurückgreifen und sich von anderen abhängig zeigen. Ihre Prognose ist als signifikant besser anzusehen.

Antisoziales Verhalten stellt an sich noch keine Diagnose dar. Es kann bei Patienten mit Borderline-Persönlichkeitsorganisation und anderen Persönlichkeitsstörungen ebenso auftreten wie bei Patienten mit neurotischer Persönlichkeitsorganisation oder gut integrierter Ich-Identität. Zuweilen spiegelt antisoziales Verhalten auch eine neurotische Entwicklung bei Jugendlichen mit starken rebellischen Zügen oder gar eine normale Anpassungsreaktion auf pathologische Subgruppen wider (»dissoziale« Reaktion). Diese Fälle haben eine exzellente Prognose, wenn die zugrunde liegende Charakterpathologie oder neurotische Symptombildung psychotherapeutisch angegangen wird. Bei allen adoleszenten Patienten mit antisozialem Verhalten ist somit von zentraler Bedeutung, das Syndrom der Identitätsdiffusion, das Vorliegen einer Narzisstischen Persönlichkeitsstörung, das Syndrom des malignen Narzissmus sowie das Vorliegen einer antisozialen Persönlichkeit im eigentlichen Sinn auszuschließen.

9.4 Therapeutische Ansätze

Allgemeine behandlungstechnische Überlegungen

Wie bereits erwähnt, variiert die Indikation für die einzelnen aus der Psychoanalyse abgeleiteten Behandlungsverfahren sowie anderer therapeutischer Ansätze je nach Schweregrad des jeweiligen Störungsbildes und der individuellen Kombination bestimmter Symptome und Charakterpathologien. Die allgemeinen Behandlungstechniken einer klassischen Psychoanalyse bzw. der psychoanalytischen Psychotherapie müssen modifiziert oder durch spezifische Therapieansätze ergänzt werden, um mit den besonderen narzisstischen Übertragungs-Gegenübertragungs-Konstellationen angemessen umgehen zu können (Koenigsberg et al. 2000). Ohne an dieser Stelle näher auf die allgemeinen Unterschiede zwischen diesen Behandlungsmodalitäten und ihren entsprechenden Indikationen eingehen zu wollen, möchte ich doch auf bestimmte Probleme hinweisen, die häufig in der Behandlung narzisstischer Störungen auftreten und im Falle

»nahezu unbehandelbarer narzisstischer Patienten« vorherrschend sein können. Das macht eine ganz bestimmte therapeutische Herangehensweise erforderlich, die sich ihrerseits aus dem gesamten Spektrum psychoanalytisch orientierter Behandlungsmethoden ableitet.

Ein zentrales Problem narzisstischer Patienten liegt in ihrer Unfähigkeit, eine Abhängigkeit vom Therapeuten zu entwickeln, da sie dies als demütigend erleben. Diese oft unbewusste Angst vor der Abhängigkeit wird abgewehrt mit dem Versuch omnipotenter Kontrolle der Behandlung (O. F. Kernberg 1984; Rosenfeld 1987). An die Stelle der gemeinsamen Arbeit zwischen Patient und Therapeut, die zu Reflexion und Integration führt, tritt die »Selbstanalyse« des Patienten. Der Therapeut wird als »Deutungsautomat« behandelt, wobei die Deutungen als ihre eigenen »verkauft« werden. Gleichzeitig sind die Patienten jedoch ständig enttäuscht, nicht genug oder nicht die richtigen Deutungen zu erhalten, während sie unbewusst all das, was sie vom Therapeuten lernen könnten, verwerfen. Die Behandlung behält so nicht selten über weite Strecken den Charakter einer »ersten Sitzung«. Narzisstische Patienten rivalisieren außerordentlich mit dem Therapeuten. Misstrauisch registrieren sie, was sie als gleichgültiges oder missbräuchliches Verhalten ihnen gegenüber wahrzunehmen meinen, und sie können den Therapeuten nicht als jemanden erleben, der spontan interessiert und ehrlich besorgt um sie ist, sondern müssen ihn genau aus diesem Grund entwerten und verachten.

Oft werden wir Zeuge einer abwehrbedingten Idealisierung des Therapeuten, der dann als »der Größte« erscheint. Doch diese Idealisierung ist brüchig und kann schnell in Entwertung und Verachtung umschlagen. Es kann durchaus Teil des omnipotenten Kontrollversuchs sein, den Therapeuten unbewusst dazu bringen zu wollen, immer überzeugend und brillant zu sein, ebenso großartig wie der Patient, ohne sich natürlich über ihn zu erheben, denn das würde Neid auslösen. Der Therapeut muss seine »Brillanz« beibehalten, um den Patienten gegen dessen eigene Entwertungstendenzen zu schützen und ihn nicht in das Gefühl völliger Verlassenheit abstürzen zu lassen.

Ein Hauptmerkmal all dieser Manifestationen sind der bewusste und unbewusste Neid auf den Therapeuten sowie das durchgängige Gefühl des Patienten, es gebe nur für eine großartige Person Platz, die ihrem Gegenüber natürlich mit Missachtung begegnen wird – eine Überzeugung, die den Patienten veranlassen wird, obenauf bleiben zu wollen, wenngleich dies mit dem Risiko tiefer Verlassenheit verbunden ist, weil er den entwerteten Therapeuten verliert. Der Neid ist zugleich eine nie versiegende Quelle an Groll darüber, was der Therapeut zu geben hat, und kann die verschiedensten Formen annehmen. Bestimmend ist hierbei der Neid auf die Kreativität des Therapeuten, auf seine Fähigkeit, den Patienten kreativ zu verstehen und ihn nicht mit platten, klischeehaften Reaktionen abzuspeisen, die der Patient auswendig lernen kann. Auch die Beziehungsfähigkeit des Therapeuten – ein Mangel, der dem Patienten bewusst ist – wird beneidet. Die wichtigsten Ausläufer der Konflikte, die sich um Neid ranken, sind negative therapeutische Reaktionen: Typischerweise geht es dem Patienten schlechter, wenn er erkennen muss, dass der Therapeut ihm geholfen hat. Das Ausagieren neidischer Ressentiments gegenüber dem Therapeuten kann viele Formen annehmen: Ausspielen eines Therapeuten gegen einen anderen; aggressive Pseudo-Identifizierung mit der therapeutischen Rolle, die destruktiv gegenüber Dritten eingesetzt wird; und schließlich, was uns häufig begegnet, die Überzeugung des Patienten, ganz allein seinen Fortschritt bewirkt zu haben.

Die Analyse der für das Störungsbild typischen idealisierten Selbst- und Objektrepräsentanzen, die im pathologischen Größen-Selbst dieser Patienten zusammenfließen, hat ein allmähliches Nachlassen der Grandiosität in der Übertragung und in der Pseudo-Integration dieses pathologischen Größen-Selbst zur Folge und führt zur Manifestation primitiver affektiver Besetzungen. Wir erkennen diese Entwicklung am Durchbruch aggressiver Reaktionen als Teil primitiver Objektbeziehungen, einschließlich suizidales und parasuizidales Verhalten im Sinne unbewusster Identifizierungen mit mächtigen, aber feindlichen Objekten: Der »Sieg« dieser primitiven Objektrepräsentationen über den Therapeuten kann durch die Zerstörung des Körpers des Patienten symbolisiert werden.

Chronisch suizidale Tendenzen narzisstischer Patienten haben eine wohlüberlegte, kalkulierte, kalt-sadistische Qualität, die sich von der impulsiven und »spontan entschiedenen« Suizidalität herkömmlicher Borderline-Patienten unterscheidet (O. F. Kernberg 2001). Die Projektion verfolgender Objektrepräsentanzen auf den Therapeuten in Form schwerer paranoider Übertragungen kann, ebenso wie narzisstische Wut, die die Ansprüchlichkeit und das neidische Ressentiment des Patienten zum Ausdruck bringt, zum vorherrschenden Merkmal in der Übertragungsbeziehung werden. Manche Patienten lernen die Sprache des Therapeuten, um sie gegen andere, aber nicht für sich selbst einzusetzen. Bei anderen nimmt dieses »Stehlen« eine perverse Form an, indem das, was vom Therapeuten empfangen wurde, aggressiv gegen Dritte missbraucht wird. Mit anderen Worten: Perversität im Sinne einer malignen Transformation dessen, was der Patient vom Therapeuten bekommen hat. Die Korruption von Über-Ich-Werten kann als antisoziales Verhalten ausagiert werden, das der Patient unbewusst verursacht sieht durch die Unverantwortlichkeit des Therapeuten und nicht seiner selbst.

Narzisstische Ansprüchlichkeit und gierige Vereinnahmung dessen, was der Patient meint, es werde ihm verwehrt, kann die Form manifester erotischer Übertragungen und Liebesforderungen annehmen, ja sogar Versuche miteinschließen, den Therapeuten zu verführen, um seine Rolle zu zerstören. Hierbei handelt es sich um schwerwiegende Komplikationen, die sich deutlich unterscheiden von den erotischen Übertragungen von auf höherem Niveau strukturierten, neurotischen Patienten.

Verläuft die Behandlung positiv, so führt dies typischerweise zu einem Nachlassen des immensen Neides und macht der Fähigkeit Platz, Dankbarkeit sowohl in der Übertragung als auch in Außenübertragungsbeziehungen, insbesondere aber in der Beziehung zu Intimpartnern zu empfinden. Gerade der Neid auf das andere Geschlecht bildet einen zentralen unbewussten Konflikt narzisstischer

Persönlichkeiten. Eine Minderung dieses Neides ermöglicht, dass auch die unbewusste Entwertung der Intimpartner (des anderen Geschlechts) allmählich zurückgeht und sich die Fähigkeit zu anhaltenden Liebesbeziehungen verbessert. Den eigenen Neidgefühlen und Entwertungstendenzen kann mit mehr Wohlwollen begegnet werden, ohne sie ausagieren zu müssen. Die Entwicklung reiferer Empfindungen von Schuld und Besorgnis angesichts aggressiver und ausbeuterischer Verhaltensweisen ist ein Hinweis für die Konsolidierung des Über-Ichs sowie einer Vertiefung der Objektbeziehungen. Zuweilen hat man es in diesem Integrationsprozess jedoch mit einer derart schweren Über-Ich-Pathologie im Sinne eines sadistischen Über-Ichs zu tun, dass dessen zunehmende Integration nicht nur mit einer Verbesserung der Charakterpathologie, sondern auch mit schweren depressiven Zuständen einhergehen kann.

Unter optimalen Bedingungen kommt es nunmehr zu einer Verlagerung des vorwiegend psychopathischen Übertragungsmodus (die Patienten sind von der Unehrlichkeit des Therapeuten überzeugt oder aber legen selbst ein unehrliches und täuschendes Verhalten an den Tag) hin zu paranoiden Übertragungsmanifestationen, die bislang mithilfe des psychopathischen Modus abgewehrt werden mussten. Der paranoide Übertragungsmodus wiederum (der an die Projektion verfolgender Objektrepräsentanzen und Über-Ich-Vorläufer auf den Therapeuten geknüpft ist) kann in einen depressiven Übertragungsmodus münden, der mit der Fähigkeit einhergeht, ambivalente Gefühle auszuhalten und anzuerkennen, dass sowohl intensive positive als auch negative Empfindungen ein und demselben Objekt gegenüber erlebt werden (O. F. Kernberg 1992).

Die wohl schwierigste Übertragungsentwicklung besteht in der Manifestation massiver Aggression, die sich in Form nahezu unkontrollierbaren suizidalen und parasuizidalen Verhaltens außerhalb der Sitzungen sowie chronisch sadomasochistischen Übertragungen innerhalb der therapeutischen Stunden äußert: Über einen längeren Zeitraum hinweg kommt es zu sadistischen Angriffen auf den Therapeuten, die diesen in seiner Gegenübertragung dazu provozieren sollen, ebenso »zurückzuschlagen«, um ihn anschließend aggressiven und destruktiven Verhaltens bezichtigen zu können – was dem Patienten die Möglichkeit gäbe, sich als hilfloses Opfer des Therapeuten zu erleben. Diese Entwicklung einer sekundär-masochistischen Beziehung zum Therapeuten kann wiederum in eine gegen das eigene Selbst gerichtete Aggression münden, in der sich der Patient in übertriebener Weise seine eigene »Schlechtigkeit« vorhält, sie kann aber auch erneut in extrem sadistisches Verhalten dem Therapeuten gegenüber umschlagen und so den Teufelskreis von neuem in Gang setzen. Behandlungstechnisch ist es hier wichtig, dem Patienten die Verknüpfung dieser drei Interaktionen zwischen Täter und Opfer in der Übertragung sowie den damit einhergehenden häufigen Rollenwechsel klar aufzuzeigen.

Schwere Aggression in der Übertragung findet ihren Ausdruck auch im Syndrom der Arroganz, die häufig bei jenen narzisstischen Persönlichkeiten anzutreffen ist, die auf einem offenen Borderline-Niveau funktionieren: eine Kombination aus Überheblichkeit, extremer Neugier für die Person und das Leben des

Therapeuten (ohne jedoch Neugier für die eigene Person) sowie »Pseudo-Dummheit« (Bion 1967). Letztere äußert sich in der Unfähigkeit, logische und rationale Argumente zu akzeptieren. Der Hauptabwehrzweck arroganten Gebarens des Patienten besteht darin, sich vor der Bewusstwerdung der schweren, ihn kontrollierenden Aggression zu bewahren, die sich eher im Verhalten als im affektiv ausgeprägten Prozess der Repräsentanzenbildung ausdrückt.

All diese Übertragungsentwicklungen können in den unterschiedlichsten Therapieformen auftreten. Der Vorteil psychoanalytischer Verfahren, wenn indiziert, besteht darin, die genannten Übertragungsformationen mithilfe von Deutungen bearbeiten und auflösen zu können. Im Gegensatz dazu können im Rahmen supportiver und kognitiv-verhaltenstherapeutischer Ansätze die gravierendsten Auswirkungen dieser Übertragung auf die therapeutische Beziehung in Schach gehalten und reduziert werden, was jedoch nichts daran ändert, dass sie das Leben des Patienten unbewusst kontrollieren und somit ein zentrales Problem darstellen. Mithilfe pädagogischer Maßnahmen sowie einer allgemein stützenden Haltung lassen sich unangemessene Verhaltensweisen und Interaktionen im beruflichen Kontext durchaus reduzieren. Sie sind jedoch praktisch nutzlos, wenn es darum geht, die Unfähigkeit des Patienten zu tiefen Liebesbeziehungen bzw. befriedigenden intimen Beziehungen im Allgemeinen zu verändern. Nicht selten kommt es auch vor, dass die oben beschriebenen Übertragungsentwicklungen die supportiven und kognitiv-verhaltenstherapeutischen Ansätze selbst unterminieren. Wenn somit absehbar ist, dass ein Patient ein analytisches Verfahren auszuhalten in der Lage ist, unabhängig vom Schweregrad der Symptome, so ist diese Indikation meist als prognostisch günstig zu werten. Wie wir im folgenden Abschnitt jedoch sehen werden, hat ein analytischer Ansatz auch seine Grenzen.

Es gibt Hinweise in der psychoanalytischen Literatur, insbesondere bei kleinianischen Autoren, die für einige erfolgreiche Behandlungsverläufe schwer gestörter narzisstischer Patienten im klassisch analytischen Setting sprechen (Bion 1967; Spillius 1988; Spillius u. Feldman 1989; Steiner 1993). Vor allem Steiner (1993) bezieht sich in seinen Arbeiten auf die Analyse narzisstischer Patienten, bei denen er eine »pathologische Organisation« am Werk sieht. Auch Hinshelwood (1994) weist auf den Gebrauch dieses Begriffs in der kleinianischen Literatur hin, um »unzugängliche Persönlichkeiten« zu beschreiben. Problematisch an diesen allgemeinen Falldarstellungen ist jedoch, dass wir nichts Näheres über die allgemeine Symptomatologie und Persönlichkeitsmerkmale der Patienten erfahren, sodass es schwierig ist, sie mit den Patienten zu vergleichen, die wir in Cornell behandeln. Darüber hinaus erwecken die subtilen und überzeugenden Darstellungen von Übertragungsdeutungen, wie wir sie in der kleinianischen Literatur finden, den Eindruck, dass die Interventionen effektiv seien, jedoch lassen sie allgemeine Fragen zu Indikation, Kontraindikation sowie langfristigen Therapieeffekten unbeantwortet.

Alternative Sichtweisen

Alle drei zeitgenössischen psychoanalytischen Ansätze zur Behandlung von narzisstischen Persönlichkeiten (Kohuts Selbstpsychologie, Rosenfelds kleinianischer Ansatz und O. F. Kernbergs ich-psychologische Objektbeziehungstheorie) stimmen darin überein, dass Psychoanalyse das Verfahren der Wahl für diese Patienten darstellt. Gleichwohl muss darauf hingewiesen werden, dass sich Kohut in seiner Diskussion auf die Behandlung analysierbarer Patienten beschränkte, während Rosenfeld und O. F. Kernberg das Spektrum ihrer Untersuchungen auf narzisstische Persönlichkeiten mit manifesten Borderline-Merkmalen ausdehnten. Rosenfeld blieb bei seiner Meinung, dass auch diese Patienten klassisch psychoanalytisch behandelt werden sollten, wohingegen der Autor (O. F. Kernberg 1984) im Fall narzisstischer Patienten auf offenem Borderline-Niveau in der Regel eine ernsthafte Kontraindikation für klassische Psychoanalyse gegeben sieht und eher eine psychoanalytische Psychotherapie für indiziert hält. Ist auch diese kontraindiziert, so ist eine supportive Psychotherapie das Verfahren der Wahl.

Rosenfelds psychoanalytische Behandlungstechnik stimmt ziemlich genau mit dem allgemeinen behandlungstechnischen Vorgehen der kleinianischen Schule überein. Sie ist nur insofern modifiziert, als die primitiven Abwehrmechanismen und Objektbeziehungen in der Übertragung systematisch exploriert werden. Rosenfeld betont, wie wichtig es ist, positive und negative Übertragungen gleichermaßen zu deuten. In der Behandlung narzisstischer Patienten, die auf offenem Borderline-Niveau funktionieren, weicht er nur insofern von seinem Vorgehen ab, als er sehr sorgfältig die äußere Realität exploriert, die zum Auslöser paranoid-psychotischer Übertragung werden kann, um diese regressiven Entwicklungen zu containen und zu reduzieren (Rosenfeld 1978).

Kohut (1971) wiederum weist auf die Notwendigkeit hin, dem Patienten die Entwicklung einer narzisstischen Idealisierung des Analytikers zu ermöglichen, wobei verfrühtes Deuten oder die Bezugnahme auf die Realität vermieden werden sollten. Dieser Ansatz ermöglicht die allmähliche Entfaltung von Spiegelübertragungen. Der Patient erlebt frühere traumatische Erfahrungen nunmehr mit einer reiferen Psyche und entwickelt – mithilfe des Analytikers als Selbstobjekt und über den Prozess der umwandelnden Verinnerlichung – neue psychische Strukturen. Die Haltung des Analytikers basiert auf Empathie und Verständnis der narzisstischen Bedürfnisse und Frustrationen des Patienten, weniger auf der Fokussierung von Triebabkömmlingen und Konflikten, die im Falle narzisstischer Frustration in der analytischen Situation zum Vorschein kommen. In jeder dieser Situationen narzisstischer Frustration exploriert der Analytiker gemeinsam mit dem Patienten, an welcher Stelle und in welcher Art und Weise er in seiner Einfühlung versagt hat und inwiefern dies mit dem früheren Versagen wichtiger Objekte in der Kindheit des Patienten in Bezug gesetzt werden kann. Kohut besteht darauf, dass es bei diesem Vorgehen keiner Einführung behandlungstechnischer Parameter bedarf. Es handle sich nur insofern um eine Modifizierung des analytischen Vorgehens im Vergleich zur Therapie nichtnarzisstischer

Patienten, als hier die »Empathie« des Analytikers und weniger seine »objektive Neutralität« betont werde, so wie eher das Schicksal des Selbst und weniger die Triebentwicklung mit ihren (noch nicht existenten) interstrukturellen Konflikten im Zentrum der Betrachtung stehe.

Was nun meine eigene Auffassung angeht, so halte ich die systematische Analyse des pathologischen Größenselbst, wie es sich in der Übertragung manifestiert, für den wichtigsten Aspekt in der psychoanalytischen Behandlung narzisstischer Persönlichkeiten. Die Aktivierung des Größenselbst lässt sich ablesen an der emotionalen Unzugänglichkeit des Patienten, d.h. einem subtilen, aber durchgängigen Fehlen normaler oder »realer« Beziehungsaspekte im Kontakt zwischen Patient und Therapeut, in dem der Patient den Therapeuten als eigenständiges Individuum behandelt. Im Gegenteil, die Aktivierung des pathologischen Größenselbst, die mit der Projektion einer derartigen Selbstidealisierung auf den Analytiker alterniert, lässt den Eindruck entstehen, als sei im Raum nur eine einzige (ideale und großartige) Person und ein bewunderndes komplementäres Gegenüber, das in ihrem Schatten steht, anwesend. Häufige Rollenwechsel zwischen Patient und Analytiker illustrieren dieses sehr stabile Übertragungsmuster. Meiner Auffassung nach muss der Analytiker dieses Übertragungsmuster und die in ihrem Dienste stehenden primitiven Abwehrmechanismen deuten. Dies umfasst auch die Deutung omnipotenter Kontrollversuche in der Übertragung, den abwehrbedingten Einsatz von Wutreaktionen, von plötzlicher Entwertung des Analytikers und seiner Interventionen sowie negativer therapeutischer Reaktionen, die dann auftreten, wenn der Patient den Therapeuten als hilfreich erlebt. Allgemein gesprochen: Die unreifen Abwehrbewegungen im Rahmen omnipotenter Kontrolle, projektiver Identifizierung, primitiver Idealisierung sowie Entwertung sind während der gesamten Behandlung in der Übertragung narzisstischer Patienten vorherrschend und müssen systematisch durchgearbeitet werden.

Hinter der simplen Aktivierung narzisstischer Wut verbergen sich spezifische unreife und unbewusste internalisierte Objektbeziehungen der Vergangenheit – typischerweise von abgespaltenen Selbst- und Objektrepräsentanzen, die eine Verdichtung ödipal-präödipaler Konflikte widerspiegeln. Diese Konflikte können allmählich zum Vorschein kommen, wenn sich das pathologische Größenselbst im Zuge der analytischen Arbeit auflöst: Es kommt zum Ausbruch primitiver Übertragungen, die von paranoidem Misstrauen, unmittelbarer Aggression in der Übertragung sowie komplexen Inszenierungen internalisierter Objektbeziehungen geprägt sind, in denen sich im Kontakt zum Therapeuten Repräsentanzen des Realselbst und Idealselbst des Patienten sowie seiner idealen und realen Objekten wiederholt abwechseln. In der letzten Phase der Auflösung des Größenselbst ähnelt die Therapie insofern der psychoanalytischen Behandlung neurotischer Patienten, als der Patient nunmehr in der Lage ist, eine reale Abhängigkeit vom Analytiker zu entwickeln, seine ödipalen und präödipalen Konflikte differenziert zu explorieren sowie seine pathologischen Objektbeziehungen und seine narzisstischen Regulationsmechanismen gleichermaßen zu normalisieren.

Auf die spezifischen behandlungstechnischen Aspekte der einzelnen psychoanalytischen Ansätze kann an dieser Stelle nicht näher eingegangen werden. Bislang existieren keine kontrollierten empirischen Studien, die eine Gegenüberstellung der konkurrierenden Verfahren ermöglichen würden. Die Diskussion der jeweiligen Vor- und Nachteile basiert ausschließlich auf der klinischen Erfahrung von Psychoanalytikern, die sich in diesem Bereich spezialisiert haben.

9.5 Prognostische Überlegungen und Komplikationen

Häufig werden wir bereits in den Erstgesprächen auf ungünstige prognostische Aspekte aufmerksam. Manchmal hingegen offenbaren sie sich uns erst im Laufe der Behandlung, selbst wenn eine sorgfältige und eingehende Anfangsdiagnostik vorliegt. Typische Manifestationen dessen, was sich letztlich als nahezu unüberwindliche Hindernisse in der Behandlung erweisen wird, lassen sich jedoch bereits im Erstinterview erkennen. Im Folgenden sollen diese häufigen Gefahrensignale dargestellt werden.

Chronisches berufliches Versagen trotz höherer Schulbildung und entsprechender Fähigkeiten

Hier treffen wir auf Patienten, die über Jahre hinweg unter ihrem ursprünglichen Ausbildungsniveau sowie unter ihren eigentlichen beruflichen Fähigkeiten bleiben und nicht selten als »Fürsorgefall« ihrer Familie (sofern diese über die entsprechenden finanziellen Mittel verfügt) oder Sozialhilfeempfänger enden. Eine chronische Abhängigkeit dieser Form von der Familie oder den öffentlichen Sozialsystemen stellt einen beträchtlichen sekundären Krankheitsgewinn dar und ist somit einer der Hauptgründe für das Scheitern der Behandlung. In den Vereinigten Staaten kommt dies einer riesigen Verschwendung therapeutischer Ressourcen und öffentlicher Mittel gleich, denn häufig ersuchen diese Patienten bewusst oder unbewusst um Behandlung, nicht weil sie an einer Verbesserung ihres Zustands interessiert wären, sondern weil sie den Gesundheitsbehörden beweisen wollen, dass eine Heilung unmöglich ist und sie daher weiterhin auf Unterstützung angewiesen sind. Da der Bezug von beispielsweise Wohngeld, Sozialhilfe oder Berufsunfähigkeitsrente in der Regel an die Bedingung geknüpft ist, an irgendeinem Therapieprogramm teilzunehmen, wandern diese Patienten von Therapieprogramm zu Therapieprogramm und von Therapeut zu Therapeut. Michael Stone, eines unserer erfahrensten Mitglieder am Personality Disorders Institute, hat folgende Rechnung aufgestellt: Wenn ein Patient praktisch die Möglichkeit hätte, den eineinhalbfachen Satz an Sozialhilfe pro Woche zu verdienen, so bestünde eine Chance, seine Arbeitsmotivation zurückzugewinnen.

Wenn hingegen das Einkommen, das er realistischerweise zu erwarten hätte, unter diesem Satz bliebe, so bliebe weiterhin der sekundäre Krankheitsgewinn verhaltensbestimmend (Stone 1990).

Berufliches Scheitern kann in diesem Zusammenhang mit Größenphantasien hinsichtlich eigener Fähigkeiten und potentieller Erfolge einhergehen, die unverändert bestehen bleiben, solange der Patient keiner Arbeit nachgeht. Rationalisiert wird dieses Muster sozial-parasitären Verhaltens womöglich mit Vorstellungen eines ganz bestimmten Berufs oder eines bislang unentdeckten Talents: der unbekannte Maler, der verhinderte Schriftsteller, der revolutionäre Musiker ... Häufig zeigen sich diese Patienten nur allzu bereit, sich in Behandlung zu begeben, solange die Kosten von anderen übernommen werden, um jedoch sofort abzubrechen, wenn die Geldquelle versiegt – selbst dann, wenn die Möglichkeit bestünde, weiterzumachen, wenn nur der Patient einer bezahlten Tätigkeit nachgehen könnte und wollte.

Das therapeutische Vorgehen muss in diesen Fällen die Reduzierung oder Beseitigung des sekundären Krankheitsgewinnes zum Ziel haben. Behandlungstechnisch würde ich dem Patienten aufzeigen, dass eine aktive Beteiligung am Arbeitsleben und die damit verbundenen Erfahrungen bzw. die Tatsache, dass der Patient die Verantwortung für die Finanzierung seiner Behandlung übernimmt, von zentraler Bedeutung für ein sinnvolles therapeutisches Arbeiten sind und daher Vorbedingung einer psychoanalytischen Psychotherapie. Je nach Situation würde ich dem Patienten einen bestimmten Zeitraum zur Verfügung stellen, z. B. 3 bis 6 Monate, dieses Ziel zu erreichen, wobei ich unmissverständlich klar machen würde, die Therapie sofort zu unterbrechen, sollte dieses Ziel nicht erreicht werden. Hierbei handelt es sich um eine Grenzsetzung seitens des Therapeuten, die als Teil des Therapierahmens und der entsprechenden Übertragungsimplikationen von Anfang an gedeutet werden muss. Inhaltlich kann es dabei um folgende Themen gehen:

- die unbewusste Motivation der Arbeitsverweigerung des Patienten;
- die Bedeutung des sekundären Krankheitsgewinns;
- der mögliche Groll darüber, dass der Therapeut das Gleichgewicht des Patienten bedroht;
- die Verzweiflung, mit der der Patient sich selbst jegliche Möglichkeit von Wohlbefinden, Erfolg, Selbstrespekt und Bereicherung seines Lebens abspricht, die an eine potentiell erfolgreiche und kreative berufliche Tätigkeit geknüpft ist.

Tiefgreifende Arroganz

Hier haben wir es mit Patienten zu tun, die sich der Schwere ihrer Symptomatik und Probleme durchaus bewusst sind, gleichzeitig jedoch einen unbewussten sekundären Krankheitsgewinn daraus ziehen, Vertreter der helfenden Berufe in ihrer Inkompetenz und Unfähigkeit vorzuführen. Sie entwickeln sich zu wahren Experten, was ihr Leiden angeht, durchforsten das Internet, klopfen mögliche

Therapeuten auf deren fachlichen Hintergrund und therapeutische Orientierung hin ab, vergleichen deren Vorzüge und Nachteile und präsentieren sich auf ihrer Suche nach einem Therapieplatz auf eine Art und Weise, die »dem Therapeuten eine Chance geben soll«, um gleichzeitig eine nicht unerhebliche Befriedigung dabei zu empfinden, ihn scheitern zu lassen. Die Symptome reichen von chronischen Ehekonflikten über schwere depressive Schübe bei drohendem beruflichen Scheitern bis hin zu Angst und Somatisierung sowie schweren chronisch-depressiven Entwicklungen. Letztere sprechen nur »teilweise« auf psychopharmakologische Behandlung an (oder gar auf Elektrokrampftherapie, die im Falle chronischer und schwerer oder sogenannter »endogener« Depression fragwürdigerweise empfohlen wird). Häufig führt eine Kombination aus Psychotherapie und psychopharmakologischer Behandlung überraschend zu einer zeitweiligen Verbesserung, die der Patient jedoch allein auf die Medikation zurückführt. Psychotherapie wird als nicht hilfreich und unnötig angesehen (während die Medikamente später »nicht mehr greifen«).

Der plötzliche Wechsel von fragiler Idealisierung zu völliger Entwertung des Therapeuten kann jederzeit stattfinden, und manchmal erfährt eine Behandlung, die über mehrere Monate befriedigend verlaufen ist, einen unerwarteten Bruch infolge einer wahren Lawine an Neid, die in eine radikale Entwertung des Therapeuten mündet. Die Eingangsdiagnostik dieser Patienten ergibt häufig eine ichsyntone Arroganz, die sich in manchen Fällen zu grob unangemessenem und unhöflichem Verhalten auswachsen kann, in anderen Fällen unter einer dünnen Schicht von Taktgefühl verborgen ist. Diese persönlichkeitsbedingte Arroganz muss vom Syndrom der Arroganz unterschieden werden, wie Bion (1967) es beschrieben hat, wobei die Arroganz mit heftigen Affektstürmen in der Übertragung einhergeht, aber im Rahmen einer psychoanalytischen Psychotherapie, in der die Beziehung des Patienten zum Therapeuten fest etabliert ist, eine bessere Prognose hat.

Behandlungstechnisch gilt es, taktvoll die Abwehrfunktion der Arroganz in der Übertragung zu benennen und systematisch zu analysieren sowie den Patienten von Anfang an darauf hinzuweisen, dass aufgrund seiner emotionalen Disposition und Entwertungsneigung die Gefahr eines vorzeitigen Therapieabbruchs besteht. Im Normalfall fürchtet der Patient via projektiver Identifizierung, dass der Therapeut ihm gegenüber eine ähnlich abwertende Haltung einnimmt und ihn demütigt, sobald seine Überlegenheit auf dem Spiel steht oder zunichte gemacht wird. Daher ist es sehr hilfreich, von Anfang an die unbewusste Identifizierung des Patienten mit dem grandiosen elterlichen Objekt zu deuten, die dieser Charakterdisposition häufig zugrunde liegt (und einen wesentlichen Teil des pathologischen Größenselbst des Patienten ausmacht). Nach außen hin scheint die Identifizierung mit einem grandios-sadistischen Objekt das Selbstwertgefühl des Patienten zu stärken, weil es seine Überlegenheit und Grandiosität sicherstellt. Tatsächlich jedoch unterwirft sich der Patient einem inneren Objekt, das jeder realen und potentiell hilfreichen Beziehung sowie all seinen genuinen Abhängigkeits- und Beziehungswünschen feindlich gegenübersteht.

Zerstörung des therapeutischen Prozesses – Vorherrschen unbewusster Selbstdestruktivität als zentrales motivationales System

Hier treffen wir auf eine Patientengruppe, die von Beginn an durch die extreme Schwere der Symptomatik auffällt: wiederholte schwerste Suizidversuche mit nahezu tödlichem Ausgang, Suizidversuche »aus heiterem Himmel«, oft sorgfältig und freundlich lächelnd unter den Augen der Therapeuten vorbereitet. Chronische Selbstdestruktivität kann sich aber auch dahingehend äußern, dass potentiell befriedigende Beziehungen, eine vielversprechende berufliche Situation oder die Möglichkeit zu beruflichem Aufstieg, kurz: Erfolg in zentralen Lebensbereichen, zerstört werden. Manche dieser Patienten kommen als Jugendliche oder junge Erwachsene in Therapie, wenn noch viele Möglichkeiten vor ihnen liegen. Andere wiederum sehen wir erst sehr viel später, nach zahlreichen gescheiterten Behandlungsversuchen und nachdem sich ihre Lebenssituation zunehmend verschlechtert hat, sodass der Wunsch nach einer Therapie wie ein »letzter Ausweg« anmutet und im Therapeuten die hoffnungsvolle oder gar illusionäre Überzeugung entstehen lässt, eine Veränderung im Leben des Patienten sei doch noch möglich. Zuweilen äußern Patienten sehr offen, sich das Leben nehmen zu wollen, um zu testen, ob der Therapeut dem etwas entgegenzusetzen hat. In manchen Fällen spitzt sich die Situation bereits während des Aushandelns des Therapievertrags zu, wenn sich Patienten weigern, sich an die im Therapievertrag festgelegten Vereinbarungen zu halten. Normalerweise finden sich im familiären und lebensgeschichtlichen Hintergrund massive und chronische Traumatisierungen mit schwerem sexuellen Missbrauch, körperlicher Misshandlung, einem ungewöhnlich hohen Maß an familiärem Chaos oder aber einer nahezu symbiotischen Beziehung mit einem extrem aggressiven Elternteil.

Wird das Störungsbild durch antisoziale Züge verkompliziert, verschweigt der Patient womöglich suizidale Tendenzen, während chronische Unehrlichkeit und ein psychopathischer Übertragungsmodus den Aufbau einer therapeutisch hilfreichen Beziehung unmöglich machen. So schluckte eine unserer Patientinnen Rattengift, das sie in die Klinik geschmuggelt hatte, woraufhin es zu inneren Blutungen kam. Während sie ihrem Therapeuten gegenüber jede weitere Einnahme des Gifts hartnäckig leugnete, verschlechterten sich ihre Blutwerte zusehends. Aufgrund fehlender Compliance und der Unwilligkeit oder Unfähigkeit der Patientin, sich an den Therapievertrag zu halten, musste die psychotherapeutische Behandlung schließlich unterbrochen werden. Im Zusammenhang mit dem Konzept der »toten Mutter« beschreibt André Green (1993) die unbewusste Identifizierung mit einem psychisch toten Elternobjekt. Die unbewusst phantasierte Vereinigung mit diesem Objekt dient als Rechtfertigung und Rationalisierung dafür, sich aller Beziehungen mit psychisch bedeutsamen Objekten zu entledigen. Im Falle unserer Patientin fiel die Einnahme des Rattengifts mit einem Besuch am Grab ihrer Mutter zusammen.

Unbewusst wird die Existenz anderer und der eigenen Person als bedeutsame Entitäten verleugnet, was zu einem unüberwindbaren Hindernis für die Behandlung werden kann. In anderen Fällen äußert sich die Selbstdestruktivität des Patienten weniger in suizidalem Verhalten als vielmehr in schweren Selbstverletzungen, die die psychotherapeutische Behandlung wiederholt zunichte machen und den unbewussten Triumph jener Kräfte im Patienten signalisieren, die die Selbstzerstörung als zentrales Lebensziel propagieren. Die Selbstverletzungen können zum Verlust von Gliedmaßen oder schweren Verstümmelungen führen, wenn durch wohlkalkulierte parasuizidale Handlungen nicht so sehr der unmittelbare Tod, sondern das Risiko multipler Verletzungen in Kauf genommen wird.

Der Patient kann unablässig versuchen, den Therapeuten zu aggressiven Handlungen zu provozieren und die Beziehung zu ihm in eine sadomasochistische zu verwandeln, während er verzweifelt darum bemüht ist, aus dem vermeintlich »schlechten« Therapeuten einen »guten«, aus dem verfolgenden Objekt ein ideales zu machen, was aber infolge des Wiederholungszwangs und der wiederholten Reinszenierung sadomasochistischer Übertragungsmuster zum Scheitern verurteilt ist. Im Gegensatz zu den Patienten, deren Hauptmotivation darin besteht, sich aller Objektbeziehungen zu entledigen, erkennt der Patient hier das Bemühen, ihm zu helfen, implizit an. De facto ist es genau diese Erfahrung, die diese besondere Form der negativen therapeutischen Reaktion auslöst. Wenn es dem Therapeuten gelingt, sich nicht zum Abbruch der Behandlung provozieren zu lassen, kann durch konsequentes Deuten dieser Phantasie und der unbewussten Provokation ein Ausweg aus der Sackgasse gefunden werden. Diese schwere Form von Selbstdestruktivität deutend zu bearbeiten und sie von den oben beschriebenen, extremeren Beziehungsformen abzugrenzen, ist Teil der therapeutischen Aufgabe.

Bei all diesen Patienten besteht ein hohes Risiko, sich selbst, die Therapie oder ihr Leben zu zerstören, was behandlungstechnisch von Anfang an als Gefahr sehr ernst genommen werden muss. Im Therapievertrag müssen minimale Voraussetzungen dafür geschaffen sein, sicherzustellen, dass die Behandlung nicht als »Pseudoveranstaltung« benutzt wird, dem Patienten zusätzliche Freiheiten oder Anreize für selbstzerstörerisches Verhalten zu verschaffen. Dies kann sich durchaus als schwierig erweisen, doch der Therapeut sollte zumindest eindeutig klarstellen, dass die Behandlung nicht fortgeführt wird, wenn diese Minimalbedingungen, die das Überleben des Patienten sichern, nicht erfüllt werden. Dazu würde etwa die Verpflichtung zählen, sich im Falle andrängender Suizidimpulse, die er meint, nicht mehr kontrollieren zu können, sofort stationär aufnehmen zu lassen, oder aber alle Verhaltensweisen, die sein Überleben in irgendeiner Art gefährden, sofort zu beenden.

Vorherrschen antisozialer Merkmale

Hier haben wir es mit der aggressiven Durchdringung des pathologischen Größenselbst zu tun, die sich sowohl als passiv-parasitäre Haltung als auch in Form aggressiv-paranoiden Verhaltens (im Syndrom des malignen Narzissmus) Ausdruck verschaffen kann. Alle diese Fälle von Narzisstischer Persönlichkeitsstörung mit schweren antisozialen Zügen sind prognostisch mit Zurückhaltung zu betrachten. Das Syndrom des malignen Narzissmus befindet sich an der Grenze dessen, was wir mithilfe psychoanalytischer Ansätze im Bereich des pathologischen Narzissmus erreichen können, während der nächsthöhere Schweregrad an antisozialer Pathologie, also die antisoziale Persönlichkeit im eigentlichen Sinne, prognostisch bei praktisch Null anzusiedeln ist.

Paradoxerweise erleichtert gerade die Schwere des aggressiv-paranoiden Verhaltens maligner narzisstischer Persönlichkeiten, das zur Bestätigung eigener Grandiosität und Macht eingesetzt wird, die Deutung dieses Verhaltens in der Übertragung. Suizidalität (d.h. gegen das eigene Selbst gerichtete Aggression) wird so zum aggressiven Triumph über die Familie oder den Therapeuten bzw. ermöglicht die triumphale Abkehr von einer Welt, die nicht den Erwartungen des Patienten entspricht. Parasuizidales oder selbstverletzendes Verhalten wiederum kann den Sieg über all jene bedeuten, die Schmerz, Verletzung oder körperliche Zerstörung fürchten.

In manchen Fällen treffen wir hier auch auf das Syndrom der Arroganz im engeren Sinn, das sich durch entsprechende Deutungen wirksam auflösen lässt. Dazu zählt, den Patienten zu konfrontieren mit

- seiner Unfähigkeit, sich seine massive und von Neid erfüllte Aggression einzugestehen, was sich äußert im Verhalten oder in Somatisierungstendenzen, um einer bewussten Auseinandersetzung damit aus dem Weg zu gehen;
- seiner Pseudo-Dummheit – einem Außer-Kraft-Setzen normaler Logik und kognitiver Kommunikation –, um Deutungen nicht als bedeutsame Mitteilung annehmen zu müssen;
- sowie schließlich seiner ausgeprägten Neugier für das Leben des Therapeuten, um diesen zu kontrollieren, aber auch jegliche neue Neidquelle zu kontrollieren.

Die konsequente Deutung der Arroganz kann zu einer Schlüsselstelle in der Umwandlung der psychopathischen Übertragung in eine paranoide Übertragung werden und damit den Beginn einer selbstexplorativen Haltung des Patienten seiner eigenen primitiven Aggression gegenüber markieren, die dann nicht mehr ausagiert werden muss. Den Patienten dabei zu unterstützen, sich seines als zutiefst lustvoll erlebten sadistischen Verhaltens dem Therapeuten und anderen Menschen gegenüber bewusst zu werden, ist ein zentraler Aspekt der Deutungsarbeit und setzt die Fähigkeit des Therapeuten voraus, sich emotional in sadistische Lust einfühlen zu können, ohne darüber zu erschrecken. Fürchtet sich der Therapeut vor seinem eigenen Sadismus, so kann dies einer vollständigen Exploration dieses Problems mit dem Patienten im Wege stehen.

9.6 Umgang mit Komplikationen in der Behandlung

Die wichtigsten negativen prognostischen Merkmale in dieser Gesamtkategorie »nahezu unbehandelbarer« narzisstischer Patienten können wie folgt zusammengefasst werden:

- sekundärer Krankheitsgewinn mit sozial-parasitärem Verhalten
- schweres antisoziales Verhalten
- schwere Aggression, die gegen die eigene Person gerichtet ist
- Drogen- und Alkoholmissbrauch als chronisches Behandlungsproblem
- pervasive Arroganz
- allgemeine Unfähigkeit zu abhängigen Objektbeziehungen
- schwerste negative therapeutische Reaktion

Eine sorgfältige und detaillierte Eingangsdiagnostik erleichtert die entsprechende prognostische Einschätzung.

Hinsichtlich antisozialer Tendenzen ist es wichtig zu explorieren,

- inwieweit es sich dabei um einfache isolierte Vorkommnisse innerhalb einer Narzisstischen Persönlichkeitsstörung ohne weitere negative prognostische Implikationen handelt;
- inwieweit es einem schweren und chronisch passiv-parasitären Verhalten entspricht, das den sekundären Krankheitsgewinn zusätzlich verstärkt;
- ob das Syndrom des malignen Narzissmus vorliegt oder aber, im gravierendsten Fall, ob wir es mit einer antisozialen Persönlichkeit des passiv-parasitären oder aggressiven Typus selbst zu tun haben.

In manchen Fällen ist antisoziales Verhalten ausschließlich auf intime Beziehungen begrenzt, in denen es Aggression und Rachsucht zum Ausdruck bringt, insbesondere wenn deutlich paranoide Züge mit im Spiel sind. Dies ist insofern von Bedeutung, als es in der Übertragung auch den Therapeuten treffen kann, was das Risiko einer Therapie unter solchen Umständen als zu hoch erscheinen lassen kann. Ein Beispiel sind jene Patienten, deren aggressiv-rachsüchtiges Agieren in eine wahre Anzeigen- und Prozess-Sucht münden kann, bei der der Patient versucht, verschiedene Therapeuten gegeneinander auszuspielen. Da wird der erste Therapeut angezeigt, während ein idealisierter zweiter Therapeut »rekrutiert« wird, um die vermeintlichen Schäden durch den ersten zu behandeln, der wiederum seinerseits angezeigt wird, während ein dritter Therapeut konsultiert wird, der helfen soll. Es empfiehlt sich in diesen Fällen, keine intensive Psychotherapie mit einem Patienten zu beginnen, solange ein Gerichtsverfahren gegen einen früheren Therapeuten anhängig ist. Dazu zählen auch Patienten mit schweren hypochondrischen Syndromen, die nicht davor zurückschrecken, frühere Therapeuten zu beschuldigen, die Schwere eines körperlichen Symptoms oder einer Erkrankung nicht erkannt zu haben und sie wegen unterlassener Hilfeleistung anzuzeigen.

Im Falle chronisch suizidalen Verhaltens ist es außerordentlich wichtig, zu unterscheiden zwischen Suizidalität im Rahmen einer schweren und genuinen Depression und Suizidalität als »Lebensstil«, die nicht an eine Depression geknüpft ist, wie sie sowohl für die Borderline-Persönlichkeitsstörung als auch für die Narzisstische Persönlichkeitsstörung typisch ist (O. F. Kernberg 2001). Differentialdiagnostisch kann es hier ausgesprochen hilfreich sein, sich die oben beschriebenen unterschiedlichen Formen suizidalen Verhaltens ins Gedächtnis zu rufen.

Die Ausschaltung oder Kontrolle des sekundären Krankheitsgewinns stellt einen der wichtigsten und oftmals schwierigsten Aspekte der Behandlung dar, insbesondere für die Erstellung eines ersten Therapievertrags bzw. eines realistischen Therapierahmens. Die Festlegung eines solchen therapeutischen Rahmens und die Gewissheit für den Therapeuten, dass dieser den Patienten und ihn selbst (seinen Besitz und sein Leben) vor dem Agieren des Patienten, das im Laufe der Behandlung auftreten kann, schützt, sind von zentraler Bedeutung. In der psychoanalytischen Psychotherapie von Patienten, deren Persönlichkeitsorganisation auf Borderline-Niveau angesiedelt ist – und dies schließt die im vorliegenden Text behandelte Patientengruppe mit ein –, ist das Auftreten schwerer Regression in der Übertragung praktisch unvermeidbar. Das führt häufig dazu, dass die Patienten versuchen, den Therapierahmen zu verletzen. Die körperliche, psychische, professionelle und rechtliche Unversehrtheit des Therapeuten hat Vorrang vor der Sicherheit des Patienten. Das heißt, der Therapeut kann nur dann für die Einhaltung eines therapeutischen Rahmens sorgen, der beide Beteiligten schützt, wenn seine eigene Sicherheit gewährleistet ist. Dies mag trivial und selbstverständlich klingen, doch leider geschieht es nicht selten, dass sich Therapeuten in eine therapeutische Konstellation verführen lassen, in der ihre eigene Sicherheit auf dem Spiel steht. Konkrete Behandlungsvereinbarungen, die für jeden Fall neu ausgehandelt werden und die bei Nicht-Einhaltung ganz klar die Beendigung der Therapie zur Folge haben, müssen offen ausgesprochen werden und, wenn nötig, als Teil des Therapievertrags wiederholt werden. Ihre jeweiligen Übertragungsimplikationen müssen sofort gedeutet werden.

Die Indikation für die unterschiedlichen Behandlungsansätze lässt sich wie folgt zusammenfassen: Für die leichtesten Fälle narzisstischer Psychopathologie ist ein fokussierter psychoanalytischer Ansatz oder sogar eine fokal-stützende Psychotherapie die Methode der Wahl; eine klassische Psychoanalyse ist nur dann indiziert, wenn die Schwere der Charakterpathologie dies gestattet. Dies gilt auch für die zuvor beschriebenen typischen Fälle auf dem zweiten oder mittleren Schweregrad narzisstischer Pathologie sowie für manche Fälle schwerer narzisstischer Pathologie, die sich auf einem offenen Borderline-Niveau bewegen. Für die meisten Fälle narzisstischer Pathologie, die auf einem offenen Borderline-Niveau funktionieren oder aber mit einer schweren antisozialen Symptomatik einhergehen, wird das am Weill Cornell Medical College entwickelte psychoanalytische Psychotherapieverfahren – die sogenannte Übertragungsfokussierte Psychotherapie (Transference-focused Psychotherapy, TFP) – als Methode der Wahl empfohlen (Levy et al. 2005). Wenn es nicht möglich ist, bestimmte notwendige Behandlungsvereinbarungen zu Beginn der Therapie in einem Therapievertrag festzulegen (Clarkin et al. 1989), kann ein kognitiv-verhaltenstherapeutisches Verfahren die Methode der Wahl sein.

Ein auf psychoanalytischen Prinzipien basierender supportiver Ansatz ist dann indiziert, wenn das Bedürfnis des Patienten nach »Selbstheilung« so stark ist, dass unter Umgehung jeglicher Abhängigkeit eine aktive Beratung in einer stützenden Beziehung sehr viel annehmbarer für den Patienten ist (Rockland 1992). Auch im Falle eines unüberwindbaren massiven sekundären Krankheitsgewinns, der die Prognose eines analytischen Ansatzes stark einschränkt, kann eine supportive Psychotherapie, die auf eine Verbesserung der vorherrschenden Symptomatik und Verhaltensweisen abzielt, hilfreich sein. Dies gilt auch für Patienten mit schweren antisozialen Zügen, deren Behandlung auf kontinuierliche fremdanamnestische Informationen und soziale Kontrolle angewiesen ist, was der technischen Neutralität eines analytischen Ansatzes ebenfalls entgegenstehen könnte. Für Patienten, die infolge ihrer lang anhaltenden Erkrankung bereits sehr schwer in einen Zustand sozialer Inkompetenz regrediert sind und gewissermaßen »verbrannte Erde« hinter sich gelassen haben, was eine realistische Anpassung an das Leben sehr erschweren würde, ist ebenfalls ein supportiver Ansatz einem psychoanalytischen Verfahren vorzuziehen. Denn das Verfahren müsste den Patienten mit der außerordentlich schmerzlichen Tatsache konfrontieren, weite Teile ihres Lebens zerstört zu haben. Hier kommt es bei der Beurteilung dessen, was er dem Patienten zumuten kann, sehr auf die Feinfühligkeit und Empathie des Therapeuten an.

Wir dürfen nicht vergessen, dass uns erst unser größeres psychoanalytisches Wissen um die Psychopathologie des pathologischen Narzissmus ermöglicht hat, spezielle Behandlungstechniken zu entwickeln, die einen analytischen Umgang mit diesen Patienten und eine bessere prognostische Einschätzung für diese Patientengruppe erlauben. Während früher ein psychoanalytisches Standardverfahren kontraindiziert erschien, haben neue Entwicklungen in der psychoanalytischen Psychotherapie für die Narzisstische Persönlichkeitsstörung unsere Behandlungsmöglichkeiten deutlich verbessert.

Auch in Zukunft sollten unsere Anstrengungen dahin gehen, jene »Grenzfälle« unseres theoretischen Verständnisses und unserer therapeutischen Einflussmöglichkeiten genauer zu untersuchen. Angesichts der hohen Prävalenz dieser Störungsbilder und ihrer tiefgreifenden gesellschaftlichen Folgen in vielen Fällen stellt dies für den heutigen psychoanalytischen Forscher und Kliniker eine zentrale Aufgabe dar.

9.7 Neuere Entwicklungen und empirische Forschung

Psychoanalyse und psychoanalytische Psychotherapie haben zu neuen Erkenntnissen hinsichtlich der Psychopathologie narzisstischer Patienten geführt. Dadurch hat sich nicht nur unser Verständnis für die dahinter liegende Psychodynamik vertieft, sondern auch das Spektrum jener Patientengruppen erweitert, die mithilfe psychotherapeutischer Methoden erreichbar sind. Einen wichtigen Beitrag verdanken wir in diesem Zusammenhang der Beobachtung paradoxer masochistischer Merkmale in der narzisstischen Struktur – eine Beobachtung, die uns im klinischen Material dieser Patienten häufig begegnet (Cooper 1989). In diesen Fällen, wie sie Cooper (1989) beschreibt, lässt sich ein Hang zur Viktimisierung feststellen, zur unbewussten Provokation von Demütigung und Versagen, eine Neigung, sich vorzugsweise an enttäuschende oder destruktive Objekte zu binden, sowie eine systematische Unterminierung oder Zurückweisung potentieller Hilfe, was insgesamt die unbewusste Phantasie des Patienten widerspiegelt, das »am schlimmsten« betroffene Opfer zu sein, das »am meisten« leidet. Der Patient verharrt in seinem aussichtslos-verzweifelten Zustand, während er sich gleichzeitig ansprüchlich gibt und seine Rechte, etwas »Besonderes« zu sein, geltend macht, die er wiederum aus seinem Opferstatus ableitet. In anderen Fällen überdeckt eine Narzisstische Persönlichkeitsstörung eine tieferliegende masochistische Dynamik, die im Laufe einer psychoanalytischen Psychotherapie aufgedeckt werden kann, und primitive, hochgradig masochistische internalisierte Objektbeziehungen zutage fördert.

Dass sich unser Verständnis der Narzisstischen Persönlichkeitsstörung derart vertieft hat, ist der wachsenden Aufmerksamkeit auf die zwei wichtigsten Indikatoren einer negativen Prognose geschuldet: die antisozialen Merkmale und der sekundäre Krankheitsgewinn. Das Ausmaß, in dem antisoziale Merkmale nicht nur das klinische Bild beherrschen, sondern, zusammen mit paranoiden Merkmalen, auch von ich-syntoner Selbst- und Fremdaggression begleitet sind (d. h. vom Syndrom des malignen Narzissmus), ist aufgrund der sehr schlechten Prognose des Syndroms stärker in den Fokus unserer Aufmerksamkeit gerückt, auch wenn manche Fälle durchaus auf manche Therapiemethoden ansprechen. Im stationären Alltag haben wir es häufig zu tun mit einer Mischung aus malignem Narzissmus – sowie den schwereren Störungen im Spektrum der Narzisstischen Persönlichkeitsstörung – und einer Borderline-Persönlichkeitsstörung (O. F. Kernberg u. Yeomans 2011). Von größter Wichtigkeit ist die differentialdiagnostische Unterscheidung zwischen dem Syndrom des malignen Narzissmus, der psychotherapeutisch behandelt werden kann, und der genuin Antisozialen Persönlichkeitsstörung, die aus psychopathologischer Sicht als extrem schwere Ausprägung des pathologischen Narzissmus angesehen werden muss und bislang psychotherapeutisch nicht behandelbar ist.

Vertreter der kleinianischen Schule haben verschiedene Subtypen der narzisstischen Persönlichkeit beschrieben. Rosenfeld (1987) unterscheidet zwischen den

»dünnhäutigen« und den »dickfelligen« Narzissten. Letztere fallen auf durch betonte Selbstsicherheit, Grandiosität und Gefühlskälte, trotz eines oberflächlich einnehmenden Verhaltens, während sich die erste Gruppe durch extreme Überempfindlichkeit gegenüber Kritik oder der Bedrohung ihres Selbstwerts auszeichnet. Klinisch und empirisch hat sich diese Unterscheidung bestätigt. So beschreiben Russ et al. (2008) drei Subtypen narzisstischer Patienten: grandios-maligne, fragile und hoch funktionsfähige/exhibitionistische. Die zuletzt genannte Gruppe bewegt sich trotz Grandiosität, Rivalitätsgebaren und aufmerksamkeitsheischendem Verhalten auf einem sehr viel höheren adaptiven Funktionsniveau und repräsentiert somit die höchste Strukturebene des oben beschriebenen Narzissmus. Unter der Überschrift »Orte des seelischen Rückzugs« beschreibt John Steiner (1993) detailliert die »pathologische Organisation« und die charakteristische Abwehrbewegung der »emotionalen Distanzierung« von Patienten mit Narzisstischer Persönlichkeitsstörung, die psychoanalytisch behandelt wurden.

Was die Ätiologie der Narzisstischen Persönlichkeitsstörung betrifft, haben psychoanalytische Untersuchungen dieser Patienten immer wieder Hinweise auf schwere traumatische Erfahrungen in der frühen Kindheit ergeben: in den meisten Fällen Verlassenheit, aggressive und/oder abweisende innere Mutterimagines sowie chaotische Verknüpfungen von Frustration und Überstimulierung. Die psychoanalytischen Konzeptualisierungen, die diese entwicklungspsychologischen Merkmale mit den strukturellen Eigenschaften dieser Patienten in Zusammenhang setzen, unterscheiden sich voneinander, doch die meisten haben als Ausgangspunkt die Theorien von Herbert Rosenfeld, Heinz Kohut und Otto Kernberg. Unabhängig vom jeweiligen theoretischen Hintergrund herrscht weitgehend Übereinstimmung hinsichtlich der deskriptiven klinischen Merkmale der Störung – die in erster Linie vom Größenselbst bestimmt werden –, auch wenn es zu dessen Ursprung und strukturellen Merkmalen unterschiedliche Sichtweisen gibt.

Aus der Sicht der Selbstpsychologie entspricht die Struktur des Größenselbst einem archaischen, primitiven, aber normalen Selbst, das in seiner frühen Entwicklung gehemmt wurde. Zurückzuführen ist dies auf Empathiemangel der Bezugsperson, die die Fähigkeit, reife »Selbstobjekt«-Bindungen auszubilden, auf spezifische Art und Weise beeinträchtigt. Die Übertragung dieser Patienten ist von unbewusst-infantilen idealisierenden und spiegelnden Tendenzen geprägt, die an eine primitive Grandiosität und einen primitiven Exhibitionismus einer unreifen Selbststruktur geknüpft ist, die wiederum die Fähigkeit zur Einfühlung und Objektbezogenheit beeinträchtigen. Eine psychoanalytische Behandlung aus selbstpsychologischer Sicht ist an die Fähigkeit des Analytikers gebunden, sich empathisch auf die innere Welt des Patienten einzulassen, dabei die frühen narzisstischen Bedürfnisse des Patienten zu befriedigen und somit den Patienten in die Lage zu versetzen, seine fehlenden Selbststrukturen zu entwickeln und auf diese Weise sein normales psychisches Wachstum wiederaufzunehmen.

Im Gegensatz dazu verstehen Rosenfeld (1987) und O. F. Kernberg (1975) pathologischen Narzissmus nicht als bloße Fixierung auf der Stufe eines primitiven normalen Narzissmus, sondern als Abwehrkonstruktion eines pathologischen Größenselbst, das der Internalisierung einseitiger positiver Aspekte von Selbst- und Objektrepräsentanzen und des Ich-Ideals entspringt. Dies wiederum stellt eine sekundäre Abwehr dar, die sich gegen die Vorherrschaft zugrunde liegender primitiver Spaltungsmechanismen sowie hochgradig negativ besetzter internalisierter Objektbeziehungen richtet, die ihrerseits die aggressive Folge früher Deprivationserfahrungen sind. Behandlungstechnisch stehen hier die Aktivierung und allmähliche Auflösung des pathologischen Größenselbst in der Übertragung im Zentrum, was die normale Fähigkeit zu Abhängigkeit, die Reifung eines normalen Selbstkonzepts sowie die Entwicklung normaler Objektbeziehungen fördern soll.

In den letzten Jahren haben unsere wachsenden Erkenntnisse über die strukturellen Folgen unsicherer Bindung (Fonagy et al. 2003) auf den Zusammenhang zwischen einem unsicher-vermeidenden Bindungsmodus und der Ausbildung narzisstischer Persönlichkeitsmerkmale hingewiesen. Eine normale, ebenso eine unsichere Bindung spiegelt auf Verhaltensebene eine normale oder gestörte Internalisierung von Objektbeziehungen wider (die Bindungstheorie spricht hier von »inneren Arbeitsmodellen«). Diese Verhaltensmanifestationen können wichtige entwicklungspsychologische Marker früher Abkömmlinge und Strukturen internalisierter Objektbeziehungen darstellen. Sie können auch auf die Dominanz pathologischer internalisierter Objektbeziehungen verweisen, die unter der Vorherrschaft nichtkontextualisierter heftiger negativer Affektzustände stehen. Zweifelsohne spielen jedoch auch spätere Entwicklungen in der Dynamik intrapsychischer Strukturbildung, unter dem Einfluss familiendynamischer Aspekte, eine Rolle für die Verfestigung einer Narzisstischen Persönlichkeitsstörung. Paulina Kernberg (1989) hat als erste die Narzisstische Persönlichkeitsstörung bei Kindern beschrieben und generell darauf hingewiesen, wie wichtig es sei, die Entwicklung von Persönlichkeitsstörungen – zumindest den schwersten – bei Kindern genau zu explorieren, während wir unser Wissen über die Narzisstische Persönlichkeitsstörung bei Jugendlichen vertiefen.

Bislang gibt es keine systematischen empirischen Untersuchungen über die Wirksamkeit von Psychoanalyse und psychoanalytischer Psychotherapie bei der Narzisstischen Persönlichkeitsstörung (Levy et al. 2009). Die existierenden Outcome-Studien (Therapieergebnis-Studien) scheinen nicht auf einem spezifisch psychoanalytischen Ansatz zu basieren, der auf die Analyse narzisstischer Übertragungen abzielt. Zumindest gibt es keine spezifischen Hinweise für einen speziellen therapeutischen Ansatz, im Gegensatz zu allgemeineren psychodynamischen und kognitiv-behavioralen Verfahren. Einzelne klinische Falldarstellungen, die die Auflösung einer narzisstischen Psychopathologie in einer Psychoanalyse oder psychoanalytischen Psychotherapie beschreiben, existieren sehr wohl (O. F. Kernberg 2004), doch bedarf es einer systematischen Untersuchung der Effekte spezifisch strukturierter Behandlungen, um den besonderen Herausforderungen der Narzisstischen Persönlichkeitsstörung zu begegnen.

Klinische Schlüsselkonzepte

- Narzissmus, der auf klinischer Ebene als normale oder pathologische Selbstwertregulierung definiert wird, kann unterteilt werden in normalen erwachsenen Narzissmus, normalen infantilen Narzissmus und pathologischen Narzissmus. Die Narzisstische Persönlichkeitsstörung stellt die schwerste Form des pathologischen Narzissmus dar.
- Die Narzisstische Persönlichkeitsstörung ist um die Existenz eines pathologischen Größenselbst organisiert. Ihre Hauptmerkmale sind exzessive Selbstbezogenheit, übermäßige Abhängigkeit von der Bewunderung durch andere, Größenphantasien, tiefe Selbstwertzweifel.
- Die Beziehungen von Patienten mit Narzisstischer Persönlichkeitsstörung weisen pathologische Merkmale auf: exzessiver Neid, ausbeuterisches Verhalten, Ansprüchlichkeit, Entwertung und mangelndes Einfühlungsvermögen.
- Narzisstische Patienten weisen zuweilen eine eindrückliche Über-Ich-Pathologie auf, die sich in antisozialem Verhalten widerspiegelt und differentialdiagnostisch von der Antisozialen Persönlichkeitsstörung im eigentlichen Sinne unterschieden werden muss. Aufgrund der schlechten Prognose der Antisozialen Persönlichkeitsstörung birgt diese differentialdiagnostische Unterscheidung wichtige prognostische Implikationen.
- Psychoanalyse kann als Methode der Wahl für Patienten auf höherem Funktionsniveau angesehen werden, während ein modifiziertes psychoanalytisches Vorgehen – insbesondere die Übertragungsfokussierte Psychotherapie – das am besten geeignete Verfahren für schwere Störungen darstellt.
- In psychodynamisch orientierten Behandlungen ist die analytische Exploration des pathologischen Größenselbst von zentraler Bedeutung. Die Übertragungen dieser Patienten zeichnen sich aus durch die Unfähigkeit, eine Abhängigkeit vom Therapeuten zu entwickeln, fragile Idealisierung und Entwertung sowie Ausagieren von Neid und primitiven Formen der Aggression.
- Die Prognose hängt zum großen Teil ab vom sekundären Krankheitsgewinn, dem Ausmaß an Arroganz, der Selbstdestruktivität als primärer Motivation sowie dem Vorliegen antisozialer Tendenzen.
- Für Patienten, bei denen ein psychodynamischer Ansatz kontraindiziert ist bzw. deren Behandlungsaussichten als überaus ungünstig einzuschätzen sind, kann ein supportives oder kognitiv-verhaltenstherapeutisches Verfahren die Methode der Wahl sein.

Empfohlene Literatur

Kernberg OF (ed). Narcissistic Personality Disorder. Psychiatr Clin North Am 12: 505–776, 1989.

Kernberg OF. Aggressivity, Narcissism, and Self-Destructiveness in the Psychotherapeutic Relationship: New Developments in the Psychopathology and Psychotherapy of Severe Personality Disorders. New Haven, CT, Yale University Press, 2004.

Kernberg OF (ed). Narcissistic personality disorder. Psychiatr Ann 39 (part 1): 1–171, 2009.

Kernberg OF (ed). Narcissistic personality disorder. Psychiatr Ann 39 (part 2): 172–235, 2009.

Kohut H. The Analysis of the Self. New York, International Universities Press, 1971.

Kohut H. The Restoration of the Self. New York, International Universities Press, 1977.

Rosenfeld H. Impasse and Interpretation. London, Tavistock, 1987.

Literatur

American Psychiatric Association. Diagnostic and Statistical Manual of Mental Disorders, 4th Edition. Washington, DC, American Psychiatric Association, 1994.

Bion WR. Second Thoughts. Selected Papers on Psychoanalysis. New York, Basic Books, 1967.

Clarkin J, Yeomans F, Kernberg OF. Psychotherapy for Borderline Personality. New York, Wiley, 1989.

Cooper AM. Narcissism and masochism: the narcissistic masochistic character. Psychiatr Clin North Am 12: 541–552, 1989.

Fonagy P, Gergeley G, Jurist EL, et al. Affect Regulation, Mentalization, and the Development of the Self. New York, Other Press, 2003.

Freud S. Zur Einführung des Narzißmus. Jahrbuch der Psychoanalyse, Bd. VI, 1914.

Green A. On Private Madness. Madison, CT, International Universities Press, 1993.

Hare RD. Psychopathy: Theory and Research. New York, Wiley, 1970.

Hare RD, Shalling D. Psychopathic Behavior: Approaches to Research. New York, Wiley, 1978.

Henderson DK. Psychopathic States. London, Chapman & Hall, 1939.

Henderson DK, Gillespie R. Textbook of Psychiatry: For Students and Practitioners, 10th Edition. Revised by Batchelor IRC. London, Oxford University Press, 1969.

Hinshelwood RD. Clinical Klein. London, Free Association Books, 1994.

Kernberg OF. Borderline Conditions and Pathological Narcissism. New York, Jason Aronson, 1975, 230–238.

Kernberg OF. Technical aspects in the psychoanalytic treatment of narcissistic personalities. In: Severe Personality Disorders: Psychotherapeutic Strategies. New Haven, CT, Yale University Press, 1984, 197–209.

Kernberg OF (ed). Narcissistic Personality Disorder. Psychiatr Clin North Am 12: 505–776, 1989.

Kernberg OF. Psychopathic, paranoid, and depressive transferences. Int J Psychoanal 73: 13–28, 1992.

Kernberg OF. Pathological narcissism and narcissistic personality disorders: theoretical background and diagnostic classification. In: Disorders of Narcissism: Diagnostic, Clinical, and Empirical Implications. Edited by Ronningstam EF. Washington, DC, American Psychiatric Press, 1997, 29–51.

Kernberg OF. The suicidal risk in severe personality disorders: differential diagnosis and treatment. J Personal Disord 15: 195–208, 2001.

Kernberg OF. Aggressivity, Narcissism, and Self-Destructiveness in the Psychotherapeutic Relationship. New Haven, CT, Yale University Press, 2004.

Kernberg OF, Yeomans FE. Zur Differenzialdiagnose von Bipolaren Störungen, Depression, Aufmerksamkeitsdefizit-Störung sowie Persönlichkeitsstörungen. In: Dulz B, Herpertz SC, Kernberg OF, Sachsse U (Hrsg). Handbuch der Borderline-Störungen. 2. Aufl. Stuttgart, Schattauer, 2011, 355–363.

Kernberg PF. Narcissistic personality disorder in childhood. Psychiatr Clin North Am 12: 671–694, 1989.

Koenigsberg HW, Kernberg OF, Stone MH, et al. Borderline Patients: Extending the Limits of Treatability. New York, Basic Books, 2000.

Kohut H. The Analysis of the Self. New York, International Universities Press, 1971.

Levy KN, Meehan KB, Weber M, et al. Attachment patterns in borderline personality disorder: implications for psychotherapy. Psychopathology 38: 64–74, 2005.

Levy KN, Chauhan P, Clarkin JF, et al. Narcissistic pathology: empirical approaches. Psychiatr Ann 39: 203–213, 2009.

Rockland LH. Supportive Therapy for Borderline Patients: A Psychodynamic Approach. New York, Guilford, 1992.

Rosenfeld H. Notes on the psychopathology and psychoanalytic treatment of some borderline patients. Int J Psychoanal 59: 215–221, 1978.

Rosenfeld H. Impasse and Interpretation: Therapeutic and Anti-therapeutic Factors in the Psychoanalytic Treatment of Psychotic, Borderline and Neurotic Patients. London, Tavistock, 1987.

Russ E, Shedler J, Bradley R, et al. Redefining the construct of narcissistic personality disorder: diagnostic criteria and subtypes. Am J Psychiatry 165: 1473–1481, 2008.

Spillius EB (ed). Melanie Klein Today: Developments in Theory and Practice, Vols 1 and 2. London, Routledge, 1988.

Spillius EB, Feldman M (eds). Psychic Equilibrium and Psychic Change: Selected Papers of Betty Joseph. London, Tavistock/Routledge, 1989.

Steiner J. Psychic Retreats. London, Routledge, 1993.

Stone MH. The Fate of Borderline Patients. New York, Guilford, 1990.

10 Behandlung der Histrionischen Persönlichkeitsstörung

Mardi J. Horowitz, Uma Lerner

Der Begriff *histrionisch* leitet sich aus dem Lateinischen für das Wort »Schauspieler« ab und bezeichnet einen Stil dramatischer Selbstdarstellung. Ist dieser Verhaltensstil überzogen, symptomatisch und maladaptiv, ist dies ein Hinweis für das Vorliegen einer Histrionischen Persönlichkeitsstörung (Horowitz 1977). Das Heischen nach Aufmerksamkeit mithilfe einer übertriebenen Zur-Schau-Stellung von Emotionen übersteigt den sozial angemessenen Rahmen. Das Verhaltensmuster gilt als maladaptiv, da es nicht aufgegeben wird, obwohl es manchmal verheerende persönliche Konsequenzen hat. In Tabelle 10-1 sind die Diagnosekriterien des DSM-IV-TR für das Vorliegen einer Histrionischen Persönlichkeitsstörung aufgeführt (American Psychiatric Association 2000).

In Anlehnung an ähnliche Kriterien aus der älteren DSM-III-Nosologie (American Psychiatric Association 1980) fanden Samuels et al. (1994), dass 2,1 % einer epidemiologisch ausgewählten Stichprobe, die im Jahr 1988 untersucht wurde und die 762 Einwohner Baltimores umfasste, diese Diagnose aufwiesen. Weitere 1,5 % der untersuchten Probanden erhielten die Verdachtsdiagnose »Histrionische Persönlichkeitsstörung«. Somit fielen insgesamt 3,6 % einer städtischen Population in diese Kategorie psychischer Störung. Blagov und Westen (2008) wiederum stellten eine signifikante Überschneidung von Histrionischer, Borderline-, Abhängiger und Antisozialer Persönlichkeitsstörung fest sowie eine große Bandbreite innerhalb der Diagnose »Histrionische Persönlichkeitsstörung«, die eine Einordnung in Untergruppen als gerechtfertigt erscheinen lässt. Obwohl Persönlichkeitsstörungen gemeinhin als stabil und überdauernd gelten, hat sich gezeigt, dass sich Merkmale der Histrionischen Persönlichkeitsstörung und der anderen Cluster-B-Persönlichkeitsstörungen im Laufe der Zeit signifikant weniger ausgeprägt darstellen (Seivewright et al. 2002).

Die klinische Fallbeschreibung ist zentral für die Behandlungsplanung (Wallerstein 1986). Wir beginnen mit einem Musterbeispiel für eine systematische Fallbeschreibung und diskutieren anschließend prototypische Therapiephasen. Im ersten Abschnitt der Behandlung stehen vor allem therapeutische Interventionen im Vordergrund, die die sogenannte State-Stabilität – die Stabilität des psychischen Zustandes – erhöhen und aktuelle Krisen entschärfen sollen. In der zweiten Therapiephase wird vor allem an der Fähigkeit des Patienten gearbeitet, Kontakte zu anderen Menschen zu fördern und mit Schwierigkeiten fertig zu werden, die seinem persönlichen Wachstum entgegenstehen. Die dritte Therapiephase schließlich hat zum Ziel, die Selbstkohärenz zu stärken und die Fähigkeit zu wirklicher Intimität zu verbessern. Dieses prototypische Vorgehen ist didak-

Tab. 10-1 DSM-IV-TR-Diagnosekriterien einer Histrionischen Persönlichkeitsstörung

Ein tiefgreifendes Muster übermäßiger Emotionalität oder Strebens nach Aufmerksamkeit. Der Beginn liegt im frühen Erwachsenenalter und die Störung zeigt sich in verschiedenen Situationen. Mindestens 5 der folgenden Kriterien müssen erfüllt sein:

1. fühlt sich unwohl in Situationen, in denen er/sie nicht im Mittelpunkt der Aufmerksamkeit steht,
2. die Interaktion mit anderen ist oft durch ein unangemessen sexuell verführerisches oder provokantes Verhalten charakterisiert,
3. zeigt rasch wechselnden und oberflächlichen Gefühlsausdruck,
4. setzt durchweg die körperliche Erscheinung ein, um die Aufmerksamkeit auf sich zu lenken,
5. hat einen übertrieben impressionistischen, wenig detaillierten Sprachstil,
6. zeigt Selbstdramatisierung, Theatralik und übertriebenen Gefühlsausdruck,
7. ist suggestibel, d. h. leicht beeinflußbar durch andere Personen oder Umstände,
8. faßt Beziehungen enger auf, als sie tatsächlich sind.

Quelle: Diagnostisches und Statistisches Manual Psychischer Störungen – Textrevision – DSM-IV-TR. Deutsche Bearbeitung von Saß H, Wittchen HU, Zaudig M und Houben I. Göttingen, Hogrefe, 2003, S. 781. Abdruck mit freundlicher Genehmigung des Hofgrefe Verlags.

tischen Zwecken geschuldet. In der Realität haben wir es immer mit einer Verknüpfung sämtlicher Therapiephasen zu tun.

10.1 Klinische Falldarstellung

Die Begriffe *innerer Zustand* (State), *Abwehrkontrollprozesse* und *Personenschema* beziehen sich allesamt auf Kategorien eines systematischen Ansatzes zur Falldarstellung, die als *Konfigurationsanalyse* (Horowitz 2005) bezeichnet wird. Die sogenannte Zustandsanalyse ist ein eher dynamischer denn statischer Ansatz zur Untersuchung pathologischer Phänomene, der der Tatsache Rechnung trägt, dass Symptome und Verhalten je nach inneren Zuständen des Patienten variieren können. Ein besonderes Augenmerk gilt dabei der Emotionalität, Bezogenheit und offenkundigen Selbstregulierung in jedem signifikanten State eines Patienten. Ein für die Histrionische Persönlichkeitsstörung typisches Merkmal ist das plötzliche Kippen in untermodulierte Zustände intensiver negativer Emotionalität und impulsiven Beziehungsverhaltens. Aus diesem Grund steht in der ersten Therapiephase die sogenannte State-Kontrolle behandlungstechnisch im Zentrum.

Im zweiten Therapieabschnitt geht es um die Klärung verbaler Kommunikation und die Modifizierung der Abwehrprozesse. Der für die Histrionische Persönlichkeitsstörung charakteristische nebulöse Kommunikationsstil resultiert häufig aus einer Denkblockade. Diese Unklarheit macht es schwierig, sich in der Therapiesitzung auf ein bestimmtes Thema festzulegen. Ist einmal eine relative Sicherheit erreicht, liegt das Hauptaugenmerk im zweiten Behandlungsabschnitt auf der Modifizierung überzogener Abwehrstrategien, insbesondere Verzerrungen und Hemmungen. Ziel ist es, die Fähigkeit zur Selbstreflexion und Selbstkontrolle sowie zur Selbstverantwortung zu stärken.

In der dritten Therapiephase liegt der Fokus behandlungstechnisch auf den irrationalen und konflikthaften Überzeugungen des Patienten. Die Formulierung seiner Rollenbeziehungskonfigurationen wird überprüft und vertieft. Dies geht für gewöhnlich mit einer tiefergehenden Exploration von Wünschen und Ängsten einher.

Histrionische Persönlichkeiten weisen in der Regel gespaltene, dissoziierte, verzerrte und widersprüchliche Rollenbeziehungsmodelle auf. Eine systematische Herangehensweise ist hier hilfreich, um die Sichtweisen über das eigene Selbst und über andere allmählich zu klären. Benjamin (2003) hat ein Operationalisierungssystem für diese interpersonellen Muster und ihre Auswirkungen auf das Selbstkonzept entwickelt (Strukturanalyse sozialen Verhaltens). Auch das Konzept des Kernkonfliktbeziehungsthemas von Luborsky und Crits-Cristoph (1990) bietet eine systematische Grundlage für eine solche Formulierung. Eine Ausweitung dieser konzeptuellen Vorläufer ist das System der Konfigurationsanalyse von Horowitz (1991a, 1991b, 1997, 2005). In der Konfigurationsanalyse werden unterschiedliche Modelle des Selbst und der Anderen als überdauernde unbewusste Überzeugungen formuliert. Unterschiedliche Rollenbeziehungsmodelle organisieren verschiedene, dem Bewusstsein eher zugängliche innere Zustände (States of mind) (Horowitz 2005). Patienten kippen bedenklich schnell in einen anderen inneren Zustand, wenn es zu einer Veränderung kommt im Rollenbeziehungsmodell, das die unbewussten innerpsychischen Prozesse vorrangig organisiert, welche ihrerseits zu bewussten Gedanken, Gefühlen und Verhaltensweisen führen. Auslöser für die Aktivierung sich wiederholender, aber unangemessener Selbst- und Fremdkonzepte können so allmählich erkannt werden und es kann gegengesteuert werden.

Der erste Schritt einer systematischen Konfigurationsanalyse besteht in der Aufstellung einer Liste von *Problemen* sowie Stärken oder Ressourcen. In einem zweiten Schritt werden die unterschiedlichen *inneren Zustände* des Patienten definiert, in denen Symptome, Hinweise für Schwierigkeiten und Probleme auftreten können oder nicht. Der dritte Schritt benennt die *Schlüsselthemen* sowie die *Abwehr, diese zu klären*. Diese ersten drei Schritte der Fallbeschreibung zielen auf bewusste Überzeugungen ab, die der Selbstreflexion und wiederholten Überprüfung zugänglich gemacht werden können. Sie bilden die Grundlage dafür zu verstehen, wie und warum spezifische dysfunktionale Selbst- und Beziehungskonzepte in unbewussten Konflikten wirksam sind, die mit bestimmten Wünschen und Ängsten einhergehen. Diese Wunsch-Wunsch-Dilemmata sind an unbewusste Phantasien geknüpft, die irrationale Erwartungen über das Leben allgemein widerspiegeln.

Phänomenologie: Symptome und wiederholtes maladaptives Verhalten

Bei Patienten mit Histrionischer Persönlichkeitsstörung, die um Therapie nachsuchen, begegnen uns für gewöhnlich Konfigurationen, die sich um Impulskontrollverlust, Emotionen, Wahrnehmungen und Handlungen drehen. Viele beklagen, von starken negativen Affekten geradezu überflutet zu werden. Gefühle treten unwillkürlich auf, ihre Affektstürme können sie kaum verstehen und kaum loswerden. Die Gedanken sind durcheinander, aber nur selten übermäßig irrational oder wahnhaft.

Stimmungsschwankungen, plötzliche Änderungen von Zielen, Spannungen mit der sozialen Umwelt, Frustrationsintoleranz, Insistieren auf sofortiger Befriedigung von Bedürfnissen sowie Wut über Frustrationen stehen in der Regel mit zwischenmenschlichen Beziehungen in Zusammenhang, die unbefriedigend sind und dramatisch enden. Neue Beziehungen werden überstürzt eingegangen, oft aus einem Gefühl der Verzweiflung heraus. Die Fähigkeit zu warten, bis sich neue Bindungen ganz allmählich entwickeln, ist gering. Einstellungen und Werte orientieren sich an den Interessen des jeweils aktuellen Partners und weniger an den eigenen Interessen. Das Selbstwertgefühl nimmt ab, während sich Beziehungstraumata häufen – was wiederum zu einer Mischung aus Angst, Verbitterung, Depression und Selbstekel führt. Nicht selten kommt es zu Alkoholabusus und anderen Formen der Selbstmedikation, um negative Empfindungen zu stoppen. Eine Vielzahl an Sekundärschäden infolge einer Suchtproblematik und Beeinträchtigungen der Gehirnfunktionen können das Krankheitsbild zusätzlich erschweren (Horowitz 1977, 1991b, 1995; Kernberg 1975, 1992).

States of mind

Patienten mit einer Histrionischen Persönlichkeitsstörung zeigen für gewöhnlich ein lebhaftes und nach Aufmerksamkeit heischendes Verhalten, das der Situation nicht angemessen ist. Beispielsweise kleiden sie sich für ein Geschäftsessen zu verführerisch oder erwarten Verständnis für sich selbst in Situationen, in denen etwas anderes, Dringenderes ansteht. Erhalten sie nicht die Aufmerksamkeit, die sie suchen, sind sie schlecht gelaunt oder sie schmollen. Trotz der negativen Folgen, die mit dieser Dramatisierung verbunden sein können, halten die Patienten daran fest, da diese Form der »Aufregung« Gefühle von Apathie, sehnsüchtigem Verlangen und Schwäche lindert. Bei kleineren Auslösern kann die Stimmung rasch von »himmelhoch jauchzend« in »zu Tode betrübt« kippen.

Auch Schüchternheit und Gehemmtheit können auftreten, die den Betreffenden vor übermäßiger Selbstentblößung schützen. Es wird nach Aufmerksamkeit gesucht, um nicht einem Gefühl der Verzweiflung nachzugeben, doch geht dies mit der Befürchtung einher, dass genau diese Aufmerksamkeit zu aufregend sein und zu einem Verlust der Selbstkontrolle führen könnte.

Problembereiche und Abwehrstile

Zu den häufigsten Konfliktbereichen gehört das Erleben inadäquater oder »falscher« Aufmerksamkeit von anderen, wobei entweder zu viel (z. B. in Form sexueller Ausbeutung) oder zu wenig (z. B. anschließendes Fallengelassen-Werden) an Aufmerksamkeit gezollt wird. Hier geht es darum zu lernen, das richtige Maß an Aufmerksamkeit auf der Grundlage von gegenseitiger Nähe, ausgewogenem Selbstwert und Authentizität zu erlangen. Ein solches Unterfangen ist jedoch mit typischen Hindernissen verbunden.

Viele histrionische Persönlichkeiten hemmen ihre bewussten Informationsverarbeitungsprozesse, um heftigen Gefühlen, die sie in bedrohliche Zustände des Selbstekels katapultieren könnten (Shapiro 1965), die Spitze zu nehmen. Sie setzen ihre Aufmerksamkeit global und undifferenziert ein. Sie konzentrieren sich zudem darauf, ob das Gegenüber ihnen Aufmerksamkeit zollt. Die Einschätzung bleibt jedoch oberflächlich. Tiefergehende Motive des Anderen werden nicht reflektiert. Die Aufmerksamkeit, die der Planung der eigenen Zukunft gewidmet wird, hält sich sehr in Grenzen und basiert eher auf magischem Denken als auf rationaler Abwägung und Organisation.

Die Lebendigkeit und Emotionalität dieser Menschen kann sie für andere sehr interessant machen. Dem aufmerksamen Kliniker werden jedoch die Hinweise für maladaptives zwischenmenschliches Verhalten nicht entgehen. Diese werden oft in einer Art und Weise vorgebracht, die es schwierig macht zu beurteilen, was genau und in welcher Reihenfolge passiert ist. Wer hat was wann gesagt oder getan? Selbstkritik wird vermieden, indem sich die Betroffenen nur an solche Begebenheiten erinnern, in denen sie einer Situation passiv ausgeliefert waren, und indem sie ihr aktives Handeln oder ihre Provokationen verleugnen.

Der Aufmerksamkeitsfokus kann rasch wechseln. Die Inhalte sind nicht wirklich miteinander verknüpft. Bilder, Gestik, Mimik und Körperhaltung werden als Signale und »Einladung« an das Gegenüber eingesetzt, jedoch kaum in bewusste Worte übersetzt, nachdenklich zu stimmen und zur Selbstreflexion anzuregen. Auf nonverbaler Ebene können Bedeutungen transportiert werden, die den verbalen Äußerungen widersprechen. Anstatt sich länger mit Problemen auseinanderzusetzen und verschiedene Alternativen zu ihrer Lösung zu bedenken, suchen Menschen mit diesem Persönlichkeitsstil charakteristischerweise nach Abkürzungen im Sinne schneller und unangemessener Problemlösungen.

Zu sagen »Ich weiß es nicht« kann unbewusst bedeuten »Ich darf nicht wissen«. Je stärker diese Abwehrkontrollprozesse zum Einsatz kommen (Externalisierung, Projektion, projektive Identifizierung), desto tiefgreifender ist die Pathologie der Persönlichkeitsstruktur.

Personenschemata: Identitätskonzepte und Rollenbeziehungsmodelle

Die theatralische Selbstdarstellung wird eingesetzt, um die Aufmerksamkeit anderer zu erregen. Vom authentischen inneren Erleben oder einem überdauernden Identitätsgefühl können diese Selbstaspekte jedoch abgekoppelt sein. Es kann zu einer Betonung sexueller Körpermerkmale kommen, obwohl das tatsächliche erotische Erregungsniveau gering ist. Tatsächliche Krankheitssymptome oder Behinderungen werden übertrieben, um Aufmerksamkeit zu erlangen. Ein Persönlichkeitsmuster dieser Art birgt das Risiko, von anderen als manipulativ oder als Simulant wahrgenommen zu werden.

Wie Lilienthal (1986) festgestellt hat, kann es in manchen Fällen zu einer signifikanten Überschneidung von Histrionischer und Antisozialer Persönlichkeitsstörung sowie Histrionischer Persönlichkeitsstörung und Somatisierungsstörung kommen. Jedoch zielt die histrionische Persönlichkeit nicht bewusst darauf ab, anderen etwas vorzumachen. Es ist durchaus möglich, dass ihr ihre Täuschungsmanöver und Lügenmärchen bewusst nicht zugänglich sind. Die Angst vor solchen Anschuldigungen kann sogar dazu führen, dass der Patient nicht die Medikation oder psychiatrische Behandlung erhält, die im Falle einer tatsächlichen Erkrankung indiziert wäre (Slavney u. McHugh 1984).

Im Zustand der theatralischen Selbstdarstellung ist ein Rollenbeziehungsmodell am Werk, das den Betreffenden dazu bringen kann, das eigene Selbst als sexuell verführerischen Kinostar, als verwundeten Helden oder als ehrenwerten Kranken zu erleben. In der Darstellung dieser Rollenattribute erwartet das Selbst Interesse eines begehrten Gegenübers. Die Rollen dieses Gegenübers sind komplementär, z. B. die des interessierten Verführers, des ergebenen Retters oder des verantwortungsvollen Betreuers. Gelingt es, beim Gegenüber Interesse wachzurufen, fühlt sich das Selbst wiederhergestellt, dankbar und liebenswert. Die betreffende Person hat einen starken Wunsch nach derartigen Bindungen, doch kann sie unter Stress ein trügerisches Gefühl von Sicherheit entwickeln, während eigentlich Ausbeutung und Verlassenheit drohen.

In einem gefürchteten Rollenbeziehungsmodell wird das Selbst, nachdem es Interesse beim Gegenüber wachgerufen hat, missbraucht und schließlich fallengelassen. Das Selbst wird wütend über den Missbrauch und verzweifelt über die Zurückweisung. Untergründig gärender Groll und der Wunsch nach Vergeltung können die Folge sein.

Diese Skripten können sich als Abfolge verschiedener Zustände manifestieren, angefangen beim Zustand der Erregung bis hin zur Verzweiflung, mit Intervallen von Wut und/oder Suizidalität. Der Versuch, das Interesse des Gegenübers zu gewinnen, um Verzweiflung abzuwenden, kann den Zyklus schließlich von neuem in Gang setzen.

Die unterschiedlichen Szenarien, in denen die Rollen des Opfers, des Aggressors und des Retters zum Tragen kommen, werden so zu einer wiederholten Abfolge von Lebensgeschichten. Diese vagen Skripten, in denen die betreffende Person häufig ausgebeutet und verlassen wird, betont ein passives Selbst, das durchs

Leben treibt. Der Grund hierfür ist, dass das Bewusstsein für die Absichten und Gefühle anderer sehr an der Oberfläche bleibt und von Klischeevorstellungen und Stereotypen geprägt ist, weniger von einer klugen Einschätzung der Motive anderer (Standage et al. 1984).

Oft laufen diese dramatischen Zyklen von Täter-Opfer-Retter-Zuständen ab, ohne dass die betreffende Person sich Gedanken über mögliche Ursache-Wirkung-Zusammenhänge macht. Vielmehr droht immer wieder »böses Erwachen«. Das Selbst wird dann als unschuldiges, passives und verletztes Opfer erlebt. Es kann jedoch auch zu selbstkritischen, selbstbestrafenden und verzweifelt-suizidalen Impulsen kommen.

Manche benutzen ihre Opferrolle, um das Interesse eines potentiellen Retters auf sich zu ziehen. Die Rettung wiederum mag vorübergehend einen euphorischen Zustand auslösen, auf den jedoch ein Zustand der Verstimmung folgt. Der einst gepriesene Retter wird dann zum ausbeuterischen Aggressor oder unzureichenden Helfer. Der Teufelskreis wiederholt sich. Mit zunehmendem Alter kann sich die Überzeugung einstellen, ein verpfuschtes Leben geführt zu haben, da die maladaptiven Muster zu keinem anhaltenden und tiefen Empfinden wirklicher Nähe geführt haben (Pfohl et al. 1984; Pilkonis u. Frank 1988).

Sadomasochistische Konstellationen sind häufig. Die histrionische Persönlichkeit geht sozusagen unterwürfig und masochistisch in »Vorleistung«, in der oft irrigen Annahme, dass der sadistische Aggressor nach seinem verletzenden Angriff unter Gewissensbissen leiden und Wiedergutmachung leisten wird. In anderen Fällen kann es zu einer chronischen Abhängigkeit von Personen kommen, denen daran gelegen ist, sich gegenüber einem fragilen und dankbaren Partner stark fühlen zu können. Das Übertragungsangebot dieser Patienten kann im therapeutischen Kontakt ganz spezifische Gegenübertragungsreaktionen auslösen. So mag der Therapeut im Erstkontakt angesichts der Dramatik und des appellativen Charakters tatsächlich das Gefühl entwickeln, ganz besonders hilfreich sein zu können. Eine von Patient und Therapeut gleichermaßen getragene Rettungsphantasie kann eine Phase gegenseitigen Enthusiasmus einläuten, die jedoch von kurzer Dauer ist und in aller Regel in Aufruhr endet.

Das Erkennen der therapeutischen Grenzen kann beim Patienten Ärger und Feindseligkeit auslösen, was vom Therapeuten wiederum mit zurückweisenden und feindseligen Impulsen beantwortet wird. Der Patient fühlt sich womöglich just in dem Moment verlassen, in dem er Hilfe am nötigsten hätte, und versucht, diese an anderer Stelle zu finden, wobei der ursprüngliche Therapeut dem neuen Kollegen gegenüber als verführerisch, kalt oder unfähig dargestellt wird. Neuerliche Rettungsphantasien setzen den Teufelskreis von neuem in Gang.

Menschen mit narzisstischer Persönlichkeitsstruktur und einem interpersonellen Stil der Histrionischen Persönlichkeitsstörung benutzen andere oft als Selbstobjekte (Kohut 1971, 1977). In ihrer Selbstbezogenheit fehlt es ihnen an einem Gefühl für die Bedürfnisse und Verletzlichkeiten anderer, was negative Gegenübertragungsreaktionen nach sich ziehen kann. Die Forderung nach Selbstobjektspiegelung, das unterwürfige Einschmeicheln bei Menschen, die sie idealisieren, oder aber das unangemessene Bemühen, sich gleichsam zum Zwilling ihres Gegenübers zu machen, sind charakteristische Verhaltensmuster. Der Versuch, den eigenen Selbstwert zu retten, kann mit irrationaler Grandiosität einhergehen.

Die Histrionische Persönlichkeitsstörung auf Borderline-Niveau zeigt häufig eine Spaltung der Selbst- und Fremdbilder in »nur gut« und »nur schlecht« (Gunderson 1996; Gunderson u. Singer 1975; Kernberg 1975). Äußert sich eine begehrte Person kritisch, kann das Selbstbild von »wertvoll« in »wertlos« kippen, so wie das Bild des Anderen von »wohlmeinend« zu »böswillig« wechselt. Es kann zu kurzzeitigen psychotischen Zuständen kommen.

Tab. 10-2 Die verschiedenen Niveaus der Charakterpathologie in Abhängigkeit der Organisationsstruktur von Selbst- und Fremdschemata

Niveau	Beschreibung
Normal	Die betreffenden Personen verfügen über ein gut entwickeltes, übergeordnetes Selbst (ein umfassendes Schema, das verschiedene Selbstschemata verbindet und in sich trägt). Sie funktionieren von einer relativ einheitlichen Position eines autonom-wirkmächtigen Selbst aus und verfügen über konsistente und stabile Wertvorstellungen und Bindungen. Sie haben Konflikte und negative Stimmungen und erleben diese als zu ihrem Selbst zugehörig. Konflikte bestehen zwischen realistischen Vor- und Nachteilen oder Begrenzungen realer Beziehungen. Ihr Umgang mit Konflikten ist angemessen, da sie sich in der Lage zeigen, rationale Entscheidungen zu treffen, sich zu beherrschen, Verzicht zu leisten, zu sublimieren, Weisheit, Humor, aber auch Resignation walten zu lassen. Sie sind zu intimen Beziehungen in der Lage, können sich intuitiv auf das Gegenüber einstellen und wissen, dass das Gegenüber eine von der eigenen Person getrennte Person mit eigenen subjektiven Motiven und Erwartungen ist. (Der Persönlichkeitsstil auf diesem Organisationsniveau kann theatralisch sein, ohne dass es sich dabei um eine Histrionische Persönlichkeitsstörung handelt.)
Neurotisch	Die Betreffenden haben mit chronisch ungelösten Konfliktthemen zu kämpfen, die sich um widerstreitende Motive, Erwartungen und Wertvorstellungen drehen. Verschiedene Abwehrstile schützen vor emotionalem Überflutetwerden, was jedoch die Verknüpfung von Bedeutungen in übergeordnete Schemata verhindert, die wiederum die Reduzierung und Integration von Widersprüchen hinsichtlich der eigenen Identität und Beziehungen bewirken würde. Diskrepanzen im Selbstbild – das autonom handelnde Selbst versus einem Selbst, das bestimmten Verhaltensweisen sehr kritisch gegenübersteht – werden nicht innerhalb eines vernünftigen Zeitrahmens mithilfe rationaler Erwägungen gelöst. So kann z. B. der Ausdruck sexuellen Interesses an einer anderen Person starken moralischen Einwänden gegenüberstehen. Rigide Hemmungen, Unentschiedenheit, wiederholtes Grübeln und Rückgängigmachen von Entscheidungen werden zur Gewohnheit. Die Inszenierung von Konflikten führt zu wiederholten maladaptiven Beziehungszyklen im Berufs- und Privatleben und im Umgang mit den eigenen Kindern. (Auf diesem Organisationsniveau würde man von einer neurotisch strukturierten Histrionischen Persönlichkeitsstörung sprechen.)

Tab. 10-2 (Fortsetzung)

Niveau	Beschreibung
Narzisstisch vulnerabel	Bei diesen Personen sind die idealen, realen und negativen Selbstschemata relativ dissoziiert. Allerdings sind die betreffenden Personen häufig in der Lage, auch ohne weitgehende Bedeutungsverknüpfung in ein übergeordnetes Selbstschema einen Zustand aufrechtzuerhalten, der von einem kohäsiven und relativ realistischen Selbstschema organisiert ist. Es gibt jedoch auch Zustände, in denen sie anfällig sind für extremes Minderwertigkeits- oder Grandiositätserleben. Unter Stress drohen der Verlust der Selbstkohäsion oder der Rückgriff auf irrationale Verzerrungen, um die Illusion von Vollkommenheit in den Bereichen Kreativität, Macht oder Sexualität aufrechtzuerhalten. Andere Personen werden für gewöhnlich als Erweiterung des eigenen Selbst (als Selbstobjekte) gesehen. (Neben den Merkmalen einer neurotischen Histrionischen Persönlichkeitsstörung zeigen sich häufig Probleme mit Ansprüchlichkeit, Illusionen und irrationale Erwartungen an den Therapeuten, der zum Selbstobjekt werden soll.)
Borderline	Es existieren verschiedene Selbstschemata, die für sich genommen immer nur einen Teil des tatsächlichen Selbst darstellen sowie verschiedene Personenschemata, die wiederum nur einen Teil des tatsächlichen Verhaltens anderer abbilden. Personenschemata, die nur gute Aspekte umfassen, sind häufig getrennt von Schemata, die alle schlechten Anteile in sich vereinigen. Unter Stress wird versucht, diese Aufspaltung von Bedeutungen aufrechtzuerhalten, indem negative Emotionen, wie z. B. Wut, auf andere projiziert bzw. in den anderen provoziert werden. (Die Histrionische Persönlichkeitsstörung auf Borderline-Niveau ist noch anfälliger für wahnhaft anmutendes Denken und impulsive Autoaggression als dies auf narzisstischem Organisationsniveau der Fall ist, wenn die Wut, die womöglich durch Trennungen oder Missbrauchserfahrungen ausgelöst wird, nicht externalisiert werden kann.)

Anmerkung: Die histrionische Persönlichkeit wird für gewöhnlich als neurotisch konzeptualisiert, aber eine Komorbidität mit einer Narzisstischen oder Borderline-Persönlichkeitsstörung kann gegeben sein.

Je weniger ein Patient in der Lage ist, Ambivalenzen und Widersprüche seiner Identität in eine übergeordnete Struktur zu integrieren, desto schwieriger wird es für den Therapeuten, Ziele zu erreichen, die im ersten Therapieabschnitt im Vordergrund stehen, z. B. die State-Stabilisierung. Vielmehr ist eine Kombination von Psychotherapie und Psychopharmakotherapie und/oder kurzfristigen stationären Kriseninterventionen notwendig. Einige Konzepte, die bei der Formulierung des jeweiligen Organisationsniveaus des Selbstkonzepts hilfreich sein können, finden sich in Tabelle 10-2.

10.2 Die einzelnen Therapiephasen

Erste Therapiephase: State-Stabilisierung

Neben starken negativen Emotionen, wie Wut, Angst, Scham und Ekel, berichten manche Patienten von Stimmungen, in denen sie befürchten, die Kontrolle zu verlieren. Für den Therapeuten wird im Gespräch deutlich, dass sie nicht mehr in der Lage sind, ihre nächsten Schritte vernünftig zu planen. Manche sind so depressiv, dass sich mit ihnen keine klare oder genaue Krankheitsanamnese erstellen lässt. Andere Patienten wiederum sind so voller Angst, dass Hypervigilanz und Konfusion zu einem inkohärenten oder zumindest weitschweifigen und unzusammenhängenden Kommunikationsstil führen. Aus diesem Grund kann es notwendig sein, sich in der Anfangsphase der Therapie auf die Stabilisierung der mentalen Zustände zu konzentrieren. Erstes Ziel ist es, dem Patienten zu helfen, auf Substanzmissbrauch oder anderes Suchtverhalten, sexuelle Promiskuität, gefährliche Nervenkitzel und verzweifelte Rückgriffe auf selbstdestruktive Handlungen zu verzichten.

Bei manchen Patienten muss zusätzlich die Diagnose einer Major Depression gestellt werden. In solchen Fällen bedarf es einer adäquaten psychiatrisch-medikamentösen Begleitbehandlung, um die State-Kontrolle zu verbessern. Wie Davies et al. (1995) beschrieben haben, ist es wichtig, diese Patienten darauf hinzuweisen, dass es sich bei den verschriebenen Medikamenten nicht um ein Allheilmittel handelt, und sie über unrealistische Erwartungen diesbezüglich so bald wie möglich aufzuklären. Da es zu Gewöhnungseffekten, kontinuierlicher Dosiserhöhung oder impulshaften Suizidversuchen mittels Überdosierung kommen kann, sollte der Einsatz von Medikamenten auf die Fälle beschränkt sein, in denen er tatsächlich indiziert ist. Es empfiehlt sich, eine klare Regelung für den Umgang mit Medikamenten zu treffen und schriftlich festzuhalten, um eine wiederholte Überprüfung möglich zu machen. Als Therapeut sollte man sich im Klaren darüber sein, dass es häufig zu massiven Klagen über negative Nebenwirkungen kommt, auch wenn die positiven Effekte zunächst begeistert aufgenommen worden waren. Manche Patienten benutzen jede Nebenwirkung, um Schuldgefühle und Hilflosigkeit im Therapeuten zu erzeugen.

Aufgrund der Anfälligkeit für Impulsdurchbrüche kann es zu Alkohol- oder Drogenabusus kommen, was wiederum zu Wechselwirkungen mit den verschriebenen Medikamenten führen kann. Aus diesem Grund sollte die Auswahl spezifischer psychopharmakologischer Wirkstoffe immer auch im Hinblick auf potentielle – ob bewusst oder unbewusst intendiert –, selbstdestruktive Effekte einschließlich Suizid erfolgen.

Auch wenn in der Anfangsphase der Therapie eine relative Kontrolle des psychischen Zustands erreicht werden kann, so sind auch danach episodische regressive Entwicklungen sehr wahrscheinlich. Stressauslösende Ereignisse, wiederkehrende Erinnerungen und Phantasien können einen Anstieg von untermodulierten und impulsgeladenen Zuständen triggern. Auch Übertragungsreaktio-

Tab. 10-3 Erste Therapiephase: Fokus auf die State-Kontrolle

1. Fördern Sie die Impulskontrolle solcher Verhaltensweisen, die zwar unmittelbare Erleichterung bringen, jedoch potentiell schädigend sind.
2. Geben Sie nicht dem Drängen des Patienten nach, ihnen übereilt Medikamente zu verschreiben oder lebenspraktische Lösungen zu geben, damit sich das Problem schnell löst. Seien Sie sich gleichwohl des Leidensdrucks des Patienten bewusst.
3. Hören Sie empathisch zu, ohne die heftigen Emotionen des Patienten als »theatralisch« abzutun.
4. Beschreiben Sie die verschiedenen psychischen Zustände des Patienten genau.
5. Stellen Sie Fragen, um ein Bewusstsein für Ursache-Wirkung-Zusammenhänge von Ereignissen zu schaffen.
6. Fördern Sie die Aufmerksamkeit des Patienten für sein innerpsychisches Erleben und für äußere Ereignisse, in dem Sie eine zeitliche Ordnung dessen etablieren, was passiert ist und was aller Wahrscheinlichkeit als nächstes passieren wird.
7. Unterstützen Sie den Patienten, in kleinen Schritten über konflikthafte Themen nachzudenken, um emotionales Überflutetwerden zu verhindern.
8. Unterstützen Sie den Patienten, zukünftig zu erwartende Dilemmata und Schwierigkeiten zu antizipieren.
9. Unterstützen Sie den Patienten dabei, eine Haltung von »erst denken, dann handeln« einzuüben, um bedrohliche emotionale Zustände im Vorfeld abzufangen.

nen stellen ein Risiko dar. Patienten fürchten häufig, das Auftauchen intrusiver Gedanken, unerwünschter innerer Bilder und Impulsdurchbrüche bedeute, dass sie dabei sind, verrückt zu werden. Voll banger Erwartung fürchten sie, auch von ihren Helfern verlassen und ausgenutzt zu werden. Die Antizipation solcher ängstigender innerer Zustände kann direkt angesprochen werden, was dazu beitragen kann, dass Patienten auf diese vorbereitet sind. Der Patient plant und übt eine Abfolge einzelner Schritte ein, wie er mit einem drohenden Kontrollverlust umgehen kann. Einige dieser Techniken, wie sie in der ersten Therapiephase zur Anwendung kommen, sind in Tabelle 10-3 zusammengefasst.

Zweite Therapiephase: Modifikation des Kommunikationsstils der Abwehrprozesse

Nach der State-Stabilisierung mithilfe supportiver Techniken kann der Therapeut den Patienten in Techniken einführen, wie sich über Konflikte nachdenken und sprechen lässt. Für gewöhnlich müssen Patienten erst lernen, auf welche Weise sie über ihre eigenen Motive und Absichten sowie die anderer Menschen reflektieren können.

Die zweite Therapiephase beginnt mit einer neuerlichen Exploration der Gründe, warum der Patient ursprünglich um Therapie nachgesucht hat. Eine schrittweise Neuformulierung der zu Beginn der Behandlung geschilderten Probleme trägt in der Regel dazu bei, dass der Patient seine Schwierigkeiten von einem neuen Blickwinkel aus betrachten kann. Dies kann auch Fragen über Rollen, Emotionen, Symptome und Verhaltensweisen miteinschließen, die gewünscht, aber selten erlebt werden. Folgende Fragen dienen hier als Orientierungshilfe:

- Was will der Patient?
- Wovor hat der Patient Angst?
- Wie möchte der Patient mit vergangenen Stresssituationen oder gegenwärtigen bzw. zukünftigen Situationen umgehen?
- Stehen dem Patienten bessere Alternativen zur Verfügung, um sich vor übermäßigem emotionalem Aufruhr oder einem Kippen in gefürchtete untermodulierte Stimmungen zu schützen?

Die Antworten auf diese Fragen werden selten eindeutig sein, doch kann sich sehr wohl eine neue Art und Weise entwickeln, über die Dinge nachzudenken. Der Therapeut kann den Patienten dafür sensibilisieren, wie sich die Gefühle in den verschiedenen States voneinander unterscheiden lassen. Bedrohliche oder problematische Zustände werden sehr wahrscheinlich als erstes präsentiert. Wenn das der Fall ist, kann der Therapeut – nachdem er sich den Äußerungen des Patienten gegenüber als empathisch gezeigt hat –, Fragen stellen, die den Aufmerksamkeitsfokus über die unmittelbaren Klagen hinaus lenken. Diese Fragen betreffen Überzeugungen und Verhaltensmuster, die zu Problemen führen können. Der Therapeut kann aber auch Fragen stellen, die positive Aspekte des Funktionierens beinhalten. Während welcher inneren Zustände sind die Symptome und Probleme weniger präsent? Gibt es bestimmte Zustände, die der Patient gerne erreichen würde, was ihm aber nur schwer gelingt? Gibt es, rational gesehen, Möglichkeiten, diese Zustände zu erlangen? Stellen diese sinnvolle Alternativen für die Zukunft dar?

Auf ihrer Suche nach Partnern, von denen sie sich eigentlich Unterstützung erhoffen, gehen manche Patienten gefährliche Risiken ein. So kann der Wunsch nach Kontakt dazu führen, dass sie erotisches Interesse vortäuschen. Solche Patienten geraten häufig an Menschen, die sie ausnutzen oder die emotional stumpf sind. Ein Verständnis für dieses Muster zu entwickeln und erste entsprechende Warnsignale zu erkennen, um die typische Abfolge von Missbrauch und Verlassenwerden zu verhindern, sind wichtige behandlungstechnische Aspekte in diesem Therapieabschnitt.

Für gewöhnlich ist es in dieser Phase auch hilfreich, dem Patienten in klaren Worten ein Verständnis für die Heftigkeit seiner Emotionen zu vermitteln. Die Äußerungen des Therapeuten sollten ausgewogen und angemessen, weder zu nah noch zu distanziert sein. Wie diese Klärung der Kommunikation in der zweiten Therapiephase behandlungstechnisch aussehen kann, ist in Tabelle 10-4 (S. 296) zusammengefasst.

Patienten mit Histrionischer Persönlichkeitsstörung setzen unterschiedliche Abwehrkontrollprozesse ein, um sich vor emotional bedrohlichen Vorstellungen

Tab. 10-4 Zweite Therapiephase: Klärung der verbalen Kommunikation

1.	Stellen Sie sich als Modell zur Reflexion zur Verfügung, indem Sie ruhig und klar über Dinge sprechen, die bislang nicht in Worte gefasst werden konnten.
2.	Reagieren Sie nicht auf Versuche des Patienten, Sie zu einem sozialen Rollenwechsel zu provozieren. Vermeiden Sie flirtendes Verhalten, unangemessenen Humor und Kritik.
3.	Interpretieren Sie das Vortäuschen von Emotionen. Benennen Sie einfühlsam solche Gefühle, die unecht anmuten und die authentisch empfunden werden können.
4.	Ermutigen Sie den Patienten, über sich zu sprechen, als eine Möglichkeit, Aufmerksamkeit zu erlangen.
5.	Zeigen Sie dem Patienten, wie sich körperliche Empfindungen und auftauchende innere Bilder in Worte übersetzen lassen. Verzichten Sie auf Hypnose, körpertherapeutische Übungen oder geführte Phantasiereisen, um beim Patienten schneller Gefühle hochkommen zu lassen, da diese Techniken sehr wahrscheinlich in untermodulierte Zustände ohne Einsicht münden.

Tab. 10-5 Zweite Therapiephase: Modifizierung der Abwehrprozesse

1.	Steuern Sie der Neigung des Patienten entgegen, ein konflikthaft besetztes Thema rasch fallenzulassen (häufig zum Ausdruck gebracht durch ein »Ich weiß nicht« oder »Ich werde das jetzt einfach so machen«).
2.	Steuern Sie der Neigung des Patienten entgegen, seine Überzeugungen in losen Assoziationsketten zu vernebeln. Versuchen Sie, jeweils einen roten Faden herauszuarbeiten.
3.	Zeigen Sie dem Patienten, wie er seine herkömmlichen irrationalen Annahmen über die Motive anderer Menschen durch rationale Schlussfolgerungen ersetzen kann.
4.	Lehren Sie den Patienten, Entscheidungen neu einzuschätzen und zu überarbeiten.
5.	Steuern Sie Versuchen des Patienten entgegen, impulsive Entscheidungen zu rationalisieren und persönliche Verantwortung für Handlungen zu verleugnen.

zu schützen. Diese Abwehrmechanismen können Erinnerungen und Phantasien, Intentionen und Erwartungen blockieren. So empfinden Patienten womöglich bestimmte Emotionen, ohne sie bewusst mit bestimmten Gedanken oder Ereignissen in Verbindung bringen zu können. Die Modifizierung der Hemmung und Vermeidung, die im Dienste der Abwehr stehen (s. Tabelle 10-5), kann zu einer weiteren Klärung der Kommunikation führen. Sobald der Patient lernt, Gefühle von Traurigkeit, Ärger und Angst ohne Scham und Schuld zu tolerieren, bedarf es weniger Abwehrkontrollprozesse, was wiederum die innere Verknüpfung von Bedeutungszusammenhängen nach und nach möglich macht.

Dem Patienten wird die adaptive Bedeutung von Handlungsplanung aufgezeigt. Dies erfordert ein Herunterfahren seiner Gedanken- oder Äußerungsketten, was wiederum die Gefahr vor emotionalem Überflutetwerden mindert. Der

Therapeut unterstützt dieses Herunterfahren der mentalen Aktivität, indem er das, was der Patient sagt, wiederholt und ihm hilft, es in seiner Abfolge zu organisieren. Emotionen und Ursache-Wirkungs-Ketten können so miteinander verknüpft werden.

Der Therapeut kann dem Patienten auch aufzeigen, wie sich nonverbale Botschaften, die Teil seines para- oder körpersprachlichen Diskurses sind, in Worte fassen lassen, um auf diese Weise ebenfalls über Gefühle und Vorstellungen nachzudenken. Dies stärkt die Fähigkeit des Patienten, nach und nach selbst auf seine nonverbalen Botschaften zu achten, was auch zu einer Reduktion maladaptiver interpersoneller Muster außerhalb der Therapie führen kann.

Von zentraler Bedeutung ist es, Patienten dazu anzuhalten, sich mit ungelösten Problemen länger zu befassen, als sie dies normalerweise tun würden. Es ist ganz typisch, dass ein Problem einfach als nicht mehr aktuell, unlösbar oder mit einem charakteristischen »Ich weiß nicht« abgetan wird. Der Therapeut kann hier die dysfunktionalen, irrationalen oder konflikthaften Konzepte klären. Die Exploration, wie und warum in der Vergangenheit ein Stil des Nichtwissens erlernt wurde, kann zu einer Modifizierung dieses habituellen Vermeidungsverhaltens führen. Entspricht dieser Stil dem Verhalten wichtiger Bezugspersonen aus der Kindheit oder Jugend des Patienten? Nichtwissen mag in der Umgebung, in dem der Patient aufwuchs, bestärkt worden sein – nunmehr gilt es, das Wissen zu fördern.

Es ist nötig, dem Patienten aufzuzeigen, wie sich Gedanken zur Handlungsplanung und Risikovorbeugung einsetzen lassen. Eine Möglichkeit hierzu besteht darin, ihn in der Fokussierung unterschiedlicher Zeitbezüge zu unterstützen. Patienten mit Histrionischer Persönlichkeitsstörung springen in ihren zeitlichen Bezügen oft hin und her zwischen Vergangenheit, Gegenwart und Zukunft. Erinnerungen und Vorstellungen, die tatsächlich zeit-, orts- und personengebunden sind, werden durcheinandergebracht oder in der Phantasie falsch verknüpft. Mit Unterstützung und wiederholten Hinweisen können Patienten lernen, personen-, orts- und zeitgebundene Bedeutungen auseinanderzuhalten bzw. neue und zutreffende Verknüpfungen herzustellen. Besonders nützlich kann es in diesem Zusammenhang sein, in Abständen auf die unmittelbare Zukunft und kurzfristig anstehende mögliche Alternativen zu fokussieren.

Dritte Therapiephase: Modifizierung und Integration interpersoneller Muster und Personenschemata

Ein problematischer oder gefürchteter innerer Zustand kann geklärt werden, indem Rückschlüsse auf die Selbst- und Fremdkonzepte gezogen werden, die in diesem Zustand vorwiegend zum Tragen kommen. Möglich wird dies durch einen Abbau der Abwehrkontrollprozesse. Die Arbeit mit Rollenbeziehungsmodellen als zusammenfassende Statements kann helfen, erwünschte, gefürchtete und kompromisshafte Modelle darzustellen, wie es in Abbildung 10-1 (S. 298) gezeigt wird.

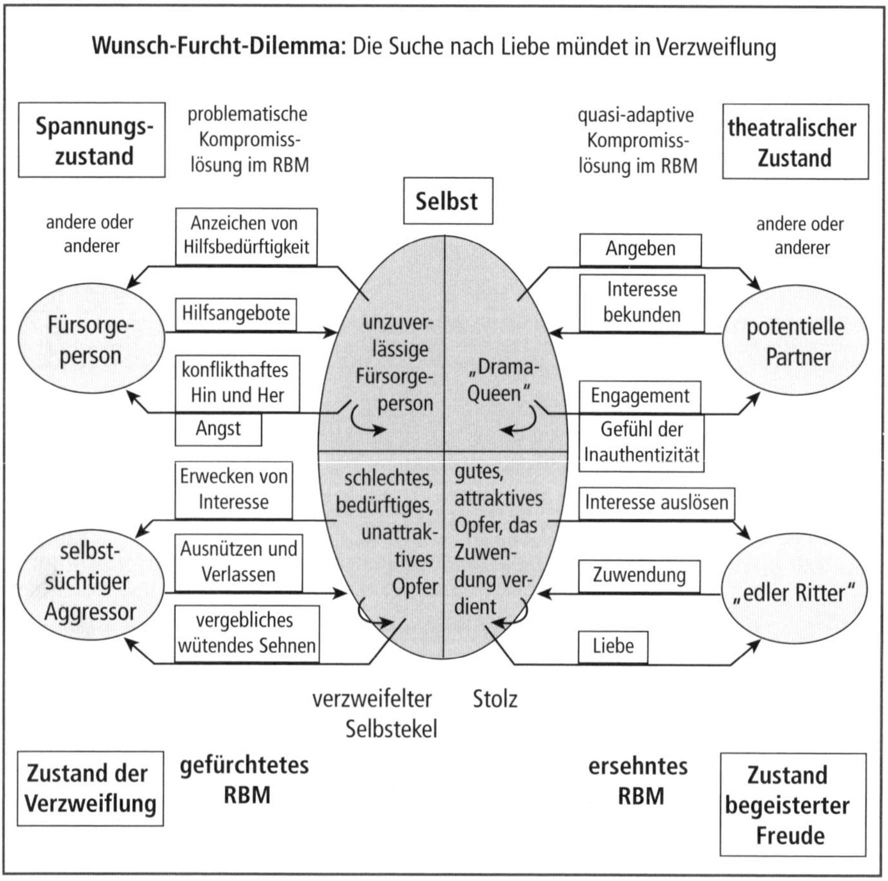

Abb. 10-1 Beispielkonfiguration für Rollenbeziehungsmodelle eines Patienten mit Histrionischer Persönlichkeitsstörung (RBM = Rollenbeziehungsmodell)

Im Rollenbeziehungsmodell eines theatralischen State stellt die Person die reizvollen Persönlichkeitszüge des Selbst zur Schau, um das Interesse des Gegenübers auf sich zu ziehen. Ohne dieses Verhalten, so die Erwartung, würde dieses Interesse ausbleiben. Auch Opferrollen können eingesetzt werden, um Aufmerksamkeit, insbesondere seitens eines professionellen Helfers, zu erregen. Die Rolle des missbrauchten Opfers wird übertrieben und soll Rettung durch einen edlen Ritter bewirken.

Unglücklicherweise entspricht die Rolle, die der Patient im Kopf hat – nämlich desjenigen, der für so interessant und wertvoll befunden wird, dass er von einer heldenhaften Figur gerettet wird – nicht der Realität. Vielmehr ziehen die Patienten Menschen an, die sie ausbeuten und fallenlassen, und anstelle von Erregung erleben sie Entwertung, Verzweiflung und Verlassenheit. Ist dieses maladaptive, aber sich wiederholende interpersonelle Muster einmal in der Therapie genau aufgezeigt, wird es zum zentralen Veränderungsziel. Im kognitiv-analytischen Therapiemodell werden die Selbstzustände des Patienten in Form eines Diagramms auf Papier festgehalten, um nachzuvollziehen, wie der Patient in diese Zustände gerät bzw. sie beendet (Kellett 2007). Die Erstellung dieses Diagramms und die Reflexion darüber während der Therapie helfen dem Patienten, maladaptiven Verhaltens- und Interaktionsmustern gegenzusteuern.

Übertragungsmuster können bei der Klärung von Konzepten helfen, die oft fälschlich auf das aktuelle Selbst und die aktuellen Anderen angewandt werden. Zu Beginn der Therapie wird die Rolle des Retters häufig auf den Therapeuten projiziert. Der Patient empfindet Dankbarkeit, doch je schwieriger die Therapie wird und je mehr therapeutische Arbeit zu erwarten ist, desto stärker verändert sich die Wahrnehmung des Patienten, der sich nun eher wie ein schlechtes, bedürftiges und unattraktives Opfer fühlt. Der Therapeut wiederum scheint Selbstbeobachtung und Selbstkontrolle zu verlangen, sowie den Willen, die Zukunft zu verändern. Womöglich fürchtet der Patient, vom Therapeuten verlassen zu werden, sollte er diesen Ansprüchen nicht genügen. Nicht selten kommt es zu Klagen über den Therapeuten gegenüber Dritten. Es ist hilfreich, diesen Wechsel zu antizipieren und mit dem Patienten zu besprechen.

Deutungen im Kontext eines offenen Austauschs mit dem Patienten sowie Intervision und Supervision können genutzt werden, die unmittelbar aktuellen Qualitäten der therapeutischen Beziehung mit den Übertragungserwartungen und -wünschen des Patienten zu vergleichen. Das interpersonelle Behandlungsmodell betrachtet positive therapeutische Interventionen als hilfreich, wenn es darum geht, die Zusammenarbeit zu fördern, Muster zu erkennen, maladaptive Muster zu beenden, den Willen, diese auch tatsächlich aufzugeben, zu stärken, sowie letztlich neues Lernen zu erleichtern (Benjamin 2003). Über den Fortschritt in der Therapie sowie die therapeutische Beziehung selbst zu sprechen kann das therapeutische Bündnis stärken. Wie bereits erwähnt, müssen diese Deutungen im Falle einer Persönlichkeitsstörung auf narzisstischem oder Borderline-Organisationsniveau frühzeitig erfolgen, prägnant und taktvoll formuliert sein sowie wiederholt und mit Einfühlungsvermögen vorgebracht werden.

Der Wunsch nach Aufmerksamkeit (in Abb. 10-1 im unteren rechten Quadranten dargestellt) ist häufig begleitet von der Angst vor dieser Aufmerksamkeit. Patienten gehen häufig davon aus, dass Verzweiflung eine Folge von Liebe ist, auch wenn sie sich verzweifelt nach Liebe sehnen. Jemandem nahe zu kommen wird unmittelbar mit Ausbeutung in Verbindung gebracht (Quadrant links unten). Dieses Wunsch-Angst-Dilemma führt zu unruhigen Wechseln, wie sie im Spannungszustand und im problematischen kompromisshaften Rollenbeziehungsmodell ihren Ausdruck finden (Quadrant oben links).

Zurückweisung gilt als wahrscheinlich, weil das Selbst nur dann der Aufmerksamkeit anderer für wert befunden wird, wenn es bestimmte Persönlichkeitszüge übertreibt. Dem Selbst fällt die Rolle des Wertvoll-Seins nur zu, weil es bestimmte Attribute – z. B. sexuelle Attraktivität oder körperliche Versehrtheit – überzeichnet. Wie im oberen rechten Quadranten von Abbildung 10-1 dargestellt, dem quasi-adaptiven Kompromiss-Rollenbeziehungsmodell, muss der Betreffende in irgendeiner Form glänzen oder herausstechen. Das Problem ist, dass er in seiner Identität inauthentisch wirkt, wenn er bestimmte Rollen in Szene setzt, in denen das Selbst aufgrund körperlicher Attribute oder bestimmter Begabungen als besonders dargestellt wird. Beck et al. (2007) gehen davon aus, dass dauerhafte Veränderungen bei einer Histrionischen Persönlichkeitsstörung nur möglich sind,

- wenn der Patient immer wieder dazu angeregt wird, über sein Identitätskonzept nachzudenken;
- wenn seinen Katastrophenphantasien, er werde in Beziehungen verlassen und zurückgewiesen, die Spitze genommen wird; und
- wenn schließlich seine Grundüberzeugung »Ich bin unzulänglich und brauche andere, um zu überleben« infrage gestellt werden darf.

Was frühe Beziehungserfahrungen des Patienten betrifft, so war das Verhalten der Eltern wahrscheinlich ihrerseits durch instabile innere Zustände und Inkonsequenz gekennzeichnet. Womöglich haben sie negative Erfahrungen ihrer eigenen Vergangenheit verleugnet, während sie positives Fürsorgeverhalten zeigten. Dies kann beim Patienten zu dysfunktionalen Überzeugungen über die Inkonsequenz des elterlichen Fürsorgeverhaltens geführt haben. Dem können sich nicht integrierte Erinnerungen und Phantasien über die Vergangenheit anschließen, wobei die Ausbildung eines »schlechten« Selbstbildes magischem Denken entspringen kann, mit dessen Hilfe erklärt wird, warum Schlechtes in der Kindheit passiert ist. Die Rekonstruktion der eigenen Lebensgeschichte ist hilfreich, um Erinnerungen und Phantasien über die Vergangenheit neu zu bewerten. Um hier zwischen realen Ereignissen einerseits und Phantasien andererseits zu unterscheiden, bedarf es jedoch einer therapeutischen Haltung, die von steter Distanz und gesunder Skepsis getragen ist.

Neben der Klärung dysfunktionaler Überzeugungen im Bereich der Selbstkonzepte ist es auch sinnvoll, den Patienten dabei zu unterstützen, persönliche Fähigkeiten und Leistungen anzuerkennen. Einige dieser Techniken in der dritten Therapiephase sind in Tabelle 10-6 zusammengefasst.

Vierte Therapiephase: Beendigung der Therapie

Der vierte Behandlungsabschnitt steht im Zeichen des Therapieendes. Die therapeutische Beziehung ist womöglich zu einer der wichtigsten authentischen Erfahrungen im Erwachsenenleben des Patienten geworden. Teilweise verdankt sich die Qualität dieser Erfahrung der Entwicklung eines therapeutischen Bündnisses, das Veränderung zum Ziel hat, den Patienten jedoch nicht ausbeutet. Unterstützung und Realitätsorientierung des Therapeuten sorgen für Beständigkeit. Der Patient konnte sich mit der ruhigen Art und Weise des Therapeuten, über emotional schwierige Themen zu sprechen und auf heftige Provokationen zu reagieren, identifizieren. Es können sich aber auch Zweifel einstellen, ob es ihm ohne therapeutische Hilfe gelingen wird, über Probleme nachzudenken und das Er-

Tab. 10-6 Dritte Therapiephase: Modifizierung interpersoneller Verhaltensmuster und Integration von Identitäts- und Beziehungskonzepten

1. Identifizieren Sie Verlassenheitsängste und die dysfunktionale Überzeugung, dass das Selbst unfähig ist, grundlegende Lebensaufgaben zu meistern.
2. Benennen Sie übermäßige Abhängigkeit und Idealisierung von unzuverlässigen Anderen. Unterstützen Sie den Patienten in seinem Bemühen, vertrauensseliges und unabsichtlich verführerisches Verhalten aufzugeben bzw. die Ausbeutung durch andere nicht mehr hinzunehmen.
3. Klären und hinterfragen Sie irrationale Überzeugungen, die das eigene Selbst als wertlos, minderwertig, schmutzig, schlecht oder schwach degradieren.
4. Stärken Sie realistische, positive und kompetente Selbstkonzepte in angemessenen Rollenbeziehungsmodellen. Ermutigen Sie den Patienten, nach authentischen Wegen zu suchen, Aufmerksamkeit, Verbundenheit und Verlässlichkeit von anderen zu erlangen.
5. Identifizieren Sie masochistische Verhaltensmuster als Vorleistung für phantasierte und ersehnte Befriedigung. Unterstützen Sie den Patienten in seinem Bemühen, diese Verhaltensmuster aufzugeben.
6. Unterstützen Sie den Patienten, Skriptabfolgen bewusst zu erkennen und zu antizipieren, die sonst automatisch ablaufen würden. Identifizieren Sie Rollenwechsel (aktiv – passiv, Erwachsener – Kind, Verführer – Opfer, Aggressor – Retter, Liebe – Hass, triumphierender Rivale – verlassener Verlierer).
7. Helfen Sie dem Patienten, die Erfüllung dessen, was er sich wünscht, bewusst und schrittweise anzugehen, anstatt alles auf einmal und sofort einzufordern.
8. Vergleichen Sie die Sichtweisen des Patienten und des Therapeuten hinsichtlich der Übertragung und des therapeutischen Bündnisses im Hier und Jetzt. Deuten Sie das Übertragungserleben, ohne den Patienten dabei zu kritisieren.
9. Zeigen Sie auf, dass aktuelle emotionale Reaktionen auf dysfunktionalen Überzeugungen und unangemessenen, in der Vergangenheit erlernten Rollen basieren. Zeigen Sie auf, dass Besserung in der Zukunft möglich ist, wenn neue Konzepte und Verhaltensweisen geübt werden.

reichte aufrechtzuerhalten. Für die Zeit nach der Therapie antizipiert er womöglich Sehnsucht und ein Gefühl der Leere (Kellett 2007).

Da sich die charakteristische therapeutische Haltung – Einfühlung, Containment und verlässliches Engagement –, die am langfristigen Wohlergehen des Patienten interessiert ist, so schnell nicht wiederholen wird, bedeutet das Ende der Therapie für den Patienten einen realen Verlust. Es kommt zu einer Aktivierung unrealistischer, aber mächtiger unbewusster Phantasien über Trennung und Verlust. Aus diesem Grund sollte das Ende der Therapie niemals abrupt erfolgen. Zahlreiche Themen, die bereits bearbeitet und gelöst wurden, werden womöglich aufs Neue aktuell und müssen in diesem neuen Kontext ein weiteres Mal bearbeitet werden.

Patient und Therapeut einigen sich gemeinsam auf einen genauen Zeitpunkt des Therapieendes, für dessen Bearbeitung ein Zeitraum von mehreren Monaten anberaumt werden sollte. Es bedarf manchmal mehrerer Sitzungen, um ein genaues Datum für das Ende zu bestimmen. Gleichzeitig bietet dieser letzte Therapieabschnitt die Möglichkeit, den Trauerprozess über den Verlust der Therapie selbst zu antizipieren bzw. einzuleiten.

10.3 Schlussfolgerung

Jede Behandlung wird in der einen oder anderen Weise von dem hier beschriebenen prototypischen Fall abweichen, und jeder Therapeut wird einen eigenständigen Behandlungsplan entwerfen. Hierbei kann der Ansatz der Konfigurationsanalyse von Nutzen sein. Psychische Zustände sind hochgradig subjektive Beschreibungen. Die spezifischen Abwehrmanöver lassen sich klar definieren und unterschiedliche Rollenbeziehungsmodelle allmählich herausarbeiten und überprüfen. Das aufgeführte Vorgehen ist nicht als Handlungsanweisung zu verstehen. Dazu ist jeder unserer Patienten zu individuell verschieden und komplex.

Klinische Schlüsselkonzepte

- Die Klarheit und Anschaulichkeit, mit der der Therapeut den Zusammenhang zwischen Ursache und Wirkung sowie den Unterschied zwischen Realität und Phantasie erläutert, bildet die Identifikationsgrundlage, auf der der Patient lernen kann, seine eigenen Mitteilungen klar zu formulieren.
- Die Histrionische Persönlichkeitsstörung ist ein maladaptives Cluster *interpersoneller* Muster.
- Auf *intrapsychischer* Ebene sind diese Muster abhängig von Personenschemata, wie z. B. Rollenbeziehungsmodellen. Diese Selbst- und Fremdschemata können sich im jeweiligen Organisationsgrad der Persönlichkeit – neurotisch, narzisstisch vulnerabel, auf Borderline-Niveau – unterscheiden, je nachdem, ob sie über übergeordnete Konfigurationen verfügen oder nicht.
- Das behandlungstechnische Vorgehen richtet sich nach dem jeweiligen Organisationsgrad der Persönlichkeit. Zustands-Stabilisierung wird bei Patienten auf Borderline-Niveau mehr Zeit in Anspruch nehmen und in Zeiten der Regression häufiger notwendig sein.

Empfohlene Literatur

Beck AT, Freeman A, Davis DD. Cognitive Therapy of Personality Disorders. New York, Guilford, 2007.

Benjamin LS. Interpersonal Diagnosis and Treatment of Personality Disorders, 2nd Edition. New York, Guilford, 2003.

Horowitz MJ (ed). Hysterical Personality Style and the Histrionic Personality Disorder. Northvale, NJ, Jason Aronson, 1991.

Literatur

American Psychiatric Association. Diagnostic and Statistical Manual of Mental Disorders, 3rd Edition. Washington, DC, American Psychiatric Association, 1980.

American Psychiatric Association. Diagnostic and Statistical Manual of Mental Disorders, 4th Edition, Text Revision. Washington, DC, American Psychiatric Association, 2000. Dt.: Diagnostisches und Statistisches Manual Psychischer Störungen – Textrevision – DSM-IV-TR. Deutsche Bearbeitung von Saß H, Wittchen HU, Zaudig M und Houben I. Göttingen, Hogrefe, 2003.

Beck AT, Freeman A, Davis DD. Cognitive Therapy of Personality Disorders. New York, Guilford, 2007.

Benjamin LS. Interpersonal Diagnosis and Treatment of Personality Disorders, 2nd Edition. New York, Guilford, 2003.

Blagov PS, Westen D. Questioning the coherence of histrionic personality disorder: borderline and hysterical personality subtypes in adults and adolescents. J Nerv Ment Dis 196: 785–797, 2008.

Davis JM, Janicak PG, Ayd FJ. Psychopharmacotherapy of the personality-disordered patient. Psychiatr Ann 25: 614–620, 1995.

Gunderson JG. The borderline patient's intolerance of aloneness: insecure attachments and therapist availability. Am J Psychiatry 153: 752–758, 1996.

Gunderson JG, Singer MT. Defining borderline patients: an overview. Am J Psychiatry 132: 1–10, 1975.

Horowitz MJ (ed). Hysterical Personality. Northvale, NJ, Jason Aronson, 1977.

Horowitz MJ (ed). Hysterical Personality Style and the Histrionic Personality Disorder. Northvale, NJ, Jason Aronson, 1991a.

Horowitz MJ. Person Schemas and Maladaptive Interpersonal Patterns. Chicago, IL, University of Chicago Press, 1991b.

Horowitz MJ. Histrionic personality disorder. In: Treatment of Psychiatric Disorders, 2nd Edition. Edited by Gabbard GO. Washington, DC, American Psychiatric Press, 1995, 2311–2326.

Horowitz MJ. Formulation as a Basis for Planning Psychotherapy Treatment. Washington, DC, American Psychiatric Press, 1997.

Horowitz MJ. Understanding Psychotherapy Change: A Practical Guide to Configurational Analysis. Washington, DC, American Psychological Association, 2005.

Kellett S. A time series evaluation of the treatment of histrionic personality disorder with cognitive analytic therapy. Psychol Psychother 80: 389–405, 2007.

Kernberg OF. Borderline Conditions and Pathological Narcissism. Northvale, NJ, Jason Aronson, 1975.

Kernberg OF. Aggression in Personality Disorders and Perversions. New Haven, CT, Yale University Press, 1992.

Kohut H. The Analysis of the Self. New York, International Universities Press, 1971.

Kohut H. Restoration of the Self. New York, International Universities Press, 1977.

Lilienfeld BA, Van Valkenburg C, Larntz K, et al. The relationship of histrionic personality disorder to antisocial personality and somatization disorders. Am J Psychiatry 143: 718–722, 1986.

Luborsky L, Crits-Christoph P. Understanding Transference: The Core Conflictual Relationship Theme Method. New York, Basic Books, 1990.

Pfohl B, Stangl D, Zimmerman M. The implications of DSM-III personality disorders for patients with major depression. J Affect Disord 7: 309–318, 1984.

Pilkonis PA, Frank E. Personality pathology in recurrent depression: nature, prevalence, and relationship to treatment response. Am J Psychiatry 145: 435–441, 1988.

Samuels JF, Nestadt G, Anthony JC, et al. The detection of mental disorders in the community using a 20-item interview version of the General Health Questionnaire. Acta Psychiatr Scand 89: 14–20, 1994.

Seivewright H, Tyrer P, Johnson T. Change in personality status in neurotic disorders. Lancet 359: 2253–2254, 2002.

Shapiro D. Neurotic Styles. New York, Basic Books, 1965.

Slavney PR, McHugh PR. Life stories and meaningful connections: reflections on a clinical method in psychiatry and medicine. Perspect Biol Med 27: 279–288, 1984.

Standage K, Bilsbury C, Jain S, et al. An investigation of role-taking in histrionic personalities. Can J Psychiatry 29: 407–411, 1984.

Wallerstein RS: Forty-Two Lives in Treatment. A Study of Psychoanalysis and Psychotherapy. New York, Guilford, 1986.

11 Psychodynamische Psychotherapie der Antisozialen Persönlichkeitsstörung

J. Reid Meloy, Jessica Yakeley

Zahlreiche Kliniker und Forscher, die Erfahrung haben in der Arbeit mit schweren Persönlichkeitsstörungen, sind zu der Auffassung gelangt, dass Patienten mit einer Antisozialen Persönlichkeitsstörung im Rahmen eines psychodynamisch orientierten Therapiesettings nicht behandelbar seien (Gabbard 2005; Kernberg 1984; Kernberg et al. 2008). Dieser Pessimismus gründet auf der scheinbaren Unmöglichkeit, mit Patienten zu arbeiten, deren chronische Unehrlichkeit und emotionale Abschottung jede tragfähige therapeutische Beziehung im Keim ersticken, wenn der Fokus der Therapie permanent von der Exploration des inneren Erlebens des Patienten abgezogen und stattdessen auf sein gefährliches antisoziales Verhalten gerichtet werden muss. Obwohl keine systematischen und kontrollierten empirischen Befunde zur Wirksamkeit psychodynamischer Therapien für diese Patientengruppe vorliegen – für ein wiedererwachtes Interesse an psychodynamischen Therapieansätzen sorgen neuere Forschungsergebnisse zu den abnormen kognitiven Defiziten und emotionalen Reaktionsmustern psychopathischer Patienten (Patrick 2006) sowie die Erkenntnis, dass es sich bei der Antisozialen Persönlichkeitsstörung um eine Bindungsstörung handelt (Meloy 2002).

11.1 Therapiestudien

Die ersten Veröffentlichungen zur Einzelanalyse (Cleckley 1941; Freud 1916) und Gruppenpsychotherapie (Foulkes 1948) antisozialer Patienten basierten auf Einzelfallberichten, wobei den am schwersten gestörten Patienten in der Regel keine Behandlung angeboten wurde (McGauley et al. 2007). In Anbetracht des extrem gefährlichen Agierens, das Gewalttätigkeit, Selbstverletzungen, Suchtmittelmissbrauch und straffälliges Verhalten umfasste, waren Versuche, diese Patienten mit herkömmlichen ambulanten Therapieverfahren zu behandeln, so gut wie nie erfolgreich (Meloy 1995). Diese Schwierigkeiten führten in der Folge dazu, dass spezifische institutionelle Settings zur Behandlung antisozialer und psychopathischer Patienten und Straftäter entwickelt wurden, die eine ausreichende Risikobegrenzung gewährleisteten, wobei der institutionelle Rahmen selbst zu einem wesentlichen therapeutischen Instrument wurde. Der älteste institutionelle Ansatz zur Behandlung der Antisozialen Persönlichkeitsstörung ist die therapeutische Gemeinschaft (Jones 1952), eine demokratische Struktur, in der alle Patienten Verantwortung füreinander übernehmen. Die wichtigste Therapieform ist hier wiederum die Gruppe – in Form von Klein- als auch Großgruppen –, in der die Patienten ihr Verhalten gegenseitig kontrollieren und problematisieren.

Obwohl es durchaus Hinweise dafür gab, dass es sich bei der therapeutischen Gemeinschaft um den vielversprechendsten Ansatz zur Behandlung psychopathischer Störungen handelte (Dolan u. Coid 1993), wurde dieser vorsichtig optimistischen Einschätzung nach einer Reihe von Untersuchungen in den 1990er-Jahren ein ernsthafter Dämpfer verpasst. Gruppeninterventionen im Rahmen therapeutischer Gemeinschaften für psychopathische Persönlichkeiten führten nicht nur zu schlechteren Behandlungsergebnissen und höheren Abbruchraten als bei nichtpsychopathischen Patienten (Ogloff et al. 1990), sondern erhöhten auch die Rückfallquote für gewalttätiges Verhalten in den untersuchten Gruppen psychopathischer Patienten (Harris et al. 1991, 1994). Viele Kliniker zogen daraus die Schlussfolgerung, dass es sich bei der Psychopathischen und Antisozialen Persönlichkeitsstörung um nicht therapierbare Störungsbilder handle. Diese extrem pessimistische Einschätzung wurde durch nachfolgende Studien infrage gestellt (Salekin 2002; Skeem et al. 2002), die allerdings auch zeigten, dass längere und intensivere Behandlungen notwendig waren.

In den letzten Jahren wurden kognitiv-verhaltenstherapeutisch orientierte Verfahren, die auf eine Veränderung des Verhaltens und der damit verbundenen Symptomatik antisozialer Persönlichkeiten, z. B. Aggression, Selbstverletzung und Substanzmissbrauch, abzielten, denjenigen Therapieverfahren vorgezogen, die die Veränderung der zugrunde liegenden abnormalen Persönlichkeitsstruktur im Blick hatten. Kognitiv-verhaltenstherapeutische Techniken wurden adaptiert, um spezifische Behandlungsprogramme zu entwickeln, die einigen Erfolg in der Behandlung persönlichkeitsgestörter Straftäter erkennen lassen. Zu diesen Konzepten gehören Programme zur Rückfallprophylaxe (Andrews et al. 1990), kognitives und soziales Fertigkeitentraining in Verbindung mit Problemlösestrategien (Friendship et al. 2002), Programme zum Umgang mit Wut und Gewalt (Saunders 1996; Wong u. Gordon 2000), Programme zur Behandlung von Sexualstraftätern (Beech et al. 1999, 2001) sowie Behandlungsprogramme für psychopathische Patienten (Wong u. Hare 2005). Ein Großteil des Interesses an der Behandlung der Antisozialen Persönlichkeitsstörung, das in den vergangenen 20 Jahren aufkam, ist dem wachsenden politischen Druck geschuldet, die Öffentlichkeit vor psychisch kranken Straftätern zu schützen, die durch spektakuläre Mordfälle und eine entsprechende Berichterstattung in den Medien eine Überhöhung erfuhren. Kanada hat mit entsprechenden Behandlungsprogrammen für Straftäter reagiert (Wong u. Gordon 2004). Erst in den letzten Jahren entstanden in Großbritannien spezialisierte Intensivstationen für Patienten mit einer sogenannten gefährlichen und schweren Persönlichkeitsstörung (Department of Health and Home Office 1999). Obwohl kognitiv-behaviorale Ansätze in diesen Programmen überwiegen, greifen einige auch auf psychodynamische Konzepte zurück, um Teams zu führen und spezifische therapeutische Interventionen zu entwickeln. Dazu zählt das Modell der therapeutischen Gemeinschaft, das auf psychoanalytisch orientierte Teamsupervision sowie psychodynamische Therapie und mentalisierungsbasierte Konzepte in Gruppen- und Einzelpsychotherapie zurückgreift.

11.2 Ein psychodynamischer Therapieansatz

Es scheint, als habe das therapeutische Pendel zu weit in Richtung Verhaltenstherapie ausgeschlagen. Die Grenzen von Therapien, die allein auf Veränderung von äußerlich sichtbaren Verhaltensmustern und Symptomen setzen, ohne diese mit Veränderungen innerpsychischer Zustände zu verknüpfen, sind mittlerweile offensichtlich. Aus psychodynamischer Sicht spielen bei der Antisozialen Persönlichkeitsstörung unbewusste Determinanten des Verhaltens eine zentrale Rolle (Gabbard 2005; Meloy 1998, 2001). Manifest sichtbares Verhalten, wie etwa Gewalt, kann als Symptom verstanden werden, das auf eine Störung bestimmter Zustände oder deren Abwehr hinweist, wobei es sich bei diesen Zuständen um komplexe Konstellationen bewusster und unbewusster Gedanken, Affekte, Motive, Phantasien und Wünsche handelt. Die Antisoziale Persönlichkeitsstörung mit weniger stark ausgeprägten psychopathischen Zügen kann bis zu einem gewissen Grad mit der Fähigkeit verbunden sein, Bindungen – wenngleich abnormer Art – einzugehen, und es ist wichtig zu erkennen, dass das antisoziale Verhalten der betreffenden Personen im Dienste der Abwehr oder der Kontrolle zugrunde liegender Emotionen stehen kann. Interaktionen mit anderen Menschen, einschließlich professionellen Helfern, können als unbewusste Reinszenierung eines frühen Traumas oder früher Erfahrungen der Zurückweisung und des Missbrauchs erlebt werden. Darüber hinaus lassen sich der für antisoziale und psychopathische Patienten charakteristische Empathiemangel und damit verbundenen kognitiven Defizite als Teil einer entwicklungspsychologisch bedingten Mentalisierungsstörung verstehen (Bateman u. Fonagy 2004), d.h. einer Störung der Fähigkeit, eigene innere intentionale Zustände und die anderer Menschen zu verstehen. Der gewalttätige und antisoziale Akt kann auch als Kommunikation mit »unbewusster Bedeutung« innerhalb eines Bindungsparadigmas aufgefasst werden: Die Art und Weise des Patienten, mit anderen in Beziehung zu treten, ist durch Handlung oder gar Gewalt charakterisiert, und eine der Aufgaben einer Therapie besteht darin, den Gedanken zwischen Impuls und Handlung zu schieben. Einer der Fallstricke in der Arbeit mit Psychopathen besteht jedoch darin, dass Denken ohne Fürsorge oder Emotion bzw. Mentalisierung ohne Einfühlung zu noch ausgefeilterer Gewalttätigkeit führen kann.

Das psychodynamische Modell, das wir im Folgenden vorstellen, berücksichtigt sowohl Risikomanagement als auch psychotherapeutische Behandlung der Antisozialen Persönlichkeitsstörung – zwei Aspekte, die sich nicht gänzlich voneinander trennen lassen. Die Konzeptualisierung von Therapiezielen in der Behandlung von persönlichkeitsgestörten Straftätern ist per se konflikthaft und widersprüchlich. Dienen die Interventionen einzig und allein dem Schutz der

Öffentlichkeit oder sind sie auch für die psychische Gesundheit des Patienten förderlich? Ein wesentlicher Bestandteil des Risikomanagements ist das *Setting*, in dem die Behandlung durchgeführt wird und in dem Risikoeindämmung, -einschätzung und -grenzen sowie das Offenlegen von Informationen von größter Bedeutung sind. Das Setting muss die Sicherheit von Patient und Team gewährleisten, bevor eine Behandlung überhaupt geplant werden kann. Die Behandlungsplanung wiederum beginnt mit einer sorgfältigen diagnostischen Einschätzung des Patienten, um den Schweregrad der Psychopathie zu bestimmen, behandelbare Achse-I- und Achse-III-Störungen zu identifizieren sowie solche Persönlichkeitszüge und Merkmale zu erkennen, die einer therapeutischen Bearbeitung bei entsprechenden Ressourcen zugänglich sind (Meloy 2007). In einem nächsten Schritt geht es darum,

- welche Therapie*form* für den Patienten infrage kommt – Einzel-, Gruppen- oder auch Familientherapie;
- wie der Patient für den therapeutischen Prozess *motiviert* werden kann und
- welche *spezifischen therapeutischen Interventionen* in der Behandlung zur Anwendung kommen, einschließlich einer modifizierten psychodynamischen Psychotherapie.

Für Patienten mit einer Persönlichkeitsstörung wurden spezielle Therapieverfahren entwickelt, die der psychoanalytischen Theorie entstammen, z. B. die Mentalisierungsbasierte Psychotherapie (Mentalization-based Therapy – MBT; Bateman u. Fonagy 2004) sowie die Übertragungsfokussierte Psychotherapie (Transference Focused Therapie – TFT; Kernberg et al. 2008). Schließlich geht es um das Erkennen und Analysieren mächtiger *Gegenübertragungsreaktionen*, die diese Patienten in aller Regel im Gegenüber auslösen und die einen zentralen Bestandteil für das Risikomanagement und die Therapie der Antisozialen Persönlichkeitsstörung darstellen (Meloy 1988, 2001, 2007). Ein Verständnis darüber, wie unbewusste Kommunikation und der Einsatz unreifer Abwehrmechanismen aufseiten des Patienten die Dynamik des behandelnden Teams beeinflussen, kann dazu genutzt werden, therapeutische Interventionen ebenso wie Risikoeinschätzung und Risikokontrolle zu verbessern (Yakeley 2007).

Diagnostik

Es ist von entscheidender Bedeutung, dass für jeden einzelnen Patienten der Schweregrad der Psychopathie anhand einer genauen Erhebung antisozialen Verhaltens in der Lebensgeschichte bestimmt wird. Zu den wissenschaftlichen Instrumenten, die für diese Aufgabe die höchste Validität und Reliabilität aufweisen, gehören die Psychopathy Checklist – Revised (PCL-R) sowie ihre Kurzversion, die Psychopathy Checklist Screening Version (PCL:SV) (Hare 2003). Die PCL:SV ist besonders nützlich als Screeningverfahren in akuten Fällen oder aber als diagnostische Grundlage zur kosteneffizienten Einschätzung von psychopathischen Risiken. Die umfassendere PCL-R kommt dann zum Einsatz, wenn bestimmte Scores überschritten werden. Bei beiden Instrumenten handelt es sich um standardisierte Messinstrumente, die einen eindimensionalen Messwert für Psychopathie nach einem strukturierten Interview und der Überprüfung aller verfügbaren Daten ergeben. Wir plädieren aus verschiedenen Gründen dafür, Psychopathie eher als dimensionales und weniger als kategoriales Maß zu verstehen: Bei der Psychopathie scheint es sich um kein Taxon zu handeln; für klinisch-therapeutische Zwecke ist die Feststellung eines bestimmten Schweregrades nützlicher; und schließlich geht die Persönlichkeitsforschung eher in Richtung dimensionaler denn kategorialer Maße (Livesley 2004; Patrick 2006). Forschungsbefunde weisen darauf hin, dass psychopathische Patienten prognostisch sehr unterschiedlich einzuschätzen sind, je nachdem, welchen Wert sie im PCL-R erreichen: 10 bis 19 entspricht einer schwach ausgeprägten Psychopathie, 20 bis 29 einer mittleren Ausprägung, und alle Werte über 30 weisen auf eine schwere Psychopathie hin. Kliniker sollten sich mit diesen Instrumenten vertraut machen, um eine kompetente Anwendung zu gewährleisten.

Zur genauen diagnostischen Einschätzung empfehlen wir außerdem den Einsatz zusätzlicher psychologischer und neuropsychologischer Instrumente, z. B. den Rorschach-Test (Gacono u. Meloy 1994), den MMPI-2 (Friedman et al. 2001) sowie verschiedene Instrumente zur Messung struktureller und funktioneller Defizite, die von neuropsychologischen Testbatterien bis hin zu Neuroimaging-Techniken reichen. So hat eine Übersicht zu Neuroimaging-Untersuchungen an psychopathischen, antisozialen und chronisch gewalttätigen Patienten häufige strukturelle und funktionelle Defizite ergeben. Gerade funktionelle Beeinträchtigungen sind signifikant häufig im präfrontalen Kortex, im Gyrus temporalis superior, im Amygdala-Hippocampus-Komplex sowie im anterioren cingulären Kortex festzustellen (Yang et al. 2008). Dysfunktionen im Gehirn stellen eindeutig einen Risikofaktor für antisoziales Verhalten dar, allerdings gibt es Heterogenität innerhalb der Gruppen und zwischen den Gruppen.

Behandlungsform

Die *Behandlungsform* bezieht sich auf die Art und Weise, in der eine Therapie durchgeführt wird, und trägt als solche zur psychischen Veränderung bei. Es kann sich um Einzel-, Gruppen- oder Familientherapie handeln oder aber um eine therapeutische Gemeinschaft, die sich ihrer unverwechselbaren Kultur selbst als therapeutisches Instrument bedient (Main 1983). Verschiedene theoretische Therapiemodelle (z. B. kognitiv-behavioral, dialektisch-behavioral, supportiv oder psychodynamisch) sind auf jede Behandlungsform übertragbar.

Gruppentherapie

Sowohl klinische Erfahrungen als auch Forschungsergebnisse lassen erkennen, dass für viele antisoziale und psychopathische Patienten Gruppentherapie wirksamer sein kann als ein einzeltherapeutisches Setting. Foulkes (1948/1983) interessierte sich bereits sehr früh für ein gruppentherapeutisches Setting zur Behandlung antisozialer Patienten und vertrat die Auffassung, dass die Teilnahme an einer Gruppe »genau die kollektive Norm schafft, von der sie individuell abweichen« (Foulkes 1964, S. 297). Diese Auffassung lässt ein erstaunliches Paradoxon hinsichtlich therapeutischer Gruppen für straffällig gewordene oder gefährliche Patienten zutage treten: Anstatt dass es durch das Aufeinandertreffen mehrerer gewalttätiger Mitglieder in einer Gruppe zu einer Potenzierung der Gewalt oder des antisozialen Verhaltens kommt, wie dies etwa im Gefängnis oder in einer Gang-Subkultur der Fall ist, führen die Teilnahme an einer therapeutischen Gruppe und die Tatsache, die eigenen Schwierigkeiten mit den Augen der anderen zu sehen, eher zu einer Abschwächung dieses Verhaltens und bewirken auf diese Weise therapeutische Besserung (Schlapobersky 1996). In Großbritannien begann man 1970 in der Hochsicherheitsklinik von Broadmoor mit psychoanalytisch orientierter Gruppentherapie (Cox 1970). Seither wurden umfangreiche Gruppenprogramme, einschließlich einiger psychodynamisch orientierter Gruppen, in Hochsicherheitsabteilungen forensischer Kliniken und auf vielen psychiatrischen Stationen mittlerer Sicherheitsstufe durchgeführt. Ähnliche Programme werden seit einiger Zeit in Gefängnissen und im Bewährungssystem erprobt.

Viele Patienten mit einer Antisozialen Persönlichkeitsstörung sind in ihrer Fähigkeit, über Gedanken und Gefühle nachzudenken, beeinträchtigt und können innere Angst nur schwer aushalten. Für diese Patienten, deren Mentalisierungsfähigkeit nur rudimentär ausgeprägt ist, kann ein gruppentherapeutisches Setting effektiver sein als Einzeltherapie. Die Gruppe dient nicht nur als Container für die Projektionen des Patienten, sondern agiert auch im Sinne eines kollektiven Hilfs-Ich, das im Namen des Patienten denkt und reflektiert und so ganz allmählich die Entwicklung gesunder Ich-Funktionen befördert. In einem gruppentherapeutischen Setting für Straftäter lassen sich spezifische Mentalisierungstechniken einsetzen. Nach Bateman und Fonagy (2004) stellt das Gruppensetting für Patienten mit schwach ausgeprägter Affektkontrolle die optimale Therapieform dar. Es birgt weniger Erregungspotential, dafür mehr Möglichkeiten, das, was in anderen Menschen vorgeht, zu verstehen. Auch andere Gruppenprozesse sind in diesem Zusammenhang von Bedeutung, etwa das Lernen am Modell, über das der Patient angemessenere Verhaltensweisen und zwischenmenschliche Interaktionen internalisiert.

Antisoziale Patienten, deren Realitätsprüfung beeinträchtigt ist, laufen Gefahr, im Einzelsetting intensive erotische oder gar psychotische Übertragungen zu entwickeln. Auch für diese Patienten kann das Gruppensetting die geeignetere Therapieform darstellen, in dem multiple Übertragungsbeziehungen existieren und die Intensität der Gefühle abgeschwächt und auf verschiedene Gruppenmitglieder verteilt wird. Dies ist einer der Gründe, warum Gewalt in einem Gruppensetting womöglich besser gehalten und verstanden werden kann (Welldon 1996). Für Patienten, die ihre eigenen aggressiven Impulse fürchten, bieten die multiplen Übertragungsmöglichkeiten in einer Gruppe mehrere Ziele ihrer Aggression, was wiederum einen beruhigenden Effekt haben kann. Gruppentherapie ist auch für psychopathische Patienten, deren Verhalten von Heimtücke und Täuschung geprägt ist, was auch sexuelle Ausbeutung miteinschließt, das Setting der Wahl. In einer Gruppe mit ähnlich strukturierten Patienten wird es dem Psychopathen schwerer fallen, anderen etwas vorzumachen. Sie werden ihn und seine tiefgreifenden – allerdings nicht immer ganz bewussten (Meloy 1988) – Täuschungsmanöver, die seine Beziehung zu sich und anderen prägen, durchschauen und ihn damit konfrontieren.

Beim 40-jährigen A. wird eine Antisoziale Persönlichkeitsstörung diagnostiziert, nachdem es in der Vergangenheit wiederholt zu gewalttätigem und betrügerischem Verhalten gekommen war, das auch Hochstapelei und arglistige Täuschung anderer umfasste. So hatte er sich wiederholt Geschäftsleuten sexuell genähert, sie verführt und, während diese schliefen, ihres Geldes und teurer Armbanduhren beraubt. Als seine Schwester stirbt, während er im Gefängnis sitzt, entwickelt A. eine Depression. Sie ist der einzige Mensch, dem er sich je nahe gefühlt hat und der sich in ihrer Kindheit, nachdem sie den misshandelnden Eltern weggenommen und zur Pflege untergebracht worden waren, um ihn gekümmert hatte.

Nach der Entlassung aus dem Gefängnis wird A. von seinen Bewährungshelfern an eine psychotherapeutische Spezialeinrichtung für persönlichkeitsgestörte Straftäter überwiesen, in der er mit einer Gruppentherapie beginnt. A. ist intelligent und erweckt den Eindruck eines aktiven und engagierten Gruppenmitglieds, dessen aufmerksame und scharfsinnige Kommentare zu den Schwierigkeiten der anderen Patienten im Therapeuten zuweilen das Gefühl entstehen lassen, überflüssig zu sein. Gleichzeitig beherrscht und ängstigt A. die Gruppe oft mit seinen Äußerungen der Verzweiflung und seinen Suiziddrohungen, die das behandelnde Team schließlich dazu veranlasst, zusätzliches Pflegepersonal für seine dauerhafte Beaufsichtigung und seinen Schutz abzustellen.

Nachdem dieses Verhalten einige Wochen anhält, konfrontiert B., ein anderes Mitglied der Gruppe, A. damit, dass dieser offenbar einen Weg gefunden habe, seinen Hang zu Gewalt und Täuschung in der Gruppe zu befriedigen. Er habe genug, so B., sich von A. und seinen gewalttätigen Drohungen, sich etwas anzutun, terrorisieren zu lassen. Vielmehr seien diese Drohungen für die Gruppe sehr viel destruktiver als für A. selbst, dem es gelungen sei, Mitpatienten und Team gleichermaßen zu täuschen, indem er sich als kranken Patienten darstellte, der im Zentrum der Aufmerksamkeit stehen müsse.

An dieser Stelle äußert C., ein weiteres Gruppenmitglied, dass ihm A. leid tue. Er scheine selbst nicht zu wissen, ob er ein omnipotenter Gruppentherapeut oder ein kleiner Junge sei, auf den man ständig aufpassen müsse. Der Therapeut, der sich seines Gegenübertragungsgefühls der Ohnmacht bewusst wird, deutet das Gefühl der Machtlosigkeit und der Wut in der Gruppe als Übertragung auf ihn, den Therapeuten, der schlafe (wie die Geschäftsleute) und nicht merke, wie A. ihnen wertvolle Aufmerksamkeit und Fürsorge »stehle«. A., anfänglich schockiert und empört über diese Interpretation, zeigt sich schließlich doch in der Lage, nachdem sich die Gruppe eine ganze Weile sehr intensiv damit auseinandersetzt, zu erkennen, wie er sich und andere mit seiner Krankenrolle täuscht.

Einzeltherapie

Ein einzeltherapeutisches Setting kann die Arbeit in der Gruppe ergänzen. Es bietet die Möglichkeit, genauer auf die maladaptiven Verhaltensmuster und die Psychopathologie einzugehen, und kann von daher von zentraler Bedeutung sein, um Veränderung herbeizuführen (Livesley 2003). Ein kurzes Stück Einzeltherapie kann auch notwendig sein, um Patienten auf die Herausforderungen eines gruppentherapeutischen Settings vorzubereiten. Obwohl der Großteil an einzeltherapeutischen Angeboten für antisoziale Patienten und Straftäter kognitiv-verhaltenstherapeutisch orientiert ist, kann doch eine sorgfältig ausgewählte Minderheit von einem psychodynamischen Ansatz profitieren. Der Einzeltherapeut sollte jedoch nicht im Alleingang arbeiten. Er muss sich der Risiken ständig bewusst sein, was es bedeutet, mit Patienten zu arbeiten, die sehr geschickt darin sind, Therapeuten in unethische Inszenierungen zu verwickeln und sie im Sinne einer Kollusion zu einer Bagatellisierung oder Verleugnung ihrer Vergehen zu verführen.

Familientherapie

Zahlreiche Studien belegen die Wirksamkeit spezifischer kinder-, eltern- oder familientherapeutischer Interventionen im Falle von verhaltensauffälligen Kindern, bei denen die Entwicklung einer Antisozialen Persönlichkeitsstörung im Erwachsenenalter zu befürchten ist (Kazdin 1995; National Institute for Health and Clinical Excellence 2009). Obwohl keine Forschungsergebnisse zu familientherapeutischen Interventionen bei erwachsenen Patienten mit einer Antisozialen Persönlichkeitsstörung vorliegen, nennt Salekin (2002) in seiner Übersichtsarbeit zu wirksamen Verfahren in der Behandlung psychopathischer Störungen auch familientherapeutisch orientierte Interventionen. Auch wenn Psychopathen keinen Respekt für die Gesellschaft oder deren kulturelle Werte im Allgemeinen zeigen, so kann es doch eine narzisstisch unterfütterte Loyalität und Achtung der eigenen Familie geben, die man sich in der Therapie zunutze machen kann (Dowsett u. Craissati 2008). Familientherapie wird nicht empfohlen bei einem hochgradig psychopathischen Elternteil, da dieser die Information über die Familie sehr wahrscheinlich dazu benutzen wird, andere Familienmitglieder sadistisch zu quälen und zu kontrollieren (Meloy 2007). Patienten mit Antisozialer Persönlichkeitsstörung, die gering bis mäßig ausgeprägte psychopathische Züge aufweisen, können jedoch von dieser Behandlungsform profitieren, vor allem, wenn ihre Kinder Verhaltensstörungen aufweisen. Interventionen dieser Art wirken der generationenübergreifenden Weitergabe der Störung entgegen (Sutker et al. 1993) und können die kriminelle Rückfallquote reduzieren (Gendreau u. Ross 1987). Agierendes Verhalten aufseiten des antisozialen Elternteils sollte jedoch antizipiert werden. Aus diesem Grund muss die physische und emotionale Unversehrtheit der übrigen Familienmitglieder genauestens im Auge behalten werden.

Therapiemotivation

Die Mehrzahl der Patienten mit Antisozialer Persönlichkeitsstörung ist nicht bereit anzuerkennen, dass sie psychische Probleme hat, und lehnt von daher die traditionelle Krankenrolle ab (Parsons 1951), ganz zu schweigen von der Rolle eines Psychotherapie-Patienten (Norton u. McGauley 1998).

Von seinem Arzt gefragt, ob ihm seine Diagnose bekannt sei, antwortet ein Patient: »Doktor, es heißt, ich hätte eine Antisoziale Persönlichkeitsstörung, aber ich glaube das nicht. Ich ficke einfach gerne.« Ein anderer Patient strahlt vor Stolz, als er erfährt, dass sein Wert auf der PCL-R 36 beträgt. Er ist der Meinung, je höher der Wert, desto »besser« sei es.

Die Patienten, die für eine Behandlung zur Verfügung stehen, kommen womöglich nicht freiwillig, sondern werden von Behandlern geschickt, die eher eine Reduzierung der Risiken im Blick haben als das Herbeiführen intrapsychischer Veränderung. Im Gegensatz zum neurotischen Patienten, bei dem man von einem positiven Arbeitsbündnis als Voraussetzung für intrapsychisches Arbeiten ausgeht, werden antisoziale Patienten die therapeutische Beziehung von Anfang an mit ihren Übertragungen früher Objektbeziehungserfahrungen durchtränken, die häufig durch Herrschaft und Unterwerfung und weniger durch gegenseitige Zuneigung bestimmt sind. Der Therapeut wird als dominant, unterwürfig, unzuverlässig, leicht zu täuschen oder leicht korrumpierbar erlebt. Die Motivation zur Therapie wird häufig überschätzt, wenn sich der Patient im sicheren Rahmen einer forensischen Institution oder eines Gefängnisses aufhält, und Patienten sind häufig der Meinung, ihre Entlassung beschleunigen zu können, wenn sie sich zu einer Therapie anmelden. Die meisten Therapieprogramme für Patienten mit einer Antisozialen Persönlichkeitsstörung in derartigen sicheren Settings setzen eine freiwillige Teilnahme voraus. Allerdings ist es nicht selten, dass Straftäter, die im Gefängnis einen therapeutisch engagierten und motivierten Eindruck erweckten, nach ihrer Entlassung in die Freiheit wieder in impulsive und gefährliche Verhaltensmuster zurückfallen.

Selbst die wenigen Patienten mit einer Antisozialen Persönlichkeitsstörung, die von einem psychodynamischen Therapieansatz profitieren, brauchen womöglich viel Unterstützung und Vorbereitung, was diese Form therapeutischer Arbeit angeht. Ambulant niedergelassene Therapeuten, so die Warnung von Dowsett und Craissati (2008), müssen damit rechnen, dass diese Patienten zu spät oder gar nicht zu ihren Therapiestunden erscheinen, dass sie verbal aggressiv auftreten oder das therapeutische Setting durch sozial unangemessenes Verhalten stören, übermäßig Drogen oder Alkohol konsumieren und häufige Krisen inszenieren. Um Abbruchtendenzen und Noncompliance in Grenzen zu halten, empfehlen die Autoren eine sorgfältige Vorbereitung des Patienten auf die therapeutische Arbeit. Dazu zählen praktische Tipps, Psychoedukation, die über das Krankheitsbild der Persönlichkeitsstörung aufklärt, Einüben adäquater Verhaltensweisen mit dem Therapeuten, bevor der Patient eine Gruppentherapie beginnt, sowie ganz allgemein die Förderung einer kooperativen Beziehung zum Therapeuten. Der Therapeut sollte aktiv dafür sorgen, dass der Patient zu den Stunden erscheint, z. B. ihn anrufen, um an den vereinbarten Termin zu erinnern und ihn wohlwollend, aber mit Nachdruck dazu anhalten, seinen therapeutischen Pflichten nachzukommen. Es sollten Strategien vereinbart werden, wie Verhaltensweisen, die sich bekanntermaßen negativ auf die Compliance eines Patienten auswirken, z. B. Substanzmissbrauch, Selbstverletzung oder chaotische Lebensführung, verändert werden.

11.3 Psychodynamische Psychotherapie der Antisozialen Persönlichkeitsstörung

Trotz der zahlreichen therapeutischen Fallstricke und Risiken, auf die man unweigerlich trifft, gibt es erfahrene psychodynamisch orientierte Kliniker, die sich nach wie vor mit großem Engagement der Therapie von Patienten mit Antisozialer Persönlichkeitsstörung widmen. Ihr Anliegen ist es auch, therapeutische Techniken für die Behandlung dieser Patientengruppe, für die ein klassischer psychoanalytischer Ansatz ungeeignet ist, zu entwickeln und zu erforschen. Was die Euphorie angeht, mit dieser Klientel zu arbeiten, so war diese in der Vergangenheit eher in Großbritannien und Europa festzustellen. Dort stand für die forensisch-psychiatrische Praxis immer der Aspekt der Therapie im Vordergrund (Gunn 2004), in den Vereinigten Staaten hingegen hauptsächlich der medizinrechtliche. In Großbritannien gibt es eine lange Tradition psychoanalytischer Kollegen, die im Hochsicherheitsbereich psychiatrischer Kliniken tätig sind, was vor einigen Jahren auch formal seinen Niederschlag in der Entwicklung der forensischen Psychotherapie als Subdisziplin der Psychiatrie fand (Cordess u. Cox 1996). Gegenwärtig gibt es auf beiden Seiten des Atlantiks Bemühungen, Therapieansätze, die für die Behandlung der Borderline-Persönlichkeitsstörung entwickelt wurden, auch auf die Antisoziale Persönlichkeitsstörung zu übertragen, allerdings ist der Begriff der *forensischen Psychotherapie* in den Vereinigten Staaten nahezu unbekannt. Gleichwohl wird forensische Psychotherapie häufig praktiziert, hauptsächlich in staatlich finanzierten forensischen Einrichtungen.

Bevor der Versuch einer psychodynamischen Therapie unternommen wird, muss der Patient von einem erfahrenen, psychodynamisch orientierten Kliniker sorgfältig untersucht werden. Patienten mit Antisozialer Persönlichkeitsstörung werden tiefgreifende Defizite in Schlüsselbereichen ihres psychischen Funktionierens aufweisen, z. B. in ihrer Offenheit für psychologische Fragen, in ihrer Ich-Stärke sowie in der Entwicklung reifer Abwehrmechanismen und eines reifen Über-Ichs. Die Schwelle, an der normalerweise eine psychodynamische Psychotherapie ins Auge gefasst wird, kann gesenkt werden, wenn ausreichend Information und Unterstützung für eine Therapie vorliegen. Das Ziel besteht darin sicherzustellen, ob die Neugier des Patienten, etwas über sich zu erfahren, sowie seine Bereitschaft, sich als einen problembehafteten Menschen zu sehen, entwickelt und gefördert werden können. Zu den Auswahlkriterien, die für eine Therapie sprechen, zählen ein gering bis mäßig ausgeprägter Grad an Psychopathie, das Erleben von Angst und/oder depressiven Affekten, eine aus der Lebensgeschichte ersichtliche Fähigkeit, sich an andere Menschen zu binden, das Vorliegen höher strukturierter oder neurotischer Abwehrmechanismen sowie ein ansatzweise funktionierendes Über-Ich. Wie Meloy (1988) feststellt, sollte bei psychopathischen Patienten von einer Therapie abgesehen werden – die im Übrigen auch nicht erfolgreich sein wird –, wenn diese folgende Persönlichkeitszüge aufweisen: sadistische Aggression, die zu ernsthaften Verletzungen führt, völliges Fehlen von Gewissensbissen oder aber Rechtfertigung des genannten Verhaltens, überdurchschnittliche Intelligenz oder leichte Intelligenzminderung, ein aus der Anamnese ersichtliches Fehlen von Bindungen an andere Menschen sowie eine unerwartet auftretende atavistische Angst, die erfahrene Forensiker in Anwesenheit des Patienten spontan befällt (Meloy u. Meloy 2002). *ABC* (*a*nxiety, *b*onding, *c*onscience; *A*ngst, *B*indung, *G*ewissen) ist eine leicht zu merkende Abkürzung für die klinische Einschätzung darüber, ob eine psychodynamisch orientierte Therapie bei einem antisozialen Patienten sinnvoll ist.

P. wird bereits in sehr frühem Alter durch seinen gewalttätigen und missbrauchenden Vater in die Welt des Verbrechens eingeführt. In seiner Jugend arbeitet er als Killer für eine gefürchtete und mächtige Drogenorganisation in einer amerikanischen Stadt. Er lebt ein glamouröses Leben, das von einem Gefühl der Euphorie und des Triumphes, Kokain und haufenweise Geld bestimmt ist und das erst zu einem Ende kommt, als die führenden Köpfe des Verbrechersyndikats verhaftet und verurteilt werden. P. gelingt es, der Verhaftung zu entgehen, doch der Wegfall der ihn umgebenden kriminellen Familienstruktur führt dazu, dass er immer stärker in die Drogen- und Alkoholabhängigkeit abrutscht. Erst die Unterstützung seiner Freundin, die ihn förmlich rettet, lässt ihn sein von Gewalt und Drogen bestimmtes kriminelles Leben aufgeben. In der Folgezeit entwickelt er allerdings zunehmend Ängste und über mehrere Jahre quälen ihn intrusive Gedanken, die sich um Selbstanklagen und »Schuld« darüber drehen, was er seinen Opfern angetan hat. Er äußert Suizidgedanken seinem Arzt gegenüber, der ihn an einen Psychiater überweist. Im psychiatrischen Erstgespräch macht er einen ausgesprochen depressiven Eindruck und die geäußerten Suizidphantasien versetzen den Kollegen in Sorge. P. berichtet detailliert von vergangenen Gewalttaten, war jedoch nie erwischt worden, was im Psychiater ein Gefühl von Besonderheit und Aufgeregtheit entstehen lässt, einen so interessanten Patienten vor sich zu haben. Im darauffolgenden Gespräch zwei Wochen später überrascht P. den Arzt mit der Feststellung, die Depression der letzten zwei Jahren sei verschwunden. Er empfinde keine Schuld mehr, habe ein »reines Gewissen« und sei dem Doktor sehr dankbar, ihn »geheilt« zu haben.

Wir sehen hier, wie P.s grandiose Selbststruktur von seinem kriminellen Freundeskreis abhängt, der eine Welt der Omnipotenz und Erregung schafft, welche wiederum P.s psychopathisches Ego aufbläht. Nachdem die Gangmitglieder ins Gefängnis wandern, brechen P.s psychopathische Abwehrmechanismen mehr und mehr zusammen und er gerät in eine Abwärtsspirale der Drogenabhängigkeit, bis er von seiner Freundin gerettet wird. Obwohl er einen depressiven Eindruck erweckt, stellt sich bei näherem Hinsehen heraus, dass er nicht wirklich Gefühle der Schuld, des Verlusts und der Sorge um seine Opfer empfindet, sondern die sadomasochistische kriminelle Realität in seiner Innenwelt neu auflegt, indem ihn ein sadistisches Über-Ich mit intrusiven Selbstvorwürfen masochistisch quält. Die Begegnung mit dem Psychiater scheint die Funktion einer Beichte erfüllt zu haben: P. hatte seine Sünden auf den Doktor »abgeladen«, was zu einer raschen Wiederherstellung der Abwehr und des früheren Funktionsniveaus führte. Dies kommt eher einer manischen Lösung gleich denn einer realen Anerkennung schmerzlicher Gefühle der Schuld, des Verlusts und der Ablehnung seiner Vergehen (Meloy 1988).

Als P. einige Wochen später neuerlich zum Gespräch beim Psychiater erscheint, befindet er sich wieder in einem depressiven Zustand und äußert Suizidgedanken. Seine Freundin hat ihn verlassen und er ist kurz davor, wieder Kokain zu konsumieren. Der Psychiater ist dieses Mal vorsichtiger und überweist P. zur diagnostischen Einschätzung an einen forensischen Kollegen, der Erfahrung hat in der psychotherapeutischen Behandlung der Antisozialen Persönlichkeitsstörung. Obwohl P. die Kriterien für eine Antisoziale Persönlichkeitsstörung erfüllt, so der Eindruck des Kollegen, scheint er doch in der Lage, Bindungen aufzubauen (an seine Freundin). Sein – wenngleich pathologisches Über-Ich – scheint bis zu einem gewissen Grad zu funktionieren und er präsentiert sich in einem depressiven Zustand. Alle drei Faktoren scheinen ausreichend günstige Indikatoren für eine psychotherapeutische Behandlung.

Idealerweise beginnt man mit einer Psychotherapie noch während eines stationären Settings, dessen strukturierte Umgebung dem Patienten Halt bietet. Die Versuchung zu agieren wird stärker werden, wenn er sich innerlich öffnet und es zu einem Anstieg seiner Ängste und aggressiven Impulse kommt. Steht ein derartiges Setting nicht zur Verfügung, sollte auf ambulanter Ebene ausreichend Unterstützung organisiert werden, sodass im Falle von Krisen von fachlicher Seite adäquat reagiert werden kann. Von Anfang an sollte behandlungstechnisch modifiziert gearbeitet werden. Dies ist Teil des Kontinuums an Strategien, die notwendig sein werden, den Patienten zu motivieren. Die eher ängstlichen und paranoiden Patienten werden Schweigen wahrscheinlich als verfolgend erleben und womöglich die volle Länge einer Sitzung nicht aushalten, sodass kürzere Treffen notwendig sind. Therapeutische Interventionen sollten, je nach affektiver »Temperatur« des Patienten, sehr sorgfältig dosiert und zeitlich platziert werden. Wie Minne (2007) beschreibt, besteht eine der Aufgaben des forensischen Therapeuten darin, genau abzuwägen, wie er den Patienten mit den unbewussten Inhalten seines inneren Erlebens in Kontakt bringt, ohne dass Patient oder Therapeut von Zuständen akuter Angst, Aggression oder suizidaler Verzweiflung überwältigt werden. Viele Therapeuten, die mit gewalttätigen und antisozialen Patienten arbeiten, empfehlen, frühe Deutungen unbewusster Konflikte und Phantasien zu vermeiden, da diese von Patienten mit unzureichend entwickelten inneren Repräsentanzen und mit Symbolisierungsdefiziten nicht verstanden werden. Vielmehr ist es sinnvoller, in kurzen und einfachen Sätzen den jeweiligen psychischen Zustand des Patienten zu beschreiben (Bateman 1999; Fonagy u. Target 1999). Das kann auch bedeuten, dass der Therapeut die konkretistischen Gedanken und Gefühle eines Patienten in Worte fasst und ihn mithilfe von einfachen Metaphern mit der Welt des symbolischen Denkens vertraut macht. Der Therapeut hilft dem Patienten, seine inneren Zustände mit seinem Verhalten in Verbindung zu bringen (Gabbard 2005) und allmählich zu verstehen, wie Gewalt oder Substanzmissbrauch eine Abwehr darstellen können gegenüber schmerzlicheren Gedanken oder Gefühlen.

P. wird an eine therapeutische Einrichtung überwiesen, die auf die Behandlung von Persönlichkeitsstörungen spezialisiert ist. Dort beginnt er eine ambulante Psychotherapie mit einer Stunde pro Woche bei einem erfahrenen forensischen Psychotherapeuten. Es wird ihm außerdem eine ambulant tätige forensische Krankenschwester zugeteilt, die er kontaktieren kann, wenn er sich suizidal fühlt, sowie ein Sozialarbeiter, der ihm bei der Erledigung lebenspraktischer Angelegenheiten, wie Wohnungssuche und Arbeit, behilflich ist. Einmal in der Woche besucht er eine psychoedukative Gruppe für Suchtkranke. In den ersten Monaten der Behandlung konzentriert sich das Vorgehen des Therapeuten darauf, P. zu ermutigen, über seine Gefühle der Angst und Aggression zu sprechen und anzuerkennen, dass er in der Vergangenheit seine aggressiven Gefühle entweder über sein gewalttätiges Verhalten ausagiert oder mit Alkohol und Drogen betäubt hat. Da diese Ventile nicht mehr zur Verfügung stehen würden, richte er nunmehr seine Aggression gegen sich selbst, wie an seinen selbstquälerischen und suizidalen Gedanken deutlich werde.

Für einen Patienten, der von seinen primären Bezugspersonen missbraucht oder vernachlässigt wurde, wird es eine neuartige, aber auch bedrohliche Erfahrung sein, dass sich ein anderer Mensch Gedanken über ihn macht. Eine der Aufgaben der Therapie besteht darin, nach und nach einen Raum im Patienten zu öffnen, in dem der Unterschied des Verhaltens ihm gegenüber eher toleriert denn gefürchtet wird. Dies geschieht über die allmähliche Internalisierung des Therapeuten als verlässliche Person, die konsequent und abgegrenzt, empathisch und nicht wertend ist, sich jedoch in der Lage zeigt, unterschiedliche Sichtweisen in Betracht zu ziehen. Bei vielen Patienten mit Antisozialer Persönlichkeitsstörung waren die frühen Prozesse der Separation und Individuation tiefgreifend gestört. Ihre Eltern haben sich ihres Körpers und ihrer Psyche bemächtigt und sie als narzisstische Erweiterung ihrer selbst behandelt. Psychotherapie zielt darauf ab, einen psychischen Übergangsraum im Sinne Winnicotts (1951/1991) zu schaffen, in dem ein spielerischer und experimentierender Umgang mit dem Anderen stattfinden kann.

Viele dieser Patienten werden jedoch den Prozess des freien Assoziierens nicht ertragen und der Therapeut wird womöglich direktiver vorgehen müssen als in der klassischen psychoanalytischen Psychotherapie. Deutungen sollten sich auf das Hier und Jetzt beziehen und weniger genetisch ausgerichtet sein, Verleugnung und Banalisierung des antisozialen Verhaltens sollten wiederholt konfrontiert werden (Gabbard 2005), ebenso die Verunglimpfung des Therapeuten und verächtliche Entwertung des therapeutischen Prozesses. Bei Patienten mit einem unsicheren Selbstgefühl, die die Welt als bedrohlich und bestrafend erleben, sollte man von frühen Deutungen der negativen Übertragung absehen, da diese als Kritik und Vergeltung wahrgenommen werden und den Patienten in seiner Sicht bestätigen, dass die Welt nur aus schlechten Objekten besteht, einschließlich des Therapeuten. Dieses Dilemma hat mehrere Autoren (z. B. Bateman 1999; Cartwright 2002; Davies 1999) zu der Empfehlung veranlasst, in der Arbeit mit gewalttätigen und antisozialen Patienten analytikerzentrierte Deutungen (Steiner 1994) zu verwenden. Mithilfe einer analytikerzentrierten Deutung versucht der Therapeut zu klären, wie der Patient den Therapeuten und das, was er meint, das im Therapeuten vorgeht, wahrnimmt – z. B.: »Sie haben Angst, dass ich wütend auf Sie bin« –, anstatt eine patientenzentrierte Deutung der inneren Konflikte des Patienten anzubieten. Eine analytikerzentrierte Deutung vermittelt das Gefühl, vom Therapeuten verstanden zu werden, und hat für ängstliche Patienten eine eher haltende Funktion, wohingegen patientenzentrierte Deutungen womöglich als Tadel wahrgenommen werden. Die Aufforderung zu beobachten, was wohl im Therapeuten vorgeht, während Patient und Therapeut über die Erwartung des Patienten sprechen, dass der Therapeut feindselig reagieren könnte – eine Erwartung, die sich jedoch nicht bewahrheitet –, fördert die kognitive Dissonanz zwischen Erwartung und Erfahrung, die zu einer veränderten Wahrnehmung im Patienten führen kann.

Als die Suchtgruppe, an der P. teilnimmt, nach wenigen Monaten zu Ende geht, erscheint P. zu seinen einzeltherapeutischen Terminen nur noch sehr unregelmäßig. Entweder kommt er zu spät oder gar nicht. Anstatt dies als Angriff auf die Therapie zu deuten, formuliert die Therapeutin eine analytikerzentrierte Deutung: Sie frage sich, ob er sich wohl etwas instabil fühle, jetzt, da die Suchtgruppe zu Ende sei, und ob er wohl Sorge habe, sie könne glauben, dass er auch die Einzeltherapie bei ihr beenden wolle. Diese Interpretation ermöglicht P. einzugestehen, dass ihm der Kontakt zu den anderen Gruppenmitgliedern fehle. Obwohl er zu diesem Zeitpunkt seine Abhängigkeit von der Therapeutin nicht bewusst wahrnehmen kann, beginnt er doch, wieder regelmäßiger zu den Sitzungen zu erscheinen.

Der Therapeut hat die Übertragung stets präsent, auch wenn es sehr lange dauern kann, bis es sich als sinnvoll erweist, die Übertragung auch zu deuten – deuten im klassischen Sinne als Exploration, wie die Wahrnehmung des Therapeuten durch den Patienten von dessen frühen Objektbeziehungen beeinflusst wird. Die Äußerungen von Patienten mit Antisozialer Persönlichkeitsstörung sind oft konkretistisch und eindimensional. Es fällt ihnen schwer oder ist ihnen unmöglich, die Als-ob-Qualität der Übertragung zu erfassen. Sie neigen dazu, sich eher mit dem konkreten Inhalt von Deutungen und weniger mit deren symbolischer Bedeutung zu identifizieren. Eine konsequente und kontinuierliche Beobachtung der eigenen Gegenübertragung ist jedoch von zentraler Bedeutung, um Einsicht in die innere Welt des Patienten zu erlangen und Reinszenierungen aufseiten des Therapeuten zu vermeiden.

Als Therapeut muss man darauf vorbereitet sein, dass die Arbeit mit antisozialen Patienten ein langwieriges und mühseliges Unterfangen darstellt. Er wird womöglich hin- und herwechseln zwischen therapeutischem Nihilismus und therapeutischem Eifer, aber bei Patienten, die psychisch so tiefgreifend beschädigt oder abnormal sind, sollten sich die therapeutischen Ziele realistischerweise darauf beschränken, kleine Veränderungen in der inneren Welt des Patienten zu bewirken. Das schmerzliche Paradoxon, dem sich ein Patient in der

Therapie stellen muss, besteht darin, dass das größere Wissen um die eigene innere Welt zumindest zeitweise mehr psychischen Stress und mehr Angst bedeutet. Geht der Prozess der Selbsterkenntnis zu schnell vonstatten, wird der Patient auf frühere pathologische, aber vertraute und sichere innere Zustände regredieren, um nicht von unerträglichen Gefühlen überwältigt zu werden. In der Praxis werden Patient und Therapeut während des gesamten Therapieverlaufs viele Zyklen durchlaufen müssen, in denen sich offenkundiger Fortschritt und Einsicht mit negativen therapeutischen Reaktionen und regressiven Entwicklungen abwechseln, in denen der Patient in einen Zustand des Rückzugs und der Depression oder aber in manisches und impulsives Verhalten zurückfällt, was beides dazu dient, Selbsterkenntnis und Nachdenken über sich selbst zu vermeiden. Die in einer Stunde gewachsene Empathie und Einsicht kann in der nächsten unterlaufen und attackiert werden. Diese Zyklen lassen sich als Oszillieren des Patienten zwischen paranoid-schizoiden Zuständen einerseits und depressiven Zuständen andererseits verstehen (Bion 1962/1984; Klein 1946). Erstere zeichnen sich durch die dem Patienten vertraute pathologische Konfiguration aus, in der unreife Abwehrmechanismen die Objekte getrennt voneinander halten und schlechte Anteile des Selbst nach außen projiziert werden sollen. Ist die Therapie erfolgreich, wird sich der Patient allmählich auf eine eher depressive Position zubewegen, in der konflikthafte Gefühle integriert und auf das gleiche Objekt gerichtet werden können. Ambivalenz kann besser toleriert, Verlust kann anerkannt werden, Sorge und Schuld können das Gefühl des Grolls überwiegen. Dieser Prozess verringert auch den Neid des Patienten – eine in der Übertragung heimtückische Emotion, die ihn unbewusst dazu bringt, alles Gute, das der Therapie entspringt, zu zerstören.

> Nach einem Jahr Therapie beginnt P., an einer psychodynamisch orientierten Gruppe für Männer mit Antisozialer Persönlichkeitsstörung teilzunehmen, setzt jedoch seine Einzeltherapie ebenfalls fort. Mit dem Hinweis, weniger depressiv und allgemein selbstbewusster zu sein, beginnt er erneut, Einzelstunden ausfallen zu lassen. Wenn er kommt, äußert er sich geringschätzig über seine Therapeutin, die »zu nett« zu ihm sei, verglichen mit dem männlichen Gruppentherapeuten, der »wirklich weiß, wie er uns mit unserem Verhalten konfrontieren muss«. An dieser Stelle gewinnt die Therapeutin den Eindruck, P. könne nunmehr auch mit direkteren Übertragungsdeutungen umgehen. Sie sagt ihm, dass er in seinem Gruppentherapeuten offenbar eine ideale, starke Vaterfigur gefunden habe; jemanden, der ihm, so seine Hoffnung, auf eine Art und Weise sagen würde, was er tun solle, wie es sein eigener Vater nicht getan hatte. Sie dagegen scheine er eher als schwache Frau zu erleben, vielleicht ähnlich seiner Mutter, die mit angesehen habe, wie P. von seinem Vater herumgeschubst wurde, die jedoch nicht eingegriffen habe. Hoffnung und Fortschritt, so die Therapeutin weiter, scheine P. in der Gruppe zu verorten. Es scheine schwieriger für ihn, über schmerzliche Gefühle

nachzudenken, die seine Mutter oder seine Freundin durch ihr zurückweisendes Verhalten in ihm wachriefen – oder auch sie, die Therapeutin, durch ihren Vorschlag, an der Männergruppe teilzunehmen, was er womöglich so verstanden habe, als wolle sie ihn loswerden. Um solche Gedanken zu vermeiden und ein größeres Gefühl der Kontrolle zu haben, versuche er nunmehr, *sie* loszuwerden, indem er nicht zur Therapie erscheine.

Mehrere Autoren warnen davor, sich als Therapeut von einem vermeintlichen Therapiefortschritt der schwerer gestörten psychopathischen Patienten täuschen zu lassen, wenn diese bewusst oder unbewusst reifere emotionale Zustände imitieren lernen, von denen sie annehmen, dass der Therapeut sie von ihnen erwartet (Meloy 1988). Cartwright (2002) beschreibt die »pseudo-digestiven« Fähigkeiten dieser Patienten, die einige Sitzungen lang über ihre Vergehen sprechen und dabei offenkundig Gewissensbisse zum Ausdruck bringen, danach jedoch nicht mehr darauf zurückkommen. Glasser (1996) weist auf das Problem der Täuschung bei diesen Patienten hin, von denen manche den Abwehrmechanismus der Simulation entwickeln: Die betreffende Person scheint den Forderungen, die andere an sie stellen, nachzukommen. Doch die Compliance ist nicht echt, auch wenn dies dem Patienten nicht unbedingt bewusst ist. Ein derartiger Prozess, der von tiefgreifenden Störungen früher Identifikationen herrührt, ist Teil der lebenslang aufrechterhaltenen Abwehr und bestimmt die Art und Weise, wie sich die Betreffenden ganz allgemein auf andere Menschen beziehen. Dieses Phänomen ist mit Winnicotts (1960/1990) Konzept des »falschen Selbst« sowie Gaddinis (1992) Beschreibung der Imitation als Abwehr verwandt. Meloy (1988) prägte den Begriff der *malignen Pseudoidentifikation*, mit deren Hilfe der psychopathische Patient bestimmte Verhaltensweisen des Opfers bewusst imitiert oder unbewusst simuliert, um die Identifizierung des Opfers mit ihm zu fördern und es dadurch verletzbarer und angreifbarer zu machen. Solche simulativen Prozesse, so Glassers (1996) Warnung, können sehr subtil ablaufen und erschließen sich häufig nur durch das intuitive Empfinden, dass sich etwas an der Person des Täters, der nach außen hin Fortschritte zu machen scheint, nicht richtig anfühlt.

11.4 Gegenübertragung

Ein wesentlicher Faktor in der erfolgreichen Arbeit mit Patienten mit Antisozialer Persönlichkeitsstörung ist das Verständnis für die eigene Gegenübertragung *im Moment der Gegenübertragungswahrnehmung selbst oder kurz danach.* Diese therapeutische Fertigkeit setzt unserer Meinung nach fast immer eine eigene psychoanalytische Selbsterfahrung oder intensive psychoanalytische Psychotherapie voraus. Häufig ist diese Form der Selbsterfahrung Teil der therapeutischen Ausbildung, sollte aber auch, im Sinne eines »Auffrischens«, im späteren

Berufsleben nicht zu kurz kommen. Es gibt zunehmend Literatur zu typischen Gegenübertragungsreaktionen, die von therapeutischem Nihilismus – der Überzeugung, dass Patienten mit antisozialem Verhalten in der Vorgeschichte nicht therapierbar sind – bis hin zum Gefühl der Aufregung und Faszination reichen, das nicht selten mit erotischen Empfindungen durchzogen ist, vor allem wenn es sich um eine gemischtgeschlechtliche therapeutische Beziehung handelt (Meloy 1988, 2001, 2007).

Die bei weitem häufigste Gegenübertragungsreaktion, insbesondere im Kontakt mit schwer gestörten psychopathischen Patienten, ist eine atavistische Angst, einem innerartlichen aggressiven Angriff zum Opfer zu fallen. Der Therapeut erlebt diese Angst unmittelbar körperlich, d. h. als Arousal des autonomen Nervensystems, das in den allermeisten Fällen somatosensorische Neuronen betrifft. Äußerungen wie »Mir stellten sich die Nackenhaare auf«, »Mich überlief es eiskalt«, »Ich bekam eine Gänsehaut« oder »So wie er mich ansah, lief es mir kalt den Rücken hinunter« sind typisch. Entsprechende Untersuchungen weisen darauf hin, dass die große Mehrheit – 77 %, um genau zu sein – diese Form des autonomen Arousal in der Anwesenheit eines schwer gestörten Psychopathen erlebt, auch wenn dieser kein manifest bedrohliches Verhalten zeigt (Meloy u. Meloy 2002). All jenen, die mit antisozialen Patienten jeglicher Couleur arbeiten, empfehlen wir dringend, auf ihre unmittelbaren Gefühle zu achten, unabhängig davon, ob diese nun als spontane Phantasien, verstörende Emotionen oder körperliche Reaktionen zutage treten, und sie als Grundlage für die weitere objektive Exploration der Pathologie des Patienten zu nutzen.

Ein forensischer Kollege wird mit der Begutachtung eines bekannten Sexualstraftäters beauftragt, der ein Kind ermordet hat. Mit dem Ziel, eine Einschätzung der Persönlichkeit und Psychopathologie des Täters zu erlangen und diese an seine Verteidiger weiterzugeben, spricht der Kollege insgesamt 16 Stunden, auf 4 Tage verteilt, mit dem Täter. Die Evaluierung verläuft problemlos und sämtliche Befunde weisen auf einen hochgradigen Psychopathen hin, der es genossen hatte, sein 12-jähriges Opfer – das er zuvor von zu Hause entführt hatte und das ihm unbekannt gewesen war – sexuell zu missbrauchen und anschließend zu töten.

Als besonders verstörend erweist sich jedoch die Gegenübertragungsreaktion des Untersuchers. Nachdem die Evaluierung abgeschlossen ist, hat er mit Unterbrechungen mehrere Tage lang die spontane und bis ins Kleinste ausgeschmückte Phantasie, während des Gesprächs eine .45-Kaliber Pistole aus seiner Aktentasche zu holen und den Angeklagten in Kopf und Brust zu schießen. Anschließend ergibt er sich in seiner Vorstellung dem Wachpersonal und wird in Haft genommen. Es wird Anklage erhoben, doch die Geschworenen sprechen ihn von jeglicher Schuld frei. Die zweite, weit weniger ausgefeilte Reaktion sind Symptome einer Posttraumatischen Belastungsreaktion. Sein Empfinden wechselt zwischen emotionaler Taubheit und in-

tensiver Wut. Er hat intrusive Erinnerungen an das lustvolle Lachen des Angeklagten, als ihm dieser vom Mord an dem Mädchen berichtet. In manchen Momenten empfindet er akute Angst. Diese Gefühle verschwinden nach einigen Wochen.
Ihm wird bewusst, dass er sich sowohl mit dem Mord identifizierte als auch sich und den Täter für ein schreckliches Verbrechen verurteilte, indem er den Wunsch entwickelte, ebenso einen Mord zu begehen und – nach dem primitiven Gesetz der *lex talionis* – den Tod des Mädchens zu rächen.

11.5 Neue Therapieansätze für Persönlichkeitsstörungen

Für die Behandlung schwerer Persönlichkeitsstörungen, insbesondere der Borderline-Persönlichkeitsstörung, wurden spezifische Therapien entwickelt und in ihrer Wirksamkeit empirisch bestätigt. Obwohl diese Therapien auf sehr verschiedenen theoretischen Modellen basieren, zeigen sie doch einige behandlungstechnische Überschneidungen, und in den letzten Jahren wurde der Versuch unternommen, sie auf die Behandlung antisozialer Straftäter zu übertragen. Die am weitesten verbreiteten Therapien aus dem kognitiv-verhaltenstherapeutischen Spektrum sind die Dialektisch-behaviorale Therapie (Linehan 1993) und die Schematherapie (Young et al. 2003), während es sich bei den bekanntesten Therapien aus der psychoanalytischen Schule um die Mentalisierungsbasierte Therapie (MBT) und die Übertragungsfokussierte Therapie (TFP – Transference-focused Psychotherapy) handelt. Auf die beiden zuletzt genannten Therapieformen werden wir im Zusammenhang mit der Behandlung der Antisozialen Persönlichkeitsstörung kurz eingehen, wobei wir, was eine genauere Darstellung der beiden Verfahren angeht, auch auf Kapitel 6 (»Mentalisierungsbasierte Therapie und Borderline-Persönlichkeitsstörung«) und Kapitel 7 (»Übertragungsfokussierte Therapie und Borderline-Persönlichkeitsstörung«) in diesem Buch verweisen möchten.

Mentalisierungsbasierte Therapie

Die Mentalisierungsbasierte Therapie (MBT) wurde in Großbritannien von Bateman und Fonagy (2004) zur Behandlung von Patienten mit Borderline-Persönlichkeitsstörung entwickelt. Die beiden Autoren vertreten die Auffassung, dass Borderline-Patienten an einer instabilen oder verminderten Fähigkeit zur Mentalisierung leiden. Mentalisierung ist eine wesentliche, unseren zwischenmenschlichen Beziehungen zugrunde liegende Fähigkeit, die sich in den ersten Lebensjahren im Kontext sicherer und beschützender Bindungen entwickelt. Das innere

Erleben des Kindes wird im inneren Erleben eines Anderen repräsentiert, was zur Entwicklung eines Gefühls für das eigene Selbst als sozialer Akteur führt. Das Kind lernt, zwischen verschiedenen Affektzuständen zu unterscheiden und diese zu repräsentieren sowie seine Impulse zu kontrollieren – alles Voraussetzungen dafür, das innere Erleben anderer Menschen zu verstehen. Aus objektbeziehungstheoretischer Perspektive definiert eine solche mentale Struktur eine normale oder neurotische Persönlichkeitsorganisation (Tyson 1996). Dieser Entwicklungsprozess wird tiefgreifend gestört, wenn Vernachlässigung, emotionaler Missbrauch oder aber körperliche oder sexuelle Misshandlung das Entwicklungsumfeld des Kindes bestimmen. Inadäquate Spiegelungsprozesse und Desorganisation der Bindung unterminieren die Mentalisierungsfähigkeit, sodass innere Zustände verwirrend, unsymbolisiert und nur schwer regulierbar bleiben. Defizite, Defekte, aber auch Konflikte in ihrer Verknüpfung von Psychodynamik, Psychobiologie und elterlichem Umfeld können diese Entwicklungen ebenfalls behindern (Pine 1994). Allen et al. (2008, S. 3) bieten fünf nützliche und praktische Definitionen für Mentalisierung:

- sich gegenseitig im Sinn haben,
- auf die mentalen Zustände des eigenen Selbst und anderer achten,
- Missverständnisse verstehen,
- sich selbst von außen und Andere von innen betrachten,
- eine mentale Qualität zusprechen oder mental kultivieren.

Die MBT impliziert, dass der Therapeut den Patienten dabei unterstützt, sein eigenes inneres Erleben über die Repräsentanzen seines Selbst im Anderen im Kontext einer sicher gebundenen therapeutischen Beziehung zu entdecken. Der Therapeut versucht, sich ein Bild über das innere Erleben des Patienten zu machen, indem er Affekte und Kognitionen benennt und implizite Überzeugungen in Worte fasst. Die MBT kann im einzeltherapeutischen Setting ebenso angewandt werden wie in Gruppen- oder Familientherapien. Das behandlungstechnische Spektrum reicht von supportiven und empathischen Interventionen über Klärung und Erklärung bis hin zu einfacher Mentalisierung, deutender Mentalisierung und Mentalisierung in der Übertragung (Allen et al. 2008).

In den letzten Jahren wurde damit begonnen, Mentalisierungstechniken auch in der Behandlung der Antisozialen Persönlichkeitsstörung einzusetzen. Es ist allerdings noch zu früh, genaue Aussagen über die Wirksamkeit dieser Techniken bei dieser Patientenpopulation zu treffen. Bateman und Fonagy (2006) vertreten die Auffassung, dass antisoziale Patienten über ein gewisses Maß an Mentalisierung verfügen. So setzt beispielsweise ihre Fähigkeit, andere Menschen zu täuschen und auszubeuten, die Fähigkeit voraus, sich in andere hineinzuversetzen, um vorherzusagen, was diese wohl glauben oder nicht glauben werden. Allerdings ist, so die Autoren, diese nach außen hin hoch entwickelt erscheinende Fähigkeit zur Mentalisierung in Wirklichkeit sehr eingeschränkt und kaum auf komplexe zwischenmenschliche Situationen generalisierbar, und Psychopathie stellt eine partielle, aber fundamentale Beeinträchtigung der Mentalisierungsfähigkeit dar, die Baron-Cohen (2005) beschreibt als »die Gedanken des anderen lesen, ohne sich einzufühlen«. Neurobiologische Unterschiede bei den schwerer gestörten psychopathischen Patienten können auch zum Ausschluss mentalisierender Techniken führen, was diese Patienten für andere Menschen gefährlicher werden lässt, wenn es zu einer Zuspitzung des Verhaltens im Dienste räuberischer Aggression kommt. So scheint das Fehlen bestimmter sozialisierter Emotionen (Meloy 1988; Patrick 2006) den Psychopathen in die Lage zu versetzen, noch schärfer Angst und Stress des Gegenübers und damit auch dessen Vulnerabilität, zum Opfer zu werden, wahrzunehmen (Bock et al. 2007). Bateman und Fonagy (2006) schlagen vor, sich in der Behandlung dieser Patienten darauf zu konzentrieren, den Gewinn zu beseitigen, den die Patienten durch diesen Missbrauch der Mentalisierung erzielen.

Übertragungsfokussierte Psychotherapie

Bei der von Otto Kernberg und seinen Kollegen in den Vereinigten Staaten entwickelten Übertragungsfokussierten Psychotherapie (TFP) handelt es sich um eine spezifische psychoanalytische, empirisch validierte und manualisierte Einzelpsychotherapie, die mit 2 bis 3 Stunden pro Woche im Sitzen durchgeführt wird. In diesem Modell, das auf der psychoanalytischen Objektbeziehungstheorie basiert (Clarkin et al. 2006), leiden Patienten am Syndrom der Identitätsdiffusion, das misslungenen psychischen Integrationsprozessen entspringt und in dessen Kontext internalisierte aggressive Objektbeziehungen vorherrschen und von idealisierten Objektbeziehungen getrennt sind. Das Ich des Patienten ist auf einem unreifen Organisationsniveau (Borderline- oder psychotischen Niveau) fixiert, und der Einsatz unreifer Abwehrmechanismen, wie z. B. projektive Identifizierung, Omnipotenz, Entwertung und primitive Idealisierung, durchzieht Persönlichkeit und Verhalten des Borderline-Patienten gleichermaßen. Dies wiederum hat eine mangelhafte Impulskontrolle, instabile Beziehungen sowie einen chaotischen Lebensstil zur Folge. Einer der Hauptunterschiede zwischen diesem Modell der Borderline-Persönlichkeitsstörung und dem, wie es der Mentalisierungsbasierten Therapie (MBT) zugrunde liegt, besteht darin, dass die TFP die Borderline-Störung im Sinne eines Konfliktmodells konzeptualisiert, während die MBT eher defizitorientiert vorgeht.

Die Hauptstrategie der TFP für Borderline-Patienten besteht in der Reaktivierung abgespaltener internalisierter Objektbeziehungen, die auf der Basis der Übertragung beobachtet und gedeutet werden. Das behandlungstechnische Vorgehen, das dabei zur Anwendung kommt, entspricht einer leicht modifizierten Version klassisch psychoanalytischer Techniken (Gill 1954): Deutung, Übertragungs- und Gegenübertragungsanalyse sowie technische Neutralität. Im Gegensatz zur MBT geht man in der TFP nicht davon aus, dass frühe Deutungen dem Patienten schaden oder ihm etwas überstülpen, das er auf der bewussten Ebene nicht empfindet. Vielmehr sollen mithilfe von Deutungen verschiedene und getrennt voneinander gehaltene mentale Zustände, die der Patient im Kontakt zum Therapeuten erlebt, verknüpft werden. Die Anfangsphase einer TFP-Behandlung ist jedoch der einer MBT-Behandlung sehr ähnlich.

Kernberg et al. (2008) empfehlen die TFP als Therapie der Wahl für Patienten mit einer Borderline-Persönlichkeitsorganisation, unter die die meisten Patienten mit einer Persönlichkeitsstörung auf Borderline-Niveau fallen. Obgleich sie feststellen, dass Patienten mit antisozialem Verhalten durchaus mit der TFP behandelt werden können, schließen sie narzisstische Patienten mit schweren antisozialen Zügen und chronisch unehrliche Patienten ebenso aus wie »Patienten mit Antisozialer Persönlichkeitsstörung im eigentlichen Sinne« (S. 613). Patienten hingegen »mit aggressivem, provokativem, unverantwortlichem sozialen Verhalten, die sich jedoch bis zu einem gewissen Grad in der Lage zeigen, Loyalität zu empfinden und sich um Freundschaften und Arbeit bemühen, sind ideal geeignet für eine TFP-Behandlung« (S. 614). Unserer Auffassung nach ist Kernbergs Definition der »Antisozialen Persönlichkeitsstörung im eigentlichen Sinne« unserem Konzept des »Patienten mit schwerer Psychopathie« sehr ähnlich. Seine Beschreibung antisozialer Patienten, die von der TFP profitieren könnten, umfasst nach unserem Dafürhalten Patienten mit Antisozialer Persönlichkeitsstörung mit gering bis mäßig ausgeprägten psychopathischen Zügen.

11.6 Schlussfolgerung

Eine groß angelegte Metaanalyse zur Outcome-Forschung für komplexe psychische Störungen, inklusive Persönlichkeitsstörungen, hat ergeben, dass psychodynamische Langzeittherapien im Vergleich zu kürzeren Behandlungsformen signifikant bessere Ergebnisse in den Kategorien allgemeine Wirksamkeit, Zielsymptomatik und Funktionsniveau der Persönlichkeit erzielen (Leichsenring u. Rabung 2008). Die Antisoziale Persönlichkeitsstörung mit gering bis mäßig ausgeprägten psychopathischen Zügen ist geeignet für psychodynamische Psychotherapie und stellt einen sinnvollen Untersuchungsgegenstand für psychodynamisch orientierte Forschung dar. Bei einem sorgfältigen diagnostischen Vorgehen, der Berücksichtigung psychodynamischer Prinzipien, der Anwendung psychodynamischer Techniken und einer kontinuierlichen Beobachtung der eigenen Gegenübertragung gibt es durchaus Raum für Hoffnung auf therapeutische Erfolge.

Klinische Schlüsselkonzepte

- Eine genaue Messung des Schweregrades der Psychopathie bei jedem antisozialen Patienten ist von zentraler Bedeutung für Therapieerfolg und gelingendes Risikomanagement.
- Das therapeutische Setting (Gruppen-, Familien-, Einzel-, Milieutherapie) ist zu unterscheiden vom theoretischen Ansatz oder Modell (CBT, MBT, TFP, psychodynamische Psychotherapie).
- Das Verständnis der eigenen Gegenübertragung ist wesentlich für den Behandlungserfolg.
- Gering bis mäßig ausgeprägte psychopathische Züge gelten in der forensischen Psychotherapie als therapierbar. Diese Sichtweise wird durch entsprechende Befunde der Outcome-Forschung gestützt, in der diese Patientenpopulation mit den negativen Behandlungsergebnissen schwerer psychopathischer Patienten verglichen wird.
- Das Behandlungssetting muss so beschaffen sein, dass die Psychopathologie des Patienten sicher contained wird.

Empfohlene Literatur

Meloy JR. Antisocial personality disorder. In: Gabbard's Treatments of Psychiatric Disorders, 4th Edition. Edited by Gabbard GO. Washington, DC, American Psychiatric Publishing, 2007, 775–790.

Meloy JR, Reavis J. Dangerous cases: when treatment is not an option. In: Severe Personality Disorders: Everyday Issues in Clinical Practice. Edited by van Luyn B, Akhtar S, Livesley J. Cambridge, UK, Cambridge University Press, 2007, 137–195.

Literatur

Allen JG, Fonagy P, Bateman AW. Mentalizing in Clinical Practice. Washington, DC, American Psychiatric Publishing, 2008.

Andrews DA, Bonta J, Hoge RD. Classification for effective rehabilitation: rediscovering psychology. Crim Justice Behav 17: 19–52, 1990.

Baron-Cohen S. The empathizing system: a revision of the 1994 model of the mindreading system. In: Origins of the Social Mind: Evolutionary Psychology and Child Development. Edited by Ellis BJ, Bjorklund DF. New York, Guilford, 2005, 468–492.

Bateman A. Narcissism and its relation to violence and suicide, in Psychoanalytic Understanding of Violence and Suicide. Edited by Perelberg R. London, Routledge, 1999, 109–124.

Bateman A, Fonagy P. Psychotherapy for Borderline Personality Disorder: Mentalization-Based Treatment. Oxford, UK, Oxford University Press, 2004.

Bateman A, Fonagy P. Mentalization-Based Treatment for Borderline Personality Disorder: A Practical Guide. Oxford, UK, Oxford University Press, 2006.

Beech A, Fisher D, Beckett R. An Evaluation of the Prison Sex Offender Treatment Programme. London, HMSO, 1999.

Beech A, Erikson M, Friendship C, et al. A Six-Year Follow-Up of Men Going Through Probation-Based Sex Offender Treatment Programmes. London, HMSO, 2001.

Bion WR. Learning From Experience (1962). London, Karnac Books, 1984.

Book A, Quinsey V, Langford D. Psychopathy and the perception of affect and vulnerability. Crim Justice Behav 34: 531–544, 2007.

Cartwright D. Psychoanalysis, Violence and Rage-Type Murder. New York, Brunner-Routledge, 2002.

Clarkin JF, Yeomans FE, Kernberg OF. Psychotherapy for Borderline Personality: Focusing on Object Relations. Washington, DC, American Psychiatric Publishing, 2006.

Cleckley H. The Mask of Sanity. St Louis, MO, Mosby, 1941.

Cordess C, Cox M (eds). Forensic Psychotherapy: Crime, Psychodynamics and the Offender Patient. London, Jessica Kingsley, 1996.

Cox M. Group psychotherapy in a secure setting. Proc R Soc Med 69: 215–220, 1976.

Davies R. Technique in the interpretation of the manifest attack on the analyst. In: Psychoanalytic Understanding of Violence and Suicide. Edited by Perelberg R. London, Routledge, 1999, 125–144.

Department of Health and Home Office. Managing Dangerous People With Severe Personality Disorder: Proposals for Policy Development. London, Home Office and Department of Health, 1999.

Dolan B, Coid J (eds). Psychopathic and Antisocial Personality Disorders. London, Gaskell, 1993.

Dowsett J, Craissati J. Managing Personality Disordered Offenders in the Community: A Psychological Approach. New York, Routledge, 2008.

Fonagy P, Target M. Towards understanding violence: the use of the body and the role of the father. In: Psychoanalytic Understanding of Violence and Suicide. Edited by Perelberg R. London, Routledge, 1999, 51–72.

Foulkes S. Introduction to Group-Analytic Psychotherapy (1948). London, Karnac, 1983.

Foulkes S. Therapeutic Group Analysis. London, George Allen & Unwin, 1964.

Freud S. Einige Charaktertypen aus der psychoanalytischen Arbeit, in GW, Bd. 10, Werke aus den Jahren 1913–1917, S. 364–391. Frankfurt, Fischer, 1991.

Friedman A, Lewak R, Nichols D, et al. Psychological Assessment With the MMPI-2. Mahwah, NJ, Erlbaum, 2001.

Friendship C, Blud L, Erikson M, et al. An Evaluation of Cognitive Behavioural Treatment for Prisoners (Home Office Research Findings, No 161). London, Home Office, 2002.

Gabbard GO. Psychodynamic Psychiatry in Clinical Practice, 4th Edition. Washington, DC, American Psychiatric Publishing, 2005.

Gacono C, Meloy JR. Rorschach Assessment of Aggressive and Psychopathic Personalities. Hillsdale, NJ, Erlbaum, 1994.

Gaddini E. A Psychoanalytic Theory of Infantile Experience. London, Routledge, 1992.

Gendreau P, Ross R. Revivification of rehabilitation: evidence from the 1980s. Justice Quarterly 4: 349–407, 1987.

Gill M. Psychoanalysis and exploratory psychotherapy. J Am Psychoanal Assoc 2: 771–797, 1954.

Glasser M. Aggression and sadism in the perversions. In: Sexual Deviation, 3rd Edition. Edited by Rosen I. Oxford, UK, Oxford University Press, 1996, 279–299.

Gunn J. Introduction: what is forensic psychiatry? Crim Behav Ment Health 14 (suppl 1): S1–S5, 2004.

Hare RD. Manual for the Psychopathy Checklist – Revised, 2nd Edition. Toronto, Ontario, Canada, Multi-Health Systems, 2003.

Harris GT, Rice ME, Cormier CA. Psychopathy and violent recidivism. Law Hum Behav 5: 625–637, 1991.

Harris GT, Rice ME, Cormier CA. Psychopaths: is a therapeutic community therapeutic? Therapeutic Communities 15: 283–299, 1994.

Jones M. A Study of Therapeutic Communities. London, Tavistock, 1952.

Kazdin AE. Conduct Disorders in Childhood and Adolescence. Thousand Oaks, CA, Sage, 1995.

Kernberg OF. Severe Personality Disorders: Psychotherapeutic Strategies. New Haven, CT, Yale University Press, 1984.

Kernberg OF, Yeomans FE, Clarkin JF, et al. Transference focused psychotherapy: overview and update. Int J Psychoanal 89: 601–620, 2008.

Klein M. Notes on some schizoid mechanisms, in Envy and Gratitude. London, Hogarth, 1946, 1–24.

Leichsenring F, Rabung S. Effectiveness of long-term psychoanalytic psychotherapy: a meta-analysis. JAMA 300: 1551–1565, 2008.

Linehan MM. Cognitive-Behavioral Treatment of Borderline Personality Disorder. New York, Guilford, 1993.

Livesley WJ. Practical Management of Personality Disorder. New York, Guilford, 2003.

Livesley WJ. Introduction to the special feature on recent progress in the treatment of personality disorder. J Personal Disord 18: 1–2, 2004.

Main TF. The concept of the therapeutic community: its variations and vicissitudes. In: The Evolution of Group Analysis. Edited by Pines M. London, Routledge & Kegan Paul, 1983.

McGauley G, Adshead G, Sarkar S. Psychotherapy of psychopathic disorders. In: The International Handbook of Psychopathic Disorders and the Law: Diagnosis and Treatment, Vol 1. Edited by Felthouse A, Sass H. New York, Wiley, 2007, 449–466.

Meloy JR. The Psychopathic Mind: Origins, Dynamics and Treatment. Northvale, NJ, Jason Aronson, 1988.

Meloy JR. Violent Attachments. Northvale, NJ, Jason Aronson, 1992.

Meloy JR. Antisocial personality disorder. In: Treatments of Psychiatric Disorders, 2nd Edition, Vol 2. Edited by Gabbard GO. Washington, DC, American Psychiatric Press, 1995, 2273–2290.

Meloy JR (ed). The Mark of Cain: Psychoanalytic Insight and the Psychopath. Hillsdale, NJ, Analytic Press, 2001.

Meloy JR. Pathologies of attachment, violence, and criminality. In: Handbook of Psychology, Vol 11: Forensic Psychology. Edited by Goldstein A. New York, Wiley, 2002, 509–526.

Meloy JR. Antisocial personality disorder. In: Gabbard's Treatments of Psychiatric Disorders, 4th Edition. Edited by Gabbard GO. Washington, DC, American Psychiatric Publishing, 2007, 775–790.

Meloy JR, Meloy MJ. Autonomic arousal in the presence of psychopathy: a survey of mental health and criminal justice professionals. J Threat Assess 2: 21–33, 2002.

Minne C. Psychoanalytic aspects to the risk of containment of dangerous patients treated in high security. In: Lectures on Perversion and Delinquency: The Portman Papers. Edited by Morgan D, Ruszczynski S. London, Karnac, 2007.

National Institute for Health and Clinical Excellence (NICE). Antisocial Personality Disorder: Treatment, Management, and Prevention. 2009. Available at: http://www.nice.org.uk/nicemedia/pdf/APSDFullVersionConsultation.pdf. Accessed October 6, 2009.

Norton K, McGauley GA. The counselling transaction. In: Counselling Difficult Clients. Edited by Norton K, McGauley GA. London, Sage, 1998, 1–15.

Ogloff JR, Wong S, Greenwood A. Treating criminal psychopaths in a therapeutic community program. Behav Sci Law 8: 181–190, 1990.

Parsons T. The Social System. Glencoe, IL, Free Press, 1951.

Patrick C (ed). Handbook of Psychopathy. New York, Guilford, 2006.

Pine F. Some impressions regarding conflict, defect, and deficit. Psychoanal Study Child 49: 222–240, 1994.

Salekin R. Psychopathy and therapeutic pessimism: clinical lore or clinical reality? Clin Psychol Rev 22: 79–112, 2002.

Saunders DG. Feminist-cognitive-behavioral and process-psychodynamic treatment for men who batter: interaction of abuser traits and treatment models. Violence Vict 11: 393–414, 1996.

Schlapobersky J. A group-analytic perspective: from the speech of hands to the language of words. In: Forensic Psychotherapy: Crime, Psychodynamics and the Offender Patient. Edited by Cordess C, Cox M. Philadelphia, PA, Jessica Kingsley, 1996, 227–244.

Skeem J, Monahan J, Mulvey E. Psychopathy, treatment involvement, and subsequent violence among civil psychiatric patients. Law Hum Behav 26: 577–603, 2002.

Steiner J. Patient-centered and analyst-centered interpretations: some implications of containment and countertransference. Psychoanal Inq 14: 406–422, 1994.

Sutker P, Bugg F, West J. Antisocial personality disorder. In: Comprehensive Handbook of Psychopathology, 2nd Edition. Edited by Sutger P, Adams H. New York, Plenum, 1993, 337–369.

Tyson P. Neurosis in childhood and in psychoanalysis: a developmental reformulation. J Am Psychoanal Assoc 44: 143–165, 1996.

Welldon E. Group-analytic psychotherapy in an out-patient setting. In: Forensic Psychotherapy: Crime, Psychodynamics and the Offender Patient. Edited by Cordess C, Cox M. London and Philadelphia, Jessica Kingsley, 1996, 63–82.

Winnicott DW. Ego distortion in terms of true or false self (1960). In: The Maturational Processes and the Facilitating Environment. London, Karnac Books, 1990, 140–152.

Winnicott DW. Transitional objects and transitional phenomena (1951). In: Collected Papers: Through Paediatrics to Psycho-Analysis. London, Karnac Books, 1991, 229–242.

Wong S, Gordon A. Violence Risk Scale. Saskatchewan, Canada, Department of Psychiatric Research, Regional Psychiatric Centre, Solicitor General of Canada, 2000.

Wong S, Gordon A. Violence Risk Scale. Saskatchewan, Canada, Department of Psychiatric Research, Regional Psychiatric Centre, Solicitor General of Canada, 2004.

Wong S, Hare R. Guidelines for a Psychopathy Treatment Program. Toronto, Ontario, Canada, Multi-Health Systems, 2005.

Yakeley J. Psychoanalytic contributions to risk assessment and management, in Lectures on Perversion and Delinquency: The Portman Papers. Edited by Morgan D, Ruszczynski S. London, Karnac Books, 2007.

Yang Y, Glenn A, Raine A. Brain abnormalities in antisocial individuals: implications for the law. Behav Sci Law 26: 65–84, 2008.

Young JE, Klosko JS, Weishaar ME. Schema Therapy: A Practitioner 's Guide. New York, Guilford, 2003.

12 Cluster-C-Persönlichkeitsstörungen

Prävalenz, Phänomenologie, Therapieeffekte und Behandlungsprinzipien

Martin Svartberg, Leigh McCullough

Wie im DSM-IV-TR (American Psychiatric Association 2000) definiert, zählen zu den Cluster-C-Persönlichkeitsstörungen die Vermeidend-selbstunsichere Persönlichkeitsstörung, die Dependente Persönlichkeitsstörung und die Zwanghafte Persönlichkeitsstörung. Als Untergruppe der Persönlichkeitsstörungen weisen sie sowohl in der Allgemeinbevölkerung als auch unter den ambulant behandelten Psychotherapiepatienten die höchste Prävalenzrate auf. In der jüngsten und umfangreichsten Studie zur Untersuchung ambulant durchgeführter Therapien, die die bislang strengsten Kriterien anlegte, stellten Torgersen et al. (2001) fest, dass 9,4 % der Bevölkerung der norwegischen Hauptstadt Oslo die Diagnosekriterien für eine der Cluster-C-Persönlichkeitsstörungen gemäß dem DSM-III-R (American Psychiatric Association 1987) erfüllten. Die einzelnen Prävalenzraten betrugen für die Vermeidend-selbstunsichere Persönlichkeitsstörung 5 %, für die Dependente Persönlichkeitsstörung 1,5 % und für die Zwanghafte Persönlichkeitsstörung 2 %. Mit Ausnahme der Vermeidend-selbstunsicheren Persönlichkeitsstörung entsprachen diese Zahlen weitgehend den Ergebnissen der zehn vorangegangenen Untersuchungen, in denen die Mediane 1,2 %, 1,25 % und 2,15 % betrugen. Torgersen et al. (2001) stellten außerdem fest, dass die Zwanghafte Persönlichkeitsstörung häufiger bei Männern als bei Frauen und hier wiederum bei mehr Männern aus höheren Bildungsschichten anzutreffen war.

Methodisch stützten sich die Forscher in ihrer Untersuchung ambulanter Psychotherapiepatienten auf halbstrukturierte Interviews, die sie in drei klinischen Befragungen zur diagnostischen Einschätzung von Persönlichkeitsstörungen einsetzten. Unter den 298 Patienten einer allgemeinpsychiatrischen Osloer Ambulanz fanden Alnaes und Torgersen (1988), dass die Prävalenzraten gemäß DSM-III (American Psychiatric Association 1980) 55 % für die Vermeidend-selbstunsichere Persönlichkeitsstörung, 47 % für die Dependente Persönlichkeitsstörung und 20 % für die Zwanghafte Persönlichkeitsstörung betrugen, wohingegen unter den 100 Ratsuchenden einer psychoanalytischen Ambulanz in New York City 16 % die Kriterien einer Vermeidend-selbstunsicheren Persönlichkeitsstörung erfüllten, 6 % die Kriterien einer Dependenten Persönlichkeitsstörung und 10 % die Merkmale einer Zwanghaften Persönlichkeitsstörung (Oldham et al. 1995). Schließlich fanden Zimmermann et al. (2005) in einer groß angelegten Neu-England-Studie mit 859 ambulanten Patienten, dass 21,4 % die DSM-IV-Kriterien (American Psychiatric Association 1994) für eine Cluster-C-

Persönlichkeitsstörung erfüllten: 14,7 % fielen dabei auf die Vermeidend-selbstunsichere Persönlichkeitsstörung, 1,4 % auf die Dependente Persönlichkeitsstörung und 8,7 % auf die Zwanghafte Persönlichkeitsstörung.

Cluster-C-Persönlichkeitsstörungen treten häufig in Verbindung mit anderen Störungsbildern auf. Stuart et al. (1998) stellten fest, dass mehr als 50 % der stationär und ambulant behandelten Patienten mit Dependenter, Zwanghafter oder Passiv-aggressiver Persönlichkeitsstörung auch die DSM-III-R-Kriterien einer Vermeidend-selbstunsicheren Persönlichkeitsstörung erfüllten. Zimmermann et al. (2005) wiederum fanden, dass die Vermeidend-selbstunsichere und die Zwanghafte Persönlichkeitsstörung sehr viel stärker mit der Schizoiden Persönlichkeitsstörung korrelierten, während die Dependente Persönlichkeitsstörung eher Verbindungen zur Borderline-Persönlichkeitsstörung als zu allen anderen Cluster-C-Persönlichkeitsstörungen aufwies. In derselben Übersichtsarbeit zeigte sich, dass

- das Vorliegen einer Generalisierten Angststörung mit signifikant hohen Prävalenzraten der einzelnen Cluster-C-Persönlichkeitsstörungen korrelierte,
- Panikstörung und Soziale Phobie mit signifikant hohen Prävalenzraten für die Vermeidend-selbstunsichere Persönlichkeitsstörung und Zwanghafte Persönlichkeitsstörung korrelierten, und
- Major Depression mit signifikant hohen Prävalenzraten für die Vermeidend-selbstunsichere und Dependente Persönlichkeitsstörung korrelierte.

In einer Untersuchung zu Angststörungen fanden Massion et al. (2002) hohe Achse-I- und Achse-II-Komorbiditätsraten für die Generalisierte Angststörung (Vermeidend-selbstunsichere Persönlichkeitsstörung: 20 %, Dependente Persönlichkeitsstörung: 10 %, Zwanghafte Persönlichkeitsstörung: 9 %) und Soziale Phobie (Vermeidend-selbstunsichere Persönlichkeitsstörung: 35 %, Dependente Persönlichkeitsstörung: 6 %, Zwanghafte Persönlichkeitsstörung: 7 %), wohingegen die entsprechenden Komorbiditätsraten für die Panikstörung niedriger waren (Vermeidend-selbstunsichere Persönlichkeitsstörung: 14 %, Dependente Persönlichkeitsstörung: 3 %, Zwanghafte Persönlichkeitsstörung: 3 %). Die Vermeidend-selbstunsichere Persönlichkeitsstörung und die Soziale Phobie weisen bekanntermaßen einen hohen Grad an Komorbidität auf, und es wird schon seit vielen Jahren darüber diskutiert, ob es sich tatsächlich um zwei unterschiedliche Störungsbilder handelt. In einer Untersuchung von Hummelen et al. (2007) konnte festgestellt werden, dass Patienten mit der Diagnose Soziale Phobie *ohne* Vermeidend-selbstunsichere Persönlichkeitsstörung ein besseres allgemeines Funktionsniveau aufwiesen, weniger unter ihren Symptomen litten und weniger zwischenmenschliche Probleme hatten als Patienten mit Vermeidend-selbstunsicherer Persönlichkeitsstörung *ohne* Soziale Phobie. Gleichwohl wiesen beide Gruppen Ähnlichkeiten auf hinsichtlich sozialer Ängstlichkeit und Introversion. Die Vermeidend-selbstunsichere Persönlichkeitsstörung korrelierte auch höher mit Essstörungen, zusätzlichen Kriterien einer Persönlichkeitsstörung und Suizidalität.

12.1 Diagnose: Kernmerkmale, klinischer Verlauf und psychodynamische Konzeptualisierung

In einer jüngeren faktorenanalytischen Untersuchung zu den DSM-IV-TR-Kriterien von Persönlichkeitsstörungen haben Fossati et al. (2006) festgestellt, dass die Vermeidend-selbstunsichere Persönlichkeitsstörung, die Dependente Persönlichkeitsstörung und die Zwanghafte Persönlichkeitsstörung zusammengenommen ein gemeinsames dimensionales Merkmal aufweisen, das oft als Ängstlichkeit bezeichnet wird. Zu den zentralen Ängsten gehören die Angst vor negativer Bewertung bei der Vermeidend-selbstunsicheren Persönlichkeitsstörung, Trennungsangst bei der Dependenten Persönlichkeitsstörung und die Angst vor Kontrollverlust im persönlichen und zwischenmenschlichen Bereich bei der Zwanghaften Persönlichkeitsstörung.

Vermeidend-selbstunsichere Persönlichkeitsstörung

Ursprünglich in der Tradition der Trait-Psychologie und in Zirkumplex-Modellen der akademischen Psychologie beschrieben und konzeptualisiert (Millon et al. 1996), wird die Vermeidend-selbstunsichere Persönlichkeitsstörung im DSM-IV-TR als tiefgreifendes und überdauerndes Muster sozialer Hemmung, Gefühlen des Nichtgenügens sowie Hypersensitivität gegenüber Kritik beschrieben, auf das spezifische diagnostische Kriterien hinweisen:
- Vermeidung zwischenmenschlicher Kontakte,
- Angst vor Beschämung oder peinlichen Situationen,
- Angst vor Kritik, Zurückweisung oder Missbilligung sowie
- ein Selbstbild als ungenügend, unbeholfen, minderwertig oder für andere unattraktiv.

Wie bei den meisten Persönlichkeitsstörungen können manche Diagnosekriterien auch als Persönlichkeitszüge aufgefasst werden, während andere als maladaptive, über die Zeit hinweg relativ stabile Verhaltensmuster verstanden werden.

Shea et al. (2002) stellten fest, dass 56 % einer Stichprobe von 82 Patienten mit Vermeidend-selbstunsicherer Persönlichkeitsstörung auch ein Jahr nach der ersten diagnostischen Einschätzung sowie verschiedenen Behandlungsversuchen sämtliche Diagnosekriterien erfüllten, während Grilo et al. (2004), die ein alternatives methodologisches Vorgehen wählten, in derselben Stichprobe in einem Zeitraum von 24 Monaten Remissionswerte von 31 % messen konnten. Wiederum in derselben Stichprobe beobachteten McGlashan et al. (2005), dass ein Selbstbild als »unzulänglich« und »gesellschaftlich unbeholfen« das Merkmal mit den höchsten und stabilsten Prävalenzraten darstellte, während das Merkmal »Vermeiden von beruflichen Aktivitäten, die engere zwischenmenschliche Kontakte mit sich bringen, sowie peinlichen Situationen« die geringsten Prävalenzraten aufwies. Die zuerst genannten Merkmale wurden im Sinne von Persönlichkeitszügen verstanden, die möglicherweise mit temperamentsbedingten und genetischen Risikofaktoren in Verbindung standen, während die zuletzt genannten Merkmale eher als verhaltensbedingt und reaktiv interpretiert wurden und in der Studie von Grilo et al. eher remittierten. Beide Merkmalstypen wurden jedoch als Kernkriterien zur Bestimmung einer Vermeidend-selbstunsicheren Persönlichkeitsstörung aufgefasst. In einer weiteren Studie, die die Stabilität und den Verlauf von Persönlichkeitsstörungen untersuchte, schätzten Lenzenweger et al. (2004), dass es im Durchschnitt 11 Jahre dauerte, bis es zu einem Rückgang der Diagnose Vermeidend-selbstunsichere Persönlichkeitsstörung um ein Diagnosekriterium kommt (0,09 Kriterien pro Jahr).

Da es sich bei der Vermeidend-selbstunsicheren Persönlichkeitsstörung um eine relativ neue diagnostische Einheit handelt, die ursprünglich im Rahmen der akademischen Psychologie entwickelt und primär im DSM-System definiert wurde, existieren hierzu kaum psychodynamische Konzeptualisierungen. Gleichwohl hat man ein hohes Maß an Überschneidung zwischen den diagnostischen Kernmerkmalen der Vermeidend-selbstunsicheren Persönlichkeitsstörung und dem unsicher-vermeidenden Bindungsmodus festgestellt (Bartholomew et al. 2001). Auf der Basis internalisierter Repräsentanzen, die das Selbst im Kontakt mit einer Bindungsfigur darstellen (strukturiert als innere Arbeitsmodelle), lässt sich die Vermeidend-selbstunsichere Persönlichkeitsstörung als Kombination eines negativen Selbstbildes (als ungenügend, minderwertig, sozial unbeholfen oder persönlich unattraktiv und von daher nicht liebenswert) mit einem negativen Bild anderer Menschen (als kritisch, abweisend oder missbilligend und von daher unzugänglich und wenig fürsorglich) konzeptualisieren. Diese Kombination von negativem Selbstbild und einem negativen Bild anderer Menschen wird gemeinhin als ängstlicher Bindungsmodus definiert (Bartholomew et al. 2001), der sich im subjektiven Selbsterleben als ausgeprägte Bindungsangst (Angst vor Beschämung, Zurückweisung oder negativer Bewertung) manifestiert, während auf der Verhaltensebene die Nähe zu anderen Menschen vermieden wird bzw. zwischenmenschlicher Kontakt nur aus einem Sicherheitsabstand heraus stattfindet (z. B. in Form von Zurückhaltung und Hemmung). Wie sich gezeigt hat, korreliert der ängstliche Bindungsmodus mit frühen Erfahrungen der Zurückweisung durch kalte und lieblose Bezugspersonen, unverarbeiteten Verlusterfahrungen und Missbrauch in der Kindheit (Bartholomew et al. 2001), was im Patienten einen starken Wunsch nach bedingungsloser Liebe und Akzeptanz in einer Liebesbeziehung entstehen lässt. In der Terminologie eines eher traditionellen psychodynamischen Konfliktmodells ist dieser Wunsch nach Liebe und Akzeptanz im Rahmen einer Liebesbeziehung konflikthaft besetzt und wird so zur Quelle von Angst und Scham, da seine Äußerung wiederholt von Kritik, Beschämung, Zurückweisung oder Missbilligung durch wichtige Bezugspersonen begleitet war. Angst oder Scham, sowohl im Dort und Damals als auch im Hier und Jetzt, mündet in die charakteristische Abwehr interpersonellen Vermeidungsverhaltens, sozialer Hemmung und affektiver Einengung, was dazu führt, dass der Wunsch nach mehr Nähe eher nachlässt.

Dependente Persönlichkeitsstörung

Das DSM-IV-TR beschreibt die Dependente Persönlichkeitsstörung als tiefgreifendes und übermäßiges Bedürfnis, versorgt zu werden, das zu unterwürfigem und anklammerndem Verhalten und Trennungsängsten führt. Zu den spezifischen Diagnosekriterien zählen

- Schwierigkeiten, alltägliche Entscheidungen zu treffen, ohne den Rat Anderer einzuholen, die auch Verantwortung und Initiative übernehmen;
- Angst, für sich selbst sorgen und Verantwortung übernehmen zu müssen;
- ein prototypischer interpersoneller Stil, der durch nachgiebiges, unterwürfighilfloses und anklammerndes Verhalten gekennzeichnet ist, das in extremen Fällen an Selbstverleugnung grenzt und das Risiko in sich birgt, ausgebeutet zu werden.

Obwohl die interpersonelle Dimension der Abhängigkeit im DSM gut dargestellt ist, wurde das Manual dahingehend kritisiert, die Dimension der Bindung nicht deutlich genug hervorgehoben zu haben (Livesley et al. 1990). Hinsichtlich der Stabilität und des Verlaufs der Diagnosekriterien kamen Lenzenweger et al. (2004) zu der Einschätzung, dass es durchschnittlich 11 Jahre dauert, bis es zu einem Rückgang der Diagnose Dependente Persönlichkeitsstörung um ein Diagnosekriterium (0,09 Kriterien pro Jahr) kommt; ein Zeitraum, der dem der Vermeidend-selbstunsicheren Persönlichkeitsstörung entspricht.

In Anbetracht des allgemeinen DSM-IV-TR-Kriteriums eines tiefgreifenden und extremen Bedürfnisses nach Fürsorge eignet sich die Dependente Persönlichkeitsstörung mehr als jede andere, als Bindungsstörung konzeptualisiert zu werden. Im typischen Fall einer Dependenten Persönlichkeitsstörung lassen sich die internalisierten Repräsentanzen eines Selbst im Kontakt mit einer Bindungsfigur im Sinne eines negativen (d. h. unbeholfenen, unsicheren, bedürftigen und hilflosen) Selbstbildes konzeptualisieren (Benjamin 2003; PDM Task Force 2006), während andere grundsätzlich ambivalent wahrgenommen werden: als mächtiges und einflussreiches Gegenüber, das Sicherheit, Fürsorge und Unterstützung (bei sicherer Bindung) spendet, bis hin zu einem Gegenüber, das als nicht vertrauenswürdige Bindungsfigur wahrgenommen wird (wenn die Bindung bedroht ist). Werden Selbst und andere gemeinsam betrachtet, überschneidet sich das Störungsbild der Dependenten Persönlichkeitsstörung mit dem verstrickten Bindungsmodus (negatives Selbstbild, positive Wahrnehmung anderer) bei nicht bedrohter Bindung, bzw. mit dem ängstlichen Bindungsmodus (negatives Selbstbild und negative Wahrnehmung anderer Menschen) bei bedrohter Bindung (Bartholomew et al. 2001). Im Gegensatz zum prototypischen verstrickten Bindungsstil bei Histrionischen oder Borderline-Persönlichkeitsstörungen reagieren

Patienten mit dependenter Persönlichkeitsstörung auf die Gefährdung der Bindung weniger aktiv, fordernd und offen beziehungsorientiert, sondern eher passiv, indem sie sich hilflos, gekränkt und anklammernd zeigen und ihre depressiven Affekte in den Vordergrund stellen.

In einer der wenigen empirischen Untersuchungen zu pathologischer Abhängigkeit fand Bornstein (2005) einen Zusammenhang zwischen überbehütendem und autoritärem elterlichen Erziehungsstil einerseits und Abhängigkeit im Erwachsenenalter andererseits. Im Bemühen, diesen Zusammenhang zu erklären, entwickelte Benjamin (2003) die These, dass die Eltern der betreffenden Patienten mit dependenter Persönlichkeitsstörung den Zeitpunkt verpasst hatten, ihre Kinder abzustillen bzw. zu entwöhnen, als es entwicklungspsychologisch gesehen angemessen gewesen wäre. Da altersunangemessenes Füttern für interpersonelle Kontrolle stehe, so Benjamin (2003), werde es vom heranwachsenden Kind als entwertend und beschämend wahrgenommen. Es fördere unterwürfiges Verhalten und leiste einem Mangel an Kompetenz und Unabhängigkeit Vorschub, wie er typisch ist für das Störungsbild der Dependenten Persönlichkeitsstörung.

In der Terminologie eines psychodynamischen Konfliktmodells werden das Bedürfnis und der Wunsch des Patienten nach Fürsorge und Schutz in einer engen Beziehung immer als bedroht wahrgenommen, was zu maladaptiven Bindungsmustern wie Anklammern und Hilflosigkeit führt. Auch wenn solche Verhaltensmuster zunächst der Angstabwehr dienen, so bergen sie auf lange Sicht gesehen das Risiko, das Gegenüber zu verprellen und den Patienten in ein ernstes Bindungsdilemma zu stürzen.

Zwanghafte Persönlichkeitsstörung

Von Wilhelm Reich (1933) einst als »lebende Maschinen« beschrieben, benennt das DSM-IV-TR als typisches Merkmal der Zwanghaften Persönlichkeitsstörung ein tiefgreifendes Muster von starker Beschäftigung mit Ordnung, Perfektion sowie psychischer und zwischenmenschlicher Kontrolle. Zu den spezifischen Kriterien zählen

- rigide und strenge Moral, Werte und Regeln;
- eine übermäßige Beschäftigung mit Arbeit, Produktivität und Geld;
- die Unfähigkeit, wertlose Dinge wegzuwerfen, sowie
- die Schwierigkeit, Aufgaben an andere zu delegieren.

Shea et al. (2002) stellten fest, dass 42 % der Patienten mit Zwanghafter Persönlichkeitsstörung auch 12 Monate nach der ersten diagnostischen Einschätzung die Kriterien einer Zwanghaften Persönlichkeitsstörung erfüllten, während Grilo et al. (2004), die ein anderes methodologisches Vorgehen gewählt hatten, in derselben Patientenstichprobe nach 24 Monaten Remissionswerte von 38 % messen konnten. Auch McGlashan et al. (2005) untersuchten diese Patientengruppe und stellten fest, dass zu den Merkmalen mit den höchsten Prävalenz- und Stabilitätswerten Rigidität, das Delegieren von Aufgaben und Perfektionismus (im Sinne von Persönlichkeitszügen oder Traits) zählten, während Geiz und strenge moralische Werte (im Sinne symptomatischer Verhaltensweisen) hinsichtlich Prävalenz und Stabilität die geringsten Ausprägungsgrade aufwiesen. Die Autoren entwickelten die These, dass Trait-ähnliche Kriterien Elemente von »Halsstarrigkeit, Veränderungswiderstand und Kontrollbedürfnis« enthalten und möglicherweise mit der »Neurobiologie aggressiver Kontrolle« in Zusammenhang stehen. Lenzenweger et al. (2004) schätzen, dass die Remission der Diagnose Zwanghafte Persönlichkeitsstörung um ein Diagnosekriterium im Durchschnitt 8 Jahre dauert (0,12 Kriterien pro Jahr), was einem etwas kürzeren Zeitraum als bei der Vermeidend-selbstunsicheren und Dependenten Persönlichkeitsstörung entspricht. In einer jüngeren faktorenanalytischen Untersuchung sämtlicher Persönlichkeitsstörungskriterien extrahierten Hummelen et al. (2008) als erste Dimension *Perfektionismus*, der im Merkmalskatalog der Zwanghaften Persönlichkeitsstörung als »übermäßige Beschäftigung mit Ordnung« auftaucht, während die als *Aggressivität* umschriebene zweite Dimension »Schwierigkeiten in der Aufgabendelegation« und »Halsstarrigkeit und Rigidität« sowie einige Merkmale anderer Persönlichkeitsstörungen umfasst. Wie man sieht, stellen die drei Trait-ähnlichen Kriterien, die McGlashan et al. (2005) gefunden hatten (Rigidität, Schwierigkeiten in der Aufgabendelegation und Perfektionismus) auch jene Kriterien der Zwanghaften Persönlichkeitsstörung dar, die die ersten beiden Dimensionen der Untersuchung von Hummelen et al. abbilden und so auf den zentralen Stellenwert der Merkmale »Perfektionismus« und »aggressive Kontrolle« bei Patienten mit Zwanghafter Persönlichkeitsstörung hinweisen.

Im Gegensatz zur Vermeidend-selbstunsicheren Persönlichkeitsstörung und Dependenten Persönlichkeitsstörung war die Zwanghafte Persönlichkeitsstörung schon sehr früh Gegenstand allgemeiner psychodynamischer Konzeptualisierungen sowie spezifischer psychodynamischer Konflikttheorien. Traditionell gelten Konflikte, die sich um aggressive Impulse und Gefühle drehen, als die bedeutsamsten (PDM Task Force 2006). Werden diese Gefühle von der betreffenden Person als unerlaubt angesehen, nehmen sie einen bedrohlichen Charakter an und erzeugen die Angst, die Selbstbeherrschung zu verlieren, einen Fehler zu begehen oder mit Tadel und Vorwürfen konfrontiert zu werden. Im Betreffenden entsteht rasch das Gefühl, unfreundlich zu sein, sich ungehorsam und falsch zu verhalten oder sich nicht im Griff zu haben. Aus Ängsten und Schuldgefühlen dieser Art erwachsen wiederum spezifische Abwehrbewegungen, z. B. ein distanziertes Auftreten im Umgang mit anderen Menschen, extreme Selbstdisziplin, emotionale Kontrolliertheit, harsche Selbstkritik und der Versuch des Ungeschehenmachens. Viele Patienten mit Zwanghafter Persönlichkeitsstörung fühlen sich jedoch einsam, isoliert und entfremdet. Sie leiden unter dem Gefühl, ein emotional verarmtes Leben zu führen. Gleichwohl, aber auch weil sie dazu neigen, sich von wichtigen Bezugspersonen immer wieder zurückzuziehen und die Auswirkungen negativer zwischenmenschlicher Erfahrungen zu verleugnen, sind sie für gewöhnlich in der Lage, ein positives Selbstgefühl aufrechtzuerhalten

(Bartholomew et al. 2001). Was ihren Bindungsstil angeht, so würde man diesen bei vielen Patienten mit Zwanghafter Persönlichkeitsstörung als »ablehnend« charakterisieren, da sie ein positives Selbstbild (als selbstbewusst, kompetent, rechtschaffen und korrekt) mit einer negativen Sicht anderer Menschen (als potentiell kritisch, tadelnd und dominant) verbinden. Wie Bartholomew et al. (2001) aufgezeigt haben, treten sie betont unabhängig auf und verlassen sich in schwierigen Situationen lieber auf sich selbst als die Unterstützung Anderer zu beanspruchen. Ein ablehnender Bindungsstil kann als »eine erfolgreiche Form der Anpassung« betrachtet werden, da er, wie die Forschung zeigt, mit »einem hohen Maß an positivem Selbstwertempfinden und gering ausgeprägtem Erleben von Stress und Depression« einhergeht, wenngleich auf Kosten »geringer zwischenmenschlicher Befriedigung« (Bartholomew et al. 2001).

12.2 Wirksamkeit psychodynamischer Psychotherapie

Zur Wirksamkeit psychodynamischer Einzelpsychotherapie von Cluster-C-Patienten liegen nur sehr wenige empirische Arbeiten vor. Dazu gehören zwei randomisierte Kontrollstudien, die ausschließlich Cluster-C-Patienten untersuchten (Emmelkamp et al. 2006; Svartberg et al. 2004), zwei randomisierte Kontrollstudien, in denen überwiegend Cluster-C-Patienten untersucht wurden (Vinnars et al. 2005; Winston et al. 1994), eine Studie mit naturalistischem Design, deren Stichprobe sich aus Patienten mit Vermeidend-selbstunsicherer Persönlichkeitsstörung und Zwanghafter Persönlichkeitsstörung zusammensetzte (Barber et al. 1997), sowie schließlich eine randomisierte Kontrollstudie, die ursprünglich zum Ziel hatte, die Therapieeffekte bei depressiven Patienten zu untersuchen, und in der eine Untergruppe von Cluster-C-Patienten getrennt beobachtet wurde (Hardy et al. 1995).

Svartberg et al. (2004) verglichen die Wirksamkeit Dynamischer Kurzzeittherapie (Short Term Dynamic Psychotherapy = STDP) und Kognitiver Verhaltenstherapie (Cognitive Behavioral Therapy = CBT) bei 50 ambulanten Patienten, die über einen Zeitraum von 40 Wochen und mit einer Frequenz von einer Sitzung pro Woche behandelt wurden und die Kriterien für eine oder mehrere Cluster-C-Persönlichkeitsstörungen, jedoch keine andere Persönlichkeitsstörung erfüllten. Die häufigsten Achse-I-Störungen waren Major Depression, Generalisierte Angststörung und Soziale Phobie. Die am häufigsten diagnostizierte Persönlichkeitsstörung war die Vermeidend-selbstunsichere Persönlichkeitsstörung (62 %), gefolgt von der Zwanghaften Persönlichkeitsstörung (34 %) und der Dependenten Persönlichkeitsstörung (20 %). Nahezu ein Viertel der Patienten erfüllte die Kriterien für mehr als eine Persönlichkeitsstörung. In der Behandlung kam das Modell der Dynamischen Kurzzeittherapie (STDP) von McCollough-Vaillant (1997) zum Einsatz, auf das wir weiter unten näher eingehen werden.

Das Modell der Kognitiven Verhaltenstherapie (CBT) basierte auf Beck und Freeman (1990), das als ersten Therapieschritt die Arbeit an komorbiden Achse-I-Störungen, die Identifizierung und Evaluierung der wichtigsten negativen Gedankenautomatismen, den Einsatz von geführter Imagination und Hausaufgaben sowie spezifische emotionsfokussierte Techniken zur Bearbeitung und Neustrukturierung zentraler maladaptiver Verhaltensweisen hervorhebt. Bei den Studientherapeuten handelte es sich um erfahrene Kliniker, die eine manualgeleitete Supervision erhielten. Die Patienten in beiden Störungsgruppen zeigten sowohl während der Behandlung als auch im Katamnesezeitraum von 2 Jahren signifikante Verbesserungen auf den Skalen Leidensdruck, zwischenmenschliche Probleme und zentrales Funktionsniveau der Cluster-C-Persönlichkeit. Zu keinem Messzeitpunkt während der Behandlung zeigten sich signifikante Unterschiede zwischen der STDP und CBT. Allerdings verbesserten sich die Symptome der Patienten, die mit der STDP behandelt worden waren, nach Beendigung der Therapie signifikant, und signifikant mehr STDP-Patienten erzielten im Katamnesezeitraum von 2 Jahren bessere Werte auf der Skala Funktionsniveau der Persönlichkeit als unmittelbar nach Therapieende, was bei den Patienten, die mit Kognitiver Verhaltenstherapie behandelt worden waren, nicht der Fall war. Im Hinblick auf klinisch signifikante Veränderung ergab die katamnestische Untersuchung 2 Jahre nach Beendigung der Therapie bei 54 % der STDP-Patienten und 42 % der CBT-Patienten Verbesserungen auf der Symptomebene bzw. eine Rückkehr auf normales Funktionsniveau, während es bei nahezu 40 % der Patienten aus beiden Behandlungssettings in den Bereichen zwischenmenschliche Probleme und Funktionsniveau der Persönlichkeit zu Verbesserungen kam. Angesichts dieser Ergebnisse haben beide Therapieverfahren – STDP nach McCoullough-Vaillant und CBT nach Beck und Freeman – einen Platz in der Behandlung von Cluster-C-Persönlichkeitsstörungen.

Im Rahmen einer randomisierten Kontrollstudie wiesen Emmelkamp et al. (2006) 62 Patienten mit Vermeidend-selbstunsicherer Persönlichkeitsstörung drei verschiedenen Therapiesettings zu: einer 20 Sitzungen umfassenden Kognitiven Verhaltenstherapie (CBT), einer 20-stündigen Dynamischen Kurzzeittherapie (Brief Dynamic Therapy = BDT) oder einer Warteliste-Kontrollgruppe. Die CBT orientierte sich am Modell von Beck und Freeman (1990) sowie Emmelkamp et al. (1992). In Anlehnung an Malans psychodynamisches Konfliktmodell sowie dem supportiven Modul von Luborskys (1984) Supportiv-expressiver Therapie arbeiteten die Therapeuten in der psychodynamischen Behandlungsgruppe hauptsächlich an der Stärkung des therapeutischen Arbeitsbündnisses sowie an der strukturellen Veränderung von Abwehrmechanismen und Affekterleben. Sämtliche Therapeuten verfügten über mindestens 5 Jahre Berufserfahrung im klinisch-therapeutischen Bereich.

Bei Patienten aus beiden Behandlungssettings zeigten sich signifikante Verbesserungen in den Bereichen Angstsymptomatik, Vermeidungsverhalten und Kernüberzeugungen bezüglich Vermeidung, Abhängigkeit und – hier ausschließlich bei Patienten, die mit CBT behandelt worden waren – Zwanghaftigkeit. Im

Falle der CBT waren die Verbesserungen mit hohen Effektstärken (bei 5 von 6 Skalen) verbunden. Im Falle der BDT waren diese jeweils bei 2 Skalen gering, mittel und hoch. Im Vergleich zur Warteliste-Kontrollgruppe waren die Effektstärken der CBT höher in den Bereichen Vermeidungsdenken und Vermeidungsverhalten, im Vergleich zur BDT waren sie höher in allen Messbereichen, während die Effektstärken der BDT im Vergleich zur Warteliste-Kontrollgruppe nicht höher waren. Der Autor (M. Svartberg) errechnete Zwischengruppeneffekte von mittlerer Stärke, wobei davon ausgegangen wurde, dass die durchschnittliche Verbesserungsrate der CBT-Patienten die durchschnittliche Verbesserungsrate der BDT-Patienten um das Zweifache überschritt (Rosenthal 1984). Eine Katamnese 6 Monate nach Therapieende ergab stabile Verbesserungswerte. Hinsichtlich sämtlicher Arten von Kernüberzeugungen und hinsichtlich der Remissionswerte der Vermeidend-selbstunsicheren Persönlichkeitsstörung lagen die Therapieeffekte der CBT jedoch höher als die der BDT. 36 % der BDT-Patienten erfüllten in der 6 Monate nach Therapieende durchgeführten Katamnese-Untersuchung nach wie vor die Kriterien der Vermeidend-selbstunsicheren Persönlichkeitsstörung, im Vergleich zu nur 9 % der CBT-Patienten. Diese Remissionswerte von 64 % respektive 91 % sind in der Tat beeindruckend und übersteigen bei weitem die Ergebnisse der Studien zum natürlichen Verlauf des Krankheitsbildes (Grilo et al. 2004; Shea et al. 2002). Allerdings gilt zu berücksichtigen, dass der Diagnostiker hinsichtlich der Behandlungsgruppe nicht »blind« war. Letztlich zeigte sich nur in der Gruppe psychodynamisch behandelter Patienten im Follow-up-Zeitraum eine signifikante Veränderung der Zwangsgedanken. Die Autoren zogen aus den allgemeinen Ergebnissen die Schlussfolgerung, dass die Kognitive Verhaltenstherapie dem Verfahren der Psychodynamischen Kurzzeittherapie sowie der Warteliste-Kontrollgruppe überlegen war, nicht jedoch das psychodynamische Setting dem der Warteliste-Kontrollgruppe.

In einer randomisierten Kontrollstudie verglichen Winston et al. (1994) die Wirksamkeit Psychodynamischer Kurzzeittherapie (STDP) (n = 25) mit der sogenannten Adaptiven Kurzzeittherapie (Brief Adaptive Psychotherapy = BAP) (n = 30), bei der es sich um eine gemäßigt konfrontative Form der psychodynamischen Psychotherapie handelt. Die Kontrollgruppe setzte sich aus Patienten auf einer Warteliste zusammen (n = 26). In der untersuchten Patientenstichprobe wiesen 77 % entweder eine Cluster-C-Persönlichkeitsstörung oder eine nicht näher bezeichnete Persönlichkeitsstörung (NNB) mit überwiegend Cluster-C-Merkmalen auf. Die restlichen Patienten setzten sich aus Histrionischen Persönlichkeitsstörungen oder nicht näher bezeichneten Persönlichkeitsstörungen (NNB) zusammen. Basierend auf den Prinzipien, wie sie von Davanloo (1980) entwickelt wurden, zeichnet sich die STDP durch eine sehr aktive Konfrontation von Abwehr, Angst und unbewussten Impulsen sowie durch die Aufdeckung schmerzlicher Affekte aus. Obgleich auch das Vorgehen der Adaptiven Kurzzeittherapie eher aktiv ausgerichtet ist, liegt der Fokus hier in erster Linie auf den kognitiven Aspekten der zentralen maladaptiven Muster, wie sie sich in den vergangenen und gegenwärtigen Beziehungen des Patienten zeigten respektive zeigen. Der Behandlungszeitraum umfasste jeweils 40 Wochen. Die Patienten wurden von erfahrenen Psychiatern, Psychologen oder Sozialpädagogen behandelt. In beiden Therapieverfahren kam es zu signifikanten und gleichwertigen Verbesserungen auf den Skalen Leidensdruck, soziales Funktionsniveau und Zielsymptomatik, wobei es den Patienten, die eine Behandlung erhielten, besser ging als den Patienten der Kontrollgruppe und die Verbesserungen auch im Follow-up nach 18 Monaten gleich hoch waren.

Vinnars et al. (2005) untersuchten 156 ambulante Patienten, die sie in einem randomisierten Kontrolldesign entweder einer 40-wöchigen Supportiv-expressiven Psychotherapie nach Luborsky (1984) oder einer 21 Sitzungen umfassenden psychodynamischen Psychotherapie bei niedergelassenen Therapeuten (mit Schwerpunkt auf supportiven Techniken) zugewiesen hatten. Obwohl ein Viertel der Stichprobe die Kriterien einer Borderline-Persönlichkeitsstörung und einige Patienten die Kriterien einer Cluster-A- und andere die Kriterien einer Cluster-B-Diagnose erfüllten, wies die große Mehrzahl der Patienten entweder eine Cluster-C-Persönlichkeitsstörung oder eine Passiv-aggressive und Depressive Persönlichkeitsstörung auf. In der Supportiv-expressiven Psychotherapie deckt der Therapeut zunächst die zentralen unbewussten Wünsche des Patienten, die Reaktion des Gegenübers sowie die Reaktion des Selbst auf und formuliert so das sogenannte Kernkonfliktbeziehungsthema, das wiederum zum zentralen Fokus seiner weiteren Interventionen wird. Wie die Ergebnisse dieser Studie zeigen, kam es bei Patienten aus beiden Behandlungssettings im Zeitraum vor Therapiebeginn und 1 Jahr nach Therapieende zu signifikanten und gleichwertigen Verbesserungen auf den Skalen Achse–II-Kriterien, Leidensdruck und allgemeines Funktionsniveau. Die Verbesserungen korrelierten mit hohen und mittelhohen Effektstärken. Die Remissionswerte für die Stichprobe insgesamt betrugen 33,6 % bzw. 46,8 % unmittelbar bei Beendigung der Therapie bzw. 1 Jahr nach Therapieende, wobei sich hier keine signifikanten Unterschiede zwischen den Behandlungsgruppen zeigten.

In einer naturalistisch angelegten Studie wurde die Wirksamkeit einer 52 Sitzungen umfassenden Supportiv-expressiven Psychotherapie (Luborsky 1984) bei 24 Patienten mit Vermeidend-selbstunsicherer Persönlichkeitsstörung und 14 Patienten mit Zwanghafter Persönlichkeitsstörung unmittelbar bei Therapieende untersucht. In beiden Störungsgruppen zeigten sich signifikante Besserungen in den Bereichen Angst, Depression, Funktionsniveau der Persönlichkeit, zwischenmenschliche Probleme und allgemeines Funktionsniveau. Die Remissionswerte betrugen bei Beendigung der Therapie 61 % für die Vermeidend-selbstunsichere Persönlichkeit und 85 % für die Zwanghafte Persönlichkeitsstörung. Schließlich wurde in einer randomisierten Kontrollstudie, die ursprünglich die Wirksamkeit einer jeweils 8 und 16 Sitzungen umfassenden psychodynamisch-interpersonellen Psychotherapie und Kognitiven Verhaltenstherapie für depressive Patienten überprüfen sollte, eine Untergruppe von 27 Patienten mit Cluster-C-Persönlichkeitsstörungen getrennt untersucht. Beim psychodynamisch-interpersonellen Ansatz »handelte es sich um eine beziehungsorientierte

Therapie nach dem Conversational Model von Hobson« (Hobson 1985, S. 999), in dem »mithilfe der therapeutischen Beziehung ein Verständnis und eine Modifizierung von Beziehungsschwierigkeiten erreicht werden soll« (S. 999). Wie die Ergebnisse zeigten, kam es in beiden Patientengruppen im Zeitraum vor Behandlungsbeginn bis 1 Jahr nach Beendigung der Therapie zu signifikanten und umfassenden Besserungen in den Bereichen Depression, allgemeine Symptomatik, Selbstwert und zwischenmenschliche Probleme. Patienten, bei denen im Vorfeld eine Persönlichkeitsstörung diagnostiziert worden war, schnitten in der psychodynamisch-interpersonellen Psychotherapie jedoch signifikant schlechter ab als Patienten ohne die Diagnose einer Persönlichkeitsstörung, während Patienten mit oder ohne Persönlichkeitsstörung in Kognitiver Verhaltenstherapie gleich gute Ergebnisse erzielten. Behandlungen, die 16 Sitzungen umfassten, waren nicht effektiver als 8-stündige Therapien. Diese Ergebnisse veranlassten die Autoren zu der Schlussfolgerung, dass psychodynamisch-interpersonelle Kurzzeittherapien »für die Behandlung einer Persönlichkeitsstörung relativ gesehen weniger wirksam waren, während Kognitive Verhaltenstherapien unabhängig von Achse-II-Diagnosen ähnlich wirksam waren« (S. 1002).

Zusammenfassend lässt sich festhalten: Sechs Studien zur Untersuchung der Wirksamkeit psychodynamischer Kurzzeittherapien (8 bis 52 Sitzungen), die sich in der Mehrzahl an den ursprünglich von Malan und Luborsky entwickelten Behandlungsprinzipien orientierten, ergaben statistisch und klinisch signifikante Besserungen für Cluster-C-Patienten in einer Reihe von Ergebnisbereichen. Diese Besserungen hielten im Allgemeinen auch nach Beendigung der Therapie an bzw. konnten ausgebaut werden. In einer Studie erwies sich die Kognitive Verhaltenstherapie einer 20 Sitzungen umfassenden psychodynamischen Psychotherapie in der Behandlung der Vermeidend-selbstunsicheren Persönlichkeitsstörung als überlegen. In einer anderen Untersuchung schnitten die psychodynamisch-interpersonellen Psychotherapien in der Behandlung von Patienten *mit* Persönlichkeitsstörung schlechter ab als in der Behandlung von Patienten ohne Persönlichkeitsstörung, während die Kognitive Verhaltenstherapie bei beiden Patientengruppen gleich gute Ergebnisse erzielte. Die Ergebnisse dieser beiden Studien müssen jedoch repliziert werden, bevor Behandlungsempfehlungen ausgesprochen werden können.

12.3 Prinzipien der psychodynamischen Psychotherapie bei Cluster-C-Patienten

Bei dem hier vorgestellten Therapiemodell handelt es sich um ein affektfokussiertes und angstregulierendes Modell einer Therapie, namentlich um die Psychodynamische Kurzzeittherapie (STDP), das von den beiden Autoren des vorliegenden Aufsatzes entwickelt (L. McCollough) und empirisch an Cluster-C-Patienten überprüft wurde (M. Svartberg). Es basiert auf Malans Konzept der Zwei Dreiecke, die das »universelle Prinzip psychodynamischer Psychotherapie« – d.h. Abwehr und Angst hemmen den Ausdruck eines authentischen Gefühls – abbilden. McCulloughs Modell ist somit grundsätzlich psychodynamisch, mit einer starken Betonung auf dem Prinzip des psychodynamischen Konflikts. Gleichwohl wird psychotherapeutische Veränderung in diesem Modell in den Begrifflichkeiten der Lerntheorie konzeptualisiert, so etwa als Desensibilisierung von Affektkonflikten oder »affektiven Phobien«. Als wichtigstes Behandlungsziel gilt die Stärkung der »affektiven Kompetenz« zur Bewältigung von Lebensproblemen.

Das STDP-Modell sowie das Veränderungskonzept der Affektphobie wurden an anderer Stelle ausführlich beschrieben (z.B. McCullough u. McGill 2009; McCullough 1991; McCullough et al. 2003; McCullough-Vaillant 1994, 1997). Aus diesem Grund soll das affektfokussierte Modell mit besonderer Anwendung auf Cluster-C-Störungen überblicksartig dargestellt werden, wobei Ausschnitte aus Stundenprotokollen veranschaulichen, wie sich diese Theorie in die Praxis umsetzen lässt.

Fokussierung von Affekten in der Psychodynamischen Kurzzeitpsychotherapie

Die STDP geht von der Annahme aus, dass sich die meisten Probleme unserer Patienten auf Konflikte oder Ängste im Zusammenhang mit bestimmten Gefühlen zurückführen lassen (Davanloo 1980; Malan 1963, 1979; McCullough 1991, 1999; McCullough u. Andrews 2001; McCullough et al. 2003). Psychodynamische Konflikte, so die Annahme, entspringen einem Konflikt zwischen

- bestimmten Gefühlen, z.B. Trauer, Wut, Erregung oder Mitleid, die eine bestimmte Reaktion *aktivieren*, und
- Gefühlen, z.B. Angst oder Schuld, die Reaktionen *hemmen*, behindern oder erschweren.

Stehen diese beiden Affekt- oder Motivationssysteme in Konflikt miteinander, werden Abwehrmechanismen im Sinne von »Kompromissbildungen« (psychodynamische Terminologie) oder »phobischen Vermeidungsreaktionen« (lerntheoretische Terminologie) auf den Plan gerufen.

Beim Konzept der Affektphobie handelt es sich somit um eine Übersetzung des Konzepts des psychodynamischen Konflikts in die Sprache der Lerntheorie und Verhaltenstherapie. Affektkonflikte oder Affektphobien, die unverarbeiteten Verlusterfahrungen zugrunde liegen, können sich folgendermaßen äußern: »Wenn ich vor Ihnen weine (Aktivierung), wirke ich schwach und abstoßend (Hemmung)!« Die einer Viktimisierung oder masochistischen Haltung zugrunde liegende Affektphobie könnte lauten: »Ich versuche erst gar nicht, meine Meinung zu äußern (Aktivierung), weil ich kein Recht dazu habe (Hemmung).« Die Affektphobie für das Problem der Einsamkeit oder sozialen Isolierung könnte lauten: »Ich habe schon vor Jahren mein Herz verschlossen (Abwehr) und werde nie wieder lieben (Aktivierung), weil ich diesen Schmerz einfach nicht mehr ertrage (Hemmung).« Auch eine auf psychischen Defiziten basierende Pathologie manifestiert sich als Affektkonflikt oder Affektphobie, die der Scham entspringt. Das Problem eines geringen Selbstwerts oder schwach ausgeprägten Selbstbewusstseins kann in der Äußerung zusammengefasst werden: »Ich bin zu wertlos und schäme mich viel zu sehr (Hemmung), als dass ich ein gutes Gefühl haben könnte, was meine Person angeht (Aktivierung).« (Für eine ausführliche Diskussion zur Konflikt- und Defizitpathologie bei Affektphobien vgl. McCullough-Vaillant 1997, S. 40–45).

Der Begriff der *Desensibilisierung* bezieht sich auf den Prozess der Exposition und Löschung, um die konditionierte Verknüpfung von »aktivierenden« Affekten (Traurigkeit/Schmerz, Wut, Nähe, Selbstbild), die infolge ihrer konditionierten Verknüpfung mit hemmenden Affekten (z. B. Angst, Schuld, Scham, Schmerz, Ekel) »sensibilisiert« wurden, zu durchbrechen. Wut kann durch Angst blockiert werden, Trauer durch Schmerz, Erregung durch Scham. Das Hauptziel der STDP besteht darin, die *affektive Kompetenz* des Patienten zu erhöhen, sodass er dazu angeregt oder motiviert wird, beispielsweise einen Verlust zu betrauern, seine Meinung zu äußern, sein Herz zu öffnen oder sich als Person wertvoll zu fühlen, ohne sich von Gefühlen der Scham, Schuld oder Angst beeinträchtigen zu lassen.

Psychodynamische Kurzzeitpsychotherapie als Verfahren für alle Achse-I-Störungsbilder, nicht nur Cluster-C-Persönlichkeitsstörungen

Das STDP-Modell wurde für eine Vielzahl von Achse-I- und Achse-II-Störungsbildern konzipiert, wobei in mehreren Veröffentlichungen ausführlich auf diagnosespezifische Adaptationen eingegangen wird (McCullough et al. 2003, Kap. 3 u. 11; McCullough-Vaillant 1997, Kap. 3). Die besondere Fokussierung von Achse-II-Cluster-C-Patienten (die im Rahmen randomisierter Kontrolldesigns sowohl bei Winston et al. 1991 und 1994 als auch bei Svartberg et al. 2004 untersucht wurden) entsprang dem Wunsch, dieses neue und möglicherweise sehr wirksame Therapieverfahren einer substantiellen Prüfung zu unterziehen, indem man eine Patientenstichprobe mit diesem Verfahren behandelte, die zum damaligen Zeitpunkt therapeutisch als schwer zugänglich galt. In den darauffolgenden Jahren zeigte sich immer deutlicher, dass die Art und Weise, wie die STDP methodisch mit hartnäckiger Abwehr umgeht, zwar sinnvoll bei Achse-I-Störungen ist, jedoch zur Bearbeitung der festgefahrenen Abwehrmechanismen bei Cluster-C-Patienten besonders gut geeignet ist. In der Tat zeigen vorläufige Analysen der von Svartberg und seiner Gruppe (2004) in unserem Labor durchgeführten Untersuchungen, dass Verbesserungen der affektiven Kompetenz (d. h. Verbesserungen im Verhältnis aktivierender zu hemmender Affekte) im 2-Jahres-Katamnesezeitraum mit einer Varianz von 11 % für den Rückgang von

Cluster-C-Items im Millon Clinical Multiaxial Inventory verantwortlich sind, jedoch *nicht* signifikant mit Verbesserungen in Cluster-A- oder Cluster-B-Items korrelieren.

Die wichtigsten Therapieziele des Affektphobie-Modells bei Cluster-C-Störungen

Die STDP verfolgt drei Hauptziele, um Affektphobien aufzulösen und eine *optimale affektive Kompetenz* – im Sinne einer besseren Affekttoleranz sowie besseren Integration, Regulation und Äußerung von Affekten – zu entwickeln. Jedes dieser drei Hauptziele ist in zwei Zwischenziele unterteilt.

1. Umstrukturierung der Abwehr:
   - Einsicht und Motivation zur Veränderung;
   - Benennen und Aufgeben von abwehrbedingtem, maladaptivem und affektphobischem Verhalten.
2. Umstrukturierung des Affekts mithilfe von Exposition und Desensibilisierung:
   - Reduzierung der Angst, konflikthafte Affekte zu empfinden und zu äußern;
   - Verbesserung der affektiven Kompetenz und Ausgewogenheit zwischen aktivierenden und hemmenden Affekten.
3. Entwicklung eines adaptiven Gefühls
   - für das eigene Selbst und
   - für Andere.

Umstrukturierung der Abwehr

▶ **Therapeutische Herausforderung bei Cluster-C-Störungen.** Das erste Ziel im STDP-Modell – Umstrukturierung der Abwehr – impliziert, dass der Patient erstens abwehrbedingte oder maladaptive Verhaltensmuster, die sich um die Vermeidung von Gefühlen oder Affektphobien drehen, erkennt bzw. Einsicht in diese gewinnt, und zweitens motiviert ist, diese zu verändern. Zu den schwierigsten Aufgaben in der Behandlung von Cluster-C-Störungen gehört, diese (für gewöhnlich unbewussten und ich-syntonen) Abwehrmechanismen zu durchbrechen und den Affektfokus zu benennen, der das aktuelle Problem auflösen wird.

▶ **Aufbau von Motivation, die Affektphobie zu verändern.** Noch schwieriger als das Erkennen von Abwehrmustern ist es, maladaptives Verhalten aufzugeben. Abwehrmechanismen wären nicht auf den Plan gerufen worden, wenn es in der Vergangenheit nicht eine starke Notwendigkeit dazu gegeben hätte, die jedoch von Patienten häufig in die Zukunft getragen wird. Kognitive Interventionen sind sehr nützlich, im Patienten den Wunsch entstehen zu lassen, bestimmte Abwehrmechanismen aufzugeben. Wir können z. B. die Logik des Patienten hinterfragen: »Was könnte schlimmstenfalls passieren?«, oder seine Neigung zu Katastrophenszenarien aufzeigen: »Erwarten Sie da nicht etwas ganz Schreckliches, wenn

Sie Ihr passives Rückzugsverhalten beenden? Wäre es denn wirklich so schlimm?«. Interventionen dieser Art tragen dazu bei, Angst und andere hemmende Affekte, wie Scham, Schuld und Schmerz, die ihrerseits bestimmte vermeidende oder hemmende Reaktionen auslösen, zu mindern. Die folgende Fallvignette soll einige dieser Prinzipien aufzeigen.

Der »Männerschreck«

Eine 48-jährige erfolgreiche Managerin ersucht um Therapie aufgrund von Schwierigkeiten, eine dauerhafte Beziehung zu einem Mann einzugehen. Ihre Liebesbeziehungen hatten nie länger als 2 bis 3 Wochen gehalten, obwohl sie zu Freundschaften mit Frauen fähig und als Geschäftsfrau sehr kompetent war. Ihre Abhängigkeitswünsche, die zu befriedigen ihr außerhalb der Therapie nicht gelang, trug sie in die Therapie, auf die sie suchtartig angewiesen war.

Das brüske und abweisende Auftreten der Patientin stand eindeutig im Dienste der Abwehr, die angesprochen und bearbeitet werden musste. Allerdings führte die Konfrontation zu einem Bruch in der therapeutischen Beziehung. Nach vielen Kämpfen und Explorationsversuchen war die Patientin schließlich doch in der Lage, die destruktive Natur dieses abwehrbedingten Verhaltens zu erkennen.

Konfrontation der Abwehr von Nähe	Ziel/Intervention
Patientin: »Es ist mir immer schon schwergefallen, Nähe zu Männern herzustellen. Eine Beziehung hat nie funktioniert.«	
Therapeut: (Nach ausführlicher Erörterung ihrer Fähigkeiten als Managerin sowie ihrer guten freundschaftlichen Beziehungen zu Frauen stellte sich heraus, dass ihre Schwierigkeiten vor allem intime bzw. Liebesbeziehungen zu betreffen scheinen.) »Ich frage mich, was Sie womöglich Ihrerseits dazu beitragen, dass Männer sich im Kontakt zu Ihnen zurückgestoßen fühlen?«	Konfrontation mit der Abwehrbewegung der Distanzierung
Patientin (ärgerlich): »Warum sagen Sie das? Ich habe ein sehr gutes Verhältnis zu meinen Freunden – und meinen Angestellten. Warum wollen Sie mir das schlechtmachen?«	Abwehrbedingte Reaktion
Therapeut: »Na ja, wahrscheinlich sind es ja nicht Sie allein. Worauf ich hinaus wollte ist, was Sie dazu ...«	Unterstützung; Wiederholung der Konfrontation
Patientin (fällt ihm ins Wort): »Ich fühle mich angegriffen!«	Abwehrbedingte Reaktion
Therapeut: »Es muss sich schrecklich anfühlen, sich vom eigenen Therapeuten angegriffen zu fühlen!«	Validierung, Unterstützung

Konfrontation der Abwehr von Nähe	Ziel/Intervention
Patientin: »Und ob! Ich frage mich allmählich, ob ich Ihnen überhaupt trauen kann. Ich dachte, Sie stünden auf meiner Seite!«	
Therapeut: »Nun, ich habe das Gefühl, dass ich sehr auf Ihrer Seite bin. Aber Sie kamen zu mir, damit ich Ihnen bei einem Problem helfe, das Sie schon Ihr ganzes Leben begleitet. Ich erkenne womöglich Dinge, die Sie tun und mit denen Sie sich immer wieder selber im Weg stehen. Wenn ich es Ihnen nicht sage, wer soll …?«	Selbstenthüllung, Versuch des Motivationsaufbaus
Patientin (unterbricht): »Ich weiß nicht, aber das gefällt mir nicht. Es führt dazu, dass ich Ihnen nicht mehr vertraue, und ich hatte gerade begonnen, mich hier wohl zu fühlen.«	Projektion
Therapeut: »Dann müssen wir uns dieses Gefühl des Misstrauens genauer ansehen. Warum führt meine Rückmeldung dazu, dass Sie mir misstrauen?«	Exploration der Projektion
(Nach einigen Versuchen der Klärung und Exploration …)	
Patientin: »Sie erinnern mich an meinen Vater. Er hat mich immer kritisiert. Alles, was ich gemacht habe. Mit nichts, was ich gemacht habe, war er je zufrieden.«	Verknüpfung mit der Vergangenheit, Vaterübertragung
Therapeut: »Erwecke ich diesen Anschein? Wenn ich Sie auf etwas aufmerksam mache, dann haben Sie das Gefühl, dass ich Sie insgesamt als Person ablehne?«	Überprüfung der therapeutischen Beziehung
Patientin: »Ja. Wie mein Vater.«	Fortdauer der Vaterübertragung
Therapeut: »Das hört sich schrecklich an.«	Empathie, Validierung
Patientin: »Ja, das war es auch. Und es fühlt sich jetzt auch schrecklich an.«	
Therapeut: »Erzählen Sie mir davon.«	Exploration schmerzlicher Erinnerungen
(Über mehrere Sitzungen beschäftigen wir uns mit den schmerzlichen Zeiten, in denen ihr Vater immer wieder die Beherrschung verlor. Einige Sitzungen später, nachdem die Patientin erkennt, wie unruhig und abwehrend sie als Reaktion auf die häufigen Wutausbrüche ihres Vaters wurde:)	
Therapeut: »Können wir noch einmal darauf zurückkommen, wie es hier zwischen uns ist? Bin ich wirklich so kritisch wie Ihr Vater? Gibt es irgendetwas in meinem Verhalten, das anders ist als bei Ihrem Vater?«	Ungeschehenmachen der Projektion
Patientin: »Sie sprechen wenigstens mit mir darüber. Und Sie flippen nicht aus.«	Wiederherstellung von Vertrauen

Konfrontation der Abwehr von Nähe	Ziel/Intervention
Therapeut: »Können Sie sich vorstellen, was passieren würde, wenn ich Sie auf Ihren brüsken Umgangston nicht aufmerksam machen würde? Wenn ich den Mund halten würde? Es hieße, dass ich Sie allein lasse, nicht wahr?«	Versuch des Motivationsaufbaus
(Schweigen)	
Patientin: »Ja … ich wüsste nie, was ich tue. (Schweigen) Ich höre es nicht gern, aber ich muss es mir anhören.«	
Therapeut: »Es ist nicht leicht, sich so etwas anzuhören.«	Validierung, Unterstützung
Patientin: »Ja, es stimmt schon, ich fahre die Leute sofort an, genauso wie mein Vater! Das ist mir vorher nie aufgefallen.«	Bemerkt den Abwehrmechanismus
Therapeut: »Na ja, es war ein richtiggehender Reflex, als sei es Ihnen zur zweiten Natur geworden … um Sie zu schützen.«	Validierung, Unterstützung
Patientin: »Ja, ich habe mich stark gefühlt. Aber wahrscheinlich habe ich damit auch eine Menge Leute verprellt. Jetzt ertappe ich mich dabei, dass ich mich die ganze Zeit so verhalte … und kann es stoppen!«	Erkennt Kosten und Nutzen der Abwehr

Umstrukturierung des Affekts

▶ **Exposition und Ausgewogenheit zwischen Aktivierung, Hemmung und Affektausdruck.** Hauptziel einer affektiven Umstrukturierung ist es, den Patienten solange mit seinem inneren Erleben zugrunde liegender, jedoch konflikthaft besetzter »aktivierender« Affekte (die zur aktiven Auseinandersetzung und Appetenzreaktionen veranlassen) zu konfrontieren, bis die hemmenden Affekte (die Rückzug oder Vermeidungsverhalten auslösen) zurückgehen und Affekte allgemein toleriert und anderen gegenüber moduliert und adaptiv zum Ausdruck gebracht werden können. Zu den grundlegenden Veränderungsmechanismen gehören hier

- Exposition und Transformation der aktivierenden Affekte (körperliches Empfinden von Wut, Trauer, Nähe, Mitleid, Erregung, sexueller Lust etc.) und
- Reaktionsprävention, indem das Ausmaß an hemmenden Affekten (körperliches Empfinden von Angst, Schuld, Scham oder Schmerz) sowie die damit verbundenen vermeidenden Abwehrmechanismen reduziert werden.

Zu beachten ist hier, dass sich die Exposition auf das körperliche Arousal der adaptiven Form des aktivierenden Affekts konzentriert. Um eine umfassende Desensibilisierung zu erreichen, darf sich die Exposition nicht *nur* auf die Gedanken über Gefühle, Worte für Gefühle oder allgemeine Phantasien oder innere Bilder über Gefühle beschränken.

Vielmehr ist es von zentraler Bedeutung, dass der Affekt *im Körper* erlebt wird, um eine Desensibilisierung zu erreichen, da es häufig das physiologische Arousal des Affekts ist, das die für den Patienten bedrohliche und überwältigende Erfahrung darstellt. Unsere Erfahrung in der Kodierung von Affekten auf Video hat gezeigt, dass gerade die Exposition mit dem manifesten körperlichen Erleben von Therapeuten allzu oft übersehen wird (es wird über Gefühle gesprochen, aber der Patient erlebt sie nicht), sodass keine vollständige Desensibilisierung des Patienten hinsichtlich seiner konflikthaften Gefühle stattfindet.

▶ **Wichtige Unterscheidung zwischen Affektregulierung und affektiver Kapazität.** Das Konzept der Affektregulierung erfreut sich aktuell außerordentlicher Beliebtheit. Es birgt jedoch die Gefahr, dass es infolge einer übermäßigen Betonung von Affektregulierung zu einer Verstärkung von Affektphobien, abwehrbedingtem Vermeidungsverhalten und zur Unterdrückung lebenswichtiger Affekte kommt. Optimale affektive Kompetenz bedeutet, dass Affekte vollständig erlebt und in der Folge – und *nur* dann – angemessen reguliert werden können. Viele Modelle lehren eine verfrühte und nicht ausreichend differenzierte Version der Affektregulierung, ohne sich klarzumachen, dass adaptive Affekte die »fehlenden Fähigkeiten« darstellen, die es gilt ausfindig zu machen, *vollständig zu erleben* und gut zu regulieren.

Umstrukturierung von Selbst- und Fremderleben

Maladaptive innere Selbst- und Fremdbilder werden zum einen über die Linderung von Scham und Schuldgefühlen, die an das Selbstbild geknüpft sind, aufgeweicht, zum anderen über eine Stärkung (via Exposition) positiver Selbstgefühle (z. B. Fürsorge und Mitgefühl) sowie angemessener Gefühle gegenüber anderen Menschen. Beispiele für die Entwicklung eines adaptiven und mitfühlenden Selbstgefühls sind an mehreren Stellen der folgenden Fallvignetten zu spezifischen Cluster-C-Diagnosen erkennbar. Wir nutzen zunehmend die therapeutische Beziehung für In-vivo-Expositionen sowie die Fähigkeit des Patienten zu Selbstempathie, um chronische Persönlichkeitsprobleme durchzuarbeiten.

Affektphobien bei Vermeidend-selbstunsicherer Persönlichkeitsstörung

Die aktivierenden Gefühle, die eine Vermeidend-selbstunsichere Persönlichkeitsstörung auflösen können, sind die Fähigkeit zu Zärtlichkeit, Fürsorge und Mitgefühl für andere Menschen sowie Mitgefühl und Wertschätzung für die eigene Person. Zu den hemmenden und eine Vermeidend-selbstunsichere Persönlichkeitsstörung stabilisierenden Affekten zählen Angst vor Nähe, Scham über die eigene Person sowie möglicherweise Schmerz über Verluste und Verletzungen aus vergangenen Beziehungen.

Die spirituelle Laborantin

Die Patientin erfüllte in vielerlei Hinsicht die Kriterien einer Vermeidend-selbstunsicheren Persönlichkeitsstörung. Sie hatte einen entfernten männlichen Freund, aber keine Freundinnen; aufgrund der schlechten Beziehungen zu ihren Kollegen hatte sie ihre Stelle als Labortechnikerin verloren. Sie war geschieden und ihr Sohn hatte sich entschieden, beim Vater zu bleiben. Sie misstraute anderen Menschen und fühlte sich der menschlichen Gemeinschaft nicht zugehörig. Ihre Kindheit war geprägt von extremer Vernachlässigung und permanenter Kritik.

In der im Folgenden dargestellten Therapiesitzung geht es um eine genaue Exploration der Beziehung zu ihrem Therapeuten: der Fokus liegt zunächst auf der Abwehr, anschließend auf der Minderung oder Regulierung der Angst der Patientin, um schließlich die Wahrnehmung von Nähe und das eigene Selbsterleben im Kontakt zum Therapeuten hervorzuheben. Diese dritte Sitzung einer 35 Stunden umfassenden, außerordentlich erfolgreichen Psychotherapie, die zu bemerkenswerten Veränderungen einer lebenslang bestehenden Charakterpathologie führte, war von zentraler Bedeutung. Die Patientin machte erfolgreich Karriere als Kundenbetreuerin, heiratete einen liebevollen Mann und adoptierte ein Pflegekind. In einem katamnestischen Interview mit einem unabhängigen Untersucher (nicht dem Therapeuten) 10 Jahre nach Beendigung der Therapie ging es ihr nach wie vor sehr gut und sie funktionierte auf hohem Niveau.

Die spirituelle Laborantin (3. Therapiesitzung)	Ziel/Intervention
(Nach einer Diskussion über ihre Schwierigkeiten, von anderen Menschen gemocht zu werden:) Therapeut: »Also. Was meinen Sie, sind meine Gefühle Ihnen gegenüber?«	
Patientin: (Pause) »Darüber habe ich nicht nachgedacht. Aber ich glaube schon, dass Sie sich um mich als Person sorgen. Das ist ja auch Ihr Job.«	Abwehr: Distanzierung
Therapeut: »Nun ja, inwiefern macht das einen Unterschied? Es ist mein Job, mich um jemanden zu sorgen? Was für ein schwieriger Job!«	Konfrontation mit der Abwehr der Patientin
Patientin: »Ja! (lacht) Sie können sich nicht zwingen, sich um jemanden Gedanken zu machen!«	Erkennt, worauf der Therapeut hinauswill
Therapeut: »Auf Knopfdruck? Es ist mein Job, mir Gedanken zu machen?«	Weitere Konfrontation
Patientin: »Ich glaube, das ist schwer zu beurteilen, weil das in vielerlei Hinsicht eine sehr einseitige Beziehung ist – das Geben und Nehmen ist nicht so da.«	Weitere Abwehrbewegung

Die spirituelle Laborantin (3. Therapiesitzung)	Ziel/Intervention
Therapeut: »Einseitig inwiefern?«	Klärung
Patientin: »Ein Teil des Sich-Kümmerns ist ja auch, sich anvertrauen?«	Stellt eine Frage
Therapeut: »Nun … inwieweit, meinen Sie, vertraue ich mich denn an, indem ich Ihnen zuhöre?« (Fühlt sich der Patientin sehr verbunden)	Konfrontation mit der Abwehr der Distanzierung
Patientin: (Pause) »Ich weiß nicht. Diese Art der Unterhaltung ist mir unangenehm.« (Lacht)	Auslösen von Angst
Therapeut: »Das wollte ich Sie gerade fragen. Es scheint Ihnen unangenehm zu sein. Ihre Augen wandern unruhig im Zimmer umher und Sie scheinen mich nicht ansehen zu wollen. Was genau ist denn jetzt unangenehm?«	Exploration der Angst, Aufzeigen der Abwehrbewegungen
Patientin: (lange Pause) »Ich glaube, es fällt mir schwer, das zu beurteilen, und ich glaube, Sie wollen jetzt eine Art Beurteilung von mir hören.«	Abwehr: Abwehr von Nähe
Therapeut: »Hm. Ich will also, dass Sie etwas leisten, und Sie wissen nicht, wie Sie das anstellen sollen?«	Klärung
Patientin: »Ja, vielleicht.«	
Therapeut: »Es wird also wieder zu einer Forderung, dass Sie etwas richtig machen sollen, sogar hier. So als würde sich das in Ihrem Kopf irgendwie umdrehen und als müssten Sie etwas für mich tun. Aber in Wirklichkeit frage ich ja: ›Was habe ich für Sie getan?‹, ›Was haben Sie von mir bekommen?‹ Das ist etwas, auf das Sie sich konzentrieren könnten.«	Klärung/Refokussierung auf Gefühle von Vermeidung zwischen Patientin und Therapeut
Patientin: »Als Sie wissen wollten, ob ich glaube, dass Sie sich um mich sorgen … (lange Pause). Das fällt mir sehr schwer zu beantworten.« (Stimme bricht)	Auslösen von Angst
Therapeut: »Ja. Aber es ist trotzdem wichtig.«	Aufrechterhaltung des Fokus
Patientin: »Mhm. Weil es einen Unterschied gibt zwischen sich sorgen und mögen.«	Intellektualisierung
Therapeut: »Hm. Ist das nicht irgendwie eine Intellektualisierung? Sie verdrehen die Augen.«	Aufzeigen der Abwehr
Patientin: (lacht)	Angst nimmt zu?
Therapeut: »Ist es schwierig, mit mir darüber zu reden?«	Exploration der Angst
Patientin: »Ja, schon.«	
Therapeut: »Was ist am schwierigsten?«	Exploration der Angst

Die spirituelle Laborantin (3. Therapiesitzung)	Ziel/Intervention
Patientin: »Ich weiß nicht … vielleicht weil ich jetzt erkenne, dass es mir schwer fällt, über … oder mir vorzustellen, dass mich jemand mag.« (Ist den Tränen nahe)	Patientin lässt für einen kurzen Moment Gefühle der Trauer über unerfüllte Sehnsüchte zu (Nr. 1)
Therapeut: »Ja. Da werden Sie traurig.«	Fokussierung auf Trauer über Vermeidung (Motivationsaufbau)
Patientin (zustimmend): »Mhm. Aham.«	
Therapeut: »Und was macht Sie im Moment traurig?«	
Patientin: (lange Pause; seufzt) »Dass es traurig ist, dass das ein Bereich ist, über den zu sprechen oder mit dem umzugehen mir schwer fällt.«	Zeigt sich mit ihren Gefühlen/geteilter Affekt
Therapeut: »Das macht mich traurig, wenn Sie das sagen. Dabei erinnere ich mich, was Sie über Ihre Mutter erzählten. Die Person, die sich am meisten um Sie sorgen sollte, und bei der Sie dieses Gefühl überhaupt nicht haben.«	Bezug zur Vergangenheit, Validierung der Trauer
Patientin: »Ja.«	
Therapeut: »Wie sollte es auch anders sein?«	Wiederholung der Validierung
Patientin: »Dieses Nachdenken über jemanden, der sich um mich sorgt? Sie sagen, ›Wie sollte es auch anders sein, wenn ich es von meiner Mutter her nicht kenne?‹«	
Therapeut: »Ja. Natürlich ist das schwierig … und traurig. Aber schauen wir noch mal, wie es hier zwischen uns ist. Und wie viel Resonanz Sie von meiner Seite her spüren?«	Empathische Kommentierung; Refokussierung der Frage, inwieweit Nähe zum Therapeuten zugelassen wird
Patientin (seufzt): »Also, ich glaube schon, dass es da Resonanz gibt, sonst würde ich mich nicht so wohl fühlen, mich Ihnen so mitzuteilen, wie ich das getan habe.«	Zeigt sich mit ihren Gefühlen (Nr. 2): Nähe
Therapeut: »Stimmt. Sie fühlen sich also wohler als Sie erwartet haben?«	Einschätzung der Angst
Patientin: »Ja. Ja. Aber ich glaube schon, dass es mir in der letzten Zeit sehr viel leichter gefallen ist, meine Gefühle zu zeigen, als ich das für möglich gehalten hätte.«	Verbesserter Umgang mit Affekten seit Beginn der Therapie
Therapeut: »Es war förmlich unter der Oberfläche.«	Validierung des Erlebens der Patientin
Patientin: »Ja.«	
Therapeut: »Es scheint ein riesiger Berg an Gefühlen zu sein. Greifbar …. aber zurückgestoßen.«	Refokussierung von Gefühlen und Abwehr

Die spirituelle Laborantin (3. Therapiesitzung)	Ziel/Intervention
Patientin: »Ja. Da ist so viel Sorge, die ich nicht spüren konnte.« (wischt sich ihre Tränen aus dem Gesicht)	Zeigt sich mit ihren Gefühlen (Nr. 3)
Therapeut: »Und hier mit mir könnte das ähnlich sein, dass Sie diese Erfahrung zwischen uns wegstoßen ...?«	Validierung der Vermeidung
Patientin: »Ja?« (fragender Blick)	
Therapeut: »Was möchten Sie fragen?«	
Patientin: »Heute auf dem Weg hierher habe ich mir vorgestellt, wie es ist, mit Ihnen zu sprechen. Und ich hatte ... (Stimme bricht) das beunruhigende Gefühl, dass es mir irgendwie Angst macht. Und ich habe versucht herauszufinden, warum. Und ich glaube, teilweise liegt es daran, ... dass ich mich mit Dingen konfrontieren würde, die mir unangenehm sind. (Seufzt tief) Aber ich glaube, teilweise lag es auch daran, dass ich Angst hatte, dass die Dinge ... die ich Ihnen anvertraue ... dazu führen könnten ... dass Sie mich ... verachten könnten. (Stimme bricht) Und das wäre auch gar nicht schlimm, wenn es mir nichts ausmachen würde.«	Verstärkung der Angst; zeigt sich mit ihren Gefühlen (Nr. 4)

Affektphobien bei dependenten Persönlichkeitsaspekten

Das den Dependenten Persönlichkeitsstörungen zugrunde liegende Erleben betrifft häufig die Bereiche Selbstwirksamkeit, Selbstkontrolle oder die Fähigkeit zu Eigenständigkeit. Als diagnostische Kategorie wurde das Konzept der Dependenten Persönlichkeitsstörung kritisiert, die verschiedenen Dimensionen der Bindung nicht stark genug zu berücksichtigen. Im Vergleich dazu würde das Modell der Affektphobie nicht nur Probleme im Bindungsverhalten selbst explorieren, sondern auch Probleme des Selbsterlebens in Bezug auf andere Menschen.

Begibt man sich auf die Suche nach einer »Kernaffektphobie« der Dependenten Persönlichkeitsstörung, so sind mehrere Ätiologien denkbar. Dependente Störungen können einer übermäßigen Nachgiebigkeit entspringen, die das Kind der Möglichkeit berauben, zentrale Erfahrungen der Selbstwirksamkeit im Leben zu machen, oder aber, am anderen Ende des Kontinuums, einer zu großen Autonomie und Isolation in der frühen Kindheit. Beide Bindungsmuster können ein übermäßiges Bedürfnis nach Abhängigkeit und Anklammern nach sich ziehen, begleitet von einem Selbsterleben, das durch Unsicherheit und Überforderung charakterisiert ist. Unser Fallbeispiel des »Männerschrecks«, auf das wir im Folgenden noch einmal zurückkommen wollen, zeigt diese auf Distanzierung ausgerichtete Abwehr beispielhaft auf.

Bei dieser Patientin handelte es sich nicht um eine »Dependente« Persönlichkeitsstörung im klassischen Sinn. Gleichwohl legte sie dependente Persönlichkeitszüge sowie ein allgemein problematisches Abhängigkeitsverhalten an den Tag, das sich in ihrem Bedürfnis widerspiegelte, eine lebenslange Patientin zu sein und Liebesbeziehungen zu vermeiden. Als Kind war ihr eine gesunde Abhängigkeit verwehrt worden. Während sie beruflich sehr wohl autonom und kompetent funktionierte, sehnte sie sich nach einer abhängigen Beziehung zu ihrem Therapeuten, trotz der finanziellen Opfer, die das bedeutete. Sie war über 20 Jahre lang in Therapie gewesen aufgrund ihrer Unfähigkeit, eine Liebesbeziehung zu einem Mann einzugehen.

Der »Männerschreck« (Fortsetzung): chronische Abhängigkeit vom Therapeuten

Nachdem sich die Patientin ihres abweisenden Verhaltensstils allmählich bewusst geworden war und damit begonnen hatte, diesen zu verändern, konzentrierten wir uns auf ihre Ängste vor Nähe und ihre Abhängigkeit vom Therapeuten, die im Dienste der Abwehr stand und als Externalisierung ihrer Bindungssehnsucht sowie als Möglichkeit, gesunde Abhängigkeit in einer Beziehung zu vermeiden, verstanden werden konnte. Die folgenden Ausschnitte aus einer Therapiesitzung illustrieren ihren Umgang mit unerfüllten Nähewünschen.

Der »Männerschreck« und seine Affektphobie: »Liebe bedeutet nichts als Leid«

Die Patientin war ihr gesamtes Leben in Therapie gewesen, hatte sich jedoch nie wirklich emotional geöffnet, sodass ihre Abhängigkeitsbedürfnisse nicht durchgearbeitet werden konnten. Über 60 Stunden waren notwendig, ihr dabei zu helfen, sich auf eine gesunde Art und Weise vom Therapeuten und ihren Eltern abhängig zu fühlen. In einer zentralen und emotional sehr dichten Stunde konnte sie schließlich die Erinnerung an warme und fürsorgliche Momente mit ihrer Mutter und ihrem Vater zulassen, die ihr zeigten, dass hinter der brüsk-abweisenden Schale der Eltern diese sie wirklich liebten. Diese Exposition in der Erinnerung hatte eine starke desensibilisierende Wirkung auf ihre Fähigkeit, Liebe sowie das Gefühl, geliebt zu werden, in ihrem Leben zuzulassen. Sie erkannte, dass »Liebe immer nur Schmerz bedeutet hatte, sodass ich mir das Gefühl der Liebe nie zugestehen wollte«. Nach dieser Desensibilisierung (oder dem »Durcharbeiten«) ihrer Affektphobie, was Nähe- und Abhängigkeitsgefühle ihrem Therapeuten und ihren Eltern gegenüber anbelangte, war die Patientin nunmehr, im Alter von 50 Jahren, zum ersten Mal in der Lage, eine Beziehung zu einem warmherzigen und liebevollen Mann einzugehen. In der Anfangsphase dieser Beziehung war therapeutische Begleitung notwendig, um mit ihrer Neigung, sich zurückzuziehen, sowie ihrer Angst, verletzt zu werden, besser umgehen zu können. In einigen zusätzlichen Paargesprächen arbeiteten beide Partner daran, ihr Verständnis füreinander sowie die Art und Weise, wie sie aufeinander reagierten, zu verbessern. Dank der intensiven einzeltherapeutischen Arbeit zuvor war die Patientin jedoch gut auf diese Schwierigkeiten vorbereitet. Nach 2 Jahren zog das Paar zusammen und führt nun seit 5 Jahren eine sehr glückliche Beziehung.

Fokussierung der Affektphobie	Ziel/Intervention
Patientin: »Ich habe einfach dieses Bild im Kopf … wann immer ich Aufmerksamkeit von meinen Eltern wollte, hieß es: ›Hör auf! Geh spielen! Lass uns in Ruhe!‹«	
Therapeut: »Aber ist es nicht normal, dass jedes kleine Kind ›Mami, Mami!‹ ruft, sich an sie klammert … oder auf ihren Schoß klettern will …«	Validierung von Nähewünschen
Patientin: »Ja. Ich kann mich schon daran erinnern … und daran, dass ich weggeschubst wurde.«	
Therapeut: »Nun stellen Sie sich als kleines Mädchen vor. In diesem Alter tragen Sie Ihr Herz auf der Zunge. Dieses kleine Herz hat man gebrochen. Wenn man so klein ist und so offen, dann ist da so viel Sehnsucht. Die Distanz ihrer Eltern hätte verheerende Folgen haben können.«	Verstärkung der Nähewünsche
Patientin: (nickt; blickt, als hätte sie Schmerzen)	
Therapeut: »Ja. Wo in Ihrem Körper spüren Sie das?«	Exploration der Gefühle
Patientin: »Ein bisschen hier. Aber sonst nirgends …« (zeigt auf den Halsbereich)	Körperbewusstsein, unklar
Therapeut: »Ok. Lassen Sie uns also an dieser Stelle beginnen. Kommen Erinnerungen hoch? Weggeschubst zu werden oder einfach keine Reaktion zu bekommen?«	Anhaltende Fokussierung, Exposition der Gefühle
Patientin: »Es ist immer noch eng hier.« (zeigt wieder auf ihren Hals)	Hemmung
Therapeut: »Mhm. Immer noch eng. Ich frage mich, ob Sie Ihren Mund gehalten und alles, was Ihnen auf der Zunge lag, runtergeschluckt haben. Denn gibt es da nicht eine Kraft, die raus will? Gibt es die nicht in jedem von uns? Es ist tragisch, sich vorzustellen, wie Ihr Schweigen dazu geführt hat, dass Sie so allein blieben.«	Exploration der Ursachen für die Hemmung. Was wird zurückgehalten? Der Preis des Zurückhaltens.
Patientin (nickt und schweigt): »Ich dachte gerade … ich habe nie vor meinen Eltern geweint.«	
Therapeut: »Das konnten Sie nie zeigen?«	
Patientin: »Ja. Weinen mochten sie nicht.«	Erinnerung an Missbilligung

Fokussierung der Affektphobie	Ziel/Intervention
Therapeut: »Aber wenn Ihre Eltern Ihre Bedürftigkeit missbilligten, dann müssen Sie ständig hungrig gewesen sein … in einem permanenten Zustand der Entbehrung.«	Validierung der Abwehr und der Sehnsucht
Patient: »Wenn man von meinen Eltern für etwas gelobt wurde, dann für Leistung. Nicht dafür, dass man bedürftig war oder hilflos …«	Verknüpfung mit Muster in der Vergangenheit
Therapeut: »Keine Akzeptanz von Abhängigkeitsbedürfnissen. (Pat.: »Ja.«) Das ist wirklich traurig.«	Validierung, Empathie
Patientin (blickt traurig): »Ich habe Kopfschmerzen …«	Mögliche Somatisierung?
Therapeut: »Da muss so viel sein, das raus möchte. Was würde denn hier bei mir helfen, all diese Gefühle und Wünsche zu äußern?«	Fokussierung der Gefühle und der therapeutischen Beziehung
Patientin: »Es würde mir sehr schwer fallen, mich wirklich auf Sie oder sonst jemand zu verlassen.«	Angst vor Abhängigkeit
Therapeut: »Es ist Ihnen schwergefallen, hier bei mir zu weinen. (Pat.: »Ja.«) Und doch sind Sie seit vielen Jahren in Therapie und wollen oft mehr als nur eine Stunde in der Woche kommen. Ich frage mich, ob Sie an der physischen Präsenz eines Therapeuten festhalten, aber sich nicht so weit öffnen, um sich wirklich nahe zu fühlen.«	Exploration der Angst vor Nähe oder Abhängigkeit Exploration der Abwehr von Nähe
Patientin: »Das wäre schrecklich.«	Angst nimmt zu
Therapeut: »Wir müssen nicht näher auf diese Gefühle eingehen, so lange Sie das nicht möchten. Schauen wir erst einmal, was am schwierigsten oder beunruhigendsten daran ist.«	Regulierung der Angst, bevor mit der Exploration begonnen wird

Affektphobien bei zwanghaften Persönlichkeitsaspekten

Die Zwanghafte Persönlichkeitsstörung umfasst den Drang nach Perfektionismus, aggressive Kontrolle, Angst, die Selbstbeherrschung zu verlieren, einen Fehler zu machen oder zur Zielscheibe von Spott und Vorwürfen zu werden. Diese Ängste können im Betreffenden sehr rasch das Gefühl auslösen, unfreundlich, ungehorsam, inkorrekt oder ungenügend zu sein.

Die folgende Fallvignette illustriert eine dramatische, 12 Sitzungen umfassende Therapie, die dazu beitrug, eine »hartgesottene« und perfektionistische Medizinstudentin im Umgang mit sich selbst etwas aufzuweichen.

Die »Sportfanatikerin«: Umgang mit der Abwehr des Getrieben-Seins

Die Studentin ersuchte um therapeutische Hilfe, weil es ihr sehr schlecht ging, sie erschöpft war, sich jedoch gleichzeitig einem permanenten Drang, perfekt zu sein, ausgesetzt sah. Sie berichtete von extremen Ausprägungen perfektionistischer Selbstbeherrschung, Hungern (sie wog knapp 45 Kilogramm), perfekten Zensuren an einer Top-Universität, 5 Stunden Sport pro Tag sowie dem Konkurrenzkampf in einer Weltklasse-Turnermannschaft. Sie war verheiratet mit einem sehr viel ruhigeren Medizinstudenten, den sie um seine Gelassenheit im Leben beneidete. Sich selbst setzte sie unter Druck, eine perfekte Ehefrau zu sein. Sie war jeden Tag so erschöpft, dass sie ihm Spaß am Sex vorspielen musste.

Exploration und Ungeschehenmachen destruktiver Abwehr (4. Sitzung)	Ziel/Intervention
Therapeut: »Sie glauben, dass Sie all das, was Sie so übermenschlich macht, verlieren könnten. Würde Jeremy Sie dennnoch lieben, wenn Sie ruhiger wären?«	Konfrontation mit dem Preis, den das Aufgeben der perfektionistischen Abwehr kosten würde
Patientin: »Ich weiß nicht, wie das geht, ruhig und gelassen zu sein.«	
Therapeut: »Oh, oh, ich spüre förmlich die Last! Irgendetwas hat Sie schon sehr früh darauf getrimmt … so zu sein, wie andere Menschen Sie haben wollen … und vielleicht wissen Sie gar nicht, wie Sie damit aufhören sollen.«	Selbstenthüllung des Therapeuten, der die Last ihrer Abwehr wahrnimmt
Patientin: »Wenn ich mich nur trauen würde, gut für mich selbst zu sorgen.«	Motivation zur Veränderung
Therapeut: »Was ist so ängstigend an dem Gedanken, gut für sich selbst zu sorgen? Haben Sie Angst, dass andere Menschen Sie nicht so akzeptieren, wie Sie sind?«	Exploration der Angst vor Veränderung
Patientin: »Ja! Jeremy hat mich geheiratet, so wie ich bin. Ich würde mich auch nicht akzeptieren, wenn ich anders wäre.«	Ich-syntone Abwehr
Therapeut: »Würden Sie dies von Ihren eigenen Kindern erwarten?«	Versuch, die Abwehr gegen die Abwehr selbst zu richten
Patientin: »Nein. Ich hoffe nicht. Ich hoffe, es gelingt mir, ihnen das nicht anzutun. Aber ich kann mich nicht stoppen.«	

Exploration und Ungeschehenmachen destruktiver Abwehr (4. Sitzung)	Ziel/Intervention
Therapeut: »Sie treiben sich in einer Art und Weise an, die tragisch ist mitanzusehen. Hat Ihnen irgendjemand gesagt, dass Sie erst ganz am Boden liegen müssen … bevor Sie aufhören dürfen, sich das anzutun?«	Ringt mit der destruktiven Abwehr der Patientin
Patientin (schluchzt laut auf): »Wie sehr muss ich denn noch am Boden liegen!! Ich liege seit 6 Monaten am Boden. Ich hasse mein Leben!«	Die Abwehr wird ich-dyston
Therapeut: »Ich frage mich, was Ihre Eltern getan haben, diesen Teufelskreis in Gang zu setzen.«	Exploration des Ursprungs der Abwehr
Patientin: »Ich kann ihnen keine Vorwürfe machen. Mein Vater war ein sehr ruhiger Mensch.«	

Der Vater der Patientin war ein erfolgreicher, aber ruhiger Arzt gewesen, der viel Zeit zu Hause auf dem Sofa verbracht hatte. Seiner Tochter gegenüber hatte er sich immer sehr liebevoll gezeigt. Die Mutter der Patientin hatte ihn wegen seines Übergewichts und seines mangelnden Ehrgeizes entwertet. Er starb an einem Herzinfarkt, als die Patientin 13 Jahre alt war. Sie war untröstlich und entwickelte in der Folge eine starke Bindung an ihren Sporttrainer, der seine Mannschaft zu unmenschlichen Leistungen antrieb. In der Behandlung wurde ihr allmählich bewusst, wie sehr sie ihre Flucht in eine Welt des Getrieben-Seins und des Perfektionismus dazu benutzt hatte, die Trauer um den Verlust ihres Vaters zu vermeiden und dem unaufgeregten und scheinbar ungesunden Lebensstil ihres Vaters zu entkommen.

Die folgenden 7 Sitzungen drehten sich um ihre Trauer um den Verlust ihres Vaters sowie ihre Wut auf ihren Trainer und ihre Mutter. Sie führte ein sehr offenes Gespräch mit ihrer Mutter, die ihr tiefes Bedauern darüber ausdrückte, dass sich die Dinge so entwickelt hatten. Die junge Patientin machte derart rasche Fortschritte, dass der Therapeut ihr dabei helfen musste, sich an ihr neues Selbstgefühl zu gewöhnen.

Unterstützung bei der Anpassung an rasche Veränderungen	Ziel/Intervention
Therapeut: »Wenn Sie Ihrem Trainer nie begegnet wären, wie würde es Ihnen heute gehen?«	Veränderungen in der Fähigkeit zur Selbstfürsorge sind noch nicht vollständig assimiliert und akzeptiert

Unterstützung bei der Anpassung an rasche Veränderungen	Ziel/Intervention
Patientin: »Ich würde mehr lachen … also … es geht mir gut. Ich bin zu müde, um ins Studio zu gehen. Ich fühle mich besser und ich genieße es, mit Jeremy auf der Couch zu liegen und fernzusehen. Ich weiß, dass das ein besseres Leben für mich ist. Aber ich bin nicht stolz darauf. Ich hatte ein starkes Gefühl des Respekts für mich selbst, als ich mich so unter Druck gesetzt habe. Und ich habe 15 Kilo zugenommen. Jeremy sagt, ich sehe sexier aus, aber ich bin an dieses Gewicht nicht gewöhnt. Ich weiß, es ist gesünder … aber …«	Kämpft darum, das neue Selbstbild zu akzeptieren
Therapeut: »Sehen wir uns doch an, was Sie verlieren, wenn Sie es sich erlauben zu essen und zu entspannen.«	Exploration der Angst vor Selbstfürsorge und Verletzlichkeit
Patientin: »Ich hatte immer übernatürliche Kräfte. Niemand konnte mich berühren … und jetzt möchte ich mich einfach nicht so verletzlich fühlen.«	
Therapeut: »Das klingt, als sei dieser Drang nach Perfektionismus wie ein Schutzschild gewesen.«	Exploration der Abwehr, Validierung, Empathie
Patientin: »Definitiv! Jetzt fühle ich mich nackt.«	
Therapeut: »Wovor hat er Sie geschützt?«	Exploration der Abwehr
Patientin: »Na ja, ich habe ja gesehen, was es mit meinem Vater gemacht hat, immer auf der Couch zu liegen.«	Angst vor dem Tod des Vaters
Therapeut: »Wer, meinen Sie, hat Ihnen mehr gegeben? Ihr sanfter, liebevoller Vater oder der harte Trainer?«	Neue Sichtweisen
Patientin: »Sie haben Recht. Das ist gar kein Vergleich. Ich habe eine Menge von meinem Trainer gelernt, aber er hat mich auch sehr verletzt.«	

Als der Therapeut die Patientin ein Jahr später kontaktierte, war sie gesund und funktionierte gut. »Ich werde zwar nie so ruhig sein, wie Sie sich wahrscheinlich für mich wünschen, aber ich werde auch nie mehr so selbstdestruktiv sein, wie ich es schon war. Ich gehe sehr viel einfühlsamer und fürsorglicher mit mir um. Und zu meiner großen Überraschung trete ich dadurch anderen Menschen gegenüber sehr viel weniger kritisch und wertend auf!«

Rückkehr zur schwierigen Aufgabe, einen Affektfokus zu finden

Die zitierten Fallvignetten spiegeln nur einige mögliche Entwicklungslinien (oder Persönlichkeitsstörungen) wider, die zu Cluster-C-Problemen führen können, und es ist Aufgabe des Therapeuten, diese ausfindig zu machen. Unserer Erfahrung nach lässt sich dieser Prozess jedoch durch eine Fokussierung möglicher Affektphobien, wie sie in Malans Modell der Zwei Dreiecke (Identifizierung von Abwehr, aktivierenden und hemmenden Gefühlen) herausgearbeitet werden, strukturieren. Wenn ein Affektphobie-Fokus nicht innerhalb weniger Wochen zu Verbesserungen auf der Verhaltensebene führt, so können Patient und Therapeut andere potentielle Ätiologien explorieren oder aber nach einem möglichen sekundären Krankheitsgewinn Ausschau halten, der die Affektphobie so hochgradig attraktiv macht, dass es dem Patienten schwerfällt, sie aufzugeben. Warum aber sind affektfokussierte Therapien nicht erfolgreicher als andere Behandlungsformen?

Da vorläufige Untersuchungen zeigen, dass die Auflösung eines Affektkonflikts mit Besserungen einhergeht, die von der jeweiligen theoretischen Orientierung unabhängig sind, gehen wir davon aus, dass alle Therapien das affektive Funktionieren bis zu einem gewissen Grad beeinflussen können (nach dem Motto: »Alle haben gewonnen und jeder bekommt einen Preis.«). Das Modell der Affektphobie besitzt Universalität und eine hohe externe Validität: Die Mehrzahl unserer Patienten hat Angst, ihre Meinung zu sagen oder zu trauern; oder aber sie schämt sich für ihre Bedürftigkeit. Die meisten Therapien konzentrieren sich auf diese Schwierigkeiten, und wenn eine Besserung eintritt, so sollte diese auch das allgemeine Funktionieren im Leben betreffen. Kognitive Therapien mögen in einer Sitzung nicht explizit die Affekte des Patienten im Blick haben, aber sie geben Hausaufgaben, die den Patienten mit neuen affektiven Reaktionen konfrontieren. Psychodynamische Therapien mögen sich eher auf affektive Aspekte konzentrieren, aber womöglich in der Stunde selbst nicht intensiv genug arbeiten; in der Regel geben sie keine Hausaufgaben, die dem Patienten ermöglichen würden, sich konkreten Expositionen auszusetzen. Dies sind Hypothesen, die sich mithilfe von bestimmten Methoden überprüfen ließen.

Cluster-C-Persönlichkeitsstörungen wirken sich verheerend auf Beziehungen aus; sie berauben das Leben seiner Reichhaltigkeit und sind für die Betroffenen mit lebenslangem Leidensdruck verbunden. Wenn der affektphobische Ansatz die Möglichkeit bietet, diese Leiden in wenigen Wochen oder Monaten, anstatt mehreren Jahrzehnten, zu verringern, so sind wir der Auffassung, dass diese Methode weitere Aufmerksamkeit verdient hat.

Klinische Schlüsselkonzepte

- Cluster-C-Persönlichkeitsstörungen bilden die Gruppe von Persönlichkeitsstörungen mit der höchsten Prävalenzrate sowohl in der Allgemeinbevölkerung als auch im ambulanten therapeutischen Setting.
- Cluster-C-Persönlichkeitsstörungen neigen zu Überschneidungen, wobei »Ängstlichkeit« als häufiges gemeinsames Merkmal genannt wird – d. h. Angst vor negativer Bewertung bei der Vermeidend-selbstunsicheren Persönlichkeitsstörung, Trennungsangst bei der Dependenten Persönlichkeitsstörung sowie Angst vor Kontrollverlust im persönlichen und zwischenmenschlichen Bereich bei der Zwanghaften Persönlichkeitsstörung.
- Es gibt zunehmend empirische Belege für die Wirksamkeit psychodynamischer Kurzzeittherapien und deren anhaltende Behandlungserfolge.
- Der jeder Persönlichkeitsstörung zugrundeliegende Affektkonflikt muss in der Behandlung identifiziert und fokussiert werden, um eine Desensibilisierung des Konflikts zu erreichen. Aktivierende Affekte sollten unterstützt, hemmende Affekte reguliert werden.
- Um eine Desensibilisierung zu erreichen, muss die Exposition mit dem Kernaffekt auch körperlich erlebt werden, da das physiologische Arousal des Affekts am meisten zur Affektphobie beiträgt. Die Kodierung von Affekten mithilfe von Videoaufzeichnungen hat jedoch gezeigt, dass Therapeuten sehr häufig diese Exposition mit körperlichen Empfindungen übersehen (d. h. es wird über Gefühle gesprochen, sie werden jedoch nicht erlebt), sodass es zu keiner vollständigen Desensibilisierung des konflikthaft besetzten Gefühls kommt.

Empfohlene Literatur

Benjamin LS. Interpersonal Diagnosis and Treatment of Personality Disorders, 2nd Edition. New York, Guilford, 2003. (Vermittelt ein tiefgreifendes Verständnis von Persönlichkeitsstörungen, basierend auf den Interaktionen zwischen Selbst und Objekt und den damit verbundenen intrapsychischen Auswirkungen.)

McCullough L, Kaplan A, Kuhn N, et al. Treating Affect Phobias: A Manual for Short Term Dynamic Psychotherapy. New York, Guilford, 2003. (Manual zur Psychodynamischen Kurzzeittherapie der Affektphobie, das in zwölf Kapiteln theoretische Grundlagen und behandlungstechnische Interventionen beschreibt. Am Ende jeden Kapitels finden sich praktische Übungen zum Skills-Training.)

McCullough-Vaillant L: Changing Character. Short-Term Anxiety-Regulating Psychotherapy for Restructuring Defenses, Affects and Attachments. New York, Basic Books, 1997. (Ausführliche Darstellung der theoretischen Grundlagen und Entstehungsgeschichte der Psychodynamischen Kurzzeittherapie, die die psychodynamische Theorie mit der Affekttheorie von Tomkins und den Veränderungsprinzipien der Lerntheorie verbindet. Der Aufbau des Buches orientiert sich an der Beschreibung der drei Hauptziele der Behandlung, die durch zahlreiche Fallvignetten mit wörtlich wiedergegebenen Interventionen des Therapeuten plastisch dargestellt werden.)

Literatur

Alnaes R, Torgersen S. DSM-III symptom disorders (Axis I) and personality disorders (Axis II) in an outpatient population. Acta Psychiatr Scand 78: 348–355, 1988.

American Psychiatric Association. Diagnostic and Statistical Manual of Mental Disorders, 3rd Edition. Washington, DC, American Psychiatric Association, 1980.

American Psychiatric Association. Diagnostic and Statistical Manual of Mental Disorders, 3rd Edition, Revised. Washington, DC, American Psychiatric Association, 1987.

American Psychiatric Association. Diagnostic and Statistical Manual of Mental Disorders, 4th Edition. Washington, DC, American Psychiatric Association, 1994.

American Psychiatric Association. Diagnostic and Statistical Manual of Mental Disorders, 4th Edition, Text Revision. Washington, DC, American Psychiatric Association, 2000.

Barber JP, Morse JQ, Krakauer ID, et al. Change in obsessive-compulsive and avoidant personality disorders following time-limited supportive-expressive therapy. Psychotherapy 34: 133–143, 1997.

Bartholomew K, Kwong MJ, Hart SD. Attachment. In: Handbook of Personality Disorders: Theory, Research, and Treatment. Edited by Livesley WJ. New York, Guilford, 2001, 196–230.

Beck AT, Freeman A. Cognitive Therapy for Personality Disorders. New York, Guilford, 1990.

Benjamin LS. Interpersonal Diagnosis and Treatment of Personality Disorders, 2nd Edition. New York, Guilford, 2003.

Bornstein RF. The Dependent Patient. A Practitioner's Guide. Washington, DC, American Psychological Association, 2005.

Davanloo H (ed). Short-Term Dynamic Psychotherapy. New York, Jason Aronson, 1980.

Davanloo H. The technique of unlocking of the unconscious. Part I. International Journal of Short-Term Psychotherapy 3: 99–121, 1988.

Emmelkamp P, Bourman T, Scholing A. Anxiety Disorders. Chichester, UK, Wiley, 1992.

Emmelkamp PM, Benner A, Kuipers A, et al. Comparison of brief dynamic and cognitive-behavioural therapies in avoidant personality disorder. Br J Psychiatry 189: 60–64, 2006.

Fossati A, Beauchaine TP, Grazioli F, et al. Confirmatory factor analyses of DSM-IV Cluster C personality disorder criteria. J Person Disord 20: 186–203, 2006.

Grilo CM, Shea MT, Sanislow CA, et al. Two-year stability and change of schizotypal, borderline, avoidant, and obsessive-compulsive personality disorders. J Consult Clin Psychol 72: 767–775, 2004.

Hardy GE, Barkham M, Shapiro DA, et al. Impact of Cluster C personality disorders on outcomes of contrasting brief psychotherapies for depression. J Consult Clin Psychol 63: 997–1004, 1995.

Hobson RF. Forms of Feelings: The Heart of Psychotherapy. London, Tavistock, 1985.

Hummelen B, Wilberg T, Pedersen G, et al. The relationship between avoidant personality disorder and social phobia. Compr Psychiatry 48: 348–356, 2007.

Hummelen B, Wilberg T, Pedersen G, et al. The quality of the DSM-IV obsessive-compulsive personality disorder construct as a prototype category. J Nerv Ment Dis 196: 446–455, 2008.

Lenzenweger MF, Johnson MD, Willett JB. Individual growth curve analysis illuminates stability and change in personality disorder features: the longitudinal study of personality disorders. Arch Gen Psychiatry 61: 1015–1024, 2004.

Livesley WJ, Schroeder ML, Jackson DN. Dependent personality disorder and attachment problems. J Person Disord 4: 131–140, 1990.

Luborsky L. Principles of Psychoanalytic Psychotherapy: A Manual for Supportive-Expressive Treatment. New York, Basic Books, 1984.

Malan DM. A Study of Brief Psychotherapy. New York, Plenum, 1963.

Malan DM. Individual Psychotherapy and the Science of Psychodynamics. London, Heinemann-Butterworth Press, 1979.

Massion AO, Dyck IR, Shea MT, et al. Personality disorders and time to remission in generalized anxiety disorder, social phobia, and panic disorder. Arch Gen Psychiatry 59: 434–440, 2002.

McCullough L. Davanloo's short-term dynamic psychotherapy: a cross-theoretical analysis of change mechanisms, in How People Change: Inside and Outside of Therapy. Edited by Curtis RC, Stricker G. New York, Plenum, 1991, 59–79.

McCullough L. Short-term psychodynamic therapy as a form of desensitization: treating affect phobias. In Session: Psychotherapy in Practice 4: 35–53, 1999.

McCullough L, Andrews S. Assimilative integration: short-term dynamic psychotherapy for treating affect phobias. Clin Psychol Res Pract 8: 82–91, 2001.

McCullough L, McGill M. Affect-focused short-term dynamic therapy: empirically-supported strategies for resolving affect phobias. In: Evidence-based Psychodynamic Psychotherapy. Edited by Levy R, Ablon S (Clinical Currents in Psychiatry; Rosenbaum J, series ed.). New York, Humana, 2009, 249–277.

McCullough L, Kuhn N, Andrews S, et al. Treating Affect Phobia: A Manual for Short-Term Dynamic Psychotherapy. New York, Guilford, 2003.

McCullough-Vaillant L. The next step in short-term dynamic psychotherapy: a clarification of objectives and techniques in an anxiety-regulating model. Psychotherapy 31: 642–654, 1994.

McCullough-Vaillant L. Changing Character. New York, Basic Books, 1997.

McGlashan TH, Grilo CM, Sanislow CA, et al: Two-year prevalence and stability of individual DSM-IV criteria for schizotypal, borderline, avoidant, and obsessive-compulsive personality disorders: toward a hybrid model of Axis II disorders. Am J Psychiatry 162: 883–889, 2005.

Millon T, Davis RD, Millon CM. Disorders of Personality: DSM-IV and Beyond. New York, Wiley, 1996.

Oldham JM, Skodol AE, Kellman HD, et al. Comorbidity of Axis I and Axis II disorders. Am J Psychiatry 152: 571–578, 1995.

PDM Task Force. Psychodynamic Diagnostic Manual (PDM). Silver Spring, MD, Alliance of Psychoanalytic Organizations, 2006.

Reich W. Charakteranalyse. Köln, Kiepenheuer & Witsch, 1989. Urspr. 1933.

Rosenthal R. Meta-Analytic Procedures for Social Research. Beverly Hills, CA, Sage, 1984.

Shea MT, Stout R, Gunderson J, et al. Short-term diagnostic stability of schizotypal, borderline, avoidant, and obsessive-compulsive personality disorders. Am J Psychiatry 159: 2036–2041, 2002.

Stuart S, Pfohl B, Battaglia M, et al. The cooccurrence of DSM-III-R personality disorders. J Person Disord 12: 302–315, 1998.

Svartberg M, Stiles TC, Seltzer MH. Randomized, controlled trial of the effectiveness of short-term dynamic psychotherapy and cognitive therapy for Cluster C personality disorders. Am J Psychiatry 161: 810–817, 2004.

Torgersen S, Kringlen E, Cramer V. The prevalence of personality disorders in a community sample. Arch Gen Psychiatry 58: 590–596, 2001.

Vinnars B, Barber JP, Noren K, et al. Manualized supportive-expressive psychotherapy versus nonmanualized community-delivered psychodynamic therapy for patients with personality disorders: bridging efficacy and effectiveness. Am J Psychiatry 162: 1933–1940, 2005.

Winston A, McCullough L, Trujillo M, et al. Brief psychotherapy of personality disorders. J Nerv Ment Dis 179: 188–193, 1991.

Winston A, Laikin M, Pollack J, et al. Short-term dynamic psychotherapy of personality disorders. Am J Psychiatry 151: 190–194, 1994.

Zimmerman M, Rothschild L, Chelminski I. The prevalence of DSM-IV personality disorders in psychiatric outpatients. Am J Psychiatry 162: 1911–1918, 2005.

13 Psychodynamische Ansätze im tagklinischen und stationären Setting

William E. Piper, Paul I. Steinberg

In diesem Kapitel konzentrieren wir uns in erster Linie auf die tagklinische Behandlung von Patienten mit Persönlichkeitsstörungen. Wir werden weniger auf die psychodynamisch orientierte stationäre Versorgung eingehen, die einer tagklinischen Behandlung vorgeschaltet ist oder eine Behandlungsalternative für die Patienten darstellt, die während ihres tagklinischen Aufenthaltes ernsthaft regredieren. Wie hinreichend bekannt und im vorliegenden Band ausführlich dokumentiert ist, gehören Persönlichkeitsstörungen zu den wichtigsten Ursachen von Langzeiterkrankungen psychiatrischer Populationen (Merikangas u. Weissman 1986). Die Kosten für die Versorgung von Patienten mit Persönlichkeitsstörungen werden verursacht durch hohe Arbeitslosigkeitsraten, Substanzmissbrauch, Hospitalisierung, Suizid, Eheprobleme und Familienschwierigkeiten (Pilkonis et al. 1999). Patienten mit Persönlichkeitsstörungen nehmen häufig Gesundheitsdienste und soziale Einrichtungen in Anspruch (Bender et al. 2001). Da viele charakteristische Eigenschaften von Persönlichkeitsstörungen, die immer wieder für Schwierigkeiten sorgen, zwischenmenschlicher Natur sind, entstehen der Gesellschaft nicht nur Kosten aus der unmittelbaren Versorgung der Patienten selbst, sondern auch aus deren Umfeld (z. B. Familienangehörige, Freunde und Arbeitskollegen). Bedeutsame Andere verwenden oft viel Zeit und Ressourcen für ihre Bemühungen, Menschen mit Persönlichkeitsstörungen zu helfen. Unglücklicherweise stellen sich diese Versuche oft als fruchtlos heraus, was für zusätzliche Spannungen zwischen den Parteien sorgt.

Die typischen Merkmale von Persönlichkeitsstörungen, die bei Patienten und Menschen aus ihrem Umfeld gleichermaßen für Probleme sorgen, scheinen stabil, veränderungsresistent und schwer zu behandeln. Es gibt keine singuläre Behandlungsintervention, die die sehr heterogene Gruppe an störungsspezifischen Charakteristika erfolgversprechend modifizieren könnte. Die meisten Patienten, deren Symptomatik die Kriterien einer Persönlichkeitsstörung erfüllt, erfüllen auch die Kriterien anderer Persönlichkeitsstörungen (Dolan et al. 1995). Häufig weisen sie auch Symptome einer oder mehrerer Achse-I-Störungen auf. Als Kliniker ist man hier nicht selten mit der anspruchsvollen Aufgabe konfrontiert, verschiedene Störungen zu behandeln und entscheiden zu müssen, welche als erste in Angriff genommen wird.

13.1 Terminologie

Aufgrund häufiger Komorbiditäten sind im Falle von Persönlichkeitsstörungen unterschiedliche und intensive Interventionen erforderlich. Gunderson et al. (2005) unterscheiden vier Intensitätsgrade in der Versorgung von Patienten mit Persönlichkeitsstörungen. Diese Autoren definieren Intensität weitestgehend im Sinne der Anzahl an Behandlungsstunden, die ein Patient erhält. Demnach ist

- der am wenigsten intensive Ansatz, die *ambulante Versorgung*, die 1 bis 5 Behandlungsstunden pro Woche impliziert.
- Im Gegensatz dazu müssen für die *intensive ambulante Versorgung* bereits 3 bis 6 Stunden integrierter Therapien pro Woche veranschlagt werden.
- Auf der nächsthöheren Stufe, der *tagklinischen Versorgung*, muss von 2 bis 8 Stunden Behandlung pro Tag an 3 bis 5 Tagen die Woche ausgegangen werden, wobei der größte Teil auf Gruppentherapien entfällt.
- Die *vollstationäre Behandlung* schließlich stellt mit 24 Stunden am Tag die Versorgungsform mit dem höchsten Intensitätsgrad dar.

Gunderson et al. (2005) vertreten die Auffassung, dass die beste Versorgungsalternative für einen Patienten jeweils diejenige ist, die mit dem geringsten Aufwand hilfreich ist. Diesem Prinzip folgend wird der Patient ermutigt, sich auf seine eigenen Ressourcen zu verlassen, auf die allgemeinen Aspekte seines spezifischen Problems zu fokussieren und regressives Verhalten zu vermeiden. Somit würde man erwarten, dass die ambulante Versorgung (entweder auf regelmäßiger Basis oder in intensiver Form) als Setting der Wahl einer tagklinischen oder stationären Behandlung vorgezogen würde. Dies ist auch der Fall. Gleichwohl haben die meisten Patienten im tagklinischen Setting bereits eine oder mehrere erfolglose ambulante Behandlungsversuche hinter sich. Ambulante Therapien, die über mehrere Monate oder manchmal Jahre andauern, haben leider häufig nicht den gewünschten Effekt im Sinne einer signifikanten oder anhaltenden Verbesserung. In solchen Fällen kann ein tagklinisches Setting indiziert sein.

Eine Schwierigkeit für diejenigen, die Patienten in ein tagklinisches Setting überweisen wollen, besteht darin, dass das Konzept Tagklinik in der Literatur sehr unterschiedlich beschrieben wird. Dies betrifft nicht nur die Anzahl an Therapiestunden pro Tag und Woche, die Art der angebotenen Aktivitäten (therapeutischer und nichttherapeutischer Art), den Grad an vorgesehener Unterstützung und Konfrontation sowie die übergeordnete theoretische Orientierung des jeweiligen Programms. Über wichtige Inhalte des Therapieprogramms, die für manche Patienten überfordernd sein können, ist man als Überweiser womöglich gar nicht informiert (z. B. die tägliche Teilnahme an einer Großgruppe). Aus diesem Grund ist es von zentraler Bedeutung, sich im Vorfeld einer Überweisung über die konzeptuelle und inhaltliche Ausrichtung eines tagklinischen Therapieprogramms genauestens zu informieren. Nur so kann ein Patient darauf vorbereitet werden, was ihn erwartet.

Eine genaue Vorstellung davon zu gewinnen, wie ein tagklinisches Setting funktioniert, wird auch dadurch erschwert, dass in der Literatur verschiedene Begrifflichkeiten kursieren, die sich zwar ähnlich sind, jedoch Unterschiedliches meinen. So ist beispielsweise die Rede von *Tagesklinik, tagklinischer Betreuung* und *teilstationärer Behandlung.* Um keine Verwirrung zu stiften, schlagen wir folgende Differenzierung vor:

- Im Gegensatz zu einem *tagklinischen Setting* im engeren psychotherapeutischen Sinn befassen sich *tagesklinische Behandlungsprogramme* in erster Linie mit der Behandlung akuter Erkrankungen. Sie sind geeignet für Patienten, die ansonsten stationär aufgenommen würden (z. B. ein akut dekompensierter Patient mit einer Borderline-Persönlichkeitsstörung). Sie helfen außerdem beim Übergang vom stationären Setting in ambulante Therapie.
- Eine *tagesklinische Versorgung* dient hauptsächlich der Stabilisierung von chronischen psychiatrischen Erkrankungen, z. B. Schizophrenien. Behandlung im engeren Sinne spielt in diesem Rahmen eine untergeordnete Rolle.
- Der Begriff *teilstationär* schließlich kann sich auf jedes einzelne dieser Intensivprogramme beziehen (Tagklinik, Tagesklinik und tagklinische Betreuung). Aus diesem Grund und weil es sich um keine vollstationäre (24 Stunden) Versorgung handelt, halten wir es für kein besonders nützliches Konzept.

Tag- und tagesklinische Therapieprogramme unterscheiden sich somit in ihren Zielsetzungen, wenn es um die erfolgreiche Behandlung und Rehabilitation von Patienten geht. In der Behandlung von Persönlichkeitsstörungen sind sie von unschätzbarem Wert, da sie intensive ambulante Therapie in einem stabilen therapeutischen Milieu bieten.

13.2 Psychodynamische Grundlagen

Alle Programme, die wir in diesem Kapitel vorstellen, orientieren sich konzeptuell an der psychodynamischen Theorie. Unter *psychodynamischer Theorie* verstehen wir ein System von Grundkonzepten und Prozessen, wobei die Prozesse aufzeigen, wie die jeweiligen Grundkonzepte in Bezug zueinander stehen. Grundlage sind die Schriften Sigmund Freuds und zeitgenössischer Autoren sowie derjenigen, die als Nachfolger dieser Pioniere der Psychoanalyse verschiedene Aspekte der Theorie kontinuierlich weiterentwickelten. Beispiele für psychodynamische Konzepte sind Formulierungen zur psychischen Struktur (z. B. Es, Ich, Über-Ich), zielorientiertem Verhalten und zum Unbewussten. Beispiele für psychodynamische Prozesse sind Formulierungen zu psychischen Funktionen (z. B. Wunscherfüllung, Übertragung und Widerstand), Regression und Konfliktlösung. Innerhalb des allgemeinen psychodynamischen Theoriegebäudes gibt es eine wachsende Zahl an spezifischen Schulen, die sich insofern unterscheiden, als sie einzelne Grundkonzepte unterschiedlich stark betonen und neue Konzepte und Prozesse in das Theoriegebäude eingeführt haben. Sie greifen zurück auf Konzepte der Triebpsychologie, Ich-Psychologie, Objektbeziehungspsychologie, Selbstpsychologie, relationalen Psychologie und Bindungstheorie. Neben allgemeinen und schulenspezifischen psychodynamischen Formulierungen gibt es zusätzliche Konzepte und Prozesse, die die einzelnen tagklinischen Therapieansätze voneinander unterscheiden. Diese betreffen Überlegungen zu Gruppentherapien, Milieutherapie, Systemtheorie und biologischen Psychiatrie. Definitionen psychodynamischer Konzepte und Beschreibungen von Schulen liegen von Piper et al. (2002) und Yeomans et al. (2005) vor.

Tagklinische Therapieprogramme können Einzelpsychotherapie als Teil ihres Behandlungsangebotes beinhalten oder nicht. Aus Sicht des einzelnen Patienten kann es sich um zeitlich begrenzte Therapieangebote handeln oder nicht. Im Falle zeitlich begrenzter Therapieprogramme beginnt und beendet jeder Patient das Programm nach einer bestimmten zeitlichen Vorgabe (z. B. 18 Monate). In einigen zeitlich begrenzten Programmen durchläuft jeder Patient bestimmte Therapiephasen (Piper et al. 1996). Die verschiedenen Gruppen, an denen jeder Patient teilnehmen kann, sind je nach Therapiephase themenorientiert (z. B. eine Abschlussgruppe vor Beendigung des tagklinischen Therapieprogramms).

13.3 Vorzüge von Gruppentherapien

Während Einzeltherapien im tagklinischen Setting fakultativ sind, gilt dies nicht für die Teilnahme an Gruppen. Die Patienten nehmen in fast allen Fällen an unterschiedlichen Gruppen teil. Über den Druck der jeweiligen Peergroup können Gruppentherapien starke Veränderungswünsche mobilisieren, so dass sie zuweilen auch als *sozialer Mikrokosmos* (Yalom u. Leszcz 2005) bezeichnet werden. Sie können beträchtlichen sozialen Druck auf Patienten zur Teilnahme ausüben und sind dazu geeignet, typisch maladaptives Verhalten eines Patienten deutlich zu machen. Die anderen Gruppenmitglieder haben die Möglichkeit, zu beobachten, Rückmeldung zu geben und Veränderungsvorschläge zu unterbreiten. In der Folge kann ein Patient adaptives Verhalten lernen. Dieser Prozess wird auch als *interpersonelles Lernen* bezeichnet. Manche Patienten lernen durch Beobachtung und Imitation, d. h. indem sie erkennen, dass andere Patienten ganz ähnliche Probleme haben (Universalität), und indem sie anderen helfen, mit ihren Problemen besser fertig zu werden (Altruismus). Diese Prozesse gelten als wirkmächtige therapeutische Faktoren (Yalom u. Leszcz 2005). Dies gilt auch für einige andere Merkmale des gruppentherapeutischen Settings:

- Die Patienten nehmen täglich an verschiedenen Gruppen teil.
- Die Gruppen unterscheiden sich in Größe, Struktur, Zielsetzung und Prozessgeschehen und stellen somit einen ganzheitlichen Ansatz dar.
- Es handelt sich um integrierte und synergistische Gruppen.
- Die Patienten profitieren von der therapeutischen Arbeit mit verschiedenen Teammitgliedern und Mitpatienten.

13.4 Merkmale therapeutischer Gemeinschaften

Wenn ein tagklinisches Programm gut läuft (d. h. die Patienten sich kooperativ zeigen und offensichtlich Fortschritte machen), dann weist dieses bestimmte Merkmale auf, die traditionellerweise der therapeutischen Gemeinschaft zugeschrieben werden. Rapoport (1980) betont vier dieser Charakteristika: Demokratisierung, Permissivität, Gemeinschaftsgeist und Konfrontation mit der Realität. Von diesen wird angenommen, dass sie den Zusammenhalt stärken und Patienten dabei unterstützen, schwierige Zeiten in der Behandlung zu überstehen, ohne Sitzungen ausfallen zu lassen oder die Therapie ganz abzubrechen.

- *Demokratisierung* meint, dass jeder Patient in gleicher Weise an Entscheidungsprozessen über Angelegenheiten, die das Therapieprogramm betreffen, beteiligt werden sollte.
- *Permissivität* heißt, dass einem breiten Spektrum an Verhaltensweisen aufseiten der anderen Patienten im Therapieprogramm mit Toleranz begegnet wird.
- *Gemeinschaftsgeist* bezeichnet das Funktionieren des Programms über ein eng geknüpftes Netz an vertrauten Beziehungen der Gruppenteilnehmer untereinander.
- Und schließlich kommt es über eine kontinuierliche Interpretation des eigenen Verhaltens durch die Mitpatienten zur notwendigen *Konfrontation mit der Realität.*

Der *Systemtheorie* liegt ein Bündel von Annahmen und Konzepten zugrunde, nach denen das Programm ein organisches Ganzes darstellt, das sich aus hierarchischen Gruppenebenen zusammensetzt (E. J. Miller u. Rice 1967; J. G. Miller 1978). Die biologische Psychiatrie befasst sich mit körperlichen Erkrankungen der Patienten, die am Programm teilnehmen. In den meisten Fällen bedeutet dies eine psychopharmakologische Begleitmedikation (z. B. in Form von Antidepressiva).

Obwohl psychodynamisch orientierte tagklinische Therapieprogramme von klinischer Seite großen Rückhalt erfahren, liegen wenig empirische Daten zur Wirksamkeit solcher Programme vor. Wir haben nur zwei Studien auf der Basis eines randomisierten Kontrolldesigns in der Literatur gefunden.

13.5 Outcome-Forschung

Bateman und Fonagy (1999) untersuchten im Rahmen einer randomisierten Kontrollstudie das tagklinische Therapieprogramm für Patienten mit einer Borderline-Persönlichkeitsstörung. Zu diesem Zweck stellten sie ein psychoanalytisch orientiertes tagklinisches Setting, das später als *mentalisierungsbasierte Therapie* bezeichnet wurde (Bateman u. Fonagy 2006), einer psychiatrischen

Standardversorgung dieser Patienten gegenüber. Das tagklinische Therapieprogramm bestand aus

- psychoanalytisch orientierter Einzelpsychotherapie mit 1 Sitzung pro Woche,
- analytischer Gruppenpsychotherapie mit 3 Sitzungen pro Woche,
- expressiver Psychotherapie, die sich an Techniken des Psychodrama orientierte, mit 1 Sitzung pro Woche, sowie
- einem 1-mal wöchentlich stattfindenden Community Meeting aller Patienten und Teammitglieder der Tagklinik.

Therapien und informelle Patienten-Team-Kontakte folgten einem psychoanalytischen Modell der Borderline-Persönlichkeitsstörung als Bindungsstörung oder anders gesagt als einer Störung, bei der die Fähigkeit beeinträchtigt ist, Trennungen zu tolerieren und sich selbst in Relation zu anderen zu verstehen. Die Patienten nahmen an 5 Tagen die Woche über einen Zeitraum von maximal 18 Monaten am Therapieprogramm teil, in das maximal 30 Patienten aufgenommen werden konnten. Die psychiatrische Standardversorgung setzte sich zusammen aus

- medikamentöser Behandlung,
- psychiatrischen Kontakten je nach Bedarf (im Durchschnitt 2-mal im Monat),
- stationären Aufnahmen je nach Notwendigkeit (durchschnittliche Aufnahmerate: 90 %, durchschnittliche Verweildauer: 11,6 Tage), wobei vorzugsweise in ein nichtpsychiatrisches teilstationäres Setting mit Fokus auf Problemlösestrategien entlassen wurde (72 % der Patienten wurden teilstationär behandelt, die durchschnittliche Verweildauer betrug 6 Monate),
- ambulantem und Community-Follow-up (alle 2 Wochen).

Patienten, die in das psychiatrische Standardprogramm eingebunden waren, erhielten keine formale Psychotherapie.

44 Patienten wurden nach dem Zufallsprinzip entweder dem tagklinischen oder dem psychiatrischen Setting zugeordnet. Zu den untersuchten Outcome-Variablen zählten unter anderem

- die Häufigkeit von Suizidversuchen und Selbstverletzungen,
- Anzahl und Dauer stationärer Aufnahmen,
- Gebrauch psychotroper Medikation (d. h. Bedarfsmedikation) sowie
- Selbstbeurteilungsbögen zu Depression, Angst, allgemeinem Leidensdruck, interpersonellem Funktionsniveau und sozialer Anpassung.

Die Autoren stellten fest, dass die Teilnahme am tagklinischen Therapieprogramm zu signifikanten Verbesserungen in allen gemessenen Bereichen führte, im Gegensatz zum psychiatrischen Standardprogramm, in dem es im gleichen Zeitraum nur zu geringen Verbesserungen, wenn nicht gar Verschlechterungen kam. Verbesserungen im Rahmen des tagklinischen Settings begannen sich nach ungefähr 6 Monaten abzuzeichnen und hielten bis zum Ende der Behandlung nach 18 Monaten an. Bateman und Fonagy (1999) schlossen daraus, dass ein psychoanalytisch orientiertes tagklinisches Setting der psychiatrischen Standardversorgung bei Patienten mit Borderline-Persönlichkeitsstörung überlegen war und als kostengünstigere Alternative zur stationären Behandlung und allgemeinpsychiatrischen Behandlung dieser Patienten in Betracht zu ziehen war.

In einer Follow-up-Studie untersuchten Bateman und Fonagy (2008) 41 Patienten mit Borderline-Persönlichkeitsstörung aus der ursprünglichen Stichprobe. Diese Studie wurde 8 Jahre nach Erstdiagnostik und Therapiebeginn durchgeführt. Wie die Autoren feststellten, erwies sich die mentalisierungsbasierte Therapie im teilstationären Setting dem herkömmlichen Behandlungsansatz nach wie vor als überlegen in den Bereichen Suizidalität, diagnostischer Status, Inanspruchnahme von psychiatrischen Einrichtungen, allgemeines Funktionsniveau und berufliche Situation. Die mentalisierungsbasierte Therapie im teilstationären Setting hatte somit auch nach 8 Jahren bessere Ergebnisse zu verzeichnen als herkömmliche Behandlungsversuche.

Auch unsere Arbeitsgruppe führte eine randomisierte prospektive Kontrollstudie zur tagklinischen Therapie durch (Piper et al. 1993). Ähnlich wie Bateman und Fonagy versuchten wir, Probleme, die im Rahmen früherer Untersuchungen aufgetreten waren, zu vermeiden: kleine Stichproben, fehlende Randomisierung, unzureichende Kontrolle von Variablen, wie z. B. Diagnose oder Medikation, fehlende standardisierte Outcome-Messungen sowie mangelhaft definierte Therapieprogramme. Unser Untersuchungsdesign bestand aus einer randomisierten und einer Kontrollgruppe (Therapiebeginn mit zeitlicher Verzögerung) ambulanter psychiatrischer Patienten mit affektiven und Persönlichkeitsstörungen.

60 entsprechende »Untersuchungspaare« durchliefen das Behandlungs- und Kontrollsetting. Von den insgesamt 120 Patienten hatten 60 % eine Persönlichkeitsstörung. Die am häufigsten auf Achse II des DSM-III-R (American Psychiatric Association 1987) diagnostizierten Störungen waren die Abhängige Persönlichkeitsstörung und die Borderline-Persönlichkeitsstörung. Das Therapieprogramm war zeitlich begrenzt (18 Wochen), in der Therapierichtung psychodynamisch und als Setting gruppentherapeutisch. Die in das Programm aufgenommenen Patienten wurden aufgefordert, an 4,5 Tagen die Woche täglich 7 Stunden am Programm teilzunehmen. Inhaltlich bestand das Therapieprogramm aus mehreren Gruppen, Fertigkeitentraining, Rollenspielen, TV-Feedback und Peer Government. Alle Patienten nahmen an wöchentlich stattfindenden sozialen und Freizeitaktivitäten teil, manche auch an Vorlesungen oder spezifischen Ausbildungsgängen. Es wurde keine Einzelpsychotherapie angeboten. Das Programm war für 40 Patienten zur gleichzeitigen Teilnahme angelegt. Die Behandlungsergebnisse wurden anhand folgender Bereiche bestimmt:

- interpersonelles Funktionsniveau
- psychiatrische Symptome
- Selbstwert
- Lebenszufriedenheit
- Abwehr
- persönlich definierte Ziele

Untersuchungszeitpunkte waren vor Therapiebeginn, bei Beendigung der Therapie sowie im Durchschnitt 8 Monate nach Therapieende.

Im Vergleich zur Kontrollgruppe erzielten die in das tagklinische Therapieprogramm eingebundenen Patienten signifikant bessere Ergebnisse in folgenden sieben Outcome-Skalen:

- soziale Dysfunktion
- familiäre Dysfunktion
- interpersonelles Verhalten
- Stimmungsniveau
- Lebenszufriedenheit
- Selbstwert
- Ausmaß der Schwierigkeiten, persönlich definierte Ziele zu erreichen

Diese Ergebnisse waren nicht durch die Gabe von Medikamenten erklärbar. Aufgrund der geringen Anzahl von Patienten in den einzelnen diagnostischen Gruppen wurden die spezifischen Persönlichkeitsstörungskategorien nicht gesondert analysiert. Die positiven Therapieergebnisse waren auch im 8-monatigen Katamnese-Zeitraum konsistent. Insgesamt verweisen unsere Untersuchungsergebnisse auf die Wirksamkeit eines tagklinischen Intensivprogramms zur Behandlung von Patienten mit schwerwiegenden Beeinträchtigungen im Rahmen einer Persönlichkeitsstörung.

Eine umfangreiche Studie zur Behandlung von Persönlichkeitsstörungen in einem tagklinischen Setting stammt von Wilberg et al. (1998). Im Gegensatz zu einem randomisierten Kontrolldesign war die Studie naturalistisch und prospektiv angelegt und umfasste eine Stichprobe von 183 Patienten, die in einem tagklinischen Therapieprogramm behandelt wurden. 80 % der Patienten hatten die Diagnose Persönlichkeitsstörung erhalten, wobei die Borderline-Persönlichkeitsstörung und die Vermeidende Persönlichkeitsstörung am häufigsten diagnostiziert wurden. Insgesamt konnten 24 Patienten in das jeweils 18-wöchige Therapieprogramm aufgenommen werden. Die Behandlung bestand aus einer Kombination analytisch orientierter und kognitiv-behavioraler Gruppentherapien. Die Teilnahme am Therapieprogramm umfasste 5 Stunden pro Tag an 5 Tagen die Woche, und insgesamt durchliefen 138 Patienten das gesamte Programm. Zu den definierten Outcome-Variablen zählten unter anderem:

- Gesundheits- bzw. Krankheitsstatus
- allgemeine psychiatrische Symptomatik
- Arbeitslosigkeit
- soziale Isolation
- Suizidversuche

Verbesserungen in einigen der Outcome-Skalen wiesen auf einen günstigen Behandlungsverlauf hin, dessen positive Therapieergebnisse auch in einem Katamnese-Zeitraum von 12 Monaten (Wilberg et al. 1999) stabil blieben. Die Forscher stellten zudem fest, dass Patienten, die nach Beendigung des Therapieprogramms weiterhin an einer ambulanten Gruppe teilnahmen, bessere Therapieergebnisse erzielten als Patienten, die keine weiterführende Therapie in Anspruch nahmen (Wilberg et al. 2003).

13.6 Fallvignetten

Im Folgenden möchten wir zwei Patienten vorstellen, die am Edmonton Day Treatment Program teilnahmen. Es handelt sich dabei um einen erfolgreichen und einen fehlgeschlagenen Behandlungsverlauf.

Herr M.

Dieser Patient gehört zu den typisch »schwierigen« Fällen. Um die Anonymität des Patienten sicherzustellen, haben wir spezifische anamnestische Angaben mehrerer Patienten zu Angaben einer Person zusammengeführt.

Hintergrund

M., 41 Jahre alt und arbeitslos, konsumiert Drogen und lebt mit seiner Lebensgefährtin zusammen. In die Notaufnahme des hiesigen Krankenhauses kommt er mit der Ankündigung, sich erschießen zu wollen. Vor dem Hintergrund bereits länger bestehender Probleme hatten sich die Ereignisse nunmehr überschlagen. Drogenkonsum und Schulden liefen völlig aus dem Ruder. Man hatte ihm wegen des Gebrauchs psychotroper Substanzen am Steuer den Führerschein entzogen, und seine Lebensgefährtin hatte gedroht, ihn zu verlassen. Somit überraschte es nicht, dass er in einen Zustand agitierter Depression geriet. M. war in der Vergangenheit wegen seiner Probleme bereits mehrmals in Beratung gewesen, hatte sich jedoch nie auf eine längerfristige therapeutische Beziehung eingelassen und war gegenwärtig ohne therapeutische Begleitung. Angesicht der akuten Problematik wird er gegen seinen Willen zur weiteren Beobachtung stationär-psychiatrisch aufgenommen.

Verhalten auf Station

In den meisten psychiatrischen Kliniken erhalten Patienten keine formale psychodynamische Therapie. Gleichwohl kann ein psychodynamischer Bezugsrahmen eine sinnvolle theoretische Grundlage darstellen, wie dies in tagklinischen Settings der Fall ist (Shur 1994; Stanton u. Schwartz 1954), um einzelne Patienten und Gruppen als Ganzes besser zu verstehen.

In den ersten Tagen auf Station ist M.s Verhalten ausgesprochen fordernd und einschüchternd, wenn es darum geht, Medikamente für seine Beschwerden zu erhalten. Bei einer Gelegenheit droht er regelrecht, ein anderes Mal fegt er die Pillenschachtel vom Medikamentenwagen, was zur Folge hat, dass man ihn vorübergehend isoliert. Er äußert Sonderwünsche und testet die Entschlossenheit des Teams. Dem Pflegeteam fällt auf, dass er sich weiblichen Mitpatienten gegenüber besonders vulgär, streitsüchtig und feindselig zeigt. Weibliche Mitglieder des Pflegeteams berichten, dass sie den Eindruck hätten, er würde in ihre Privatsphäre eindringen. Die Tatsache, dass sie zurückwichen und ihm signalisierten, dass sie sich unwohl fühlten, wenn er ihnen körperlich derart nah kam, schien ihn unberührt zu lassen. Doch trotz seines eskalierenden Verhaltens gelingt es ihm, bei einigen aus dem Team, die seine Verletztheit und Gekränktheit wahrzunehmen meinen, Mitgefühl auszulösen. Die Fähigkeit, das Team in der Bewertung seines Verhaltens zu spalten, ist bei diesen Patienten nicht selten.
Auf Station findet regelmäßig eine psychodynamisch orientierte supportive Gesprächsgruppe statt. Am Tag nach seinem »Einzelarrest« wird er vom Gruppenleiter darüber informiert, dass sowohl Team als auch Mitpatienten sich Sorgen machten und sein Verhalten vom Tag zuvor nicht tolerieren würden. Diesem Hinweis verleihen einige Mitpatienten ihrerseits Nachdruck, andere fügen hinzu, sie ängstigten sich vor ihm. Für einen Moment scheint M. betroffen, um im nächsten Augenblick alle Kommentare von Mitpatienten vom Tisch zu wischen, mit Ausnahme von Q., die 20 Jahre älter ist als er. Sie beschreibt ihren ebenfalls drogenabhängigen Sohn und spricht davon, wie sie ihm nicht die Mutter hatte sein können, die er gebraucht hätte. Sie wolle ihn nicht in der Gosse sehen, so Q. mit Tränen in den Augen, wo er irgendwann an einer Überdosis sterben würde wie ihr Sohn. An dieser Stelle scheint M. bewegt.
Die stationäre Einweisung gegen seinen Willen wird nach 6 Tagen aufgehoben. Insgesamt war M. 13 Tage auf Station. Am Tage der Entlassung scheint er in einer allgemein besseren körperlichen Verfassung zu sein und hat bis dahin 2 Wochen lang keine illegalen Drogen konsumiert. Mürrisch akzeptiert er die Überweisung seines Psychiaters in ein tagklinisches Setting, scheint jedoch skeptisch, was ihm das bringen solle. Der überweisende Psychiater ist hingegen überzeugt, dass ohne intensive Therapie ein Rückfall in seine selbstdestruktiven Verhaltensweisen drohe. Die Entlassungsdiagnose lautet »nicht näher bezeichnete Persönlichkeitsstörung mit narzisstischen, Borderline- und antisozialen Zügen«.

Verhalten im tagklinischen Setting

Vom Team der Tagklinik wird M. darüber informiert, dass seine Aufnahme ins tagklinische Therapieprogramm davon abhängt, dass er keinen Alkohol und keine illegalen Drogen konsumiert und weder bedrohliches noch gewalttätiges Verhalten an den Tag legt. Eine Verletzung dieser Regeln würde die sofortige Entlassung nach sich ziehen. M. stimmt diesen Bedingungen zwar zu, scheint sie jedoch auf die leichte Schulter zu nehmen.

Es empfiehlt sich, das gesamte Team einer Tagklinik am Aufnahmeprozess zu beteiligen, um mit Verhaltensproblemen eines Patienten und den eigenen Gegenübertragungsreaktionen besser umgehen zu können.

In der ersten Woche seines Aufenthaltes, in der es in einer Gruppensitzung zu einem Wutausbruch kommt, erhält M. Quetiapin, um seine Aggression besser zu kontrollieren. Im Verlauf der dritten Woche erscheint M. eines Morgens zu spät. Er ist unrasiert, macht einen allgemein ungepflegten Eindruck und hat ein blaues Auge und eine Schnittwunde im Gesicht. Die Nacht zuvor hatte er getrunken und war in eine Schlägerei verwickelt worden. Nach möglichen Auslösern gefragt, herrscht M. zurück, das Team solle sich um seine eigenen Angelegenheiten kümmern. P., ein 28-jähriger Mitpatient in seiner 16. Therapiewoche, konfrontiert M. mit der Tatsache, dass auch andere Patienten in der Vergangenheit Probleme mit Alkohol und Schlägereien gehabt hätten, er aber wisse, dass man dieses Verhalten auch kontrollieren kann. Er habe im Therapieprogramm gelernt, was die Auslöser dieses Verhaltens seien und wie er sie in den Griff bekommen könne. Teil der Lösung sei für ihn, so P., die Person, auf die er wütend sei, zu konfrontieren und die Dinge auf eine ruhigere Art und Weise zu diskutieren. Er habe miterlebt, wie andere Patienten wegen genau dieses Verhaltens entlassen worden waren. M. versteht und fragt nun nach, ob man ihn nun entlassen würde. Nach Rücksprache mit dem Pflegeteam informiert der für das Therapieprogramm zuständige Psychiater M. darüber, dass das Team bereit sei, M. im Therapieprogramm zu behalten, wenn er sich darüber im Klaren werde, dass sein Verhalten destruktiv sei und Folgen nach sich ziehe, und wenn er bereit sei, dieses Verhalten zu stoppen. M. stimmt dem zu.
Im Rahmen einer kleineren Gruppensitzung wird M. gefragt, was denn dem Rückfall und der Schlägerei vorausgegangen sei. Er wehrt ab und gibt vor, keine Ahnung zu haben. S., eine 25-jährige Mitpatientin, ruft ihm daraufhin ins Gedächtnis, dass er in der letzten Kleingruppe von einigen Mitpatienten damit konfrontiert worden sei, wie wenig er sich um andere schere. Diese Haltung stoße andere zurück. Als Jugendliche habe sie eine ähnliche Einstellung gehabt. Ihre Mutter sei ihr egal gewesen und das habe verhindert, die Beziehung zu ihr aufzubauen, die sie sich gewünscht hätte. Sie witzelt über die Ähnlichkeit zwischen ihnen beiden: »Harte Nüsse mit weichem Kern.« M. zeigt sich überrascht angesichts des Vorwurfs, andere seien ihm egal, aber er wisse es zu schätzen, dass sie sich um ihn sorgten.

Ein bedeutsames und wichtiges Element des Edmonton Day Treatment Program ist die wöchentlich stattfindende Staff Relations Group, ein regelmäßiges Treffen des gesamten Tagklinik-Teams (O'Kelly u. Azim 1993), das den Mitarbeitern die Möglichkeit gibt, ihre Gefühle und Reaktionen gegenüber schwierigen Patienten (z. B. M.) genauer zu reflektieren. Manchmal entstehen Schuldgefühle in einem Team angesichts der negativen Reaktionen, die bestimmte Patienten auslösen, was als Anzeichen unprofessionellen Verhaltens gewertet wird. Patienten mit einer Persönlichkeitsstörung können ein Team in seinen Reaktionen spalten, was es schwierig macht, einen Konsens darüber zu finden, was von diesen Patienten realistischerweise erwartet werden sollte. Im Fall von M. muss das Team mit den eigenen Gegenübertragungsreaktionen gegenüber M. fertig werden, der nur wenig Verantwortung für seinen Alkohol- und Drogenkonsum zu übernehmen bereit ist. Andere Teammitglieder scheinen toleranter und sich eher in M.s Schwierigkeiten einzufühlen. Zum Beispiel gestattet ein Teammitglied (T.) dem Patienten, in mehreren Gruppen das Wort zu führen. Ein Kollege, der T. nahesteht, gibt vorsichtig zu bedenken, dass T. selbst eine eher dominante Persönlichkeit sei, was es womöglich schwierig für ihn mache, die negativen Effekte von M.s Verhalten zu erkennen. Diese Konfrontation wiederholt sich in mehreren Teamsitzungen, bis sie konstruktiv aufgelöst werden kann. T. sieht ein, dass er M. »zu viel durchgehen ließ«, und kann dadurch sein Verhalten eher an das allgemeine Vorgehen im Team anpassen. Ein anderes Teammitglied (U.) wiederum fühlt sich durch M.s Verhalten mittlerweile derart eingeschüchtert, dass er keine Freude mehr daran hat, zur Arbeit zu kommen. Nach einiger Reflexion kann er dieses aktuelle Dilemma mit einer Erfahrung in seiner Kindheit in Verbindung setzen, in der er seinen Bruder als einschüchternd und tyrannisch erlebt hatte. U. erhält Unterstützung von anderen Teammitgliedern und wird darin bestärkt, die Teamsitzungen weiterhin dazu zu nutzen, seine Schwierigkeiten mit M. zu besprechen. Er empfindet dies als sehr hilfreich.

Als M. schließlich das 18-wöchige Therapieprogramm beendet, scheint er sehr profitiert zu haben, insbesondere, was seine Beziehung zu anderen Menschen angeht. Nun ist er es, der das Team darin unterstützt, andere Patienten zu konfrontieren und ihnen über seine eigenen Erfahrungen in der Tagklinik zu berichten. Für das Team ist es die Kombination aus intensiver Unterstützung und konsequenter Konfrontation, die es M. ermöglicht hat, gut auf das psychodynamische Gruppenangebot anzusprechen. Als M. die Tagklinik verlässt, hat er herzliche Beziehungen zu den meisten Teammitgliedern und Mitpatienten aufgebaut. In den letzten 4 Wochen seines Aufenthaltes gibt es keinerlei Wutausbrüche, vielmehr bringt er sich engagiert und konstruktiv in den Gruppen ein.

Nach Beendigung des tagklinischen Programms wird M. in eine weiterführende ambulante Gruppe überwiesen, die sich einmal pro Woche trifft. Die Gruppe besteht aus ehemaligen Patienten des Therapieprogramms, die den Wunsch hatten, für mindestens 1 Jahr die Therapie weiterzuführen. Das Team ist der Meinung, dass die Teilnahme an dieser Gruppe M. darin unterstützen würde, seine Beziehung zu anderen Menschen weiter zu verbessern. Von einer Gruppe zu profitieren, die einmal die Woche stattfindet, war nur durch seine vorherige Teilnahme am Therapieprogramm der Tagklinik möglich geworden. Hätte man ihm eine ähnliche Gruppe anstelle des Tagklinik-Programms angeboten, so wäre es sehr zweifelhaft gewesen, ob er davon hätte profitieren können. Wahrscheinlich hätte er abgebrochen.

Zuweilen werden Tagklinik-Patienten im Rahmen einer Krisenintervention stationär-psychiatrisch aufgenommen. Dies geschieht für gewöhnlich bei akutem Suizidrisiko, bei anhaltender psychiatrischer Symptomatik oder wenn ein Patient eine Gefahr für seine Mitpatienten darstellt (Steinberg u. Duggal 2004; Steinberg et al. 2008).

Frau R.

Im Falle von Frau R. führt Suizidalität zur stationären Aufnahme. Auch in die Darstellung dieser Fallvignette sind Informationen verschiedener Patienten eingeflossen.

Hintergrund

R., 57 Jahre alt und geschieden, ist in ländlicher Gegend als jüngstes von sieben Geschwistern aufgewachsen. Von ihrer Mutter war sie vernachlässigt, manchmal auch körperlich misshandelt worden. Die Mutter war nicht berufstätig. Sie trank und war nicht in der Lage, das Haus sauber zu halten oder regelmäßig für die Kinder zu kochen. R.s ältere Geschwister »schmissen oft etwas im Topf zusammen«, wenn sie von der Schule nach Hause kamen und ihre Mutter betrunken oder »schlechter Stimmung« war. Aus emotionaler Sicht wurde R. hauptsächlich von ihrem ältesten Bruder aufgezogen, der 10 Jahre älter war. Er war freundlich und manchmal unterstützend, aber verständlicherweise mit eigenen Sorgen beschäftigt. Ihr Vater, ein Arbeiter, machte viele Überstunden, offenkundig, um seiner Frau aus dem Weg zu gehen. Auch er war freundlich, aber nicht verfügbar, und er konnte R. nicht vor ihrer Mutter schützen. R. lernte von früh an, dass sie sowohl bei ihrem ältesten Bruder als auch bei ihrem Vater Aufmerksamkeit erlangen konnte, wenn sie mit ihnen flirtete. Oft »verpetzte« sie ihre älteren Geschwister beim ältesten Bruder.

Verhalten in der Tagklinik

> R.s Verhalten und Auftreten tragen dramatische Züge, die häufig die Aufmerksamkeit von Männern erregen. In der Tagklinik freundet sie sich schnell mit W. an. Sie flirtet mit ihm und er reagiert ausgesprochen »ritterlich«. Er verliebt sich in R. und will nur noch Zeit mit ihr verbringen. R. fällt es schwer, sich am Therapieprogramm zu beteiligen. Ihre Mitpatienten ärgern sich über ihr aufmerksamkeitsheischendes Verhalten und die Tatsache, dass sie andere völlig übergeht. Auf das Team wirkt ihr affektiver Stil oberflächlich.
>
> In der vierten Woche ihres Aufenthaltes wird R. von einigen Mitpatienten konfrontiert, offenbar ausgelöst durch Unstimmigkeiten in ihren Erzählungen über ihre Liebesbeziehungen. In der Folge wird sie beschuldigt, schlecht über andere zu reden. Der Gruppenleiter versucht, die Heftigkeit, mit der die Anschuldigungen vorgebracht werden, zu mildern, wird jedoch durch seine eigene negative Gegenübertragung ausgebremst. R. weist alle Anschuldigungen zurück und verlässt fluchtartig den Gruppenraum. W. läuft ihr nach und ist besorgt aufgrund ihrer suizidalen Äußerungen. Er ist auf ihrer Seite und beschuldigt seinerseits das Team, das die Ereignisse habe eskalieren lassen. Wie in solchen Fällen üblich, führen der Psychiater und einige andere Teammitglieder mit der Patientin ein Gespräch zur Abklärung der Suizidalität.
>
> Obwohl das Team der Auffassung ist, dass R.s Suizidäußerung eher dahingesagt war, veranlasst der Psychiater ein psychiatrisches Konsil. R. wird schließlich für eine Nacht stationär-psychiatrisch aufgenommen, was gleichzeitig ihre Entlassung aus dem Tagklinik-Programm bedeutet. Das Team ist der Meinung, dass R. nie wirklich zur therapeutischen Arbeit motiviert war und auf einer bestimmten Ebene auch entlassen werden wollte. Unglücklicherweise führt diese Form der Entlassung bei manchen Patienten dazu, sich schuldig und für die Entlassung verantwortlich zu fühlen. Die Entlassungsdiagnose lautet »Histrionische Persönlichkeitsstörung mit dependenten Zügen«.

Wie dieser Fall illustriert, geht einer stationären Aufnahme oft eine Krise voraus. Hauptziel ist hier, einen stützenden und beobachtenden Rahmen zur Verfügung zu stellen, der einen Patienten so weit stabilisiert, dass eine ambulante Therapie eingeleitet oder wieder aufgenommen werden kann. Obwohl Gruppen in der Regel zum stationären Therapieangebot gehören, stellen sie oft nur einen kleinen Teil des Behandlungsprogramms dar. Ziel der gruppentherapeutischen Arbeit kann hier nicht die Veränderung verfestigter Persönlichkeitstraits sein. Aus diesem Grund handelt es sich bei Behandlungen in diesem Rahmen um therapeutische Kurzinterventionen von 1 Woche oder weniger. Ausnahmen stellen Gefängnisse dar, die einen streng rehabilitativen Ansatz verfolgen für Insassen mit antisozialen Störungen oder antisozialen Persönlichkeitsmerkmalen. Ein psychodynamischer Ansatz für die stationäre Gruppenarbeit wird von Kibel (2003) beschrieben. Ein ähnlicher theoretischer Hintergrund von stationärem und tagklinischem Setting erleichtert sowohl die Arbeit in den einzelnen Settings als auch die wechselseitige Überweisung von Patienten.

13.7 Indikation

Die Tatsache, dass M. von einem tagklinischen Therapieprogramm profitieren konnte, während dies bei R. nicht der Fall war, wirft die Frage nach einer genauen Indikationsstellung vor Behandlungsbeginn auf. In der Regel stehen uns mehrere potentielle Erfolgsprädiktoren aus einer formalen Outcome-Studie zur Verfügung. Zu typischen Prädiktoren gehören demographische Variablen, lebensgeschichtliche Variablen, diagnostische Variablen, Störungsvariablen und Persönlichkeitsvariablen. Um herauszufinden, welche signifikanten Prädiktoren vergangene Outcome-Studien identifiziert haben, untersuchten wir in einer Übersichtsarbeit 16 großangelegte Outcome-Studien, die über einen Zeitraum von 25 Jahren (1968–1993) durchgeführt worden waren (Piper et al. 1994). Unsere Hoffnung, eine bestimmte Gruppe konsistenter Outcome-Prädiktoren zu finden, hat sich jedoch nicht erfüllt. Mehrere Gründe, die diese mangelnde Konsistenz erklären, lassen sich hier anführen:

- Es gab ein hohes Maß an Variabilität zwischen den einzelnen Behandlungsprogrammen.
- Die Vorhersage von Therapieergebnissen war von sekundärem Interesse.
- Im Vordergrund stand die Bestimmung positiver Ergebnisse im Vergleich von Kontroll- und Therapiebedingungen.
- Prädiktorvariablen wurden aus der Theorie oder aus früheren Untersuchungsergebnissen abgeleitet.
- Es wurden zahlreiche Variablen untersucht.
- Die Tatsache, dass im Vergleich zur absoluten Zahl an untersuchten Variablen nur eine geringe Anzahl an Prädiktorvariablen zum Einsatz kam, erhöhte die Wahrscheinlichkeit für statistische Fehler.

13.8 Untersuchung von Prädiktoren

Mehrere prospektive Studien wurden durchgeführt, um klinische Outcome-Prädiktoren zu identifizieren. Diese betreffen Fragen wie:

- Besteht das Risiko eines Abbruchs?
- Wie sind die Aussichten, dass der Patient engagiert am tagklinischen Behandlungsprogramm teilnimmt und
- letztlich vom tagklinischen Aufenthalt profitiert?

Der praktische Nutzen solcher Untersuchungen liegt in den wertvollen Informationen, die sie für den Kliniker und eine angemessene Indikationsstellung bereithalten.

Womöglich eine der umfassendsten Untersuchungen zum Erfolg tagklinischer Therapieprogramme wurde von unserer Forschungsgruppe in Zusammenarbeit mit dem Edmonton Day Treatment Program durchgeführt (Piper et al. 1994). Uns interessierte, ob bestimmte Patientenmerkmale vor Beginn einer Behandlung vorhersagen konnten, ob ein Patient im Programm bleiben und davon profitieren würde. Fünf Prädiktorvariablen (Alter, Ehestatus, vorangegangene psychiatrische Aufenthalte, Vorliegen einer Persönlichkeitsstörung sowie ursprünglicher Störungsgrad) wurden auf der Basis signifikanter Ergebnisse früherer Untersuchungen ausgewählt. Zwei weitere Variablen, die Qualität der Objektbeziehungen (QBZ) und Offenheit für innerpsychisches Geschehen (Psychological Mindedness), wurden auf der Grundlage empirischer Forschungsergebnisse sowie theoretischer Überlegungen ausgewählt (McCallum u. Piper 1990a; Piper et al. 1990).

Qualität der Objektbeziehungen (QBZ) wird definiert als die überdauernde Tendenz einer Person, bestimmte Formen von Beziehung zu Anderen aufzubauen (Azim et al. 1991). Hierbei handelt es sich um ein lebenslanges Muster. Die Einschätzung erfolgt über ein halbstrukturiertes Interview mit expliziten Bewertungskriterien. Seine psychometrischen Eigenschaften haben sich als sehr stabil erwiesen (Piper u. Duncan 1999). Die Einstufung entlang einer 9-stufigen Skala reicht von unreif bis reif. Am unreifen Ende der Skala reagiert die untersuchte Person auf eine subjektiv wahrgenommene Trennung bzw. einen wahrgenommenen Objektverlust oder auf Missbilligung oder Zurückweisung durch das Objekt mit intensiver Angst und heftigen Affekten. Eine ungewöhnliche Abhängigkeit vom Objekt verleiht ein Gefühl von Identität. Am reifen Ende der Skala können gleichwertige Beziehungen genossen werden, die von Liebe, Zärtlichkeit und Fürsorge für andere beiderlei Geschlechts gekennzeichnet sind. Die betreffende Person verfügt über die Fähigkeit zu trauern und schwierige Beziehungen zu tolerieren.

Offenheit für innerpsychisches Geschehen (Psychological Mindedness) wird definiert als die Fähigkeit, dynamische (intrapsychische) Aspekte zu erkennen und mit den Problemen, die eine Person hat, in Bezug zu setzen (McCallum u. Piper 1990b). Oft stehen diese Aspekte (Wünsche, Ängste und Abwehrmechanismen) in Konflikt miteinander. Somit bedeutet die Offenheit für innerpsychisches Geschehen auch ein Verständnis für bestimmte Grundannahmen psychodynamischer Theorie. Psychological Mindedness wird mithilfe eines semistrukturierten Interviews erfasst, in dem der Patient zu einem auf Video aufgezeichneten fingierten therapeutischen Gespräch zwischen einer Patientin und ihrem Therapeuten befragt wird. Die Einschätzung erfolgt entlang einer Skala von 1 bis 9. Am unteren Ende erkennt ein Patient lediglich die Existenz innerer Zustände und ihre motivationalen Qualitäten. Am oberen Ende der Skala erkennt der Patient Abwehrmechanismen sowie die Tatsache, dass diese nur zum Teil erfolgreich sind. Psychological Mindedness verfügt ebenfalls über vielversprechende psychometrische Stärken (McCallum u. Piper 1997).

Als die aussagekräftigsten Prädiktoren haben sich in unserer Studie (Piper et al. 1994) die Persönlichkeitsmerkmale »Qualität der Objektbeziehungen« (QBZ) und »Psychological Mindedness« erwiesen. Psychological Mindedness korrelierte direkt mit einem positiven Outcome bei drei von vier Outcome-Faktoren (allgemeine Symptomatik, soziale Fehlanpassung und pathologische Abhängigkeit). Das Vermögen, konflikthafte Aspekte zu erkennen und sie mit den Schwierigkeiten einer Person in Bezug zu setzen, stellt eine wertvolle Fähigkeit im Rahmen eines psychodynamisch orientierten Tagklinik-Programms dar. Untersucht wurde in diesem Zusammenhang auch die Mitarbeit des Patienten in der Therapie. Wie sich zeigte, korrelierte Psychological Mindedness direkt mit dem Grad an Kooperation seitens des Patienten in der Therapie. Die Qualität der Objektbeziehungen korrelierte direkt mit dem Verbleib des Patienten im Therapieprogramm sowie einem positiven Outcome bei zwei der Outcome-Faktoren (allgemeine Symptomatik, soziale Fehlanpassung). Eine Beeinträchtigung ihrer Fähigkeit, reife Beziehungen aufzubauen, die von Geben und Nehmen gleichermaßen gekennzeichnet sind, hätte es den Patienten nicht ermöglicht, die täglichen zwischenmenschlichen Anforderungen und stressreichen Situationen im Rahmen des Tagklinik-Programms auszuhalten. Unabhängig davon trugen drei weitere Prädiktoren signifikant zum Therapieerfolg eines Patienten bei. Ältere Patienten mit größerer Lebenserfahrung und womöglich höherer Motivation, therapeutisch zu arbeiten, blieben eher im Programm. Verheiratete Patienten, die womöglich diejenigen repräsentieren, denen an einer ernsthaften Liebesbeziehung gelegen ist, blieben ebenfalls. Patienten schließlich, bei denen es in der Vorgeschichte zu stationär-psychiatrischen Aufenthalten gekommen war, verbesserten vor allem ihr interpersonelles Funktionsniveau. Die Gründe für dieses Ergebnis sind jedoch nicht klar.

Wilberg et al. (1998) untersuchten auch Persönlichkeitsprädiktoren, die den Behandlungsverlauf beeinflussten. Die 128 Patienten, die die Forscher über einen Zeitraum von 3,5 Jahren untersuchten, wurden in zwei Gruppen aufgeteilt: Patienten mit Cluster-A- oder Cluster-B-Persönlichkeitsstörungen und Patienten mit Cluster-C-Persönlichkeitsstörungen oder ohne Persönlichkeitsstörungs-Diagnose. Die zuletzt genannte Gruppe wies bessere Ergebnisse im allgemeinen Funktionsniveau und Gesundheitsstatus auf. Die klinische Erfahrung spricht dafür, dass die Anzahl an Patienten mit bestimmten Diagnosen und Verhaltensproblemen, die in ein Tagklinik-Programm aufgenommen werden, begrenzt werden sollte. Dazu zählen Patienten mit antisozialem Verhalten, organischer Dysfunktion, psychotischen Symptomen, aktivem Substanzmissbrauch, einer laufenden Strafanzeige wegen kriminellen Verhaltens oder aber wiederholte Therapieabbrüche in der Vergangenheit. Die meisten Tagklinik-Programme verkraften jedoch einen gewissen Prozentsatz an Patienten, die diese Ausschlusskriterien aufweisen. Die optimale Zusammensetzung der Patientengruppe in einem Tagklinik-Programm muss jedoch noch gefunden werden.

13.9 Zusammenfassung der Forschungsergebnisse

Die empirische Outcome-Forschung psychodynamisch orientierter Tagklinik-Programme für Patienten mit Persönlichkeitsstörungen weiß von durchweg positiven Ergebnissen zu berichten. Gleichwohl ist es so, dass nur wenige Untersuchungen zu diesem Thema überhaupt durchgeführt wurden. Tagklinische Therapieprogramme, so ein Untersuchungsergebnis, führen zu einem signifikanten Rückgang psychiatrischer Symptome bei gleichzeitigen Verbesserungen des sozialen und interpersonellen Funktionsniveaus. Katamnestische Untersuchungen wiederum zeigen, dass der Therapieerfolg nach Abschluss des Behandlungsprogramms bei vielen Patienten über Monate oder Jahre anhält. Besonders erwähnenswert sind in diesem Zusammenhang die signifikanten Erfolge in der Behandlung der Borderline-Persönlichkeitsstörung. Patienten mit diesem Störungsbild sind oft sehr schwer zu behandeln. Von daher sollte ein tagklinisches Setting als wirksame Alternative für Patienten mit Persönlichkeitsstörungen, Borderline-Patienten eingeschlossen, betrachtet werden.

Untersuchungen zu tagklinischen Therapieprogrammen haben signifikante Prädiktoren herausgearbeitet, anhand derer sich Vorhersagen treffen lassen, ob ein Patient ein entsprechendes Therapieprogramm abschließt oder vorzeitig abbricht. Patienten, bei denen die Wahrscheinlichkeit höher ist, dass sie eine tagklinische Behandlung bis zum Ende durchführen, sind in der Regel älter, verheiratet und haben bereits reife Liebesbeziehungen hinter sich. Bei Patienten mit stationär-psychiatrischen Aufenthalten in der Vorgeschichte zeigen sich die Therapieerfolge stärker im interpersonellen Funktionsbereich.

Darüber hinaus weist die klinische Erfahrung darauf hin, dass Patienten mit bestimmten Persönlichkeitszügen nicht von Tagklinik-Programmen profitieren. Dazu zählen

- antisoziale Merkmale,
- psychotische Symptome,
- organische Dysfunktionen,
- aktueller Substanzmissbrauch und
- kriminelles Verhalten.

Diese Kriterien werden für gewöhnlich im Zusammenhang mit schweren Persönlichkeitsstörungen genannt.

13.10 Probleme mit der Implementierung

Eine erfolgreiche Implementierung tagklinischer Therapieprogramme ist davon abhängig, bestimmte Fallstricke, die sich in der Vergangenheit als verhängnisvoll erwiesen haben, zu umgehen. Dazu gehören

- der Versuch, Patienten tagklinisch zu behandeln, die nicht für dieses Setting geeignet sind (z. B. Patienten, deren Symptomatik akut zu schwer oder zu chronifiziert ist, als dass sie sinnvoll am Therapieprogramm teilnehmen könnten);
- der Versuch, verschiedene Patienten mit unterschiedlichen Bedürfnissen therapeutisch in ein und dasselbe Programm einzubinden (z. B. Patienten, die von einem intensiven Therapieangebot profitieren würden, und solchen, die eher stützend und alltagsstrukturierend begleitet werden müssen); und
- das Oszillieren zwischen antiautoritärem Führungsstil und Machtmissbrauch auf Leitungsebene.

Kein Therapieprogramm kann auf Dauer seinem Ideal-Leitbild gerecht werden und Schwierigkeiten vollständig aus dem Weg räumen. Vielmehr muss für die Teammitglieder die Möglichkeit bestehen, kontinuierlich die verschiedenen Ebenen ihrer Arbeit zu reflektieren und entsprechende Anpassungen vorzunehmen, die im Dienste des Leitbildes stehen und mit deren Hilfe die Schwierigkeiten überwunden werden sollen. Die einzelnen Mitglieder eines Teams müssen bereit sein, ihre Interaktionen mit Patienten sowie untereinander genau zu überprüfen. Dies ist in regelmäßigen Teamsitzungen möglich. Zu den wichtigsten Eigenschaften eines Teammitglieds gehören Bescheidenheit, die Kontrolle eigener narzisstischer Bedürfnisse, die Fähigkeit, Projektionen seitens der Patienten zu halten und vor allen Dingen die Bereitschaft, zu lernen. Die Entwicklung dieser Eigenschaften erfordert Zeit, was wiederum die Bedeutung eines dauerhaft stabilen Teams unterstreicht.

Ergebnisse aus Prädiktorstudien sollten als vorläufig betrachtet werden. Vorhersagen sind nie perfekt. Einige Patienten, die auf der Basis ihrer Auswahlkriterien als Hochrisiko-Patienten gelten würden, überraschen uns und entwickeln sich sehr gut. All diejenigen auszuschließen, die den Auswahlkriterien nicht entsprechen, würde bedeuten, ihnen den Zugang zu einer potentiell hilfreichen Therapie zu verwehren. Natürlich ist dies nicht in unserem Sinne, auch wenn wir wissen, dass manche Hochrisiko-Patienten von einer Therapie nicht profitieren werden. Forscher können Therapeuten über Auswahl- und Risikofaktoren informieren. Therapeuten können anschließend entscheiden, wie viel Risiko sie eingehen oder wie viele Risiko-Patienten sie in ihr Programm aufnehmen möchten. Es macht einen großen Unterschied, ob nur wenige oder mehrere Risiko-Patienten in ein tagklinisches Therapieprogramm eingebunden sind.

13.11 Schlussfolgerung

Vor über 10 Jahren haben wir unser Buch über zeitlich begrenzte Therapien im tagklinischen Setting geschrieben (Piper et al. 1996) und dabei auf neun Punkte hingewiesen, die unserer Auffassung nach zum damaligen Zeitpunkt diesen Bereich charakterisierten. Einige haben wir im vorliegenden Kapitel erneut aufgegriffen. Dazu zählen

- das intransigente Wesen der Persönlichkeitsstörungen,
- die Intensität und Stärke eines tagklinischen Settings,
- der positive Beitrag bestimmter Merkmale der therapeutischen Gemeinschaft,
- die Wirksamkeit tagklinischer Therapieprogramme sowie
- die zeit-effektive Qualität tagklinischer Behandlung.

Diese positiven Aspekte haben nach wie vor ihre Gültigkeit, scheinen jedoch nicht zu einer Verbreitung tagklinischer Therapieprogramme geführt zu haben. Leider gilt dies für einen weiteren Aspekt, den wir bereits in unserem Buch genannt haben und der ebenfalls für die mangelhafte Nutzung tagklinischer Therapieprogramme verantwortlich ist, nämlich die unzureichende finanzielle Ausstattung sowie potentielle Vorurteile.

Die Finanzierung tagklinischer Therapieprogramme seitens Dritter war in der Vergangenheit eher uneinheitlich. Die Kostenübernahme für die Behandlung in einer Tagklinik fiel geringer aus als für stationäre Behandlungen. Nicht nur, dass Patienten höhere Zuzahlungen für ihre Therapien leisten mussten, auch die Honorare für tagklinisch tätige Psychiater waren geringer. Andere Faktoren, die möglicherweise zur mangelhaften Nutzung tagklinischer Programme beigetragen haben, sind

- mangelnde Klarheit darüber, was man sich genau unter einer Therapie im tagklinischen Setting vorzustellen hat,
- weniger Kontrollmöglichkeiten der Patienten und
- Angst vor (Kunst-)Fehlern und
- weniger speziell ausgebildetes Personal.

Wenn diese Faktoren zutreffen, so würden sie eher für stationäre Behandlungen sprechen, was jedoch einen Bias darstellen könnte.

Ehrlicherweise muss man sagen, dass die Personalkosten für die Einrichtung einer Tagklinik beträchtlich sind, da ein vollständiges Team angestellt werden muss. Das Edmonton Day Treatment Program etwa kann zwar 40 bis 45 Patienten gleichzeitig behandeln, dazu bedarf es jedoch eines Teilzeit-Psychiaters, einer ganzen Stelle für Koordinationsaufgaben, einer Sekretärin und fünf Therapeuten auf Vollzeitbasis. Angesichts der gegenwärtigen Rezession und sehr unsicheren Finanzlage in den meisten Ländern kann diese Form der Kapitalanlage durchaus abschrecken. Gleichwohl ist die Überwindung der genannten Ungleichheiten ein notwendiger Schritt, wenn wir das tagklinische Setting für Patienten zugänglich machen wollen. Andernfalls bringen wir Patienten mit Persönlichkeitsstörungen und Therapeuten um eine wirksame Behandlungsform. Aus diesem Grund hoffen wir, dass sich die Situation in diesem Bereich im Laufe der nächsten zehn Jahre verbessern wird.

Klinische Schlüsselkonzepte

- Ein inkonsequenter und verwirrender Sprachgebrauch hat eine erfolgreiche Entwicklung und Erforschung tagklinischer Therapieprogramme behindert. Tagklinik, Tagesklinik und teilstationäres Setting sollten konzeptuell klar voneinander abgegrenzt werden.
- Regelmäßige Teamsitzungen sind ein wichtiger Bestandteil tagklinischer Therapieprogramme. Sie tragen zu einer konsequenten und konstruktiven Patientenführung bei.
- Kliniker müssen besonders auf ihre Gegenübertragung achten, die im tagklinischen Setting sehr heftig werden kann. Da es vonseiten der Patienten unweigerlich zu Inszenierungen kommen wird, müssen diese erkannt und in Erfahrungen umgewandelt werden, die gemeinsam mit den Patienten reflektiert werden können. Nicht selten können Patienten im stationären und tagklinischen Setting Feedback von Mitpatienten besser annehmen als von Teammitgliedern.
- Gruppentherapien stellen im tagklinischen Setting eine sehr wirksame Behandlungsform für Patienten mit Persönlichkeitsstörungen dar.
- Obwohl insgesamt nur wenige Untersuchungen vorliegen, haben einige groß angelegte Outcome-Studien tagklinische Therapieprogramme für Patienten mit Persönlichkeitsstörungen als kosten-effiziente Behandlungsform bestätigt.
- Qualität der Objektbeziehungen und Psychological Mindedness gehören zu den aussagekräftigsten Prädiktoren tagklinischer Therapieprogramme.
- Im Vergleich zur stationären Versorgung waren Tagklinik-Programme in der Vergangenheit finanziell schlechter gestellt, was zu einer mangelhaften Nutzung dieser Programme geführt hat.

Empfohlene Literatur

Bateman A, Fonagy P. 8-Year follow-up of patients treated for borderline personality disorder: mentalization-based treatment versus treatment as usual. Am J Psychiatry 165: 631–638, 2008. (Katamnestische Untersuchung von Patienten mit Borderline-Persönlichkeitsstörung, die an einer randomisierten Kontrollstudie teilgenommen hatten, in der ein psychoanalytisch orientiertes Tagklinik-Programm mit herkömmlicher Therapie verglichen wurden. Das Follow-up wurde 8 Jahre nach der Eingangsdiagnostik durchgeführt.)

Gunderson JG, Gratz KL, Neuhaus EC, et al. Levels of care in treatment. In: The American Psychiatric Publishing Textbook of Personality Disorders. Edited by Oldham J, Skodol AE, Bender DE. Washington, DC, American Psychiatric Publishing, 2005, 239–255. (Die Autoren stellen ein nützliches System zur Differenzierung verschiedener Intensitätsgrade in der Behandlung von Persönlichkeitsstörungen vor. Behandlungsintensität wird hauptsächlich über die Anzahl an Therapiestunden definiert. Tagklinische Therapieprogramme liegen hier an dritter Stelle.)

Piper WE, Rosie JS, Joyce AS, et al. Time-Limited Day Treatment for Personality Disorders: Integration of Research and Practice in a Group Program. Washington, DC, American Psychological Association, 1996. (Dieses Buch gibt einen Überblick über die Geschichte tagklinischer Konzepte. Es fasst die Untersuchungsergebnisse einer randomisierten Kontrollstudie am Edmonton Day Treatment Program zusammen und stellt Überlegungen an, in welche Richtung die zukünftige Behandlung von Persönlichkeitsstörungen im tagklinischen Setting gehen könnte. Es ist der Versuch, Wissenschaft und Praxis zu integrieren.)

Literatur

American Psychiatric Association. Diagnostic and Statistical Manual of Mental Disorders, 3rd Edition, Revised. Washington, DC, American Psychiatric Association, 1987.

Azim HFA, Piper WE, Segal PM, et al. The Quality of Object Relations Scale. Bull Menninger Clin 55: 323–343, 1991.

Bateman A, Fonagy P. Effectiveness of partial hospitalization in the treatment of borderline personality disorder: a randomized controlled trial. Am J Psychiatry 156: 1563–1569, 1999.

Bateman A, Fonagy P. Mentalization-Based Treatment for Borderline Personality Disorder: A Practical Guide. Oxford, UK, Oxford University Press, 2006.

Bateman A, Fonagy P. 8-Year follow-up of patients treated for borderline personality disorder: mentalization-based treatment versus treatment as usual. Am J Psychiatry 165: 631–638, 2008.

Bender DS, Dolan RT, Skodol AE, et al. Treatment utilization by patients with personality disorders. Am J Psychiatry 158: 295–302, 2001.

Dolan B, Evans C, Norton K. Multiple Axis-II diagnoses of personality disorder. Br J Psychiatry 166: 107–112, 1995.

Gunderson JG, Gratz KL, Neuhaus EC, et al. Levels of care in treatment. In: The American Psychiatric Publishing Textbook of Personality Disorders. Edited by Oldham J, Skodol AE, Bender DE. Washington, DC, American Psychiatric Publishing, 2005, 239–255.

Kibel HD. Interpretive work in milieu groups. Int J Group Psychother 53: 303–329, 2003.

McCallum M, Piper WE. A controlled study of effectiveness and patient suitability for short-term group psychotherapy. J Consult Clin Psychol 40: 431–452, 1990a.

McCallum M, Piper WE. The Psychological Mindedness Assessment Procedure. Psychol Assess 2: 412–418, 1990b.

McCallum M, Piper WE. The Psychological Mindedness Assessment Procedure. In: Psychological Mindedness: A Contemporary Understanding. Edited by McCallum M, Piper WE. Mahwah, NJ, Erlbaum, 1997, 27–58.

Merikangas KR, Weissman MM. Epidemiology of DSM-III Axis II personality disorders. In: Psychiatry Update: The American Psychiatric Association Annual Review, Vol 5. Edited by Frances AJ, Hales RE. Washington, DC, American Psychiatric Press, 1986, 258–278.

Miller EJ, Rice AK. Systems of Organization: The Control of Task and Sentient Boundaries. New York, Tavistock, 1967.

Miller JG. Living Systems. New York, McGraw-Hill, 1978.

O'Kelly JG, Azim HF. Staff-staff relations group. Int J Group Psychother 43: 469–483, 1993.

Pilkonis PA, Neighbors BD, Corbitt EM: Personality disorders. In: Cost-Effectiveness of Psychotherapy. Edited by Miller NE, Magruder KM. New York, Oxford University Press, 1999, 279–290.

Piper WE, Duncan SC. Object relations theory and short-term dynamic psychotherapy: Findings from the Quality of Object Relations Scale. Clin Psychol Rev 19: 669–685, 1999.

Piper WE, Azim HF, McCallum M, et al. Patient suitability and outcome in short-term individual psychotherapy. J Consult Clin Psychol 58: 475–481, 1990.

Piper WE, Rosie JS, Azim HF, et al. A randomized trial of psychiatric day treatment for patients with affective and personality disorders. Hosp Community Psychiatry 44: 757–763, 1993.

Piper WE, Joyce AS, Azim HF, et al. Patient characteristics and success in day treatment. J Nerv Ment Dis 182: 381–386, 1994.

Piper WE, Rosie JS, Joyce AS, et al. Time-Limited Day Treatment for Personality Disorders: Integration of Research and Practice in a Group Program. Washington, DC, American Psychological Association, 1996.

Piper WE, Ogrodniczuk JS, Duncan SC. Psychodynamically oriented group therapy. In: Comprehensive Handbook of Psychotherapy, Vol 1: Psychodynamic/Object Relations. Edited by Kaslow FW, Magnavita JJ. New York, Wiley, 2002, 457–479.

Rapoport RN. Community as Doctor. New York, Arno, 1980.

Shur R. Counter-transference Enactment: How Institutions and Therapists Actualize Primitive Internal Worlds. Northvale, NJ, Jason Aronson, 1994.

Stanton AH, Schwartz MS. The Mental Hospital: A Study of Institutional Participation in Psychiatric Illness and Treatment. New York, Basic Books, 1954.

Steinberg PI, Duggal S. Threats of violence in group-oriented day treatment. Int J Group Psychother 54: 5–22, 2004.

Steinberg PI, Duggal S, Ogrodniczuk J. Threats of violence to third parties in group psychotherapy. Bull Menninger Clin 72: 1–18, 2008.

Wilberg T, Friis S, Karterud S, et al. Outpatient group psychotherapy: a valuable continuation treatment for patients with borderline personality disorder treated in a day hospital? A 3-year follow-up study. Nord J Psychiatry 52: 213–221, 1998.

Wilberg T, Urnes O, Friis S, et al. One-year follow-up of day treatment for poorly functioning patients with personality disorders. Psychiatr Serv 50: 1326–1330, 1999.

Wilberg T, Karterud S, Pedersen G, et al. Outpatient group psychotherapy following day treatment for patients with personality disorders. J Pers Disord 17: 510–521, 2003.

Yalom IE, Leszcz M. The Theory and Practice of Group Psychotherapy, 5th Edition. New York, Basic Books, 2005.

Yeomans FE, Clarkin JF, Levy KN. Psychodynamic psychotherapies. In: The American Psychiatric Publishing Textbook of Personality Disorders. Edited by Oldham J, Skodol AE, Bender DE. Washington, DC, American Psychiatric Publishing, 2005, 275–287.

14 Persönlichkeitsstörungen und ihre Behandlung

Möglichkeiten und Grenzen

Michael H. Stone

Eines der anhaltenden Paradoxa analytisch orientierter Psychotherapie besteht darin, dass Persönlichkeitsstörungen psychodynamisch oft einfach zu verstehen, aber ungewöhnlich schwer zu behandeln sind. Gleiches gilt für bestimmte überdauernde Persönlichkeitszüge, die für sich genommen nicht ausreichen, um eine manifeste *Störung* zu diagnostizieren, die aber nichtsdestotrotz nur schwer zu korrigieren sind.

Als Freud und seine Zeitgenossen vor einem Jahrhundert die Psychoanalyse entwickelten, litten die meisten Patienten, die sie beschrieben und behandelten, unter einer sogenannten *Charakterstörung* (der Begriff *Persönlichkeit* war damals noch nicht sehr geläufig). Die verschiedenen Störungen wurden entlang einer entwicklungspsychologischen Linie eingeordnet, wobei eine natürliche Abfolge verschiedener Entwicklungsphasen postuliert wurde:

- die oral-kannibalistische Phase in den ersten Lebensmonaten,
- die anale Phase und schließlich
- die genitale Phase (die entwicklungspsychologisch als reifste Stufe galt).

Das Erreichen der genitalen Phase kam einer Art Prüfung gleich, mit deren Bestehen man die früheren Neurosen hinter sich ließ, um zu einem relativ unneurotischen und psychisch gesunden Individuum zu werden. Allgemein gesprochen, die Pioniere der Psychoanalyse setzten die verschiedenen Charakterstörungen mit den jeweils spezifischen Entwicklungsstufen gleich:

- die depressive Charakterstörung (orale Phase),
- die zwanghafte Charakterstörung (anale Phase) und die
- hysterische Charakterstörung (genitale Phase).

An dieser Stelle lässt sich auch eine Verallgemeinerung vornehmen: Patienten, die eine dieser Störungen aufwiesen, zeigten auch entsprechende Hemmungen, vornehmlich in sexueller Hinsicht. Selbst die »Gesündesten« unter den Neurotikern – die hysterischen Patienten – wurden als verführerische, emotional expressive, aber sexuell ängstliche und gehemmte Persönlichkeiten (in der Regel Frauen) beschrieben, die um Behandlung ersuchten, um einen inneren Konflikt zwischen Sehnsucht nach sexueller Erfüllung einerseits und Angst vor sexueller Nähe andererseits zu lösen. Psychoanalytiker der nächsten Generation fügten diesem ersten entwicklungspsychologischen Konzept weitere Untergruppen hinzu. So beschrieb Wilhelm Reich (1929/1994) die sogenannte *phallisch-narzisstische* Stufe, die nahe der genitalen Stufe angesiedelt ist und deren Merkmale in mancherlei Hinsicht der aktuellen Narzisstischen Persönlichkeitsstörung ähneln. Gleichwohl litten auch Reichs Patienten in erster Linie unter Hemmungen im sexuellen Bereich, auch jene, die er als »aristokratische« Charaktere bezeichnete.

Im Umgang mit gehemmten Patienten erzielt die psychodynamische Psychotherapie oft gute Ergebnisse. Hemmungen, insbesondere im Bereich der Sexualität, sind für gewöhnlich um einen Konflikt zentriert zwischen einem gesellschaftlich akzeptierten Wunsch, der jedoch elterlichen oder kulturellen Vorstellungen entgegensteht. Je mehr sich diese Patienten bewusst werden, dass ihre Wünsche durchaus angemessen und keineswegs »sündhaft« sind, desto eher wagen sie sich auf bislang verbotenes Terrain. Was die Voraussetzungen einer psychodynamischen Psychotherapie angeht, so sind viele Patienten hier noch in anderer Hinsicht im Vorteil: Ihre problematischen Persönlichkeitstraits sind ich-dyston, d. h. sie *leiden* und sind von daher stärker motiviert, die Anstrengungen einer Therapie auch bis zum Ende durchzuhalten.

Patienten, deren Persönlichkeitsstörungen größtenteils im nichtgehemmten Bereich angesiedelt sind, konfrontieren uns mit Problemen ganz anderer Art. Im Gegensatz zu den ängstlichen und zurückhaltenden Wesenszügen gehemmter Persönlichkeiten haben wir es hier mit häufig extremer Ansprüchlichkeit und Herablassung zu tun. Ansprüchlichkeit und Herablassung sind zentrale Wesensmerkmale der Narzisstischen Persönlichkeitsstörung. Sie sind häufig ich-synton, d. h. undurchlässiger für die Wirkmächtigkeit psychodynamischer Psychotherapie, und gehen nicht selten mit einer nur sehr gering ausgeprägten Therapiemotivation einher. Eine solche Mischung ist ein Stolperstein auf dem Weg zur Etablierung eines funktionierenden Arbeitsbündnisses. Abrupte Therapieabbrüche sind bei diesen Patienten nicht selten. Und doch hat man oft den Eindruck, dass die dahinterliegende Psychodynamik genauso durchsichtig ist wie bei den gehemmten Persönlichkeiten. Das oben zitierte Paradoxon – einfach zu verstehende Psychodynamik bei nur mühsam zu erzielendem Therapieerfolg – ist gerade bei diesen Patienten sehr häufig der Fall. Persönlichkeitsstörungen mit ausgeprägten narzisstischen Zügen lassen sich sehr gut entlang eines Spektrum einordnen, an dem mit zunehmendem Schweregrad die narzisstischen Merkmale tiefer in der Persönlichkeit verankert und die Therapierbarkeit dadurch entsprechend eingeschränkt ist. Am unteren Ende des Spektrums ist die Narzisstische Persönlichkeitsstörung angesiedelt, gefolgt vom Syndrom des malignen Narzissmus (s. Kernberg 1992), der antisozialen Persönlichkeit und schließlich der Psychopathie sowie der Psychopathie mit sadistischer Persönlichkeit. Psychopathie, wie sie entsprechend den Kriterien von Robert Hare (Hare et al. 1990) oder David Cooke (Cooke u. Michie 2001) beschrieben wurde, ist psychotherapeutisch nicht behandelbar (Stone 2006).

Wenn wir die Frage der Therapierbarkeit als Ganzes betrachten, so sehen wir am prognostisch eher günstigen Ende das sogenannte ängstliche Cluster dieser

Störungsgruppe (zwanghaft, dependent und vermeidend) und am gegenüberliegenden Ende die bereits erwähnte Gruppe der narzisstischen Störungen. Dem eher therapierbaren Cluster müsste der »hysterische Charakter« hinzugefügt werden, wie er in der frühen psychoanalytischen Literatur beschrieben wurde. Zwischen beiden Extrempolen sind die Borderline- und histrionischen Störungen angesiedelt (die ebenfalls zum dramatischen Cluster gehören) sowie das Cluster der exzentrischen Störungen: Schizoide, Schizotypische und Paranoide Störung. Bei der Histrionischen Persönlichkeitsstörung, wie sie im DSM beschrieben wird, handelt es sich um eine Mischung aus den älteren (und milderen) hysterischen Merkmalen und anderen Persönlichkeitszügen, die denen der Borderline-Persönlichkeitsstörung ähnlich sind. Histrionische Patienten sind oft chaotischer, reizbarer und/oder feindseliger als der »klassische« hysterische Patient (Stone 2005). Die Schwierigkeiten, die sich in der psychodynamischen Therapie histrionischer Patienten ergeben können, haben nicht so sehr mit der Ansprüchlichkeit der Patienten zu tun, sondern eher damit, dass diese oft unzuverlässig sind, was Terminabsprachen angeht, sich nicht wirklich auf den therapeutischen Prozess einlassen und die Übertragung oft agieren (anstatt sie in Worte zu fassen). Es gibt eine konzeptuelle Schnittmenge zwischen den Patienten, die die Kriterien des DSM-IV-TR (American Psychiatric Association 2000) für die Histrionische Persönlichkeitsstörung erfüllen und gleichzeitig den Merkmalen der infantilen Persönlichkeit entsprechen, wie sie Kernberg (1967) beschrieben hat. Die Fähigkeit, ein genuines Arbeitsbündnis zu etablieren und ernsthaft über sich nachzudenken, ist bei diesen Patienten deutlich eingeschränkt.

Auch im Zusammenhang mit Patienten des exzentrischen Clusters ist das Problem nicht so sehr deren Ansprüchlichkeit als vielmehr andere Faktoren, wie z. B. das für paranoide Patienten typische Misstrauen (und damit einhergehend der ablehnende Bindungsstil), der Mangel an Motivation bei schizoiden Patienten sowie die bizarre Art der Kommunikation bei schizotypischen Patienten.

Manche schizotypischen Patienten legen ein ausgesprochen konkretistisches Denken an den Tag. Aus diesem Grund fällt es ihnen oft schwer, die Analogien zu verstehen, mit denen ein Therapeut den Bezug herzustellen versucht zwischen verschiedenen Bereichen des Denkens oder Verhaltens. Ich bat einmal eine Patientin, keine abgegessenen Äpfel im Wartezimmer liegenzulassen, da dies für die Patienten, die nach ihr kommen, unangenehm sei. Die Folge war, dass sie vor Beginn der nächsten Sitzung eine Bananenschale auf dem Tisch liegen ließ, um meinen Hinweis, das doch zu unterlassen, mit den Worten zu kommentieren: »Von Bananenschalen war nicht die Rede!« Andere schizotypische Patienten verfallen in idiosynkratische, um nicht zu sagen solipsistische Sprechmuster, die zwar für sie selbst hoch bedeutsam sind, den Therapeuten jedoch zutiefst irritieren können. Eine Patientin begrüßte mich mit den Worten: »Dr. Stone, heute früh bin ich à la ›Ray Milland‹ zu Ihnen gekommen. Es ist einfach nur eine Frage des *Ahimsa*!« Ich hatte keine Ahnung, was es denn Besonderes mit diesem Schauspieler und seiner »Art zu gehen« auf sich hatte, ganz zu schweigen, was es bedeutete, dass sie sein »Auftreten« imitierte. Als *Ahimsa* bezeichnen manche Hindu-

Sekten die Pflicht, (lebenden Kreaturen) *keinen Schaden* zuzufügen. Aber was sie mir mithilfe dieser obskuren Metapher mitteilen wollte, blieb letztlich unklar. Es muss nicht erwähnt werden, dass Sprachmuster dieser Art oft unüberwindbare Hindernisse darstellen, sinnvoll psychodynamisch zu arbeiten.

14.1 Günstige versus ungünstige Merkmale

Eine Rückschau auf Erfolge und Misserfolge unserer eigenen psychodynamischen Praxis hilft uns bei der Erstellung eines Merkmalskatalogs prognostisch aussagekräftiger Faktoren, von denen manche in erster Linie kognitiv, andere in erster Linie verhaltensorientiert sein werden. Mit Prognose meine ich die Aussicht, inwieweit sich ein spezifisch psychodynamischer Ansatz als erfolgversprechend erweisen wird. Eine günstige Prognose im weitesten Sinne ist natürlich auch mittels alternativer Ansätze denkbar, auch wenn ein psychodynamisches Verfahren nicht zum Erfolg geführt hat. Bereits Wallerstein hat in seinem Buch »Forty-Two Lives in Treatment« (1986), das auf einer früheren Studie der Menninger Klinik basiert, auf diesen Sachverhalt hingewiesen: Einige Borderline-Patienten profitieren sehr von einem rein psychodynamisch orientierten Therapieansatz (wie die jeweiligen katamnestischen Untersuchungen 5 und 10 Jahre nach Therapieende ergeben haben). Andere entwickelten sich besser, wenn die Behandlung auf einen eher supportiven Ansatz umgestellt wurde. Ähnlich gegensätzliche Ergebnisse zeigten sich in der Langzeit-Outcome-Studie (10–25 Jahre) von McGlashan (1986) und Stone (1990a), die ehemals stationär behandelte Patienten mit schweren Persönlichkeitsstörungen untersuchten: In den meisten Fällen handelte es sich um Borderline-Patienten, aber auch narzisstische, schizotypische und andere Patienten.

Die Eigenschaften oder Persönlichkeitsmerkmale, die sich auf die Therapierbarkeit mit psychodynamischer Therapie auswirken, lassen sich entlang eines Kontinuums abbilden, das von sehr günstig bis sehr ungünstig reicht. In Tabelle 14-1 (S. 392) sind günstige und ungünstige Merkmale für die Behandlung durch psychodynamische Psychotherapien aufgelistet (die Liste ist nicht vollständig, enthält jedoch die wichtigsten Merkmale).

Wenn wir darüber diskutieren, inwieweit die verschiedenen Persönlichkeitsstörungen auf psychodynamische Therapieansätze ansprechen, so haben wir es mit einer besonderen Schwierigkeit zu tun, nämlich der Vorliebe für kategoriale Definitionen der Persönlichkeit. Diese würde bedeuten, dass Störungen aus dem »ängstlichen« Cluster, wie sie bereits erwähnt wurden, aufgrund des damit einhergehenden gehemmten Persönlichkeitstypus in der Tat besser auf psychodynamische Psychotherapien ansprechen als die anderen im DSM-IV-TR aufgeführten Störungen. Dies ist jedoch keineswegs der Fall. Die klinische Erfahrung lehrt uns in zweifacher Hinsicht, dass diese simplizistische Annahme nicht haltbar ist:

- Nur wenige Persönlichkeitsstörungen (wie jene im DSM) bekommen wir in »Reinform« zu Gesicht, d. h. frei von Merkmalen, die einer anderen diagnostischen Kategorie angehören.
- Da es sich bei Persönlichkeitsstörungen nahezu ausschließlich um Mischformen bestimmter Traits aus zwei oder mehr Kategorien handelt, spielt die Beschaffenheit der miteinander verbundenen Traits eine große Rolle, was Therapierbarkeit und Prognose angeht.

Von daher ist ein dimensionaler Ansatz hilfreicher, wenn es um die Frage geht, wie ein Patient wohl auf eine bestimmte Therapie ansprechen wird und welche Erfolgsaussichten diesbezüglich bestehen. Ist beispielsweise die dominante Persönlichkeitskonfiguration *zwanghafter* Natur, so sind die prognostischen Aussichten für eine psychodynamische Psychotherapie besser, wenn an zweiter Stelle *vermeidende* Persönlichkeitszüge überwiegen, und schlechter, wenn an zweiter Stelle *paranoide* oder *schizoide* Persönlichkeitszüge überwiegen. Die Kombination *zwanghaft* mit sekundären *narzisstischen* Persönlichkeitszügen würde hier eine Zwischenposition einnehmen. Aber auch hier gilt es, genau zu differenzieren, um *welche* narzisstischen Merkmale es sich handelt: »verlangt übermäßige Bewunderung« und »beschäftigt mit Phantasien von Brillanz und Schönheit« sind weniger beunruhigend als manch andere, malignere Persönlichkeitsmerk-

Tab. 14-1 Günstige versus ungünstige Persönlichkeitsmerkmale für die Behandlung durch psychodynamisch orientierte Therapien

Günstig	Ungünstig
gut entwickelte reflexive Funktion; »Psychological Mindedness«	schwach entwickelte Reflexionsfähigkeit; konkretistisches Denken
gut entwickelte Empathiefähigkeit	schwach entwickelte Empathiefähigkeit
Kooperationsbereitschaft; Fähigkeit, ein therapeutisches Arbeitsbündnis zu etablieren	mangelnde Kooperationsbereitschaft
Gelassenheit	neigt zu Aktionismus; chaotische Impulsivität
psychische Stärke; lässt sich nicht aus der Ruhe bringen	Fragilität; extreme Ängstlichkeit
Offenheit; Einsichtsfähigkeit	Herablassung; Verächtlichkeit
Ehrlichkeit; Integrität	Falschheit
ist in einem überwiegend liebevollen Umfeld aufgewachsen mit einem Minimum an traumatischen Erfahrungen	überwältigende Traumatisierungen in der Lebensgeschichte; extremer Mangel an liebevoll-menschlichen Einflüssen (z. B. elterliche, v. a. mütterliche Zuneigung)

	sz	pr	st	hi	na		as	zw	dp	vm	hy	pa	dp	hm	pp
SZ	–	3	3	1	2		2	4	1	1	1	2	1	1	2
PR	2	–	2	1	4		3	3	2	3	1	4	1	3	2
ST	3	4	–	1	3		2	3	3	3	2	3	3	1	1
HI	1	3	2	–	4		4	1	4	1	3	3	3	3	3
NA	2	4	2	2	–		3	3	3	3	3	3	2	3	3
BP	1	4	2	4	4		3	2	4	3	2	3	4	4	2
AS	2	4	1	3	5		–	1	1	2	1	4	1	2	4
ZW	2	4	1	1	3		1	–	2	3	1	4	3	2	1
DP	2	1	2	3	2		1	3	–	4	3	2	4	1	1
VM	2	4	3	2	2		1	3	3	–	3	2	4	1	1
HY	1	1	1	1	4		1	1	4	4	–	1	4	3	1
PA	2	4	1	1	4		3	3	3	3	1	–	4	2	3
DP	2	2	1	2	2		1	3	4	4	2	2	–	1	1
HM	1	3	1	3	5		3	2	1	1	2	2	2	–	2
PP	2	3	1	3	5		5	2	1	1	1	3	1	2	–

Abb. 14-1 Matrix ungefährer Häufigkeiten von Verbindungen bestimmter Persönlichkeitstypen. Vertikale Achse, in Großbuchstaben: dominanter Persönlichkeitstyp.
Horizontale Achse, in Kleinbuchstaben: sekundärer (begleitender) Persönlichkeitstyp.
SZ = schizoid; PR = paranoid; ST = schizotypisch; HI = histrionisch; NA = narzisstisch; BP = Borderline; AS = antisozial; ZW = zwanghaft; DP = dependent; VM = vermeidend; HY = hysterisch; PA = passiv-aggressiv; DP = depressiv; HM = hypomanisch; PP = psychopathisch.
Häufigkeit der verschiedenen Kombinationen: 1 = selten; 2 = gelegentlich; 3 = ziemlich häufig; 4 = häufig; 5 = sehr häufig bis immer.
Die zugeordneten Zahlen basieren sowohl auf eigenen Erfahrungen des Autors als auch auf Erkenntnissen von Borderline-Forschungsgruppen.

male, z. B. »ausbeuterisch« und »Mangel an Empathie« (die sich mit den Merkmalen der psychopathischen Persönlichkeit überschneiden).

Einige Merkmalsverknüpfungen sind recht häufig, andere ausgesprochen selten. Abbildung 14-1 zeigt eine ungefähre Verteilung der zu erwartenden Häufigkeiten. In dieser Abbildung habe ich die DSM-Kategorien sowie fünf weitere, nicht im DSM aufgeführte Persönlichkeitstypen (hysterisch, passiv-aggressiv, depressiv, hypomanisch und psychopathisch) in einer Matrix abgebildet. Der dominante oder primäre Persönlichkeitstypus ist auf der vertikalen Achse aufgelistet, der sekundäre Persönlichkeitstypus auf der horizontalen Achse. Die

Zahlen bezeichnen die relative Häufigkeit oder Seltenheit der verschiedenen Kombinationen. Nur wenige epidemiologische Studien haben, wenn überhaupt, die tatsächlichen Komorbiditäten dieser 225 Verbindungen untersucht. Würde man auch Persönlichkeitsmerkmale »dritten« Grades aufnehmen, so würde dies die Matrix auf erschreckende 3375 Merkmalskombinationen anwachsen lassen: etwas, das sich der weiteren statistischen Analyse widersetzt, von Klinikern jedoch ganz automatisch erhoben wird, je besser sie ihre Patienten kennenlernen.

Abbildung 14-1 macht deutlich, wie vergleichsweise selten es ist, einer zwanghaften Persönlichkeit mit hysterischen Zügen zu begegnen, da es sich konzeptuell um zwei diametral entgegengesetzte Störungsbilder handelt. McCann (2009), mit Verweis auf eine frühere Arbeit von Pfohl und Blum (1995), spricht von einer beträchtlichen Komorbidität zwischen der zwanghaften Persönlichkeitsstörung und anderen Störungen, z. B. »Paranoide, Histrionische, Borderline, Narzisstische und Vermeidende« (S. 673). Zwanghafte Persönlichkeitsstörungen, so McCann, »sind in ihrem emotionalen Ausdruck jedoch eher zurückhaltend, ganz im Gegensatz zu den emotional expressiven histrionischen und Borderline-Persönlichkeiten« (S. 673). Dies würde wiederum meine Auffassung bestätigen, wonach die Kombination Zwanghafte Persönlichkeitsstörung und Histrionische Persönlichkeitsstörung nicht so häufig anzutreffen ist wie die Kombination Zwanghafte Persönlichkeitsstörung und beispielsweise Narzisstische oder Paranoide Persönlichkeitsstörung.

Bei einem kleinen Teil überwiegend Narzisstischer Persönlichkeitsstörungen handelt es sich um psychopathische Persönlichkeiten, während die überwiegend psychopathische Persönlichkeit ausnahmslos auch narzisstisch ist (von daher der Wert »5« im Kästchen »psychopathisch x narzisstisch« in Abbildung 14-1). Patienten mit einer Borderline-Persönlichkeitsstörung können sekundäre Merkmale nahezu aller anderen Störungen aufweisen, mit Ausnahme der *schizoiden* Störung. Was das Ansprechen auf psychodynamische Psychotherapie angeht, so kommt im Falle der Borderline-Persönlichkeitsstörung den sekundären Persönlichkeitszügen eine besondere Bedeutung zu. »Borderline-Persönlichkeitsstörung x histrionische oder depressive Merkmale« sind prognostisch als sehr viel günstiger zu werten als »Borderline-Persönlichkeitsstörung x paranoide oder antisoziale Merkmale«. Ähnliches berichten Clarkin et al. (1999) im Hinblick auf die breiter organisierte Borderline-Persönlichkeits*organisation*. In ihrem Diagramm zur Borderline-Persönlichkeitsorganisation (S. 6) sind der maligne Narzissmus und die Antisoziale Persönlichkeitsstörung sehr zurecht am unteren Ende des Diagramms angesiedelt, während sich die Histrionische im oberen Bereich bewegt.

14.2 Reflexive Funktion

Eine gut entwickelte reflexive Funktion hat sich in der psychodynamischen Psychotherapie als günstiger prognostischer Faktor für Patienten mit Persönlichkeitsstörungen erwiesen, insbesondere für Patienten mit Borderline-Persönlichkeitsstörung (Diamond et al. 2003; Levy et al. 2006). Hervorgehoben wird auch die konzeptuelle Überschneidung zwischen den Konzepten reflexive Funktion und Mentalisierung (hier sind vor allem Fonagy u. Bateman zu nennen) sowie Achtsamkeit, Psychological Mindedness (Offenheit für innerpsychisches Geschehen), Empathie und affektives Bewusstsein (Choi-Kain u. Gunderson 2008). Bateman und Fonagy (2008) haben verschiedene Thesen entwickelt, wie eine Beeinträchtigung der frühen Bindungsbeziehung zwischen Mutter und Kind, spätere traumatische Erfahrungen und das Entstehen einer Borderline-Persönlichkeitsstörung zusammenhängen. Die Entwicklung der Mentalisierungsfähigkeit stößt unter solchen Bedingungen auf Hindernisse. Viele Borderline-Patienten zeigen jedoch nach einem Jahr Übertragungsfokussierter Psychotherapie (TFP) eine Verbesserung ihrer reflexiven Funktion (Levy et al. 2006). Diese ermutigenden Ergebnisse treffen im Durchschnitt für eine relativ große Anzahl an Patienten zu. In einer randomisierten Kontrollstudie des Personality Disorders Institute von Otto F. Kernberg und seinen Kollegen wurden drei Therapieverfahren zur Behandlung von Borderline-Störungen miteinander verglichen. 90 Borderline-Patienten wurden nach dem Zufallsprinzip jeweils einem der Verfahren – Übertragungsfokussierte Psychotherapie, Dialektisch-behaviorale Therapie und Supportive Therapie – zugeordnet, wobei jede Untersuchungsgruppe 30 Patienten umfasste. Viele Therapeuten, die im Laufe der Jahre viele Borderline-Patienten behandelt haben, wissen allerdings, dass manche Patienten mit guter reflexiver Funktion (sei es, dass diese bereits zu Beginn der Therapie vorhanden war, sei es, dass sie sich im Laufe der Therapie entwickelt hat), trotz alledem nicht wirklich Fortschritte machen. Bei anderen bleibt die anfänglich schlecht entwickelte reflexive Funktion überhaupt unverändert, unabhängig davon, wie lange die Therapie andauert. Wieder andere Borderline-Patienten weisen eine nur sehr spärlich entwickelte reflexive Funktion auf, profitieren letztlich jedoch überraschend gut von der therapeutischen Arbeit.

Borderline-Patienten mit ausgesprochen paranoiden Zügen scheitern oft in dem Bemühen, ihre schwach entwickelte reflexive Funktion im Laufe der Zeit zu verbessern. Die Schwierigkeit, sich in eine andere Person hineinzuversetzen, d. h. die Unfähigkeit, zu mentalisieren, war besonders deutlich bei einem 29-jährigen Patienten zu beobachten, der sich im vierten Jahr seiner Psychotherapie befand. Er erzählte mir eine Begebenheit, die sich in der U-Bahn ereignete, während er seine Zeitung las.

> Eine junge Frau hatte neben ihm Platz genommen. Als er mit einem Teil der Zeitung fertig war, fragte sie ihn, ob sie sich dieses Stück Zeitung für einen Moment ausleihen dürfte. Der Patient fand diesen »Übergriff« sehr ärgerlich. Unwillig wandte er sich ihr zu und entgegnete scharf: »Nein, können Sie nicht!« Als die Frau an der nächsten Haltstelle ausstieg, bedachte sie ihn leise, aber unüberhörbar mit einer nicht sehr schmeichelhaften Bemerkung.

Ich versuchte ihm klar zu machen, dass ihre Bitte doch eigentlich recht harmlos gewesen sei, und dass er, wenn er denn seine Zeitung partout nicht teilen wollte, etwas in der Richtung hätte sagen können: »Oh, tut mir leid, aber ich brauche beide Teile und ich steige bald aus. Ansonsten gerne.« Dann hätte sie auch nicht geschimpft. »Dieses Miststück! Kommt gar nicht infrage!«, war seine Antwort. Er war schlichtweg nicht in der Lage zu verstehen, dass es seine Unhöflichkeit war, die ihre »Gehässigkeit« provoziert hatte, was womöglich nicht Ausdruck ihrer Gesamtpersönlichkeit war.

Ein anderes Beispiel für eine bemerkenswert schlecht entwickelte reflexive Funktion war ein erfolgreicher Finanzberater in einem großen Unternehmen. Als Sohn einer Familie der britischen Oberschicht war er im Alter von 6 Jahren auf ein Internat geschickt worden, was dazu führte, dass er seine Eltern nur noch selten sah. Um Therapie hatte er ersucht aufgrund von Eheproblemen. Seine – mittlerweile dritte – Ehefrau war ursprünglich ein transsexueller Mann gewesen, der sich eine künstliche Vagina hatte operieren lassen. Ich war neugierig, was mein Patient an einer solchen Verbindung attraktiv gefunden hatte. Hatte es zu einem früheren Zeitpunkt in seiner Lebensgeschichte ein Interesse an homosexuellen Beziehungen gegeben? Wollte er sich gegen Elternschaft »absichern«, indem er einen Partner heiratete, der unfähig war, Kinder zu gebären? Doch über die psychologische Bedeutung nachzudenken, was denn seiner ungewöhnlichen Partnerwahl zugrunde lag, stellte sich als etwas heraus, das die Fähigkeiten dieses Mannes bei weitem überstieg. Was er hauptsächlich an seiner Frau auszusetzen hatte, war ihre – oder seine – »Versessenheit« aufs Geld. Im Grunde sei er gar nicht gegen Kinder, so mein Patient. Aber nun, mit über 40, habe er es in seinen ersten beiden Ehen nicht dazu gebracht und mit seiner jetzigen Frau werde er sicher keine bekommen. Selbst nach einem Jahr Therapie war dieser Patient nicht in der Lage, auch nur ansatzweise eine unbewusste Bedeutung darin zu entdecken, einen Transsexuellen geheiratet zu haben, so als handelte es sich nicht um etwas, was er sich (aus)gesucht hatte, sondern einzig und allein (wie er es nannte) um einen »Wink des Schicksals«. Letztlich jedoch ließ er sich scheiden und ging eine Beziehung zu einer Frau ein, die er auch heiratete und die er als sehr viel liebenswerter und hingebungsvoller als die drei zuvor erlebte. Da er sehr zufrieden mit seinem Leben war, beendete er an dieser Stelle die Therapie. Es blieb unklar, ob die Therapie in irgendeiner Hinsicht hilfreich gewesen war, obwohl psychodynamisch nicht wirklich etwas aufgedeckt oder irgendeine Einsicht gewonnen werden konnte. Oder ob seine aktuelle harmonische Partnerwahl auch dieses Mal einzig und allein ein »Wink des Schicksals« war.

Am entgegengesetzten Ende des Spektrums finden wir Patienten mit schweren Persönlichkeitsstörungen, deren reflexive Funktion hervorragend ist, deren Fähigkeit jedoch, von psychodynamischer Therapie zu profitieren, mehr als begrenzt ist. Ein Grund für diesen Widerspruch liegt in der fest verankerten Störung auf Symptomebene. Ich hatte einen Mann in Therapie, der selbst als professioneller Helfer tätig war und der Konserven hortete. Diese Sammelwut nahm solche Ausmaße an, dass seine kleine Wohnung nahezu unbewohnbar war. Auf bewusster Ebene war dieses Verhalten als Abwehr gedacht: gegen eine mögliche Naturkatastrophe oder feindlichen Invasion, die zu einer plötzlichen Nahrungsmittelknappheit in den Läden führen könnte. Hinter diesem sehr unwahrscheinlichen Szenario verbarg sich, und dessen war sich der Patient ebenfalls vollkommen bewusst, die Erinnerung an eine grausame Mutter, die ihn zur Strafe oft ohne Essen ins Bett geschickt hatte. Selbst an guten Tagen gab sie nur Mini-Portionen aus, sodass er fast immer Hunger hatte. Die Zwangsstörung, die sich daraus entwickelte, mochte zum großen Teil einer vererbten Angststörung geschuldet sein, doch die Form, die sie angenommen hatte, und dessen war sich der Patient bewusst, wurde geprägt durch das Hungern seiner frühen Jahre. Trotz maximaler Dosis Fluoxetin kam es zu keinem Rückgang der Zwangssymptomatik. Die Vorstellung, konsequent an den Geschäften vorbeizugehen und nichts zu kaufen, sondern stattdessen die ihn ängstigenden Gedanken, die ihn in diesem Moment befielen, schriftlich festzuhalten, fand der Patient wiederum unmöglich. Somit ließ sich nicht mehr über die Psychodynamik seiner Erkrankung in Erfahrung bringen als wir ohnehin schon wussten.

14.3 Bedeutung individueller Persönlichkeitstraits

Ich habe bereits erwähnt, dass streng kategoriale Ansätze wenig Sinn ergeben, wenn es um die Frage geht, inwieweit eine psychodynamische Psychotherapie Aussicht auf Erfolg hat. Viel hilfreicher sind dimensionale Persönlichkeitsmodelle (analog zum Minnesota Multiphasic Personality Inventory), die feinere Differenzierungen ermöglichen. Um allen Besonderheiten gerecht zu werden, auf die wir regelmäßig in unserer klinischen Arbeit stoßen, ist dieser Schritt allein jedoch nicht ausreichend. Wie ich bereits an anderer Stelle diskutiert habe (Stone 1993, 2006), müssen wir auch die *lexikalische* Ebene beachten, d. h. die Ebene der einzelnen Persönlichkeitstraits. Die zehn Persönlichkeitsstörungen, die als Diagnose im DSM-IV-TR aufgeführt sind, enthalten mehrere Dutzend Traits (sowie Umschreibungen, z. B. »suizidales Verhalten«, »verzweifeltes Bemühen, Verlassenwerden zu vermeiden«, bei denen es sich eher um Verhaltensweisen denn Traits handelt). Ein solcher Merkmalskatalog ist um ein Vielfaches kürzer als die Liste an signifikanten Traits, die wir in unserem täglichen Sprachgebrauch verwenden. Ich kam auf 500 negative und 100 positive Traits, die insgesamt das absolute Minimum an Merkmalen darstellen, unabhängig von der jeweiligen Primärsprache. Die Anzahl an Merkmalskombinationen ist unvorstellbar groß, was auf die Einzigartigkeit der Persönlichkeit eines jeden einzelnen menschlichen Individuums hinweist – ähnlich der Einzigartigkeit unseres Fingerabdrucks.

Glücklicherweise müssen sich Psychotherapeuten nicht mit 6 Milliarden Kombinationen oder 600 wichtigen Traits herumschlagen. Einige sind wichtiger als andere und wirken sich entweder hemmend oder förderlich auf Psychotherapie aus. Was die förderlichen Faktoren angeht, so sagte Freud (1904/1953) vor langer Zeit, dass eine Vorbedingung einer erfolgreichen psychoanalytischen Therapie ein *guter Charakter* des Patienten sei. Ein guter Charakter setzt sich zusammen aus den Wesenszügen, die ich in meiner Liste jener Faktoren erwähnt habe, in die die 100 positiven Traits aufgeteilt werden können. Nicht jede Person mit einem guten Charakter wird die gleiche Merkmalskombination aufweisen. Gleichwohl wird es sich immer um eine Mischung handeln, die zentriert ist um Qualitäten wie freundlich, aufmerksam, heiter, selbstsicher, liebenswert (was auch die Fähigkeit zu Mitgefühl und Verzeihen-Können miteinschließt), respektvoll, selbstbewusst, gewissenhaft, ehrlich, offen und bezogen (Stone 1993, S. 111). Die Gruppe an Faktoren, die sich im Gegensatz dazu als hinderlich für eine erfolgreiche Psychotherapie erweisen können, ist um einiges größer: Als soziale Wesen richten wir unsere Aufmerksamkeit eher auf solche Qualitäten anderer Menschen, die uns ärgern, ekeln oder bedrohen, als auf »erwartete« positive Eigenschaften, von denen wir annehmen, dass sie in unseren Interaktionspartnern existieren (solange nicht das Gegenteil bewiesen ist). In meiner Analyse negativer Traits hat sich die Mehrzahl als ärgerlich für andere herausgestellt; einige waren für die Betroffenen selbst beunruhigend (z. B. ängstlich oder schüchtern). Aus didaktischen Zwecken habe ich die vielen negativen Traits in ungefähr drei Dutzend Faktoren unterteilt, inklusive (in alphabetischer Reihenfolge) *ärgerlich/wütend, aggressiv* ... bis hin zu *uneinfühlsam und unfair* (Stone 1993, S. 108). In einer späteren Arbeit habe ich eine Liste von drei Dutzend Persönlichkeitstraits erstellt, die bei »intensiver Ausprägung schwerwiegende Probleme für den Verlauf einer Psychotherapie schaffen, auch wenn keine Persönlichkeitsstörung« (im Sinne der DSM-Kategorien) vorliegt (Stone 2006, S. 195). Hierbei handelt es sich um durchweg negative Traits, die wir als beunruhigend für andere erachten und die Eigenschaften miteinschließen wie *scharfzüngig, bigott, bitter, beleidigend, neidisch, rührselig, prüde, streitsüchtig, verächtlich, nachtragend, rachsüchtig und boshaft.*

Traits, die in erster Linie die betroffene Person selbst beunruhigen, stellen weniger ernste Hindernisse für eine psychodynamische Psychotherapie dar als dies der Fall ist für die eben erwähnten unausstehlichen Persönlichkeitszüge. Diejenigen, die übermäßig empfindlich, übermäßig gewissenhaft oder schüchtern sind, verletzen andere weniger; ihre zwischenmenschlichen Beziehungen sind weniger stürmisch; sie sind oft introspektiver und sprechen eher auf die Anforderungen einer psychodynamischen, psychoanalytisch orientierten Psychotherapie an. Einige wenige Traits aus dieser Merkmalsgruppe sind hauptsächlich für die betroffene Person selbst beunruhigend, stellen aber enorme Hindernisse für jeglichen Versuch einer psychodynamischen Psychotherapie dar. Ein Beispiel ist die sogenannte »infantile Persönlichkeit«, wie sie Kernberg beschrieben hat (1967). Obwohl in den neuesten Kompendien von Persönlichkeitsstörungen (Livesley 2001; Oldham et al. 2005) die infantile Persönlichkeit nicht aufgeführt wird, bezeichnen sie Millon und Davis (2000, S. 240) als Variation der Histrionischen Persönlichkeitsstörung. Es gibt eine Verbindung, so die Autoren, zwischen infantiler Persönlichkeit und Borderline-Persönlichkeitsstörung, die vor allem die Labilität, Sprunghaftigkeit, Neigung zu kindischer Hysterie und Beleidigtsein sowie das fordernde und anklammernde Verhalten zutage treten lässt. Typisch für infantile Persönlichkeiten ist das Bedürfnis nach Beruhigung, die sie von anderen auf eine höchst insistierende und trotzige Art und Weise einfordern, inklusive ihrer Therapeuten. Sie sind ausgesprochen passiv, was sich unter anderem darin zeigt, dass der Therapeut die ganze Arbeit machen soll.

Ein anderes Hindernis aus dem Bereich »Hemmung« oder »Ängstlichkeit«, das in der Literatur nur selten erwähnt wird, ist das des religiösen Fundamentalismus, wenn dieser in den Dienst der Vermeidung sexueller Neugier und Intimität gestellt wird. Da sich manche Fundamentalisten auf kulturell sanktionierte und, wie sie meinen, von Gott gegebene Verbote stützen, werden ihre Verbote oft zu einer undurchdringlichen (im buchstäblichen und im übertragenen Sinn) Abwehr, die gegen die Überwindung ihrer sexuellen Hemmungen gerichtet ist.

14.4 Probleme infolge der Heterogenität des Borderline-Spektrums

Therapeuten, die psychodynamisch mit Borderline-Patienten arbeiten, gehen oft fälschlicherweise davon aus, dass die Empfehlung bestimmter Therapieformen für Patienten mit Borderline-Persönlichkeitsorganisation (BPO; Kernberg 1967) oder der enger konzipierten Borderline-Persönlichkeitsstörung gleichbedeutend ist mit der Tatsache, dass alle Patienten, auf die diese Diagnosen zutreffen, auch mit diesen Therapieformen behandelt werden können. In keinem Bereich der Persönlichkeitsstörungen ist dieser falsche Kurzschluss »eine Diagnose – eine Therapieform« offenkundiger. Hierfür gibt es zwei Gründe, die miteinander in Beziehung stehen:

- Die klinische Heterogenität in diesem weit gefassten Störungsspektrum ist sehr viel größer als bei anderen Persönlichkeitsstörungen. Ich habe bereits darauf hingewiesen, wie die Borderline-Persönlichkeitsstörung mit nahezu allen anderen Störungen »kombiniert« werden kann und so einer Heterogenität Platz macht, die das gesamte Spektrum von der Borderline-Persönlichkeitsstörung und Depressiven (oder »Depressiv-masochistischen«) Persönlichkeitsstörungen – mit ihrem relativ guten Ansprechen auf psychodynamische Psychotherapie – bis hin zur Borderline-Persönlichkeitsstörung und Antisozialen

Persönlichkeitsstörung und ihren ausgesprochen schlechten prognostischen Aussichten umfasst.

- Es gibt im Bereich der Borderline-Erkrankung große Unterschiede hinsichtlich der individuellen Lebensgeschichte und dem Zeitpunkt, an dem zum ersten Mal eine Borderline-Störung diagnostiziert wird. Manche Borderline-Patienten hatten insofern »Glück«, als sie in ihren ersten Lebensjahren wenig Traumata (verbaler, körperlicher, sexueller oder vernachlässigender Art) zu erleiden hatten. Eine relativ große Anzahl an Borderline-Patienten, insbesondere Frauen, wurden sexuell missbraucht, sei es von Personen innerhalb, sei es von Personen außerhalb der Familie (Stone 1990b; Zanarini et al. 2002). Im Falle von Inzest hat sich jedoch gezeigt: Je schlimmer der Missbrauch, desto geringer die Chancen auf Heilung mittels Psychotherapie (Zanarini et al. 2005); je früher der Missbrauch, desto verheerender die weitere Lebensgeschichte (und umso größer die Überschneidung mit der Diagnose Posttraumatische Belastungsstörung) (McLean u. Gallop 2003). Das ist aber nicht die ganze Wahrheit. Borderline-Patienten, die Opfer eines Inzest wurden, insbesondere vor dem 10. Lebensjahr, gehören bereits zu einer Gruppe fragiler Persönlichkeiten, die nicht immer auf psychoanalytisch orientierte Psychotherapie ansprechen. In einer Untergruppe dieser Patienten (nahezu ausnahmslos Frauen) ist das Ausmaß an Traumatisierung so groß und das nachfolgende Verhalten so katastrophal, dass unüberwindbare Hürden für eine psychodynamische Psychotherapie geschaffen werden.

Selbst unter diesen Bedingungen bleiben manche Therapeuten bei ihrer Überzeugung, eine Borderline-Diagnose rechtfertige in jedem Fall eine Übertragungsfokussierte Psychotherapie (TFP) oder Mentalisierungsbasierte Psychotherapie (MBT; Bateman u. Fonagy 2004). Anlässlich eines Besuchs in einer europäischen Klinik, die sich auf psychodynamische Psychotherapie spezialisiert hat, kam ich vor einiger Zeit in Kontakt mit einer ganzen Gruppe extrem traumatisierter Borderline-Patienten. Eine Patientin, Mitte 40 und allein lebend, war über viele Jahre als Kind und Jugendliche missbraucht worden. Diese Patientin hatte sich den Bauch aufgeschlitzt (nur die Spitze einer ganzen Reihe schwerer selbstverletzender Episoden) und anschließend in ihren Innereien herumgewühlt. Das hochprofessionelle und gut ausgebildete Klinik-Personal, das die Patientin sehr zurecht als »Borderline-Persönlichkeit« diagnostizierte, hielt unerschütterlich an seinen Bemühungen fest, dieser Frau mittels psychodynamischer Psychotherapie zu helfen, trotz der vielen Hinweise, dass dies die Möglichkeiten der Patientin selbst überstieg. Zu ihrer verheerenden Lebensgeschichte hatten sich aktuell Armut, Einsamkeit, wenig unterstützende Faktoren durch ihre Arbeit sowie ein fortgeschrittenes Alter gesellt, was ihren Möglichkeiten, von einer Therapie zu profitieren, ernsthafte Grenzen setzte. Dazu kam die Heftigkeit ihrer Wut, zuerst auf den ursprünglichen Täter, der sie missbraucht hatte, später auf sich selbst, was sich schließlich in einer nie dagewesenen Selbstdestruktivität Bahn brach (es handelte sich hier nicht um eine Japanerin, die Seppuku beging). Angesichts der außergewöhnlichen Schwere der Symptomatik lässt sich durchaus ein psychotischer Kern hinter der ansonsten Borderline-ähnlichen Psychopathologie vermuten. Dies würde die Wirksamkeit psychodynamischer Psychotherapie, im Gegensatz zu supportiver Psychotherapie, noch weiter ernsthaft einschränken.

Symptome, die bizarr und außerordentlich selten zugleich sind, weisen häufig auf einen psychotischen Kern bei Patienten hin, die auf den ersten Blick als »Borderline-Persönlichkeit« anmuten.

Im Rahmen eines Erstgesprächs sah ich einmal eine schwarze High-School-Studentin. Sie war als Baby von einer weißen Akademiker-Familie adoptiert worden, die bereits zwei eigene Kinder hatte. Sie hatten die Hoffnung gehegt, dem Mädchen Möglichkeiten zu eröffnen, die sie nicht gehabt hätte, wäre sie in ihrem ursprünglichen sozialen Umfeld geblieben. Ihren schwarzen Klassenkameraden gegenüber fühlte sich die Patientin entfremdet, weil diese sie zurückwiesen, da sie in einer wohlhabenden weißen Familie aufwuchs. Von den Weißen wiederum fühlte sie sich entfremdet, weil sie schwarz war. Ihre Ich-Schwäche war derart ausgeprägt, sodass sie große Scham empfand aufgrund ihrer Rasse. In der Überzeugung, ihr Körper würde in irgendeiner Weise die Toilette beschmutzen, die sie dann verunreinigt dem Rest der Familie hinterlassen musste, entwickelte sie die Angewohnheit, auf den Boden zu defäzieren.

Sie wurde mir als Patientin mit einer Borderline-Persönlichkeitsstörung überwiesen, aber ich war der Auffassung, dass ihr Symptom, neben anderen Anzeichen einer ernsthaften Erkrankung, eher auf eine Schizophrenie hindeutete. In diesem Fall wäre eine psychoanalytisch orientierte Psychotherapie kontraindiziert gewesen.

Allgemein gesprochen und wie in Tabelle 14-1 aufgezeigt, sollte das Vorliegen überwältigender Traumata in der Vorgeschichte zur Zurückhaltung gemahnen, was die Prognose psychodynamischer Psychotherapie angeht, wobei natürlich die individuelle Widerstandskraft eines Patienten eine große Rolle spielt: Diejenigen, die mit guter Konstitution gesegnet sind und über optimal modulierende (»protektive«) Gene verfügen, können sich sehr gut entwickeln trotz ihrer traumatischen Vorgeschichte. Ihre reflexive Funktion kann so gut ausgebildet sein, dass ein psychodynamischer Therapieansatz gerechtfertigt erscheint. Wie Mitton et al. (1997) in ihren Langzeitkatamnesen feststellten, erholen sich viele sexuell missbrauchte Borderline-Patienten letztlich gut, doch der Genesungsprozess dauert 5 bis 10 Jahre länger als bei nicht missbrauchten Borderline-Patienten (S. 200). Die weniger widerstandsfähigen (und maximal traumatisierten) Patienten hingegen bedürfen eines eher supportiven und psychoedukativen Vorgehens.

14.5 Auswirkungen narzisstischer Persönlichkeitszüge

Es gibt zahlreiche Belege in der Literatur, wie schwierig es ist, psychotherapeutisch, insbesondere psychodynamisch, mit narzisstischen Patienten zu arbeiten. Die Patienten, die in Kernbergs Modell der Persönlichkeitsorganisation auf Borderline-Niveau funktionieren, stellen Therapeuten nicht selten vor zusätzliche Schwierigkeiten. Noch größer sind die therapeutischen Herausforderungen bei Patienten, die sowohl die Kriterien der Borderline-Persönlichkeitsstörung als auch der Narzisstischen Persönlichkeitsstörung (im Sinne des DSM-IV-TR) erfüllen. Mehrere Autoren haben auf die häufigen Gegenübertragungsprobleme hingewiesen. Wie Arnold Cooper (1986) beschreibt, können beim Therapeuten »häufig Gefühle der Langeweile, des Ärgers (...) oder generellen Unzufriedenheit mit der in der Behandlung herrschenden Leblosigkeit auftreten.« Die kalte Grandiosität des Patienten, so der Autor, kann der Auslöser sein für eine Art Vergeltungswut aufseiten des Therapeuten; dessen Interventionen werden ignoriert oder entwertet, und es gibt keinen spürbaren Hinweis dafür, dass eine Verbindung zwischen beiden Parteien existiert (S. 140 f.). Ähnliches beschreibt Glen Gabbard (1998), wenn er von der häufig auftretenden Langeweile und Distanziertheit spricht und darauf hinweist, dass Therapeuten in der Behandlung narzisstischer Patienten rascher dazu neigen, negativ auf die verächtliche Haltung des Patienten zu reagieren. Diese äußert sich häufig in Kommentaren, die dem Therapeuten vermitteln sollen, dass er nichts Neues oder Nützliches vorzubringen hat (S. 136). Andere entwertende Äußerungen »höhlen das Vertrauen des Therapeuten und sein Gefühl von Wirkmächtigkeit aus« (S. 137). Bei Patienten mit Borderline-Persönlichkeitsstörung und Narzisstischer Persönlichkeitsstörung begegnet man häufig einer Form von Grandiosität, die sich als dünne Schicht über tiefsitzende Gefühle der Unzulänglichkeit und des Neides ausgebreitet hat (wobei letzterer unter den sieben Todsünden die größte Zerstörungskraft besitzt) (Schimmel 1997).

Eine psychodynamische Psychotherapie wird bei narzisstischen Borderline-Patienten einen Konflikt zutage treten lassen, der zwischen zwei Extremen schwankt:

- Einerseits wird sich der Patient in seinem Gefühl der Überlegenheit dem Therapeuten gegenüber bequem eingerichtet haben (hinsichtlich Intelligenz, sozialem Status, Reichtum), aber aus diesem Grund auch nicht auf Besserung hoffen können (da der Therapeut »nichts zu bieten hat«, woran der Patient nicht selbst schon gedacht hätte) – *und die Therapie abbrechen.*
- Andererseits wird der Patient ein gewisses Maß an Hoffnung haben, basierend auf dem Gefühl, dass ihm der Therapeut in mancherlei Hinsicht überlegen ist. Gleichzeitig wird er aber vor Neid vergehen angesichts dieser schmerzlichen Ungleichheit – *und die Therapie abbrechen.*

Dieses Paradoxon vermag auch die Herablassung erklären, mit der narzisstische Patienten auf andere reagieren, und deren Nebeneffekt der vorzeitige Abbruch der therapeutischen Beziehung ist.

Im Vergleich zu anderen Persönlichkeitsstörungen haben Borderline-Patienten eine hohe Abbruchrate (abgesehen von den ebenso herablassenden antisozialen Persönlichkeiten). In ihrer Untersuchung unterschiedlicher Borderline-Stichproben stellten Waldinger und Gunderson (1984) fest, dass 40 % die Therapie vorzeitig abbrechen, eine Zahl, die meiner eigenen Erfahrung entspricht, die ich über die Jahre sammeln konnte. Allerdings fehlt es an methodischen Vergleichsuntersuchungen, was die verschiedenen Untergruppen der Borderline-Patienten angeht. Von den Patienten, die ich selbst im Laufe der Jahre behandelt habe, haben mehr narzisstische Borderline-Patienten die Behandlung vorzeitig abgebrochen als andere Untergruppen, ausgenommen antisoziale Borderline-Patienten, die eine noch höhere Abbruchrate aufwiesen.

Die Mehrzahl der überwiegend narzisstischen Patienten (manche von ihnen mit Borderline-Zügen) war männlich. Das am stärksten ausgeprägte Persönlichkeitsmerkmal war Verächtlichkeit. Einige wenige zeichneten sich durch geradezu pfauenhafte Selbstverliebtheit und Grandiositätsgebaren aus: erfolgreiche und wohlhabende Männer, die wie besessen jungen Mannequins nachstellten und sich darüber beklagten, dass sie mit mittlerweile fast 50 noch immer »nicht an die Richtige geraten« waren. Diese Männer hegten die Hoffnung, ich könne ihnen auf magische (soll heißen: schnelle) Art und Weise dabei helfen, die »Richtige« zu finden. Auf mich und die Therapie ließen sie sich jedoch genauso wenig ein wie auf die hübschen »Dummchen«, denen sie den Hof machten und die hauptsächlich als »reizende Begleiterinnen« herhalten mussten, um ihr Ego zu stützen. Keiner blieb nennenswert lange in Behandlung. Die narzisstischen Patienten, die sich hauptsächlich durch Herablassung auszeichneten, legten in gewisser Weise mehr Motivation für eine Therapie an den Tag, brachen die Behandlung jedoch aus Gründen ab, die ich bereits genannt habe: Ambivalenz, dass ich ein Fachmann mit einiger Reputation in meiner Kollegenschaft war. Nach einer Weile traten ihre Verächtlichkeit und ihr Neid deutlich zutage. Es war kein Trost, dass ich 40 Jahre älter war. In der Übertragung könnte ich mich hier von einem erfolgreichen »älteren Bruder« zu einer noch bedrohlicheren Vaterfigur entwickelt haben, vorausgesetzt ihre Väter zeichneten sich durch Arroganz und Ablehnung aus. Verachtung wurde so zum Antidot des Neides, und sie brachen die Behandlung ab. Auf diese Weise war es ihnen möglich, die Illusion aufrechtzuerhalten, dass ich ihnen nicht helfen konnte, dass niemand ihnen helfen konnte und dass sie letztlich überlegen, wenn auch einsam waren. In der psychologischen Gleichung des Narzissten ist es sicherer, Beziehungen mit einem Gegenüber (ähnlich einem ablehnenden Elternteil) aufrechtzuerhalten, das sich als Kopie des enttäuschenden Elternteils herausstellt, als das Risiko einzugehen, die Therapie fortzusetzen und der (in ihrer Vorstellung) unvermeidlich auf sie zukommenden Enttäuschung ins Gesicht zu sehen.

Das allgemeine Erscheinungsbild narzisstischer Patienten ist jedoch nicht so düster, wie es diese Beispiele suggerieren mögen: Bei vielen Patienten, auch denjenigen mit Borderline-Merkmalen, sind die narzisstischen Züge

- nicht so ausgeprägt wie bei den Patienten, die ich beschrieben habe, und
- sie treten nicht in der Verbindung mit den malignen Merkmalen fehlender Empathie, ausbeuterischem Verhalten und Arroganz auf.

Kernberg (1992) hat über diese für Therapie empfänglicheren Patienten geschrieben und Möglichkeiten aufgezeigt, wie sich die Schwierigkeiten, vor die sie uns in der Behandlung stellen, therapeutisch am besten angehen lassen.

14.6 Auswirkungen antisozialer Persönlichkeitsmerkmale

Dank der polythetischen Kriterien für die Achse-II-Persönlichkeitskategorien verfügt das Diagnosesystem bereits über eine beträchtliche Diversität, die für ein gewisses Maß an Dimensionalität sorgt, auch wenn diese auf die jeweilige Kategorie beschränkt ist. Abbildung 14-1 illustriert ein umfassenderes Konzept von Dimensionalität, da sie neben den wichtigsten Persönlichkeitstraits auch nach den zweitwichtigsten Merkmalsgruppen fragt. Um Persönlichkeitsstörungen diagnostisch vollständig zu erfassen, würde man idealerweise alle nennenswerten Persönlichkeitstraits miteinschließen, was allerdings ein zusätzlich lexikalisches Vorgehen erforderlich machen würde. Um einer besseren Einschätzung von Persönlichkeitsstörung zu gelangen, müssten wir auch den jeweiligen Ausprägungsgrad eines Persönlichkeitsmerkmals (im Sinne einer Skalierung oder Amplitude) beachten. Überlegungen dieser Art sind besonders wichtig, wenn wir Patienten in Behandlung haben, die antisoziale Züge aufweisen.

Abbildung 14-2 zeigt die einzelnen Ausprägungsgrade der sieben DSM-IV-TR-Kriterien der Antisozialen Persönlichkeitsstörung bei zwei Borderline-Patienten mit antisozialen Zügen. Die Markierung mit großem »X« oder kleinem »x« zeigt dabei den jeweiligen Ausprägungsgrad eines Items an. Gegenwärtig verlangt das DSM-IV-TR nur 3 von 7 Items, um die Diagnose Antisoziale Persönlichkeitsstörung zu stellen, was 210 mögliche Kombinationen innerhalb des Kriterienkatalogs für die Antisoziale Persönlichkeitsstörung ergibt. Noch nicht eingerechnet sind hier die vielen Kombinationsmöglichkeiten mit anderen Persönlichkeitsstörungen.

Die zwei Patientinnen aus Abbildung 14-2 wurden aus den 23 antisozialen Patienten (14 Männer und 9 Frauen) ausgewählt, die ich im Laufe der letzten 43 Jahre in meiner Privatpraxis behandelt habe. Bei beiden Patientinnen handelte es sich um Frauen Ende 20, die mir zur analytisch orientierten Psychotherapie überwiesen worden waren. Patientin 1 war die einzige weibliche Patientin, die angemessen lange in Therapie blieb. Ihre antisozialen Züge waren weniger ausge-

1	2	3	4	5	6	7	<<	>>	1	2	3	4	5	6	7
							J	J							**X**
							I	I		x					
	X						H	H			x	x		x	
							G	G	x				x		
x							F	F							
		x					E	E							
							D	D							
					X		C	C							
			x			x	B	B							
				x			A	A							

Patient 1 — Patient 2

Abb. 14-2 Gegenüberstellung zweier Profile von Borderline-Patientinnen mit antisozialen Zügen (gemäß den DSM-Kriterien für Antisoziale Persönlichkeitsstörung).
1 = Missachtung der sozialen Normen; wiederholte Straftaten, die zur Festnahme führen; 2 = Unehrlichkeit (wiederholtes Lügen; Annehmen falscher Identitäten; Täuschen anderer); 3 = Impulsivität oder Unfähigkeit, vorauszuplanen; 4 = Reizbarkeit und Aggressivität (v.a. Schlägereien und Überfälle); 5 = rücksichtslose Missachtung der Sicherheit anderer; 6 = anhaltend unverantwortliches Verhalten (z.B. Arbeit, Begleichen von Schulden); 7 = fehlende Gewissensbisse (angesichts des eigenen Verhaltens, das andere schädigt).
A = fehlt ganz oder vernachlässigbar; C = bis zu einem geringen Grad vorhanden; E = bis zu einem hinlänglichen Grad vorhanden; G = deutlich ausgeprägtes Merkmal; J = extrem ausgeprägtes Merkmal.
x = Ausprägungsgrad des Items bei jedem einzelnen Patienten; das große X zeigt einen deutlicheren Ausprägungsgrad an.

prägt als bei Patientin 2 (die eine Antisoziale Persönlichkeitsstörung im eigentlichen Sinne aufwies und alle 7 Kriterien für die Diagnosestellung erfüllte). Beide Frauen entstammten Familien der oberen Mittelschicht, wobei es sich bei den übrigen Familienmitgliedern in beiden Fällen um bürgerlich-solide und verantwortungsbewusste Personen handelte.

Patientin 1 war auffällig geworden, unter anderem weil sie ihren Ex-Freund auf vielfältige Weise gestalkt hatte: z.B. in Form von Briefen, die sie unter falschem Namen (d.h. im Namen von Bekannten) geschrieben hatte (unter Angabe verschiedener E-Mail-Adressen, Absender etc.) und in denen diese ihn dafür tadelten, wie »schlecht er seine Freundin behandelte«. Sie legte keinerlei Reflexionsfähigkeit an den Tag und externalisierte ihr Verhalten gänzlich auf ihren Ex-Freund. Ich verlangte von ihr, nicht ohne Vehemenz, das Stalking sofort zu beenden, allerdings ohne Erfolg. Sie belog mich, erzählte mir, sie habe ihren Ex-Freund nicht mehr kontaktiert, wobei ich mir jedoch sicher war, dass dies nicht der Wahrheit entsprach. Mit Erlaubnis der Patientin kontaktierte ich den jungen Mann und bat ihn, mir per Mail mitzuteilen, wann immer sie Kontakt zu ihm aufnahm, Kontrollanrufe tätigte oder Briefe schrieb. Da ihre Unehrlichkeit nunmehr offen zutage lag, gab die Patientin schließlich ihren Widerstand auf. Das parasuizidale Verhalten, das sie gezeigt hatte, während sie mit ihrem Ex-Freund zusammen war, hörte ebenfalls auf. Als sie für kurze Zeit einen anderen Ex-Liebhaber verfolgte, erstattete dieser Strafanzeige, was ihr eine Nacht im Gefängnis einbrachte. Der Richter erklärte sich bereit, die Strafe auf Bewährung auszusetzen, wenn sie für die darauffolgenden 12 Monate nicht »rückfällig« würde. Dies war der Wendepunkt, der letztlich den Prozess der Genesung einläutete. Sie heiratete einige Zeit später, war beruflich erfolgreich und legte in ihrem Verhältnis zu mir mehr Offenheit und Ehrlichkeit an den Tag. Die DSM-IV-TR-Kriterien für eine Antisoziale Persönlichkeitsstörung erfüllte sie nicht mehr.

Patientin 2, die ebenfalls mit der Diagnose »affektive Störung« überwiesen wurde, litt unter einer bipolaren Störung. Dies kann das Risiko für antisoziales Verhalten erhöhen, da ein gewisser Prozentsatz bipolar erkrankter bzw. manischer Patienten außerordentlich reizbar und hoch aggressiv ist, eine ausgeprägte Grandiosität an den Tag legt, für das Gesetz nur Verachtung übrig hat und zu Subtanzmissbrauch neigt (was zu einer Beeinträchtigung der Selbstkontrolle sowie risikoreichen Verhaltensweisen führt). Der Hauptcharakterzug von Patientin 2 war ihre Boshaftigkeit. Sie hatte von sich das Bild einer großen Schönheit und Schauspielerin, deren berechtigtes Streben nach Ruhm jedoch von den Eltern vereitelt worden sei, da diese ihre gesamte Aufmerksamkeit der Schwester der Patientin hätten zuteil werden lassen. Die Patientin verwandte nun ihre gesamten Bemühungen darauf, sich für die (in ihren Worten) Niedertracht und Vernachlässigung der Eltern zu rächen und suchte nach Wegen, es jedem einzelnen Familienmitglied heimzuzahlen. So rief sie etwa ihre Mutter an, um sie darüber »in Kenntnis zu setzen«, dass sie über »ernstzunehmende Hinweise« verfüge, dass ihr Vater ein Verhältnis mit seiner Sekretärin habe. Dies führte zunächst zu einem ernsthaften Bruch in der Beziehung ihrer Eltern. Als sich jedoch herausstellte, dass es sich bei der Geschichte um eine reine Lüge handelte, versöhnten sich die Eltern und warfen die Patientin hinaus. Zerfressen von einem tödlichen Neid auf die Schwester, die glücklich verheiratet war, versuchte die Patientin nunmehr, ihren Schwager zu »vergiften«, indem sie ihn von »Gerüchten« in Kenntnis setzte, dass seine Frau (ihre Schwester) ihn betrogen hatte. Nach 6 Sitzungen erzählte mir die Patientin, dass dieser Plan 1 (böse Gerüchte) nicht funktioniert habe und sie nunmehr zu Plan 2 übergehen werde: zum Wohnort ihrer

Schwester und ihres Schwagers zu fahren und irgendwie zu versuchen, die Schwester zu töten. An diesem Punkt informierte ich die Familie der Patientin und beendete die Behandlung.

Diese zweite Fallvignette soll illustrieren, warum eine psychodynamische Psychotherapie in diesem Fall wirkungslos bleiben musste. Psychodynamische Psychotherapie heißt, sich mit Konflikten zwischen unterschiedlichen innerpsychischen Instanzen zu beschäftigen, für gewöhnlich zwischen einem starken Wunsch einerseits und der Stimme des Gewissens andererseits. Im Falle eines amoralischen Patienten ist diese Konstellation irrelevant: kein Gewissen, kein Konflikt. Patientin 2 war »nur« antisozial. Sie war, was Robert Hare (1993) als »bürgerlichen Psychopathen« bezeichnet hat und für den ich in einem jüngeren Buch (Stone 2009) weitere Beispiele aufgeführt habe. Im Gegensatz zu psychopathischen Personen aus sozial benachteiligten Schichten (von denen die meisten Männer sind), die die typischen Verhaltensmerkmale des psychopathischen Patienten aufweisen (z. B. Verhaltensstörungen in jungen Jahren, Jugendkriminalität, Missachten von Bewährungsauflagen), zeichnen sich psychopathische Personen aus wohlhabenderen Familien weniger durch diese »kriminologischen« Attribute aus. Ihre Charakterdeformation ist hauptsächlich auf eine extreme Ausprägung narzisstischer Wesenszüge begrenzt, wie sie Hare in seiner Psychopathy Checklist Revised (Hare et al. 1990) unter Faktor 1 aufführt: Falschheit, Grandiosität, Lügen, Täuschen und Manipulieren, Boshaftigkeit, Mangel an Gewissensbissen sowie Unfähigkeit, Verantwortung für das eigene Handeln zu übernehmen. Im Gegensatz zu den Merkmalen auf der Verhaltensebene, die für Außenstehende relativ offenkundig sind (Überfälle; Anzahl an Festnahmen; Unfähigkeit, einer regelmäßigen Arbeit nachzugehen), lassen sich die narzisstischen Items vor der Außenwelt lange verbergen, selbst vor Therapeuten mit analytischer Ausbildung, bei denen die Betroffenen unter Umständen zum Zwecke einer psychodynamischen Psychotherapie landen. Von den 23 Patienten, die ich in meiner Praxis als antisozial identifiziert habe, erfüllten 4 Frauen (inklusive Patientin 2) und 7 Männer auch die Kriterien des »bürgerlichen Psychopathen« (mit hohen Werten auf Faktor 1 und nur mäßig ausgeprägten Werten in den Verhaltens-Items von Faktor 2). Nur 2 der 23 Patienten blieben lange genug in Therapie, um wichtige allgemeine Therapieziele zu erreichen. Diese beiden Patienten hatten antisoziale Züge, waren aber nicht psychopathisch. Patientin 1 war eine dieser Patienten, der andere war ein Alkoholiker Mitte 20, der mehrmals auf dramatisch feindselige Art und Weise versucht hatte, seine reichen Eltern in Schwierigkeiten zu bringen. Nachdem ich ihn jedoch überzeugt hatte, sich den Anonymen Alkoholikern anzuschließen, machte er rasche Fortschritte, wobei es sich hier eher um eine supportive denn psychodynamisch orientierte Psychotherapie handelte.

14.7 Zusammenfassung: Haupthindernisse für psychodynamische Therapie

Bislang habe ich nur die wichtigsten Persönlichkeitsmerkmale und innerpsychischen Attribute aufgezählt, die einer erfolgreichen Durchführung psychodynamisch orientierter Psychotherapie im Wege stehen oder diese unmöglich machen. Diese Attribute stellen die Grenzen der Behandelbarkeit mit dieser Methode dar und einige davon sind in Tabelle 14-1 aufgelistet. Wir können diese Liste nun ergänzen um die Traits antisozialer psychopathischer Störungen sowie um die Merkmale, die bislang keine gesonderte Erwähnung fanden (s. die detailliertere Aufzählung in Tab. 14-2).

Nicht erwähnt habe ich bisher die *sadistischen Persönlichkeitstraits*, wie sie in Anhang A des DSM-III-R (American Psychiatric Association 1987) aufgeführt sind. Unter den Bezeichnungen »lächelnde Grausamkeit«, »Megakontrolle« und »Seelenmord« fassten meine Kollegen und ich vom New York State Psychiatric Institute die acht Items des DSM-III-R in drei Hauptfaktoren zusammen (Stone et al. 2009):

- *Lächelnde Grausamkeit* beschreibt das wichtigste prototypische Persönlichkeitsmerkmal des Sadisten: die Freude daran, anderen Leid zuzufügen.
- *Megakontrolle* benennt das Verlangen des Sadisten nach absoluter Dominanz und Kontrolle sowie die Unterwerfung anderer unter den Willen des Sadisten.
- *Seelenmord* bezieht sich auf die Neigung von Sadisten, andere zu demütigen, insbesondere wenn »Publikum« zugegen ist, das zwangsläufig zum Gefühl der Demütigung des Opfers beiträgt.

Sadisten des lächelnd-grausamen Typus begegnen wir vor allem im Rahmen forensischer Einrichtungen und hier in erster Linie unter jenen Straftätern, die ihre Opfer körperlich quälen. Die heimlichen Sadisten, die eher selten den Weg in eine therapeutische Praxis oder Klinik finden, machen ihren Intimpartnern, Ehefrauen, Kindern oder Untergebenen am Arbeitsplatz das Leben regelrecht zur Hölle: sei es, dass sie sämtliche Interaktionen dominieren oder sich extrem unfair verhalten (Gruppe der »Megakontrolleure«, die auch vor bösartigem Mobbing am Arbeitsplatz nicht zurückschrecken), sei es, dass sie demütigende Kommentare abgeben oder ihre Angestellten zu entwürdigenden Aufgaben zwingen (Gruppe der »Seelenmörder«).

In den neueren Ausgaben des DSM wird die sadistische Persönlichkeit nicht mehr aufgeführt, was aus zwei Gründen bedauerlich ist:

- Es gibt nach wie vor eine beeindruckende Anzahl an sadistischen Persönlichkeiten, und
- die Definitionsmerkmale unterscheiden sich von denen der Antisozialen Persönlichkeitsstörung oder Psychopathie und hätten von daher eine eigene Bezeichnung verdient (und sei es nur aufgrund ihrer Bedeutung für die forensische Psychiatrie).

Tab. 14-2 Einschränkende Faktoren in der Behandlung von Persönlichkeitsstörungen

1. Eingeschränkte Reflexionsfähigkeit, die sich vor allem gegen Fortschritte richtet, die mithilfe eines psychodynamischen Therapieansatzes erzielt werden könnten; ausgeprägt konkretistisches Denken.
2. Ausgeprägte Ich-Schwäche (infolge einer Anfälligkeit für psychotische Desorganisation oder infolge überwältigender Traumatisierung in der Vergangenheit).
3. Schwere Beeinträchtigung der Empathiefähigkeit (aufgrund einer ausgeprägten narzisstischen Struktur, wie sie bei Narzisstischen Persönlichkeitsstörungen, Antisozialen Persönlichkeitsstörungen, Psychopathie und autistischen Erkrankungen vom Asperger-Typus anzutreffen ist).
4. Chaotische Impulsivität (mit der entsprechenden Tendenz zum »Ausagieren«, die vor allem durch Substanzmissbrauch verstärkt werden kann: Alkohol, Kokain, Methamphetamine und andere).
5. Narzisstische Persönlichkeitsmerkmale und voll ausgeprägte Narzisstische Persönlichkeitsstörung, bei der Neid, Arroganz, Grandiosität, Verächtlichkeit, Ansprüchlichkeit und ausbeuterisches Verhalten die dominanten Wesenszüge darstellen; Syndrom des malignen Narzissmus.
6. »Narzisstische« Persönlichkeitstraits im Rahmen von antisozialen Persönlichkeitszügen oder Psychopathie, insbesondere Lügen, Betrügen, Niedertracht, Täuschen und Mangel an Gewissensbissen.
7. Ein überwiegend zurückweisender Bindungsstil.
8. Andere Persönlichkeitstraits, die sich nicht ohne weiteres unter die Kriterien der aktuellen Achse-II-Störungen subsummieren lassen: Bitterkeit, Indiskretion, Reizbarkeit, Oberflächlichkeit (einhergehend mit einem Mangel an Werten), Verächtlichkeit, Rachsucht, ausgeprägter Reizhunger, Boshaftigkeit.
9. Sadistische Persönlichkeitszüge: eine starke Neigung, andere zu demütigen, dem eigenen Willen zu unterwerfen und sich am Leiden anderer zu erfreuen.
10. Ausgeprägte Rigidität der Persönlichkeit, wie wir sie im Rahmen des religiösen Fundamentalismus antreffen.

Sadisten suchen so gut wie nie psychiatrische Hilfe und sind diesbezüglich auch nicht zugänglich (von den milderen Formen und seltenen Ausnahmen einmal abgesehen). Dies bedeutet, dass Sadisten, ähnlich den Psychopathen, nicht nur in psychodynamischer Hinsicht therapeutisch nicht erreichbar sind, sondern generell aus sämtlichen therapeutischen Angeboten herausfallen. Diese Tatsache ist umso zwingender, wenn wir etwa die Schnittmenge *sadistischer Psychopathen* betrachten, also jene Fälle von Serienvergewaltigern, Serienmördern und ähnlichen, zu deren Begutachtung forensische Psychiater hinzugezogen werden (Stone 2009). Ähnliches gilt für die eher »vornehm auftretenden«, weniger sadistischen, aber psychopathischen Persönlichkeiten, die unter korrupten Politikern, unternehmerischen Hasardeuren, Börsenschwindlern usw. anzutreffen sind.

14.8 Religiöser Fundamentalismus als therapeutisches Hindernis

Religiöse Freiheit gilt in der westlichen Welt sowohl im wahrsten Sinne des Wortes als auch bildlich gesprochen als unantastbar. Gläubige aller großen Religionen verteilen sich entlang eines bestimmten Spektrums: Am einen Ende finden wir jene, die ihren Glauben kaum praktizieren und deren Alltag nur in einem geringen Ausmaß von den Regeln und Geboten ihres Glaubens beeinflusst wird. Am anderen Ende sind die Gläubigen angesiedelt, die sich paradoxerweise ihrer religiösen Freiheit bedienen, ihre weniger ergebenen Glaubensgenossen in deren gewöhnlichen Freiheitsgraden und Möglichkeiten, wie sie ihren Alltag leben wollen, extrem zu beschneiden. Gerade weil Diebstahl und Mord keine Gefahr für sie darstellen, äußern sich ihre selbst auferlegten Grenzen vor allem im Bereich der *Sexualität.* Masturbation ist für manche nach wie vor problematisch, wenngleich Selbstkontrolle in diesem Zusammenhang häufiger in der jungen Generation propagiert wird. Vorehelicher Sex hingegen vermag manchen tief Gläubigen immer noch in große Konflikte zu stürzen, insbesondere diejenigen, deren Rigidität und Insistieren auf strengen moralischen Codices sie in den Rang sogenannter *Fundamentalisten* erhebt. Mit diesem Begriff bezeichne ich nicht jene religiösen Eiferer, die ihren Glauben anderen aufoktroyieren wollen. Vielmehr verstehe ich darunter jene gepanzerte Strenge, den eigenen Glauben zu praktizieren, die jedoch auf das Privatleben begrenzt ist. Manchmal ist diese Strenge die simple Folge davon, in einer ähnlich strengen Familie oder Glaubensgemeinschaft aufgewachsen zu sein. In den letzten Jahren sind mir jedoch mehr und mehr jugendliche oder junge erwachsene Patienten begegnet, die entweder von fundamentalistischen Lehrern beeinflusst wurden oder sich aus freien Stücken streng religiösen Kreisen und Glaubenspraktiken zugewandt haben. Männer mit sexuellen Versagensängsten oder Ängsten, sich auf eine längere Beziehung »einzulassen«, Frauen mit allgemeinen Ängsten vor sexuellen Kontakten (und vorehelichem Sex im Besonderen) oder Schwangerschaft und Mutterschaft können auf diese Weise einen Teil ihrer sexuellen Konflikte unter dem Deckmäntelchen religiöser Verbote verbergen. »Ich hätte wirklich Lust« wird durch ein »Du sollst nicht!« überdeckt.

Da sexuelle Wünsche es an sich haben, sich sogar über diese Form moralischer Strenge hinwegzusetzen, ersuchen manche Fundamentalisten schließlich um therapeutische Hilfe. Von der Perspektive der Persönlichkeit aus betrachtet, stehen für gewöhnlich zwanghafte und vermeidende Wesenszüge im Vordergrund. Da diese in den Bereich der *Hemmung* fallen, sollten die zugrunde liegenden Konflikte mithilfe aktuell gängiger Therapieansätze bearbeitbar sein: psychodynamisch orientiert (weil hier besonders die Auflösung des Konflikts im Vordergrund steht), Kognitive Verhaltenstherapie und Supportive Therapie. Doch je rigider die Persönlichkeitsstruktur, desto weniger sind sexuelle Konflikte einer tiefergehenden therapeutischen Bearbeitung zugänglich. Was ich stattdessen bei manchen Patienten beobachten konnte, ist eine wiederholte Tendenz zur Externalisierung des Problems, so als sei dieses tatsächlich »außen« und nicht in ihnen selbst angesiedelt. Eine Patientin mit ausgeprägten Ängsten, was ihr Selbstbild anging, sowie Nähe-Ängsten sowohl in psychischer als auch sexueller Hinsicht, hatte sich einer kleinen religiösen Gruppe angeschlossen, die der gleichen Glaubensrichtung angehörte wie ihre Eltern, jedoch weitaus strenger war. Dies ermöglichte es ihr, ihr Problem zu rationalisieren und zu argumentieren, dass selbst die mildesten Formen vorehelicher sexueller Betätigung, wie Küssen oder Petting, sündhaft wären. Ihr Vermeidungsverhalten sei somit keine Widerspiegelung innerer Hemmungen. Die Möglichkeit in Betracht zu ziehen, dass innere Konflikte die treibende Kraft hinter ihrem Vermeidungsverhalten sein könnten, führte bei der Patientin nicht zu einem Gefühl der Erleichterung und der Bereitschaft, in der Therapie weiter darüber nachzudenken, sondern zum abrupten Therapieabbruch. Ähnlich verhielt es sich mit einem jungen Mann, der bestimmte Klassenkameradinnen von weitem verehrt hatte, aber nie mit einer ausgegangen war. Er verbrachte ein Jahr im Ausland, in dem er in eine religiöse Glaubensgemeinschaft geriet, die weitaus strenger in ihren Verboten gegenüber jeglichen Formen vorehelicher Sexualität war als dies bei seinen gläubigen und praktizierenden fanatischen Eltern jemals der Fall gewesen war. Seine Persönlichkeit zeichnete sich durch vorwiegend zwanghafte Persönlichkeitszüge aus sowie durch eine Art kompensatorischen Narzissmus, der zugrunde liegende Minderwertigkeitsgefühle verbergen sollte. Anfällig für Stimmungsschwankungen, die wahrscheinlich die Vorboten einer latenten bipolaren Störung waren, verbrachte er Unmengen an Zeit im Internet, um nach der »richtigen« Medikation zu suchen, die ihn heilen würde. Als er schließlich den Weg in die Therapie gefunden hatte, verbrachte er auch hier endlose Stunden mit Überlegungen zu Fragen der Medikation. Anspielungen auf sein Privatleben vermied er hingegen konsequent. Was sein Problem anging, Frauen kennenzulernen, so suchte er Abhilfe in entsprechenden Internet-Foren, die mit seiner neuen Glaubensrichtung kompatibel waren. Er hatte Mail-Kontakt mit einigen jungen Frauen, die weit entfernt lebten. Die Tatsache jedoch, dass Treffen, die sich aus diesen Kontakten ergaben, von Anfang an vorbelastet sein könnten, weil man sich nicht so kennenlernte, wie es normalerweise der Fall war, wenn man in derselben Gegend lebte, konnte er nur schwer akzeptieren. Seine Religion, die zwar eine neue Erfahrung für ihn war, diente als Schutzschild, der ihn davor abhielt, sich sexuell einfach auszuprobieren und die jeweiligen Vorzüge einer Freundin zu testen, um herauszufinden, welche denn als langfristige Partnerin infrage kommen könnte. Als ich ihm dies deutete, brach der Patient die Therapie ab. Somit hatte Religion in diesen beiden Beispielen dazu geführt, dass bestimmte Persönlichkeitszüge und Haltungen *ich-synton* geworden waren, die besser ich-dyston geblieben wären, um dadurch den nötigen Impetus und die nötige Motivation bereitzustellen, die therapeutische Arbeit abzuschließen.

14.9 Schlussfolgerung

Während es eine umfangreiche Fachliteratur zur Therapie von Persönlichkeitsstörungen gibt, sind Veröffentlichungen zu den Grenzen der Behandelbarkeit eher dünn gesät. Empfehlungen zu bestimmten therapeutischen Vorgehensweisen sind von Optimismus getragen, während die Frage, inwieweit eine Persönlichkeitsstörung überhaupt therapierbar ist, auf weniger offene Ohren stößt.

Zu Beginn meiner Ausführungen habe ich erwähnt, dass gehemmte Persönlichkeitstypen psychodynamischen Therapieansätzen im Allgemeinen zugänglich sind, was jedoch einen guten Charakter, eine adäquate Motivation sowie ausreichendes Durchhaltevermögen voraussetzt. Auch andere therapeutische Verfahren, die aktuell zur Verfügung stehen, können bei Patienten mit diesen Grundeigenschaften wirksam sein. Psychodynamische Therapieansätze können sich als nützlich erweisen bei milderen Ausprägungen von narzisstischen, histrionischen, Borderline- oder auch paranoiden Persönlichkeitszügen.

Im Falle von Patienten allerdings, bei denen eine signifikante Ausprägung von antisozialen Persönlichkeitszügen hinzukommt, büßt ein psychodynamischer Therapieansatz rasch an Wirksamkeit ein. Größere Erfolgsaussichten haben hier kognitive Verfahren, zumindest bis zu einem gewissen Grad, d. h. solange ein Patient nicht manifest psychopathisch ist. Beck und Freeman (1990) haben dazu sinnigerweise angemerkt: »Anstatt zu versuchen, mithilfe von Affektinduktion, z. B. Angst oder Scham, eine moralische Struktur aufzubauen, kann die kognitive Therapie der Antisozialen Persönlichkeitsstörung so konzeptualisiert werden, dass das moralische und soziale Verhalten über die Förderung des kognitiven Funktionsniveaus verbessert werden« (S. 152). Mit einem Optimismus, dem ich mich persönlich nicht anschließen würde, stellen sie sogar fest, dass sich »Psychopathen in der Lage gezeigt haben, aus Erfahrung zu lernen, wenn die Konsequenzen auf ihr Verhalten unmittelbar erfolgen, genau abgestimmt, nachvollziehbar und persönlich relevant sind« (S. 151). Auf der Grundlage der Erkenntnis, dass antisoziale und psychopathische Persönlichkeiten weniger angst- und schamanfällig sind als Gesunde, plädieren Beck und Freeman sehr zurecht für ein kognitives Verfahren, das auf eine bessere *Kosten-Nutzen-Analyse* im jeweiligen sozialen Milieu hinarbeitet. Es wäre in der Tat besser (wie die beiden Autoren empfehlen), wenn etwa am späten Freitagnachmittag auf den letzten Drücker noch ein Auftrag reinkommt, sich den Ärger zu verkneifen, anstatt den Chef zum Teufel zu wünschen und dafür rausgeworfen zu werden. Derartige Empfehlungen sind jedoch völlig wirkungslos, wenn es um gewalttätige kriminelle Psychopathen geht, die in der Lage sind, Gefängnis- und Klinikpersonal immer wieder etwas vorzumachen im Sinne von »jetzt wird alles anders« und nun sind sie »wirklich« so weit, in ein Leben in der Gemeinschaft entlassen zu werden. Bei mehr als einem Viertel der Serienmörder, die vorzeitig entlassen werden, kommt es in der Folge zu weit schwereren Gewalttaten (Stone 2009).

Die aktuelle Psychotherapieforschung, die auch prospektive Follow-ups miteinschließt, hat ergeben, dass aktuelle Therapieverfahren zur Behandlung der

Borderline-Persönlichkeitssstörung in etwa gleich wirksam sind, wenn es um die Linderung der gängigen Symptomatik wie z. B. Sich-Schneiden oder andere Formen der Selbstverletzung geht (de Groot et al. 2008). Die Vertreter einer Methode halten jedoch ihr Verfahren für das jeweils wirksamste (zu Dialektisch-behavioraler Therapie s. Linehan 1993; zu Mentalisierungsbasierter Therapie Bateman et al. 2007; zu Übertragungsfokussierter Psychotherapie Clarkin et al. 2007; zu Kognitiver Therapie Davidson et al. 2006). Demgegenüber plädiert John Livesley (2007) für einen *integrierten* Ansatz in der Behandlung der Borderline-Persönlichkeitsstörung. Dieser gibt dem Therapeuten die Freiheit, aus den unterschiedlichen Verfahren die Elemente auszuwählen, die für jeden einzelnen Borderline-Patienten angesichts seiner individuellen Eigenheiten, mit denen der Therapeut im Laufe der Behandlung mehr und mehr vertraut wird, am sinnvollsten erscheinen. Natürlich bedürfen Therapeuten einer fundierten behandlungstechnischen Grundlage, was ihr eigenes Verfahren angeht. Gleichzeitig sollten sie aber gegenüber den Vorzügen aufgeschlossen sein, die alternative Verfahren an bestimmten Punkten der (für gewöhnlich sehr langen) Behandlung zu bieten haben. Diese flexible Behandlungsphilosophie zeigt sich auch in den Empfehlungen, die Judd und McGlashan (2003) in ihrer ausgezeichneten Arbeit zu Borderline-Patienten aussprechen.

Die Supportive Psychotherapie, die mit vielen Elementen (z. B. Beruhigung, Mitgefühl, Ermahnung, Psychoedukation, Grenzsetzung, Ratschläge) die Grundlage spezialisierterer Techniken darstellt, ist vor allem für die mildesten Formen der Persönlichkeitsstörungen aus dem exzentrischen Cluster indiziert. Supportive Verfahren sind auch für Patienten mit anderen Persönlichkeitsstörungen hilfreich, für die spezialisiertere Techniken nicht zur Verfügung stehen, sei es aus finanziellen Gründen, mangelnder intellektueller Voraussetzung oder Eigenheiten im kognitiven Stil eines Patienten.

Die weitestreichenden Begrenzungen in der therapeutischen Arbeit mit Patienten mit Persönlichkeitsstörungen sind natürlich in der Forensik im Bereich der konventionellen Psychiatrie anzutreffen. Jeder Therapeut wird einen gewissen Prozentsatz an kaum behandelbaren oder nicht behandelbaren Patienten in seiner Praxis zu Gesicht bekommen. Von daher ist es immer wertvoll, sich der Grenzen unseres Arbeitsfeldes bewusst zu sein, sodass wir mit unseren Ressourcen sinnvoll haushalten und (insbesondere in der Forensik) in unseren Entscheidungen, die die Gemeinschaft betreffen, die gleiche Umsicht walten lassen.

Klinische Schlüsselkonzepte

- Die Behandelbarkeit einer Persönlichkeitsstörung ist zum großen Teil davon abhängig, in welchem Maße günstige und ungünstige Faktoren bei einem Patienten vorhanden sind.
- Die Borderline-Persönlichkeitsstörung zeichnet sich durch eine große Heterogenität der Persönlichkeitstraits, Symptomatik und kognitiven Muster aus. Inwieweit Patienten auf Therapie ansprechen, ist davon abhängig, wie diese Faktoren im Einzelnen beschaffen sind und sich insgesamt zueinander verhalten.
- Der Bindungsstil eines Patienten stellt einen wichtigen therapeutischen Wirkfaktor dar: Patienten mit einem überwiegend zurückweisenden Bindungsstil werden schwieriger zu behandeln sein; Patienten mit einem sicheren, verstrickten, ängstlichen oder anderweitigen Bindungsstil sind im Allgemeinen therapeutisch eher zugänglich (Levy et al. 2005).
- Insbesondere in der Therapie von Borderline-Patienten ist nicht selten ein integriertes Vorgehen notwendig; nur eine Minderheit lässt sich durchgängig, von Anfang bis Ende, mit einem der anerkannten Verfahren erfolgreich behandeln.
- Nicht alle Persönlichkeitsstörungen sind therapierbar: Einer therapeutischen Bearbeitung nicht zugänglich sind antisoziale, psychopathische oder sadistische Persönlichkeiten.

Empfohlene Literatur

Clarkin JF, Yeomans FE, Kernberg OF. Psychotherapy for Borderline Personality. New York, Wiley, 1999. (Eine ausgezeichnete Darstellung der Übertragungsfokussierten Psychotherapie für Patienten mit Borderline-Persönlichkeitsstörung sowie der Richtlinien zur Durchführung dieses Verfahrens.)

Gabbard GO. Gabbard's Treatments of Psychiatric Disorders, 4th Edition, Part 10: Personality Disorders. Gunderson JG, Section Editor. Washington, DC, American Psychiatric Publishing, 2007, 757–854. (Enthält wertvolle Orientierungshilfen zur Behandlung sämtlicher Persönlichkeitsstörungen, die im DSM aufgeführt sind.)

Judd PH, McGlashan TH. A Developmental Model of Borderline Personality Disorder. Washington, DC, American Psychiatric Publishing, 2003. (Ein sehr lesenswerter Text mit vielen informativen Fallbeispielen und sinnvollen Empfehlungen für die Behandlung von Borderline-Patienten.)

Millon T, Davis R (eds). Personality Disorders in Modern Life. New York, Wiley, 2000. (Dieses Buch deckt nicht nur die im DSM aufgeführten Persönlichkeitsstörungen ab, sondern auch einige andere wichtige Störungen, z. B. die sadistische Persönlichkeit.)

Stone MH. Personality-Disordered Patients. Treatable and Untreatable. Washington, DC, American Psychiatric Publishing, 2006. (Eine umfassende Darstellung zu den psychotherapeutisch zugänglichen Typen von Persönlichkeitsstörungen.)

Literatur

American Psychiatric Association. Diagnostic and Statistical Manual of Mental Disorders, 3rd Edition, Revised. Washington, DC, American Psychiatric Association, 1987.

American Psychiatric Association. Diagnostic and Statistical Manual of Mental Disorders, 4th Edition, Text Revision. Washington, DC, American Psychiatric Association, 2000.

Bateman A, Fonagy P. Psychotherapy for Borderline Personality Disorder: Mentalization-Based Treatment. Oxford, UK, Oxford University Press, 2004.

Bateman A, Ryle A, Fonagy P, et al. Psychotherapy for borderline personality disorder: mentalization-based therapy and cognitive analytic therapy compared. Int Rev Psychiatry 19: 51–62, 2007.

Beck AT, Freeman A. Cognitive Therapy of Personality Disorders. New York, Guilford, 1990.

Choi-Kain LW, Gunderson JG. Mentalization: ontogeny, assessment, and application in the treatment of borderline personality disorder. Am J Psychiatry 165: 1127–1135, 2008.

Clarkin JF, Yeomans FE, Kernberg OF. Psychotherapy for Borderline Personality. New York, Wiley, 1999.

Clarkin JF, Levy KN, Lenzenweger MF, et al. Evaluating three treatments for borderline personality disorder: a multiwave study. Am J Psychiatry 164: 922–928, 2007.

Cooke DJ, Michie C. Refining the concept of psychopathy: toward a hierarchical model. Psychol Assess 13: 171–188, 2001.

Cooper AM. Narcissism. In: Essential Papers on Narcissism. Edited by Morrison AP. New York, New York University Press, 1986, 112–143.

Davidson K, Norrie J, Tyrer P, et al. The effectiveness of cognitive behavior therapy for borderline personality disorder: results from the Borderline Personality Disorder Study of Cognitive Therapy (BOSCOT) trial. J Pers Disord 20: 450–465, 2006.

De Groot ER, Verheul R, Trijsburg RW. An integrative perspective on psychotherapeutic treatments for borderline personality disorder. J Pers Disord 22: 332–352, 2008.

Diamond D, Stovall-McClough C, Clarkin JF, et al. Patient-therapist attachment in the treatment of borderline personality disorder. Bull Menninger Clin 67: 227–259, 2003.

Fonagy P, Bateman A. The development of borderline personality disorder: a mentalizing model. J Pers Disord 22: 4–21, 2008.

Freud S. Über Psychotherapie. Gesammelte Werke, Band 5. Frankfurt a. M., Fischer, 1904.

Gabbard GO. Transference and counter-transference in the treatment of narcissistic patients. In: Disorders of Narcissism. Edited by Ronningstam EF. Washington, DC, American Psychiatric Press, 1998, 125–135.

Hare RD. Without Conscience. The Disturbing World of the Psychopaths Among Us. New York, Pocket Books, 1993.

Hare RD, Harper TJ, Hakstian AR, et al. The revised Psychopathy Checklist: reliability and factor structure. Psychol Assess 2: 238–241, 1990.

Judd PH, McGlashan TH. A Developmental Model of Borderline Personality Disorder. Washington, DC, American Psychiatric Publishing, 2003.

Kernberg OF. Borderline personality organization. J Am Psychoanal Assoc 15: 641–685, 1967.

Kernberg OF. Aggression in Personality Disorders and Perversions. New Haven, CT, Yale University Press, 1992.

Levy KN, Meehan KB, Weber M, et al. Attachment and borderline personality disorder: implications for psychotherapy. Psychopathology 38: 64–74, 2005.

Levy KN, Meehan KB, Kelly KM, et al. Change in attachment patterns and reflective function in a randomized control trial of transference-focused psychotherapy for borderline personality disorder. J Consult Clin Psychol 74: 1027–1040, 2006.

Linehan MM. Cognitive-Behavioral Treatment of Borderline Personality Disorder. New York, Guilford, 1993.

Livesley WJ (ed). Handbook of Personality Disorders. New York, Guilford, 2001.

Livesley WJ. An integrated approach to the treatment of borderline personality disorder. Lecture presented at the Zon and Schild Hospital, Amersfoort, The Netherlands, September 17, 2007.

McCann JT. Obsessive-compulsive and negativistic personality disorders: In: Oxford Textbook of Psychopathology, 2nd Edition. Edited by Blaney PH, Millon T. New York, Oxford University Press, 2009, 671–691.

McGlashan TH. The Chestnut Lodge Follow-Up Study, III: long-term outcome of borderline patients. Arch Gen Psychiatry 43: 20–30, 1986.

McLean LM, Gallop R. Implications of childhood sexual abuse for adult borderline personality disorder and complex posttraumatic stress disorder. Am J Psychiatry 160: 369–371, 2003.

Millon T, Davis R (eds). Personality Disorders in Modern Life. New York, Wiley, 2000.

Mitton MJ, Links OS, Durocher G. A history of childhood sexual abuse and the course of borderline personality disorder. In: Role of Sexual Abuse in the Etiology of Borderline Personality Disorder. Edited by Zanarini MC. Washington, DC, American Psychiatric Press, 1997, 181–202.

Oldham J, Skodol AE, Bender DS (eds). Textbook of Personality Disorders. Washington, DC, American Psychiatric Publishing, 2005.

Pfohl B, Blum N. Obsessive-compulsive personality disorder. In: The DSM-IV Personality Disorders. Edited by Livesley WJ. New York, Guilford, 1995, 261–276.

Reich W. Character Analysis (1929). New York, Farrar, Straus, and Giroux, 1994.

Schimmel S. The Seven Deadly Sins: Jewish, Christian and Classical Reflections on Human Psychology. New York, Oxford University Press, 1997.

Stone MH. The Fate of Borderlines. New York, Guilford, 1990a.

Stone MH. Incest in the borderline patient. In: Incest-Related Syndromes of Adult Psychopathology. Edited by Kluft RP. Washington, DC, American Psychiatric Press, 1990b, 183–204.

Stone MH. Abnormalities of Personality: Within and Beyond the Realm of Treatment. New York, WW Norton, 1993.

Stone MH. Borderline and histrionic personality disorders: a review. In: Personality Disorders (WPA Series: Evidence and Experience in Psychiatry, Vol 8). Edited by Maj M, Akiskal HS, Mezzich JE, et al. Chichester, UK, Wiley, 2005, 201–276.

Stone MH. Personality-Disordered Patients: Treatable and Untreatable. Washington, DC, American Psychiatric Publishing, 2006.

Stone MH. The Anatomy of Evil. Amherst, NY, Prometheus Books, 2009.

Stone MH, Butler JR, Young K. Sadistic personality disorder. In: Oxford Textbook of Psychopathology, 2nd Edition. Edited by Blaney PH, Millon T. New York, Oxford University Press, 2009, 651–670.

Waldinger RJ, Gunderson JG. Completed psychotherapies with borderline patients. Am J Psychother 38: 190–202, 1984.

Wallerstein RS. Forty-Two Lives in Treatment: A Study of Psychoanalysis and Psychotherapy. New York, Guilford, 1986.

Zanarini MC, Yong L, Frankenburg FR, et al. Severity of reported childhood sexual abuse and its relationship to severity of borderline psychopathology and psychosocial impairment among borderline inpatients. J Nerv Ment Dis 190: 381–387, 2002.

Zanarini MC, Frankenburg FR, Reich DB, et al. Adult experiences of abuse reported by borderline patients and Axis II comparison subjects over six years of prospective follow-up. J Nerv Ment Dis 193: 412–416, 2005.

Teil III
Forschung und zukünftige Entwicklungen

15 Empirische Wirksamkeitsnachweise psychodynamischer Psychotherapie bei Persönlichkeitsstörungen

Ein Überblick

Falk Leichsenring

In diesem Kapitel gehe ich zunächst kurz auf die Verfahrensweisen der evidenzbasierten Medizin und empirisch validierten Behandlungsmethoden ein, um im Anschluss einen Überblick über aktuell vorliegende Wirksamkeitsnachweise psychodynamischer Psychotherapie bei Persönlichkeitsstörungen zu geben. Das Hauptaugenmerk liegt dabei auf randomisierten Kontrollstudien. Ich stelle auch die Ergebnisse quasiexperimenteller Untersuchungen vor, um schließlich den aktuellen Forschungsstand zur psychodynamischen Psychotherapie bei Persönlichkeitsstörungen einschließlich des Themas »Therapiedauer in der Behandlung von Persönlichkeitsstörungen« sowie offene Forschungsfragen zu diskutieren.

15.1 Evidenzbasierte Medizin und empirisch validierte Psychotherapie

Unter Fachleuten wird anhaltend darüber diskutiert, welches Forschungsdesign – randomisiertes Kontrolldesign oder Beobachtungsstudien – den aussagekräftigsten Beleg darüber liefert, dass eine Behandlung wirksam ist (Benson u. Hartz 2000; Chambles u. Hollon 1998; Chambles u. Ollendick 2001; Concato et al. 2000; Pocock u. Elbourne 2000; Rothwell 2005; Seligman 1995; Westen et al. 2004). Randomisierte Kontrollstudien werden unter kontrollierten experimentellen Bedingungen durchgeführt. Ihre Stärke liegt somit in der Kontrolle von externen, außerhalb der untersuchten Behandlung liegenden Faktoren, die das Ergebnis beeinflussen, wodurch eine hohe interne Validität der Studie gewährleistet wird. Die klinische Repräsentativität (externe Validität) kann jedoch aufgrund der strengen experimentellen Kontrolle begrenzt sein (Rothwell 2005). Im Gegensatz dazu werden sogenannte Effektivitätsstudien unter den Bedingungen klinischer Praxis durchgeführt. Sie sichern somit klinisch repräsentative Ergebnisse (d. h. eine hohe externe Validität; Shadish et al. 2002), können jedoch externe Faktoren, die das Behandlungsergebnis beeinflussen, nicht in dem gleichen Maße kontrollieren, wie dies in randomisierten Kontrollstudien der Fall ist (Gefährdung der internen Validität).

Vom wissenschaftsphilosophischen Standpunkt aus betrachtet verweisen *Effizienz- und Effektivitätsstudien* jedoch auf unterschiedliche Intentionen in der Anwendung (Leichsenring 2004): Randomisierte Kontrollstudien untersuchen gewissermaßen die Leistungsfähigkeit oder Effizienz einer Behandlung unter kontrollierten experimentellen Bedingungen, während Effektivitätsstudien die Wirksamkeit oder Effektivität einer Behandlung unter den herkömmlichen Voraussetzungen der klinisch-therapeutischen Praxis im Auge haben. Beide Ansätze gehen somit unterschiedlichen Forschungsfragen nach. Aus diesem Grund lassen sich die Ergebnisse einer Effizienzstudie nicht unmittelbar auf die klinische Praxis übertragen und vice versa (Leichsenring 2004). Von diesem Standpunkt aus betrachtet muss zwischen der Methodologie empirisch validierter Therapien und der Methodologie randomisierter Kontrollstudien unterschieden werden (Leichsenring 2004; Westen et al. 2004). Die Beziehung zwischen randomisierten Kontrollstudien und Effektivitätsstudien sollte nicht unter dem Aspekt konkurrierender Verfahren betrachtet werden; vielmehr ergänzen sich beide Ansätze.

15.2 Empirische Wirksamkeitsnachweise zur psychodynamischen Psychotherapie bei Persönlichkeitsstörungen

Einen Überblick über die Forschungsergebnisse zur Effizienz psychodynamischer Psychotherapie bei psychischen Störungen im Allgemeinen geben z. B. Fonagy et al. (2005) und Leichsenring (2005, 2009). Zu den entsprechenden Ergebnissen im Bereich Persönlichkeitsstörungen liegt eine Zusammenfassung von Bateman und Fonagy (2000) vor. Ich stelle im Folgenden die aktuell vorliegenden Forschungsergebnisse zur psychodynamischen Psychotherapie bei Persönlichkeitsstörungen überblicksartig vor. Dabei lege ich die Kriterien zugrunde, wie sie von der Task Force on Promotion and Dissemination of Psychological Procedures (1995) der American Psychological Association zur Bestimmung effizienter Behandlungen definiert und von Chambless und Hollon (1998) modifiziert wurden. Diese Kriterien fokussieren auf randomisierte Kontrollstudien. Zusätzlich zu den randomisierten Kontrollstudien gehe ich auch auf Ergebnisse quasiexperimenteller Studien ein.

Quasiexperimentelle Studien können Kontrollgruppen miteinschließen oder auch nicht; es findet jedoch keine Zuteilung der Patienten nach dem Zufallsprinzip auf verschiedene Behandlungssettings statt (Shadish et al. 2002).

Psychodynamische Psychotherapie

Die psychodynamische Psychotherapie ist auf einem deutend-supportiven Kontinuum angesiedelt. Inwieweit eher deutende oder supportive Interventionen zur Anwendung kommen, ist von den Bedürfnissen des einzelnen Patienten abhängig (Gabbard 2004; Wallerstein 1989). Gabbard (2004) schlägt vor, Therapien, die mehr als 24 Sitzungen umfassen oder länger als 6 Monate dauern, als Langzeittherapien zu betrachten. Im vorliegenden Kapitel halte ich mich an Gabbards (2004) Definition psychodynamischer Kurzzeittherapie (Short Term Psychodynamic Psychotherapy = STPP) und psychodynamischer Langzeittherapie (Long Term Psychodynamic Psychotherapy = LTPP). Zur psychodynamischen Kurzzeittherapie wurden verschiedene Modelle entwickelt, die Messer und Warren (1995) in einer Übersicht zusammengefasst haben. Gabbards Definition psychodynamischer Langzeittherapie bildet das Arbeitsmodell des vorliegenden Kapitels (Gabbard 2004, S. 2): »Eine Therapie, die sehr genau auf die Interaktion zwischen Patient und Therapeut achtet und sorgfältig den Zeitpunkt abwägt, an dem Übertragungs- oder Widerstandsdeutungen gegeben werden, wobei der Anteil des Therapeuten am Zwei-Personen-Feld differenziert herausgearbeitet wird.« Die psychodynamische Langzeittherapie hat keine allgemein akzeptierte *Standard*dauer. Lamb (2005) hat mehr als 20 Definitionen zusammengetragen. Sie reichen von einer Mindestdauer von 3 Monaten bis zu einem Maximum von 20 Jahren. In unserer aktuellen Metaanalyse haben wir psychodynamische Psychotherapien, die mindestens 1 Jahr dauern oder 50 Sitzungen umfassen, als Langzeittherapien definiert (Leichsenring u. Rabung 2008). Dieses Kriterium stimmt mit der Definition von Crits-Christoph und Barber (2000, S. 456) und anderen Psychotherapieforschern überein.

Die psychodynamische Psychotherapie konzentriert sich eher auf die Konflikte oder Persönlichkeitsorganisation eines Patienten denn auf dessen Symptomatik. Dies war der Grund, warum sich die psychodynamische Psychotherapie als erste Therapieform mit der Behandlung der Persönlichkeit respektive ihrer Störungen befasste. Einige der wichtigsten Beiträge in diesem Bereich verdanken wir den bahnbrechenden Arbeiten von Karl Abraham (1924), Wilhelm Reich (1933), Otto Fenichel (1945), Heinz Kohut (1971) und Otto Kernberg (1967).

Aktuell liegen zwei Metaanalysen zur psychodynamischen Psychotherapie von Persönlichkeitsstörungen vor (Leichsenring u. Leibing 2003; Leichsenring u. Rabung 2008). In beiden fanden sowohl randomisierte Kontrollstudien als auch Prozessbeobachtungsstudien Eingang. Die erste Metaanalyse untersuchte die Effekte psychodynamischer Psychotherapie und Kognitiver Verhaltenstherapie (CBT) bei Persönlichkeitsstörungen. Sie zeigt hohe Effektstärken sowohl für die psychodynamische Psychotherapie als auch die Kognitive Verhaltenstherapie. Hohe Effektstärken psychodynamischer Psychotherapie von Persönlichkeitsstörungen fanden sich nicht nur in Bezug auf komorbide Symptome, sondern auch in Bezug auf die Kernpathologie der Persönlichkeit (Leichsenring u. Leibing 2003). Die allgemeine Prä-Post-Effektstärke für psychodynamische Psychotherapie bei Persönlichkeitsstörungen betrug 1,46, was laut Cohen (1988) einer hohen Effektstärke entspricht. In Bezug auf die Kernpathologie der Persönlichkeit erreichte die psychodynamische Psychotherapie eine Effektstärke von 1,56. In Bezug auf spezifische Persönlichkeitsstörungen ergab sich eine allgemeine Effektstärke von 1,31 für Patienten mit einer Borderline-Persönlichkeitsstörung, die mit psychodynamischer Psychotherapie behandelt wurden. In den Studien, die in die Metaanalyse aufgenommen wurden, betrug die durchschnittliche Anzahl an Therapiestunden 23,17, die durchschnittliche Therapiedauer belief sich auf 37,18 Wochen. Die Metaanalyse umfasste somit psychodynamische Psychotherapien von kurzer bis mittlerer Dauer.

Eine Metaanalyse aus dem Jahr 2008 untersuchte die Ergebnisse psychodynamischer Langzeittherapien bei komplexen psychischen Störungen. *Komplexe psychische Störungen* wurden definiert als Persönlichkeitsstörungen, multiple oder chronische psychische Störungen (Leichsenring u. Rabung 2008). In dieser metaanalytischen Untersuchung fanden sich für psychodynamische Langzeittherapien bei Persönlichkeitsstörungen hohe und stabile Effektstärken im Hinblick auf allgemeine Wirksamkeit (Posttherapie = 1,16, Follow-up = 1,21), Zielsymptomatik (Posttherapie = 1,58, Follow-up = 1,65), allgemeine Symptomatik (Posttherapie = 0,98, Follow-up = 0,92), Funktionsniveau der Persönlichkeit (Posttherapie = 0,95, Follow-up = 1,04) und soziales Funktionsniveau (Posttherapie = 0,82, Follow-up = 1,13) (Leichsenring u. Rabung 2008). In der Gesamtstichprobe der untersuchten Studien, einschließlich Persönlichkeitsstörungen und anderer psychischer Störungen, zeigte sich ein signifikanter Anstieg der Therapieeffekte bei psychodynamischen Langzeittherapien im Zeitraum zwischen Therapieende (»Posttherapie«) und der katamnestischen Untersuchung (»Follow-up«) (Leichsenring u. Rabung 2008). Es fanden sich keine signifikanten Unterschiede der Effektstärken im Prä-Post-Vergleich zwischen randomisierten Kontrollstudien und Beobachtungsstudien (Leichsenring u. Rabung 2008). Dieses Ergebnis stimmt überein mit anderen Metaanalysen nicht nur psychotherapeutischer, sondern auch ärztlicher Interventionen (Benson u. Hartz 2000; Concato et al. 2000; Shadish et al. 2000).

Aktuell gibt es elf randomisiert-kontrollierte Effizienzstudien psychodynamischer Psychotherapie bei Persönlichkeitsstörungen. Was spezifische Persönlichkeitsstörungen angeht, so liegen randomisierte Kontrollstudien zur Borderline-Persönlichkeitsstörung und Vermeidend-selbstunsicheren Persönlichkeitsstörung vor. In einigen Studien wurde auch die Effizienz der psychodynamischen Psychotherapie bei Cluster-C-Persönlichkeitsstörungen untersucht. Was die Kognitive Verhaltenstherapie angeht, so ist die Forschungslage vergleichbar: Es existieren Effizienzstudien für die Borderline-Persönlichkeitsstörung, die Vermeidend-selbstunsichere Persönlichkeitsstörung sowie Cluster-C-Persönlichkeitsstörungen (Leichsenring et al. 2006; Nathan u. Gorman 2002).

Borderline-Persönlichkeitsstörung

Zum Zeitpunkt, an dem dieser Aufsatz verfasst wurde, untersuchten sieben randomisierte Kontrollstudien die Effizienz psychodynamischer Psychotherapien bei Borderline-Persönlichkeitsstörungen. Mit einer Ausnahme wurden in sämtlichen Studien psychodynamische Langzeittherapien (LTPP) untersucht. Die Ergebnisse können wie folgt zusammengefasst werden: In einer von Munroe-Blum und Marziali (1995) durchgeführten Studie führte eine Psychodynamische Kurzzeittherapie (STPP) der Borderline-Persönlichkeitsstörung zu signifikanten Verbesserungen in den Bereichen Borderline-spezifische Symptomatik, allgemeinpsychiatrische Symptomatik und Depression und erwies sich als ebenso wirksam wie eine interpersonelle Gruppentherapie (s. Tab. 15-1). Bateman und Fonagy (1999, 2001, 2003) untersuchten eine psychoanalytisch orientierte (mentalisierungsbasierte) teilstationäre Behandlung für Borderline-Patienten. Der Hauptunterschied zwischen Behandlungsgruppe und Kontrollgruppe bestand darin, dass die Behandlungsgruppe Einzel- und Gruppenpsychotherapie erhielt. Die Behandlung dauerte maximal 18 Monate. LTPP erwies sich der psychiatrischen Standardversorgung als signifikant überlegen, sowohl unmittelbar bei Therapieende als auch zum Zeitpunkt der ersten Katamnese 18 Monate nach Beendigung der Behandlung (Bateman u. Fonagy 1999, 2001). Dieses Ergebnis war auch noch 5 Jahre nach Entlassung der Patienten aus der teilstationären (mentalisierungsbasierten) Behandlung stabil (Bateman u. Fonagy 2008). Die Kosten der teilstationären Behandlung wurden wettgemacht durch weniger stationär-psychiatrische Aufnahmen und kürzere stationäre Kriseninterventionen im Katamnesezeitraum – ein Trend, der in der Kontroll- bzw. TAU-Gruppe (TAU = Treatment As Usual) nicht zu beobachten war (Bateman u. Fonagy 2003). Vielmehr beliefen sich die durchschnittlichen medizinischen Versorgungskosten pro Jahr für die teilstationär behandelte Gruppe auf ein Fünftel der Kosten, die für die TAU-Gruppe aufgewendet wurde. Eine spezifische teilstationäre Behandlung für Borderline-Persönlichkeitsstörungen ist also nicht kostspieliger als herkömmliche Therapien und führt zudem zu beträchtlichen Kosteneinsparungen nach Beendigung der Therapie. In einer randomisierten Kontrollstudie von Bateman und Fonagy (2009) erwies sich die Mentalisierungsbasierte Therapie (MBT) dem aktiven Vorgehen des sogenannten Structured Clinical Management in der ambulanten Behandlung von Borderline-Patienten als überlegen. Die MBT schnitt in verschiedenen Outcome-Messungen (Therapieergebnis-Messungen) besser ab, einschließlich der Anzahl an Suizidversuchen sowie der Anzahl an stationären Aufnahmen.

Giesen-Bloo et al. (2006) verglichen die von Kernberg und seinen Mitarbeitern entwickelte Übertragungsfokussierte Psychotherapie (Transference-focused Psychotherapy = TFP; Clarkin et al. 1999) mit der Schemafokussierten Therapie (SFT). Die Behandlungsdauer betrug 3 Jahre mit 2 Sitzungen pro Woche. Die Autoren berichteten statistisch und klinisch signifikante Besserungen in beiden Therapieverfahren. Gleichwohl erwies sich die SFT der TFP in mehreren Out-

Tab. 15-1 Randomisierte Kontrollstudien zu psychodynamischen Psychotherapien bei Persönlichkeitsstörungen

Studie	Störung	n (psychodynamische Psychotherapie)	Kontrollgruppe	Behandlungskonzept psychodynamischer Psychotherapie	Behandlungsdauer
Abbass et al. 2008	heterogene Persönlichkeitsstörungen	14	minimaler Kontakt (n = 13)	Davanloo	27,7 Sitzungen (Mittelwert)
Bateman u. Fonagy 1999, 2001, 2003, 2008	Borderline-Persönlichkeitsstörungen	19	herkömmliche Behandlung (TAU) (n = 19)	Bateman u. Fonagy	18 Monate
Bateman u. Fonagy 2009	Borderline-Persönlichkeitsstörung	71	Structured Clinical Management (n = 63)	Bateman u. Fonagy	18 Monate
Clarkin et al. 2007	Borderline-Persönlichkeitsstörung	30	Dialektisch-behaviorale Therapie (n = 30); Supportive Therapie (n = 30)	Kernberg u. Clarkin	12 Monate
Doering et al. 2010	Borderline-Persönlichkeitsstörung	52	Therapie bei erfahrenen niedergelassenen Psychotherapeuten	Kernberg u. Clarkin	12 Monate
Emmelkamp et al. 2006	Vermeidend-selbstunsichere Persönlichkeitsstörung	23	Kognitive Verhaltenstherapie (n = 21); Warteliste (n = 18)	Malan; Luborsky u. Mark; Pinsker et al.	20 Sitzungen
Giesen-Bloo et al. 2006	Borderline-Persönlichkeitsstörung	42	Kognitive Verhaltenstherapie (n = 44)	Kernberg u. Clarkin	3 Jahre mit 2 Sitzungen pro Woche
Gregory et al. 2008	Borderline-Persönlichkeitsstörung	15	herkömmliche Therapie (TAU) (n = 15)	Gregory et al.	1 –18 Monate

Tab. 15-1 (Fortsetzung)

Studie	Störung	n (psychodynamische Psychotherapie)	Kontrollgruppe	Behandlungskonzept psychodynamischer Psychotherapie	Behandlungsdauer
Hellerstein et al. 1998	heterogene Persönlichkeitsstörungen	25	Supportive Kurzzeittherapie (n =24)	Davanloo	40 Sitzungen
Munroe-Blum u. Marziali 1995	Borderline-Persönlichkeitsstörung	31	Interpersonelle Gruppentherapie (n =25)	Kernberg	17 Sitzungen
Muran et al. 2005	Cluster-C-Persönlichkeitsstörungen	22	Relationale Kurzzeittherapie (n = 33); Kognitive Verhaltenstherapie (n = 29)	Pollack et al.	30 Sitzungen
Svartberg et al. 2004	Cluster-C-Persönlichkeitsstörungen	25	Kognitive Verhaltenstherapie (n = 25)	Malan; McCullough-Vaillant	40 Sitzungen
Vinnars et al. 2005	heterogene Persönlichkeitsstörungen	80	ambulante psychodynamische Psychotherapie (n = 76)	Luborsky	40 Sitzungen
Winston et al. 1994	heterogene Persönlichkeitsstörungen	25	Adaptive Kurzzeittherapie (n = 30); Warteliste (n = 26)	Davanloo	40 Wochen (Mittelwert)

come-Messungen als überlegen. Auch gab es in der TFP-Gruppe ein höheres Risiko für Therapieabbrüche. Allerdings wies die Studie ernsthafte methodologische Mängel auf. Die Autoren hatten Skalen zur Messung von Manualtreue (»adherence«) und therapeutischer Kompetenz (»competence«) eingesetzt und dabei für beide Behandlungsgruppen einen identischen Cut-off-Score von 60 angenommen, der eine kompetente Anwendung der Verfahren anzeigen sollte. Entsprechend den von den Autoren veröffentlichten Daten (S. 651) betrug der mittlere Kompetenzwert für die Anwendung von SFT-Methoden 85,67. Für die Anwendung von TFP-Methoden wurde ein Wert von 65,6 gemessen. Der SFT-Kompetenzwert überschritt somit bei weitem den festgelegten Cut-off-Wert, während der TFP-Wert nur knapp darüber lag. Darüber hinaus war der SFT-Kompetenzwert eindeutig höher als der TFP-Kompetenzwert. Entsprechend ungleich kamen beide Behandlungsverfahren zur Anwendung, was das therapeutische Können der Studientherapeuten anging. Aus diesem Grund sind die Ergebnisse dieser Studie fragwürdig. Der Unterschied an therapeutischem Können in der Anwendung der speziellen Therapieverfahren wurde von den Autoren weder in ihrer Analyse der erhobenen Daten noch in ihrer Diskussion der Ergebnisse berücksichtigt. Somit gibt diese Studie Anlass zu ernsthaften Bedenken hinsichtlich eines Allegiance-Effekts (Luborsky et al. 1999b), einer Beeinflussung der Ergebnisse durch das Überzeugtsein des Untersuchers von seinem bevorzugten Therapieverfahren. Auch hatte die Mehrzahl der untersuchten Patienten ihre Behandlung noch nicht abgeschlossen, als die Ergebnisse erhoben wurden (Leichsenring u. Rabung 2008).

In einer weiteren randomisierten Kontrollstudie verglichen Clarkin et al. (2007) die TFP mit der Dialektisch-behavioralen Therapie (DBT) und einer psychodynamisch orientierten supportiven Psychotherapie. Es zeigte sich, dass alle drei Behandlungssettings zu einer allgemeinen Besserung der Patienten führten. Bei der TFP kam es jedoch zu Verbesserungen, die weder die DBT noch die supportive Therapie aufwiesen. Bei den Patienten, die in der Studie mit TFP behandelt worden waren, entwickelte sich der Bindungsstil im Laufe der Therapie vom unsicheren zum sicheren Modus. Im Vergleich zu den beiden anderen Therapiegruppen zeigten die TFP-Patienten zudem signifikant größere Fortschritte in ihrer Mentalisierungsfähigkeit und narrativen Kohärenz. Die TFP korrelierte mit signifikanten Verbesserungen bei 10 von 12 Veränderungsvariablen aus 6 Symptombereichen, verglichen mit 6 für die supportive Therapie und 5 für die DBT. Nur in den TFP-Behandlungen kam es zu signifikanten Verbesserungen in den Bereichen Impulsivität, Reizbarkeit, verbale Aggressivität und unmittelbar fremdaggressives Verhalten. Gleiche Ergebnisse erzielten die DBT und TFP hinsichtlich der Reduzierung von Suizidalität. In einem aktuellen randomisierten Kontrolldesign verglichen Doering et al. (2010) die TFP mit Psychotherapien, in denen Borderline-Patienten ambulant von erfahrenen niedergelassenen Therapeuten behandelt wurden. Hinsichtlich Borderline-Psychopathologie, psychosozialem Funktionsniveau, Persönlichkeitsorganisation, Anzahl an stationären Aufnahmen sowie Anzahl an Therapieabbrüchen zeigte sich die TFP der Vergleichsgruppe als überlegen.

In einer weiteren randomisierten Kontrollstudie wurde ein psychodynamisches Therapieverfahren (der sogenannten Dynamic Deconstructive Psychotherapy) mit herkömmlicher Therapie (TAU) bei Patienten mit Borderline-Persönlichkeitsstörungen und komorbider Alkoholabhängigkeit verglichen (Gregory et al. 2008). In dieser Studie kam es nur im Rahmen der psychodynamischen Psychotherapie, nicht jedoch in der TAU-Gruppe zu signifikanten Verbesserungen in den Outcome-Messungen Parasuizidalität, Alkoholmissbrauch und stationäre Versorgung (Gregory et al. 2008). Als ebenfalls überlegen erwies sich das psychodynamische Therapieverfahren in den Bereichen Borderline-Psychopathologie, Depression und soziale Unterstützung. Keine Unterschiede zeigten sich im Bereich Dissoziation. Und dies, obwohl die Behandlungsintensität in der TAU-Gruppe im Durchschnitt höher war.

In einem offenen, quasiexperimentellen Studiendesign kam es bei den untersuchten Patienten mit einer Borderline-Persönlichkeitsstörung zu signifikanten Besserungen und hohen Therapieeffekten. Mit *Besserungen* waren in diesem Zusammenhang die Anzahl an erfüllten Diagnosekriterien für eine Borderline-Persönlichkeitsstörung, psychiatrische Symptome sowie andere Outcome-Messungen nach einer 1-jährigen Behandlung mit psychodynamischer Psychotherapie gemeint (Stevenson u. Meares 1992). Korner et al. (2006) bestätigten diese Ergebnisse. Auch in dieser Studie erwies sich die psychodynamische Psychotherapie einer quasiexperimentellen Kontrollgruppe (TAU) als überlegen.

Vermeidend-selbstunsichere Persönlichkeitsstörung

Bei der Vermeidend-selbstunsicheren Persönlichkeitsstörung handelt es sich um eine Cluster-C-Persönlichkeitsstörung. In einer randomisierten Kontrollstudie verglichen Emmelkamp et al. (2006) Kognitive Verhaltenstherapie mit Psychodynamischer Kurzzeittherapie (STPP) und einer Warteliste-Kontrollgruppe. Die Kognitive Verhaltenstherapie, so die Autoren der Studie, erwies sich hier den beiden anderen Settings als überlegen. Gleichwohl war diese Studie mit einigen methodologischen Mängeln behaftet (Leichsenring u. Leibing 2006). Das Studiendesign, die statistischen Analysen sowie die Darstellung der Untersuchungsergebnisse erwecken den Verdacht eines Allegiance-Effekts der Untersucher (Luborsky et al. 1999b).

In einer offenen, quasiexperimentellen Studie untersuchten Barber et al. (1997) ein Verfahren der psychodynamischen Psychotherapie (Supportiv-expressive Therapie nach Luborsky 1984 und Luborsky et al. 1999a) bei Patienten mit Vermeidend-selbstunsicherer Persönlichkeitsstörung und Zwanghafter Persönlichkeitsstörung. 61 % der untersuchten Patienten mit einer Vermeidend-selbstunsicheren Persönlichkeitsstörung erfüllten nach 1 Jahr Behandlung nicht mehr die Kriterien für eine Vermeidend-selbstunsichere Persönlichkeitsstörung. Bei Patienten mit einer Zwanghaften Persönlichkeitsstörung war dies bei 85 % der untersuchten Patienten der Fall.

Cluster-C-Persönlichkeitsstörungen

Es gibt Forschungsergebnisse, die auf die Effizienz psychodynamischer Psychotherapien in der Behandlung von Cluster-C-Persönlichkeitsstörungen hinweisen. In einer randomisierten Kontrollstudie verglichen Svartberg et al. (2004) psychodynamische Psychotherapie (40 Sitzungen) mit Kognitiver Verhaltenstherapie (s. Tab. 15-1). Sowohl in den psychodynamischen Psychotherapien als auch in den kognitiven Verhaltenstherapien kam es zu signifikanten Besserungen bei Patienten, bei denen eine Cluster-C-Persönlichkeitsstörung (d.h. Vermeidend-selbstunsichere, Zwanghafte oder Dependente Persönlichkeitsstörung) nach DSM-IV (American Psychiatric Association 1994) diagnostiziert worden war. Verbesserungen zeigten sich auf der Symptomebene, im Bereich interpersonelle Schwierigkeiten sowie in der Kernpathologie der Persönlichkeit. Eine katamnestische Untersuchung nach 24 Monaten ergab weiterhin stabile Ergebnisse. Hinsichtlich der Effizienz der Verfahren stellten die Autoren keine signifikanten Unterschiede zwischen psychodynamischer Psychotherapie und Kognitiver Verhaltenstherapie fest.

Muran et al. (2005) verglichen die Effizienz psychodynamischer Psychotherapie, Relationaler Kurzzeittherapie und Kognitiver Verhaltenstherapie in der Behandlung von Cluster-C-Persönlichkeitsstörungen und nicht näher bezeichneten (NNB) Persönlichkeitsstörungen. Die jeweiligen Behandlungen umfassten 30 Sitzungen. Hinsichtlich der durchschnittlich gemessenen Veränderungen zeigten sich keine signifikanten Unterschiede zwischen den einzelnen Behandlungsverfahren, weder unmittelbar bei Therapieende noch zum Zeitpunkt der katamnestischen Untersuchung. Auch im Hinblick auf die Patienten, bei denen es zu klinisch signifikanten Verbesserungen in den Bereichen Symptomatik, interpersonelle Schwierigkeiten, Merkmale von Persönlichkeitsstörungen sowie in der therapeutischen Einschätzung der Zielsymptomatik gekommen war, zeigten sich keine signifikanten Unterschiede zwischen den untersuchten Verfahren. In einer Outcome-Skala (Patienten-Selbsteinschätzung der Zielsymptomatik) erwiesen sich die Kognitive Verhaltenstherapie und die Relationale Kurzzeittherapie bei Therapieende der psychodynamischen Psychotherapie als überlegen. Dieser Unterschied war jedoch zum Zeitpunkt der Follow-up-Untersuchung nicht mehr festzustellen. Hinsichtlich des prozentualen Anteils an Patienten, bei denen es zu therapeutischen Veränderungen kam, gab es keine signifikanten Unterschiede, weder unmittelbar nach Beendigung der Therapie noch zum Zeitpunkt der katamnestischen Untersuchung, mit Ausnahme einer einzigen Outcome-Skala. Im Bereich interpersonelle Schwierigkeiten erwies sich die Kognitive Verhaltenstherapie bei Therapieende der Psychodynamischen Kurzzeittherapie als überlegen. Doch auch diese Differenz ließ sich zum Zeitpunkt der Katamnese nicht mehr feststellen.

Heterogene Stichproben von Patienten mit einer Persönlichkeitsstörung

Winston et al. (1994) verglichen STPP mit der Adaptiven Kurztherapie und einem Wartelisten-Setting bei einer heterogenen Stichprobe von Patienten mit unterschiedlichen Persönlichkeitsstörungen. Die Mehrzahl der Patienten wies eine Cluster-C-Persönlichkeitsstörung auf. Patienten mit einer Paranoiden, Schizoiden, Schizotypen, Borderline- oder Narzisstischen Persönlichkeitsstörung wurden ausgeschlossen. Die durchschnittliche Behandlungsdauer betrug 40 Wochen. In beiden Therapiegruppen kam es zu signifikant mehr Besserungen als bei den Patienten auf der Warteliste. Keine Unterschiede fanden sich hingegen, was die beiden Therapieverfahren selbst anging. Hellerstein et al. (1998) verglichen die STPP mit der Supportiven Kurztherapie anhand einer Patientenstichprobe mit unterschiedlichen Persönlichkeitsstörungen. Auch hier wies die Mehrzahl der untersuchten Patienten eine Cluster-C-Persönlichkeitsstörung auf. Der Grad an positiver therapeutischer Entwicklung, so die Autoren, war in beiden Untersuchungsgruppen ähnlich, sowohl bei Therapieende als auch zum Zeitpunkt der Katamnese nach 6 Monaten.

Vinnars et al. (2005) berichten, dass eine manualisierte Form psychodynamischer Psychotherapie (Supportiv-expressive Therapie nach Luborsky 1984 u. Luborsky et al. 1999a), die einen Zeitraum von 12 Monaten umfasste, sich bei einer heterogenen Gruppe von Pesönlichkeitsstörungen als ebenso wirksam erwiesen hat wie eine ambulante psychodynamisch orientierte Psychotherapie.

Abbass et al. (2008) verglichen ein Verfahren psychodynamischer Kurzzeitherapie, namentlich der Intensiven dynamischen Kurzzeittherapie (ISTDP = Intensive Short Term Dynamic Psychotherapy), mit einer heterogenen Gruppe von Patienten mit Persönlichkeitsstörungen, in der es nur minimalen therapeutischen Kontakt gab. Die häufigsten Achse-II-Diagnosen waren Borderline-Persönlichkeitsstörungen (33 %), Zwanghafte Persönlichkeitsstörungen (37 %) und Vermeidend-selbstunsichere Persönlichkeitsstörungen (33 %). Die durchschnittliche Behandlungsdauer betrug 27,7 Sitzungen. Die psychodynamische Psychotherapie erwies sich dem Kontrolldesign in sämtlichen primären Outcome-Skalen als signifikant überlegen. Sobald auch die Patienten der Kontrollgruppe therapeutisch behandelt wurden, zeigten sie ähnliche Fortschritte wie die Patienten der ursprünglichen Behandlungsgruppe. Auch 2 Jahre nach Beendigung der Therapie waren die therapeutischen Fortschritte in der gesamten Gruppe stabil und die Diagnose Persönlichkeitsstörung war um 83 % zurückgegangen. Darüber hinaus hatten sich die Behandlungskosten infolge eines Rückgangs an verschriebenen Medikamenten und Sozialhilfeleistungen dreifach ausgezahlt. Diese vorläufige Studie zum Verfahren der ISTDP legt den Schluss nahe, dass es sich hierbei um ein wirksames und kostengünstiges Verfahren zur Behandlung von Persönlichkeitsstörungen handelt.

15.3 Diskussion

Die Evidenznachweise aus randomisierten Kontrollstudien, quasiexperimentellen Studien und Metaanalysen zeigen, dass es sich bei psychodynamischen Psychotherapien um effektive Verfahren zur Behandlung von Persönlichkeitsstörungen handelt. In Effizienzstudien wurden die Borderline-Persönlichkeitsstörung und Cluster-C-Persönlichkeitsstörungen untersucht. Zur psychodynamischen Psychotherapie anderer spezifischer Persönlichkeitsstörungen (z. B. Narzisstische oder Zwanghafte Persönlichkeitsstörungen) liegen aktuell keine randomisierten Kontrollstudien vor. Darüber hinaus kamen in den vorliegenden Studien unterschiedliche Verfahren psychodynamischer Psychotherapie zur Anwendung. Die Kriterien empirisch validierter Psychotherapie, wie sie von Chambles und Hollon (1998) vorgeschlagen wurden, verlangen mindestens 2 randomisierte Kontrollstudien, durchgeführt von 2 verschiedenen Arbeitsgruppen, in denen die gleiche Behandlungsmethode zur Anwendung kommt. Bislang wurde nur ein spezifisches psychodynamisches Therapieverfahren in jeweils einer Studie angewandt, mit Ausnahme der TFP und MBT. Somit bedarf es weiterer Untersuchungen zur psychodynamischen Psychotherapie bei Persönlichkeitsstörungen.

Kurztherapien, so die Ergebnisse empirischer Psychotherapieforschung, sind für die meisten Patienten unter akutem Leidensdruck ausreichend wirksam (Kopta et al. 1994). Nicht ausreichend sind sie jedoch für eine beträchtliche Anzahl an Patienten mit chronischen psychischen Störungen oder Persönlichkeitsstörungen. Laut den Untersuchungsergebnissen von Kopta et al. (1994, S. 1014, Abb. 2) wurden rund 70 % der Patienten mit akutem Leidensdruck nach 25 Sitzungen als klinisch signifikant gebessert eingestuft. Bei Patienten mit chronischem Leidensdruck war dies bei circa 60 % der Fall (Kopta et al. 1994). Bei Patienten mit persönlichkeitsbedingtem Leidensdruck (d. h. Persönlichkeitsstörungen) ergaben die Daten von Kopta et al. (1994) jedoch, dass nach 25 Sitzungen nur knapp über 40 % der Patienten als klinisch signifikant gebessert gelten konnten. Diese Ergebnisse weisen darauf hin, dass bei rund 50 % der betroffenen Patienten mehr als 52 Sitzungen notwendig sind, um eine klinische Besserung zu erreichen. Gleichwohl erlauben die Untersuchungsergebnisse von Kopta et al. (1994, S. 1014, Abb. 2) keine exakten Vorhersagen darüber, wie viele Sitzungen notwendig sind, damit Patienten in über 50 % der Fälle positiv auf eine Behandlung ansprechen. Perry et al. (1999) versuchten einzuschätzen, wie lange eine Behandlung dauern muss, bis ein Patient nicht mehr die Kriterien einer Persönlichkeitsstörung erfüllen würde (Genesung). Entsprechend dieser Einschätzungen käme es bei 50 % der Patienten mit Persönlichkeitsstörungen innerhalb eines Zeitraums von 1,3 Jahren bzw. 92 Sitzungen zu einer Genesung. Bei 75 % der Patienten beliefe sich der Zeitraum auf 2,2 Jahre bzw. 216 Sitzungen (Perry et al. 1999, S. 1318). Wie diese Ergebnisse erkennen lassen, profitieren die meisten Patienten mit akutem Leidensdruck signifikant von Kurzzeittherapien, während bei Patienten mit chronischem Leidensdruck und Persönlichkeitsstörungen Kurzzeittherapien nicht ausreichen. Die Mehrzahl der Patienten mit Persönlichkeitsstörungen scheint einer Langzeitbehandlung zu bedürfen. Dies gilt nicht nur für psychodynamisch orientierte Psychotherapien, sondern auch für psychotherapeutische Ansätze, die von vornherein als Kurzzeittherapien konzipiert sind, z. B. die Kognitive Verhaltenstherapie (Giesen-Bloo et al. 2006; Linehan et al. 1994, 2006).

15.4 Schlussfolgerung

In einer groß angelegten Metaanalyse zur Psychotherapie-Outcome-Forschung bei Patienten mit komplexen psychischen Störungen, einschließlich Persönlichkeitsstörungen, konnte gezeigt werden, dass psychodynamische Langezeittherapien im Vergleich zu kürzeren Behandlungssettings signifikant bessere Ergebnisse hinsichtlich allgemeiner Wirksamkeit, Zielsymptomatik und Funktionsniveau der Persönlichkeit erzielten (Leichsenring u. Rabung 2008). Antisoziale Persönlichkeitsstörungen, deren psychopathische Ausprägung sich im Spektrum zwischen leicht bis gemäßigt bewegt, stellen einen sinnvollen Untersuchungsgegenstand für psychodynamisch orientierte Forscher und Kliniker gleichermaßen dar. Auf der Grundlage einer sorgfältigen Diagnostik, der Berücksichtigung psychodynamischer Prinzipien, der Anwendung psychodynamischer Techniken und der kontinuierlichen Beobachtung der eigenen Gegenübertragung, gibt es hier sehr wohl Raum für therapeutische Hoffnung.

Klinische Schlüsselkonzepte

- Ergebnisse aus der Psychotherapieforschung belegen, dass die Mehrzahl der Patienten mit akutem Leidensdruck signifikant von Kurzzeittherapien profitieren, während für die meisten Patienten mit chronischem Symptomdruck und Persönlichkeitsstörungen psychotherapeutische Kurzzeitsettings nicht ausreichen. Die Mehrzahl der Patienten mit Persönlichkeitsstörungen scheint längerfristiger therapeutischer Behandlungen zu bedürfen.
- Die Notwendigkeit von Langzeittherapien zur Behandlung von Persönlichkeitsstörungen trifft nicht nur für psychodynamische Ansätze zu, sondern auch für Verfahren, die von vornherein als Kurzzeittherapien konzipiert wurden, z. B. die Kognitive Verhaltenstherapie.
- Ergebnisse aus der Psychotherapieforschung legen den Schluss nahe, dass es sich bei der psychodynamischen Psychotherapie um ein effektives Verfahren zur Behandlung von Persönlichkeitsstörungen handelt. Hierbei haben sich unterschiedliche Ansätze psychodynamischer Psychotherapie (z. B. die Übertragungsfokussierte Psychotherapie oder die Mentalisierungsbasierte Psychotherapie) für die Behandlung von Borderline-Persönlichkeitsstörungen als wirksam erwiesen.
- Weitere Effizienzstudien zur Erforschung spezifischer psychodynamischer Ansätze zur Behandlung spezifischer Persönlichkeitsstörungen sind notwendig.

Empfohlene Literatur

Allen JG, Fonagy PF, Bateman AW. Mentalizing in Clinical Practice. Washington, DC, American Psychiatric Publishing, 2008.

Bateman A, Fonagy P. Effectiveness of psychotherapeutic treatment of personality disorder. Br J Psychiatry 177: 138–143, 2000.

Benson K, Hartz AJ. A comparison of observational studies and randomized, controlled trials. N Engl J Med 342: 1878–1886, 2000.

Clarkin J, Kernberg OF, Yeomans F. Transference-Focused Psychotherapy for Borderline Personality Disorder Patients. New York, Guilford, 1999.

Concato J, Shah N, Horwitz RI. Randomized, controlled trials, observational studies, and the hierarchy of research designs. N Engl J Med 342: 1887–1892, 2000.

Gabbard GO. Psychodynamic Psychiatry in Clinical Practice, 3rd Edition. Washington, DC, American Psychiatric Press, 2000.

Gabbard GO. Long-Term Psychodynamic Psychotherapy: A Basic Text. Washington, DC, American Psychiatric Publishing, 2004.

Gabbard GO, Gunderson JG, Fonagy P. The place of psychoanalytic treatments within psychiatry. Arch Gen Psychiatry 59: 505–510, 2002.

Gunderson JG, Gabbard GO. Making the case for psychoanalytic therapies in the current psychiatric environment. J Am Psychoanal Assoc 47: 679–704, 1999.

Leichsenring F. Randomized controlled vs. naturalistic studies: a new research agenda. Bull Menninger Clin 68: 137–151, 2004.

Leichsenring F, Rabung S. The effectiveness of long-term psychodynamic psychotherapy: a meta-analysis. JAMA 300: 1551–1564, 2008.

Leichsenring F, Rabung S, Leibing E. The efficacy of short-term psychodynamic therapy in specific psychiatric disorders: a meta-analysis. Arch Gen Psychiatry 61: 1208–1216, 2004.

PDM Task Force. Psychodynamic Diagnostic Manual. Silver Spring, MD, Alliance of Psychodynamic Organizations, 2006.

Roth A, Fonagy P. What Works for Whom? A Critical Review of Psychotherapy Research, 2nd Edition. New York, Guilford, 2005.

Westen D, Novotny CM, Thompson-Brenner H. The empirical status of empirically supported psychotherapies: assumptions, findings, and reporting in controlled clinical trials. Psychol Bull 130: 631–663, 2004.

Literatur

Abbass A, Sheldon A, Gyra J, et al. Intensive short-term dynamic psychotherapy for DSM-IV personality disorders: a randomized controlled trial. J Nerv Ment Dis 196: 211–216, 2008.

Abraham K. The influence of oral erotism on character-formation (1924). In: Handbook of Character Studies: Psychoanalytic Explorations. Edited by Perzow SM, Kets de Vries MFR. Madison, CT, International Universities Press, 1991.

American Psychiatric Association. Diagnostic and Statistical Manual of Mental Disorders, 4th Edition. Washington, DC, American Psychiatric Association, 1994.

Barber J, Morse JO, Krakauer ID, et al. Change in obsessive-compulsive and avoidant personality disorders following time-limited supportive expressive therapy. Psychotherapy 34: 133–143, 1997.

Bateman A, Fonagy P. The effectiveness of partial hospitalization in the treatment of borderline personality disorder: a randomized controlled trial. Am J Psychiatry 156: 1563–1569, 1999.

Bateman A, Fonagy P. Effectiveness of psychotherapeutic treatment of personality disorder. Br J Psychiatry 177: 138–143, 2000.

Bateman A, Fonagy P. Treatment of borderline personality disorder with psychoanalytically oriented partial hospitalization: an 18-month follow-up. Am J Psychiatry 158: 36–42, 2001.

Bateman A, Fonagy P. Health service utilization costs for borderline personality disorder patients treated with psychoanalytically oriented partial hospitalization versus general psychiatric care. Am J Psychiatry 160: 169–171, 2003.

Bateman A, Fonagy P. 8-year follow-up of patients treated for borderline personality disorder: mentalization-based treatment versus treatment as usual. Am J Psychiatry 165: 631–638, 2008.

Bateman A, Fonagy P. Randomized controlled trial of outpatient mentalization-based treatment versus structured clinical management for borderline personality disorder. Am J Psychiatry 166: 1355–1364, 2009.

Benson K, Hartz AJ. A comparison of observational studies and randomized, controlled trials. N Engl J Med 342: 1878–1886, 2000.

Chambless DL, Hollon SD. Defining empirically supported treatments. J Consult Clin Psychol 66: 7–18, 1998.

Chambless DL, Ollendick TH. Empirically supported psychological interventions: controversies and evidence. Annu Rev Psychol 52: 685–716, 2001.

Clarkin J, Kernberg OF, Yeomans F. Transference-Focused Psychotherapy for Borderline Personality Disorder Patients. New York, Guilford, 1999.

Clarkin JF, Levy KN, Lenzenweger MF, et al. The Personality Disorders Institute / Borderline Personality Disorder Research Foundation randomized control trial for borderline personality disorder. Am J Psychiatry 164: 52–72, 2007.

Cohen J. Statistical Power Analysis for the Behavioral Sciences. Hillsdale, NJ, Erlbaum, 1988.

Concato J, Shah N, Horwitz RI. Randomized, controlled trials, observational studies, and the hierarchy of research designs. N Engl J Med 342: 1887–1892, 2000.

Crits-Christoph P, Barber JP. Long-term psychotherapy. In: Handbook of Psychological Change: Psychotherapy Processes and Practices for the 21st Century. Edited by Ingram RE, Snyder CR. Hoboken, NJ, Wiley, 2000, 455–473.

Doering S, Hörz S, Rentrop M, et al. Transference-focused psychotherapy v. treatment by community psychotherapists for borderline personality disorder: randomised controlled trial. Br J Psychiatry 196: 389–395, 2010.

Emmelkamp PM, Benner A, Kuipers A, et al. Comparison of brief dynamic and cognitive-behavioural therapies in avoidant personality disorder. Br J Psychiatry 189: 60–64, 2006.

Fenichel O. The Psychoanalytic Theory of Neurosis. New York, WW Norton, 1945.

Fonagy P, Roth A, Higgitt A. Psychodynamic psychotherapies: evidence-based practice and clinical wisdom. Bull Menninger Clin 69: 1–58, 2005.

Gabbard GO. Long-Term Psychodynamic Psychotherapy: A Basic Text. Washington, DC, American Psychiatric Publishing, 2004.

Giesen-Bloo J, van Dyck R, Spinhoven P, et al. Outpatient psychotherapy for borderline personality disorder: randomized trial of schema-focused therapy vs transference-focused psychotherapy. Arch Gen Psychiatry 63: 649–658, 2006.

Gregory R, Chlebowski S, Kang D, et al. A controlled trial of psychodynamic psychotherapy for co-occurring borderline personality disorder and alcohol use disorder. Psychotherapy 45: 28–41, 2008.

Hellerstein DJ, Rosenthal RN, Pinsker H, et al. A randomized prospective study comparing supportive and dynamic therapies, outcome and alliance. J Psychother Pract Res 7: 261–271, 1998.

Kernberg OF. Borderline personality organization. J Am Psychoanal Assoc 15: 641–685, 1967.

Kohut H. The Analysis of the Self: A Systematic Approach to the Psychoanalytic Treatment of Narcissistic Personality Disorders. New York, International Universities Press, 1971.

Kopta S, Howard K, Lowry J, et al. Patterns of symptomatic recovery in psychotherapy. J Consult Clin Psychol 62: 1009–1016, 1994.

Korner A, Gerull F, Meares R, et al. Borderline personality disorder treated with the conversational model: a replication study. Compr Psychiatry 47: 406–411, 2006.

Lamb WK. A meta-analysis of outcome studies in long-term psychodynamic psychotherapy and psychoanalysis. Unpublished doctoral dissertation. University of California, Berkeley, 2005.

Leichsenring F. Randomized controlled vs naturalistic studies: a new research agenda. Bull Menninger Clin 68: 137–151, 2004.

Leichsenring F. Are psychoanalytic and psychodynamic psychotherapies effective? A review. Int J Psychoanal 86: 841–868, 2005.

Leichsenring F. Applications of psychodynamic psychotherapy to specific disorders: efficacy and indications. In: Textbook of Psychotherapeutic Treatments. Edited by Gabbard GO. Washington, DC, American Psychiatric Publishing, 2009, 97–132.

Leichsenring F, Leibing E. The effectiveness of psychodynamic psychotherapy and cognitive-behavioral therapy in personality disorders: a meta-analysis. Am J Psychiatry 160: 1223–1232, 2003.

Leichsenring F, Leibing E. Fair play, please! (letter). Br J Psychiatry 190: 80, 2006.

Leichsenring F, Rabung S. Effectiveness of long-term psychodynamic psychotherapy: a meta-analysis. JAMA 300: 1551–1565, 2008.

Leichsenring F, Hiller W, Weissberg M, et al. Cognitive-behavioral therapy and psychodynamic psychotherapy: techniques, efficacy, and indications. Am J Psychother 60: 233–259, 2006.

Linehan MM, Tutek DA, Heard HL, et al. Interpersonal outcome of cognitive behavioral treatment for chronically suicidal borderline patients. Am J Psychiatry 151: 1771–1776, 1994.

Linehan MM, Comtois KA, Murray AM, et al. Two-year randomized trial and follow-up of dialectical behavior therapy vs therapy by experts for suicidal behaviors and borderline personality disorder. Arch Gen Psychiatry 63: 757–766, 2006.

Luborsky L. Principles of Psychoanalytic Psychotherapy. A Manual for Supportive Expressive Treatments. New York, Basic Books, 1984.

Luborsky L, Diguer L, Kächele H, et al. A guide to the CCRT's methods, discoveries, and future. 1999a. Available at: http://sip.medizin.uni-ulm.de/abteilung/buecher/PDF/ccrt_guide.pdf Accessed March 17, 2010.

Luborsky L, Diguer L, Seligman DA, et al. The researcher's own therapy allegiances: a »wild card« in comparisons of treatment efficacy. Clinical Psychology: Science and Practice 6: 95–106, 1999b.

Messer SB, Warren CS. Models of Brief Psychodynamic Therapy: A Comparative Approach. New York, Guilford, 1995.

Munroe-Blum H, Marziali E. A controlled trial of short-term group treatment for borderline personality disorder. J Personal Disord 9: 190–198, 1995.

Muran JC, Safran JD, Samstag LW, et al. Evaluating an alliance-focused treatment for personality disorders. J Psychother Pract Res 42: 532–545, 2005.

Nathan PE, Gorman JM (eds). A Guide to Treatments That Work, 2nd Edition. New York, Oxford University Press, 2002.

Perry J, Banon E, Floriana I. Effectiveness of psychotherapy for personality disorders. Am J Psychiatry 156: 1312–1321, 1999.

Pocock SJ, Elbourne DR. Randomized trials or observational tribulations? N Engl J Med 342: 1907–1909, 2000.

Reich W. Charakteranalyse. Köln, Kiepenheuer & Witsch, 1989. Urspr. 1933.

Rothwell PM. External validity of randomised controlled trials: »to whom do the results of this trial apply?« Lancet 365: 82–92, 2005.

Seligman M. The effectiveness of psychotherapy: the Consumer Reports study. Am Psychol 50: 965–974, 1995.

Shadish WR, Matt G, Navarro A, et al. The effects of psychological therapies under clinically representative conditions: a meta-analysis. J Consult Clin Psychol 126: 512–529, 2000.

Shadish WR, Cook TD, Campbell DT. Experimental and Quasi-Experimental Designs for Generalized Causal Inference. Boston, MA, Houghton Mifflin, 2002.

Stevenson J, Meares R. An outcome study of psychotherapy for patients with borderline personality disorder. Am J Psychiatry 149: 358–362, 1992.

Svartberg M, Stiles T, Seltzer MH. Randomized, controlled trial of the effectiveness of short-term dynamic psychotherapy and cognitive therapy for Cluster C personality disorders. Am J Psychiatry 161: 810–817, 2004.

Task Force on Promotion and Dissemination of Psychological Procedures. Training and dissemination of empirically validated psychological treatments: report and recommendations. Clin Psychol 48: 3–23, 1995.

Vinnars B, Barber JP, Norén K, et al. Manualized supportive-expressive psychotherapy versus nonmanualized community-delivered psychodynamic therapy for patients with personality disorders: bridging efficacy and effectiveness. Am J Psychiatry 162: 1933–1940, 2005.

Wallerstein R. The psychotherapy research project of the Menninger Foundation: an overview. J Consult Clin Psychol 57: 195–205, 1989.

Westen D, Novotny CM, Thompson-Brenner H. The empirical status of empirically supported psychotherapies: assumptions, findings, and reporting in controlled clinical trials. Psychol Bull 130: 631–663, 2004.

Winston A, Laikin M, Pollack J, et al. Short-term psychotherapy of personality disorders. Am J Psychiatry 151: 190–194, 1994.

16 Psychodynamische Behandlungsplanung und offizielles Diagnosesystem

Die Entwicklung des DSM-5

John M. Oldham

Die Behandlungsplanung auf psychodynamischer Grundlage ist eine altehrwürdige Tradition in der klinischen Psychiatrie. Über weite Strecken in der zweiten Hälfte des 20. Jahrhunderts war diese aufs engste mit der psychoanalytischen Theorie und Praxis verbunden, und psychodynamische Anamnesen galten als zentrale Matrix zur Erklärung von Störungen der Kognition, der Emotion und des Verhaltens. Die Anamnese unterstrich die prägende Rolle der frühen Entwicklung und Bindung eines Patienten, und das Bestehen der psychiatrischen Facharztprüfung stand oder fiel mit der Qualität der von den Prüflingen durchgeführten anamnestischen Interviews. Werden heute Kandidaten in Facharztprüfungen gebeten (in der Regel durch ältere und erfahrene Kollegen), eine Anamnese zu formulieren, so folgt selten ein Blick, der dem des »Kaninchens vor der Schlange« ähnelt, gefolgt von einer differentialdiagnostischen Einordnung gemäß DSM-IV-TR-Kriterien (American Psychiatric Association 2000). Haben wir es hier mit einer grundlegenden Wende zu tun? Wenn ja, wie lässt sich diese erklären? Und ist diese Wende gut oder schlecht?

Veränderung ist unvermeidlich und notwendig. Wie in allen Bereichen der Medizin entwickelt sich auch das Feld der Psychiatrie nur auf der Basis neuer Forschungsergebnisse und klinischer Erfahrung weiter. Mittlerweile hat die evidenzbasierte Therapie die theoriegeleitete Behandlung größtenteils abgelöst, und die Fortschritte in den disziplinübergreifenden Neurowissenschaften beeinflussen nachhaltig unser Denken. Tabelle 16-1 vermittelt in einer einfachen schema-

Tab. 16-1 Theoretische Strömungen in der Psychiatrie

Ära	Vorherrschender theoretischer Einfluss
1940er- bis 1970er-Jahre	Psychoanalyse (Psychogenese)
1960er-Jahre bis Gegenwart	Psychopharmakologie (chemisches Ungleichgewicht)
1980er-Jahre bis Gegenwart	biopsychosoziales Modell
1990er-Jahre bis 2000	Dekade des Gehirns (bidirektionale Gen-Umwelt-Interaktion)
2000 bis 2010	Dekade der Entdeckungen (Genom, Proteomik, molekulare Neurobiologie, »Neuropsychotherapie«)

tischen Darstellung, wie sich die verschiedenen theoretischen Strömungen einordnen lassen. Obwohl die einzelnen Epochen zeitlich nicht klar voneinander abgegrenzt werden, lassen sich doch übergreifende und vorherrschende Einflüsse in der Psychiatrie ausmachen. Von der theoriegeleiteten psychoanalytischen Betonung des dynamischen Unbewussten, mit dessen Hilfe man gestörtes Verhalten erklärte, wechselte der Fokus in Richtung Neurobiologie und Ungleichgewicht im Neurotransmitterhaushalt. Im Anschluss daran entwickelte sich ein Konsens über die Bedeutung eines biopsychosozialen Ansatzes, der als theoretisches Rahmenmodell nach wie vor nützlich ist (Gabbard 2005). Die moderne neurowissenschaftliche Forschung wiederum unterstreicht die bidirektionale Natur der Anlage-Umwelt-Interaktion sowie das zunehmende Bewusstsein für die Plastizität des Gehirns und des Potentials vieler Behandlungsmethoden, einschließlich Psychotherapie, zur Veränderung des Gehirns.

16.1 DSM-Klassifikationssysteme für Persönlichkeitsstörungen

Entgegen herkömmlicher Auffassungen wurden Persönlichkeitsstörungen von der American Psychiatric Association in jede einzelne Ausgabe ihres *Diagnostischen und Statistischen Manuals für Psychische Störungen* aufgenommen. Wenngleich nicht explizit im Text formuliert, so spiegelte das DSM-I doch die allgemeine Sichtweise von Persönlichkeitsstörung zum damaligen Zeitpunkt wider (American Psychiatric Association 1952), wobei einzelne Aspekte bis heute ihre Gültigkeit behalten haben. Persönlichkeitsstörungen galten gemeinhin als mehr oder weniger überdauernde menschliche Verhaltens- und Interaktionsmuster, die sich im frühen Erwachsenenalter ausbilden und sich im Laufe des Lebens kaum verändern. Bereits damals schlug man sich mit schwierigen Fragen herum, die auch heute noch diskutiert werden, etwa das Problem, wie sich Persönlichkeitsstörungen von Persönlichkeitsstilen und Persönlichkeitszügen (Traits) abgrenzen lassen.

Im DSM-II (American Psychiatric Association 1968) wurde der Versuch unternommen, theoriegeleitete Diagnosen hinter sich zu lassen und einen Konsens über die wichtigsten Persönlichkeitskonstellationen zu erzielen, die beobachtbar, messbar, überdauernd und über die Zeit hinweg stabil waren. Die frühere Auffassung, derzufolge Patienten mit einer Persönlichkeitsstörung keinen emotionalen Stress erlebten, wurde ebenso aufgegeben wie die DSM-I-Subkategorien Persönlichkeitsmuster, Persönlichkeitstrait und soziopathische Störung der Persönlichkeit. Die Asthenische Persönlichkeitsstörung kam als neue Diagnose hinzu, um bereits in der darauffolgenden Ausgabe des DSM wieder herausgenommen zu werden.

Das im Jahr 1980 erschienene DSM-III führte ein multiaxiales System ein (American Psychiatric Association 1980). Die auf Achse I klassifizierten Erkrankungen umfassten Störungsbilder, die im Allgemeinen als »episodisch« im Sinne von Verschlechterungen oder Remissionen beschrieben wurden, wie z. B. Psychosen, Affektive Störungen und Angststörungen. Auf Achse II wurden Persönlichkeitsstörungen und geistige Behinderung kodiert. Bei beiden Störungsgruppen postulierte man einen frühen Erkrankungsbeginn bei überdauernden Krankheitsmerkmalen. Allerdings galt die geistige Behinderung als »biologisch« bedingt, wohingegen man den Persönlichkeitsstörungen in der Regel »psychogene« Ursachen zuschrieb. Mit der Einordnung der Persönlichkeitsstörungen auf Achse II sollte der Blick geschärft werden für »das potentielle Vorliegen von Störungen, die häufig übersehen wurden, wenn sich die Aufmerksamkeit auf die für gewöhnlich symptomatisch auffälligeren Achse-I-Störungen richtete« (American Psychiatric Association 1980, S. 23). Drei Diagnosen für Persönlichkeitsstörungen wurden neu ins DSM-III aufgenommen: die Schizotypische Persönlichkeitsstörung, die Borderline-Persönlichkeitsstörung und die Narzisstische Persönlichkeitsstörung. Entgegen der ursprünglichen Auffassung, wonach sich Patienten, die als »Borderline« bezeichnet wurden, im Grenzbereich zwischen Psychose und Neurose bewegten, betonte der Kriterienkatalog der Borderline-Persönlichkeitsstörung im DSM-III die emotionale Dysregulation, die instabilen zwischenmenschlichen Beziehungen sowie den Impulskontrollverlust und weniger das Merkmal der kognitiven Verzerrung und grenzwertigen Realitätsprüfung, wie sie für die Schizotypische Persönlichkeitsstörung charakteristisch sind (Spitzer et al. 1979). Zu den vielen Gelehrten, die unser Verständnis der Borderline-Pathologie nachhaltig prägten und beeinflussten, gehören Kernberg (1975) und Gunderson (2008). Obwohl Konzepte des Narzissmus bereits von Freud, Reich und anderen Autoren formuliert wurden, verdanken sich die zentralen Aspekte unserer aktuellen Sichtweisen zur Narzisstischen Persönlichkeitsstörung den Arbeiten von Millon (1969), Kohut (1971) und Kernberg (1975).

Das DSM-III-R wurde im Jahr 1987 veröffentlicht (American Psychiatric Association 1987), nach einem intensiven Prozess der Überarbeitung des DSM-III, in den weithin anerkannte Beiträge von Forschern und Klinikern einflossen und in dem man ähnlichen Prinzipien folgte, wie sie im DSM-III formuliert worden waren, z. B. die Gewährleistung reliabler diagnostischer Kategorien, die klinisch nützlich und mit den entsprechenden Forschungsergebnissen konsistent waren, um so den Rückgriff auf Theorien zu minimieren. Man bemühte sich um »deskriptive« Diagnosen, die ein Minimum an Inferenzen (ätiologische Ableitungen) erforderten, auch wenn in der Einführung des DSM-III-R eingeräumt wurde, dass bei manchen Störungen, »insbesondere Persönlichkeitsstörungen, auf Seiten des Beobachters die Diagnosekriterien sehr viel mehr Inferenzen erforderlich machten« (American Psychiatric Association 1987, S. xxiii). Keine Veränderungen gab es im DSM-III-R hinsichtlich der diagnostischen Kategorien der Persönlichkeitsstörungen.

Nachdem man intensiv die Fachliteratur studiert, Datenanalysen und Feldversuche unternommen sowie Feedback aus dem klinischen Bereich eingeholt hatte, wurde im Jahr 1994 das DSM-IV veröffentlicht (American Psychiatric Associa-

Tab. 16-2 Allgemeine diagnostische Kriterien einer Persönlichkeitsstörung im DSM-IV-TR

A	Ein überdauerndes Muster von innerem Erleben und Verhalten, das merklich von den Erwartungen der soziokulturellen Umgebung abweicht. Dieses Muster manifestiert sich in mindestens 2 der folgenden Bereiche: 1. Kognition (also die Art, sich selbst, andere Menschen und Ereignisse wahrzunehmen und zu interpretieren) 2. Affektivität (also die Variationsbreite, die Intensität, die Labilität und Angemessenheit emotionaler Reaktionen) 3. Gestaltung zwischenmenschlicher Beziehungen 4. Impulskontrolle
B	Das überdauernde Muster ist unflexibel und tiefgreifend in einem weiten Bereich persönlicher und sozialer Situationen.
C	Das überdauernde Muster führt in klinisch bedeutsamer Weise zu Leiden oder Beeinträchtigungen in sozialen, beruflichen oder anderen wichtigen Funktionsbereichen.
D	Das Muster ist stabil und langdauernd, und sein Beginn ist zumindest bis in die Adoleszenz oder ins frühe Erwachsenenalter zurückzuverfolgen.
E	Das überdauernde Muster lässt sich nicht besser als Manifestation oder Folge einer anderen psychischen Störung erklären.
F	Das überdauernde Muster geht nicht auf direkte körperliche Wirkung einer Substanz (z. B. Drogen, Medikament) oder eines medizinischen Krankheitsfaktors (z. B. Hirnverletzung) zurück.

tion 1994). Zum ersten Mal wurde nun eine Auflistung allgemeiner Diagnosekriterien für Persönlichkeitsstörungen eingeführt (s. Tab. 16-2). In der überarbeiteten Auflage des DSM-IV-TR (American Psychiatric Association 2000) wurden diese allgemeinen Diagnosekriterien für Persönlichkeitsstörungen unverändert aus dem DSM-IV übernommen.

16.2 DSM-5: Probleme, Kontroversen und neue Richtungen

Es herrscht allgemein Übereinstimmung darüber, dass die diagnostische Einordnung der Persönlichkeitsstörungen auf Achse II im DSM-III diesen Störungsbildern in klinischer Hinsicht, aber auch in Forschung und Lehre signifikant mehr Aufmerksamkeit beschert hat. Neue Forschungsergebnisse haben jedoch in den vergangenen 30 Jahren, seit der Veröffentlichung des DSM-III, unser Verständnis für Persönlichkeitsstörungen vertieft und bieten somit eine angemessene Richtschnur für Heilung (Clark 2007). Drei Hauptströmungen der Evidenzforschung sind hier zu nennen:

- sorgfältig konzipierte Langzeitstudien zu Persönlichkeitsstörungen,
- Überprüfung der Konstruktvalidität der DSM-definierten Persönlichkeitsstörungen und
- Evaluierung der relativen Nützlichkeit dimensionaler Systeme im Vergleich zu kategorialen Diagnoseschemata, wie sie im DSM-IV-TR zur Anwendung kommen.

Ich werde im Folgenden auf jeden dieser drei Punkte gesondert eingehen, um im Anschluss daran den aktuellen Diskussionsstand (Mitte 2009) innerhalb der DSM-5 Working Group on Personality and Personality Disorders zusammenzufassen.

Langzeitstudien

Wie in Tabelle 16-2 aufgeführt, unterstreicht das DSM-IV-TR in seinen Diagnosekriterien für Persönlichkeitsstörungen, dass es sich um ein »überdauerndes Muster inneren Erlebens und Verhaltens« handelt, das »unflexibel und tiefgreifend in einem weiten Bereich persönlicher und sozialer Situationen« ist. Obgleich die Bezeichnung *überdauernd* nicht genauer definiert wird, geht die traditionelle Sichtweise von einer jahrzehnte-, wenn nicht lebenslangen Persistenz von Persönlichkeitsstörungen aus, was wiederum als Abgrenzungsmerkmal zu den eher *episodisch* verstandenen Achse-I-Störungen anzusehen sei. Im Lichte neuerer Forschungsbefunde ist diese traditionelle Sichtweise jedoch nicht mehr haltbar. Ein Sonderheft des *Journal of Personality Disorders* hat sich im Jahr 2005 dem Thema Langzeitstudien gewidmet. Es sind vor allem drei bedeutende Studien, die in dieser Sonderausgabe in mehreren Artikeln zusammengefasst und von Expertenseite kommentiert werden: die Children-in-Community-Studie (CIC-Studie; Cohen et al. 2005), die McLean Study of Adult Development (MSAD; Zanarini et al. 2005) und die Collaborative Longitudinal Personality Disorders Study (CLPS; Skodol et al. 2005). Wie Clark (2005) beschreibt, stimmen alle drei Untersuchungen eindeutig darin überein, dass Persönlichkeitsstörungen, wie sie im DSM-IV-TR definiert werden, nicht so stabil sind wie zugrunde liegende Persönlichkeitstraits, und dass es sich bei den festgelegten Kriterienkatalogen um »Hybride akuter Achse-I-ähnlicher Symptome« handelt, die »sich schneller auflösen«, sowie um »länger anhaltende affektive, kognitive und behaviorale Persönlichkeitsdysfunktionen« (S. 524). Im Rahmen des MSAD-Forschungsprojekts, das sich vor allem auf die Borderline-Persönlichkeitsstörung konzentrierte, wurde festgestellt, dass es bei 74 % der Patienten über den gesamten Untersuchungszeitraum von 6 Jahren zu einem Rückgang der Symptomatik kam; ein Wiederauftreten der Symptomatik wurde bei nur 6 % dieser Patientengruppe beobachtet. Die CLPS ihrerseits berichtet von überraschenden Remissionswerten im Untersuchungszeitraum von 2 Jahren bei Patienten mit Schizotypischer, Borderline-, Unsicher-vermeidender und Zwanghafter Persönlichkeitsstörung – Werte, die sich im Katamnesezeitraum von 4 Jahren als noch stabiler erwiesen, obwohl mit dem Vorliegen von nur 2 Kriterien in 12 aufeinander folgenden Monaten die Definition von *Remission* sehr eng gefasst war. Beide Forschungsteams stellten fest, dass Persönlichkeitstraits über die Zeit gesehen stabiler waren als kategoriale Diagnosen und dass eine Beeinträchtigung des Funktionsniveaus auch nach einer kategorialen Remission bestehen blieb.

Konstruktvalidität aktueller Kategorien

Studien zur Untersuchung der Konstruktvalidität von DSM-IV-TR-definierten Persönlichkeitsstörungen haben sich hauptsächlich auf die Schizotypische Persönlichkeitsstörung, die Borderline-Persönlichkeitsstörung und die Antisoziale Persönlichkeitsstörung konzentriert, die eine gute interne Konsistenz und diagnostische Validität aufweisen. Die Schizotypische Persönlichkeitsstörung gilt gemeinhin als Störungsbild, das auf dem Schizophrenie-Spektrum angesiedelt ist (Webb u. Levinson 1993), jedoch nicht als Vorläufer einer Schizophrenie. Die im DSM-III getroffene Entscheidung, die Schizoide Persönlichkeitsstörung auf drei Diagnosen zu »verteilen« – Schizotypische, Schizoide und Vermeidend-selbstunsichere Persönlichkeitsstörung – war mehr einem klinischen Konsens denn einer bestimmten Datenlage geschuldet. Verlässliche Forschungsbefunde sprachen für eine genetische Verbindung zwischen Schizotypischer Persönlichkeitsstörung und Schizophrenie und zeigten, dass die betreffenden Patienten ein idiosynkratisches exzentrisches Verhalten an den Tag legten, das zu Isolierung und Abweichungen von sozialen Normen führte. Schizoide Patienten galten als »Einzelgänger«, wobei nach wie vor unklar ist, inwieweit diese Diagnose als valide anzusehen ist und ob es sich, wie früher angenommen, um eine prodromale Erkrankung der Schizophrenie handelt. Bei der Paranoiden Persönlichkeitsstörung wiederum geht man von einer genetischen Verbindung zur wahnhaften Störung, Typus mit Verfolgungswahn aus (Webb u. Levinson 1993); allerdings liegen nur begrenzte und widersprüchliche Informationen hinsichtlich der Validität als »eigenständige« Diagnose vor.

Bei den Cluster-B-Persönlichkeitsstörungen ist die Befundlage spärlich, was die Histrionische und Narzisstische Persönlichkeitsstörung angeht. Aus diesem Grund scheint es eher unwahrscheinlich, dass die Forschungsergebnisse, an denen sich das DSM-5 orientiert, die Beibehaltung dieser Störungsbilder als diagnostische Kategorien – und nicht als wichtige Traits oder Dimensionen, wie sie womöglich bei vielen Patienten anzutreffen sind (ein Schicksal, das die frühere Diagnose Passiv-aggressive Persönlichkeitsstörung bereits ereilt hat) – stützen könnten. Bei den Cluster-C-Persönlichkeitsstörungen gibt es einige Hinweise für eine bestehende Konstruktvalidität der Zwanghaften Persönlichkeitsstörung (Skodol u. Gunderson 2008), obwohl es in der Literatur unterschiedliche Aussagen zur differentialdiagnostischen Abgrenzung zu der auf Achse I angesiedelten Zwangsstörung gibt. Patienten mit Vermeidend-selbstunsicherer Persönlichkeitsstörung wurden als sozial aversiv konzeptualisiert, nicht weil dies einer frei gewählten Haltung entspräche, sondern aufgrund ihrer sozialen Angst. Einige Befunde sprechen auch dafür, dass sich bestimmte Patienten mit diesem Störungsbild nur schwer von Patienten mit der auf Achse I kodierten Generalisierten sozialen Phobie unterscheiden lassen, doch primär handelt es sich um zwei unterschiedliche Patientenpopulationen (Skodol u. Gunderson 2008). Validität oder Nützlichkeit der Diagnose Dependente Persönlichkeitsstörung werden kaum durch entsprechende Forschungsbefunde gestützt, sodass es sinnvoll erscheint, auch diese Störung im Sinne einer Trait-Dimension zu konzeptualisieren.

Zu einigen der gegenwärtig auf Achse II angesiedelten Störungen (Paranoide, Schizoide und Vermeidend-selbstunsichere Persönlichkeitsstörung) mag es nur wenig Datenmaterial geben, was jedoch im Störungsbild selbst begründet ist. Da Patienten mit diesen Störungen zwischenmenschlichen Kontakt meiden, ersuchen sie nicht bereitwillig um Therapie bzw. nehmen nicht an Therapiestudien teil.

Dimensionale versus kategoriale Ansätze

Eine dimensionale Struktur impliziert Kontinuität, eine kategoriale Struktur Diskontinuität. Schwangerschaft etwa ist ein kategoriales Konzept (entweder ist eine Frau schwanger oder sie ist es nicht), wohingegen die Frage, ob eine Person groß oder klein ist, eher dimensional konzeptualisiert werden sollte, da es hierzu keine exakten Definitionen gibt. Die Vorstellung von »groß« oder »klein« kann kulturell sehr unterschiedlich sein, und sämtliche Abstufungen von Körpergröße sind auf einem Kontinuum angesiedelt.

Wir wissen natürlich, dass es sich beim DSM-System um ein kategoriales Konstrukt handelt, das einer ganzen Reihe dimensionaler Systeme gegenübersteht, z. B. dem Interpersonellen Zirkumplex-Modell (Wiggins 1982), dem 3-Faktoren-Modell (Eysenck u. Eysenck 1975), dem 4-Faktoren-Modell (Livesley 2008), den »Big Five« (Costa u. McCrae 1992) und dem 7-Faktoren-Modell (Cloninger et al. 1993). Obwohl ein kategoriales System die Vorstellung von Diskontinuität impliziert, denken Kliniker nicht unbedingt in solch dichotomen Begrifflichkeiten. Grenzwerte, die Krankheitskategorien definieren, z. B. Bluthochdruck, sind in der Tat etwas willkürlich, was sicherlich auch für Persönlichkeitsstörungen gilt. Dazu kommt, dass die polythetischen Kriterienkataloge für Persönlichkeitsstörungen im DSM-IV-TR ein Element von Dimensionalität enthalten: Ein Patient kann knapp den Grenzbereich zur Diagnosestellung überschreiten oder aber alle Kriterien der Störung erfüllen, was dann eher einer extremen Ausprägung des Störungsbildes entsprechen würde. Widiger und Sanderson (1995) schlagen vor, diese inhärente Dimensionalität im vorliegenden Diagnosesystem zu operationalisieren, indem sämtliche diagnostischen Kriterien einer Persönlichkeitsstörung, die ein Patient erfüllt, nach ihrem jeweiligen Ausprägungsgrad eingestuft werden: »fehlt«, »Trait«, »subgrenzwertig«, »grenzwertig«, »mäßig«, »extrem«. Wenn es an einem einzigen Kriterium für die Diagnosestellung Persönlichkeitsstörung fehlt, gehen Kliniker natürlich nicht unbedingt davon aus, dass nicht doch andere Elemente der Störung vorliegen; im Gegenteil: Gewissenhaft arbeitenden Klinikern wäre klar, dass Merkmale der Störung, wenn sie vorliegen, erkannt und im Auge behalten werden müssen (Oldham u. Morris 1995; Oldham u. Skodol 2000).

Als besonders problematisch hinsichtlich des Gebrauchs kategorialer Diagnosesysteme für Persönlichkeitsstörungen hat sich erwiesen, dass viele kategoriale Diagnosen sehr heterogen sind und keine klaren Differenzierungen zwischen normalem Funktionsniveau und Pathologie erlauben. Darüber hinaus gibt es bei zahlreichen spezifischen Kriterien große Überschneidungen zwischen den einzelnen Persönlichkeitsstörungen, sodass eine sorgfältige und systematische diagnostische Einschätzung aller Persönlichkeitsstörungen bei einem bestimmten Patienten häufig eine Überdiagnostizierung komorbider Achse-II-Störungen zur Folge hat.

Ein Beispiel für ein »personenzentriertes« dimensionales System ist der von Shedler und Westen in Kapitel 4 beschriebene Ansatz eines Prototypen-Vergleichs. In diesem Diagnoseschema werden Patienten mit einer für jedes Störungsbild repräsentativen prototypischen Ausprägung verglichen und die jeweilige »Passung« auf einer 5-stufigen Skala von »stimmt weitgehend überein« bis »stimmt kaum/nicht überein« eingeschätzt.

Neue Richtungen für das DSM-5

Im Jahr 2007 wurde die Personality and Personality Disorders Work Group von der American Psychiatric Association einberufen. Die Mitglieder dieser Arbeitsgruppe sind in Tabelle 16-3 aufgeführt. Wie aus der Bezeichnung der Arbeitsgruppe ersichtlich ist, sollte ihre Arbeit Persönlichkeits*traits* und Persönlichkeits*typen* sowie Persönlichkeits*störungen* gleichermaßen umfassen. Dieses Vorgehen traf auf große Zustimmung, nicht nur innerhalb der Arbeitsgruppe, sondern in der gesamten DSM-5-Task-Force. Es herrschte allgemeiner Konsens darüber, dass das prämorbide Temperament oder die prämorbide Persönlichkeit von Menschen, die eine Achse-I-Störung entwickeln (z. B. eine Major Depression, bipolare Störung, Angststörung oder eine andere Erkrankung), diagnostisch evaluiert und beschrieben werden müsse, da sich dies durchaus auf die spätere Teilnahme an sowie das Ansprechen auf eine Behandlung auswirken könne.

Obwohl die vorgeschlagenen Revisionen der Diagnose Persönlichkeitsstörungen im DSM-5 noch diskutiert werden, hat sich doch eindeutig gezeigt, dass Veränderungen notwendig sind (Krueger et al. 2007; Skodol u. Bender 2009; Widiger u. Trull 2007). Zum Zeitpunkt, an dem dieser Aufsatz verfasst wurde (Mitte 2009), zeichnete sich ein Konsens darüber ab, dass ein dimensionaler Ansatz die diagnostische Einschätzung der gesamten Bandbreite von Persönlichkeit ermöglichen würde – von nichtpathologischen *Traits* oder *Stilen* der Persönlichkeit (die nichtsdestotrotz gewichtige Determinanten des Verhaltens darstellen) bis

Tab. 16-3 DSM-5 Personality and Personality Disorders Work Group

Andrew E. Skodol II, Vorsitzender
Renato D. Alarcón
Carl C. Bell
Donna S. Bender
Lee Anna Clark
Robert Krueger
W. John Livesley
Leslie Morey
John N. Oldham
Larry J. Siever
Roel Verheul

hin zu einer tiefgreifenden Pathologie, die mit erheblichen Beeinträchtigungen des Funktionsniveaus einhergeht. Zu den vorgeschlagenen Änderungen, die im Folgenden näher ausgeführt werden, zählen sowohl ein »variablenzentrierter« dimensionaler Ansatz (d. h. ein Rating, inwieweit multiple Traits auf einen bestimmten Patienten zutreffen) als auch ein »personenzentrierter« dimensionaler Ansatz (d. h. ein Rating, inwieweit ein bestimmter Patient mit einem begrenzten Set an Persönlichkeitsstörungs-Prototypen »übereinstimmt«). Folgende Fragen in Bezug auf das DSM-5 gilt es hierbei zu bedenken:

- *Sollte eine systematische Einschätzung des individuellen Funktionsniveaus in das DSM-5 eingeführt werden?* Wie die CLPS-Studie (Skodol et al. 2005) und andere Untersuchungen festgestellt haben, kann bei Patienten mit einer Persönlichkeitsstörung eine tiefgreifende und nachhaltige Beeinträchtigung des allgemeinen Funktionsniveaus vorliegen. Eine systematische Methode zur Bestimmung des individuellen Funktionsniveaus könnte zur diagnostischen Einschätzung von Selbstkonzept und interpersonellem Funktionsniveau herangezogen werden.
- *Sollte die allgemeine Definition einer Persönlichkeitsstörung überarbeitet werden?* Im DSM-IV-TR wird Persönlichkeitsstörung definiert als Abweichungen im Denken, Fühlen und Verhalten, welche über die Zeit und unterschiedliche Situationen hinweg stabil sind. Diese Definitionsmerkmale überschneiden sich jedoch mit zahlreichen Achse-I-Störungsbildern, und die zuvor zitierten Langzeituntersuchungen haben gezeigt, dass Persönlichkeitsstörungen im Sinne der Definition des DSM-IV-TR Remissionsmuster aufweisen, die auch für viele Achse-I-Störungen charakteristisch sind. Eine potentielle Überarbeitung der Definition »Persönlichkeitsstörung« könnte unterstreichen, dass es sich bei den Kernaspekten aller Persönlichkeitsstörungen um ein adaptives Versagen handelt, das zu einer Beeinträchtigung des Funktionsniveaus im individuell-persönlichen und im zwischenmenschlichen Bereich führt. Wie im DSM-IV-TR würde diese Definition fordern, dass im Falle einer Persönlich-

keitsstörung ein adaptives Versagen vorliegt, das mit einer signifikanten Abweichung von den Erwartungen des jeweiligen kulturellen Umfelds der betreffenden Person einhergeht. Ein Patient mit einer Persönlichkeitsstörung würde sich demnach auszeichnen durch eine unzureichende Entwicklung oder Integration seiner Identität oder seines Selbstgefühls und/oder eine nur unzureichend ausgeprägte Selbstgerichtetheit, in Verbindung mit chronischer Dysfunktion im zwischenmenschlichen Bereich, die sich wiederum ablesen lässt an unzureichend integrierten Vorstellungen anderer Menschen, an einer Beeinträchtigung seiner Empathiefähigkeit, an einer beeinträchtigten Fähigkeit, enge Beziehungen einzugehen oder prosoziales Verhalten zu entwickeln. Andere Aspekte dieser allgemeinen Definition einer Persönlichkeitsstörung würden sich an jene im DSM-IV-TR anlehnen, obwohl noch unklar ist, ob der Aspekt »stabil über die Zeit« mitaufgenommen werden wird.

- *Sollte eine bestimmte Anzahl an Prototypen oder Hauptkategorien von Persönlichkeitspathologie auf der Grundlage verfügbarer Forschungsergebnisse benannt werden?* Es wäre dann möglich, über eine skalierte Messung den jeweiligen Grad an Übereinstimmung oder Passung zwischen Patient und jedem einzelnen Prototypen zu bestimmen. Folgende Prototypen von Persönlichkeitsstörungen wurden in Erwägung gezogen:
  - Schizotypische Persönlichkeitsstörung
  - Borderline-Persönlichkeitsstörung
  - Psychopathische/Antisoziale Persönlichkeitsstörung
  - Vermeidende Persönlichkeitsstörung
  - Zwanghafte Persönlichkeitsstörung
- *Sollte eine Auflistung von Persönlichkeitszügen (Traits), nach der sämtliche Patienten eingeschätzt werden, eingeführt werden?* Dies könnte zur genaueren Einschätzung von Grundpersönlichkeit und Temperament herangezogen werden, was wiederum für die Behandlungsplanung relevant ist. Merkmale der Persönlichkeit, die sich aus verschiedenen Komponenten zusammensetzen (z. B. emotionale Dysregulation, Unsicherheit, Selbstverletzung), ließen sich dann unter Merkmalsbereichen höherer Ordnung (z. B. Emotionalität) entlang verschiedener evidenzbasierter Listen von Schlüsselmerkmalen der Persönlichkeit organisieren (Clark 1996). Zu jedem Trait in jedem Merkmalsbereich würde eine Kurzbeschreibung verfasst und jeder Patient müsste hinsichtlich der definierten Traits eingeschätzt werden:
  - 0 = trifft nicht zu (die Beschreibung trifft nicht oder kaum auf den Patienten zu)
  - 1 = trifft etwas zu (einige Aspekte der Beschreibung sind zutreffend; das Verhalten des Patienten stimmt mit den genannten Aspekten nur begrenzt überein)
  - 2 = trifft eindeutig zu (die Beschreibung stimmt mit dem typischen Verhalten des Patienten überein)
  - 3 = trifft extrem zu (die Beschreibung stimmt mit einem zentralen Merkmal des Patienten überein)

- *Sollte die Einordnung der Persönlichkeitsstörungen auf Achse II überdacht werden?* Es wurde noch keine Entscheidung darüber getroffen, ob ein multiaxiales System im DSM-5 beibehalten wird. Es gibt allerdings kein überzeugendes konzeptuelles Argument, mit dem sich die diagnostische Einordnung von Persönlichkeitsstörungen in einer anderen Sektion als derjenigen, wie sie für die aktuellen Störungsbilder auf Achse I vorgesehen ist, rechtfertigen ließe (Oldham u. Skodol 2000). Allerdings sollten aus Gründen der Vertrautheit und Kontinuität einige pragmatische Überlegungen berücksichtigt werden.

Um diese Veränderungsvorschläge empirisch zu überprüfen, wurde ein vorläufiges Design für einen Feldversuch entworfen, der an ausgewählten Untersuchungsstandorten 2009 bis 2010 durchgeführt werden sollte. Jedes neue Persönlichkeitsstörungsmodell, so das übergeordnete Ziel der Arbeitsgruppe, müsse ein gutes Maß an klinischer Nützlichkeit aufweisen (First 2005; Rottman et al. 2009) und die Evaluierung dieses Aspektes der Veränderungsvorschläge sollte einen wichtigen Teil des Feldversuchs ausmachen. In einer aktuelle Umfrage (Spitzer et al. 2008) äußerten sich Kliniker positiv über den Gebrauch eines Prototypen-Matching-Systems. Da die Überprüfung der Fachliteratur die Beibehaltung einiger gegenwärtig noch bestehender Persönlichkeitsstörungen (Paranoide, Schizoide, Narzisstische, Histrionische und Dependente) als unabhängige valide Störungsbilder nicht rechtfertigte, wird ein weiteres Ziel des Feldversuchs darin bestehen, zu bestimmen, ob diese Bereiche durch das vorgeschlagene Trait-Assessment-System adäquat abgebildet werden.

16.3 Planung der psychodynamischen Behandlung und DSM-5

Es gilt als hinlänglich belegt, dass Patienten mit einer Persönlichkeitsstörung verschiedenste psychosoziale und psychopharmakologische Behandlungsangebote außerordentlich häufig in Anspruch nehmen (Bender et al. 2001). Allzu oft weisen Kranken- und Behandlungsgeschichte der Patienten mit einer Persönlichkeitsstörung auf unregelmäßige »Polytherapien« hin (d. h. eine Überfrachtung hoch symptomatischer Patienten mit multiplen Behandlungsversuchen ohne evidenzbasierte therapeutische »Landkarte«). Mit der Vertiefung unseres Verständnisses für Persönlichkeitsstörungen sind jedoch auch mehr und mehr wohldurchdachte Behandlungsstrategien entwickelt worden. Dies gilt insbesondere für die Behandlung der Borderline-Persönlichkeitsstörung, für die eine evidenzbasierte Praxisrichtlinie entwickelt wurde (American Psychiatric Association 2001), welche Psychotherapie als Primär- oder Kernbehandlung vorsieht, in Kombination mit einer symptomorientierten pharmakotherapeutischen Begleitbehandlung. Randomisierte Kontrollstudien haben gezeigt, dass verschiedene Formen der Psychotherapie in der Behandlung von Patienten mit einer Borderline-Persönlichkeitsstörung wirksam sind, z. B. die Dialektisch-behaviorale Therapie (Linehan 1993; Linehan et al. 2006) oder die Mentalisierungsbasierte Psychotherapie (Bateman u. Fonagy 1999, 2001, 2008). Neue und vielversprechende Behandlungsverfahren werden untersucht, z.B. die Übertragungsfokussierte Psychotherapie (Clarkin u. a. 2007) sowie das sogenannte STEPPS (Systems Training for Emotional Predictability and Problem Solving; Blum et al. 2008).[1] Andere interessante Psychotherapieverfahren sind die Kognitive Verhaltenstherapie (Beck et al. 2003), die Interpersonelle Psychotherapie (Markowitz 2005) und die Schematherapie (Young u. Klosko 2005). Auch die Frage, wie sich Psychotherapie und Pharmakotherapie am wirksamsten miteinander verbinden lassen, ist weiterhin von großer Bedeutung (Soloff 2009). Es zeichnet sich zunehmend ab, dass eine sorgfältige und systematische Anwendung verschiedener Psychotherapieverfahren wirksam sein kann (Leichsenring u. Leibing 2003; Leichsenring u. Rabung 2008). Die Entscheidung, welche Therapieform zur Anwendung kommt, ist von verschiedenen Variablen abhängig, etwa der Ausbildung und Präferenz des Therapeuten, der Präferenz des Patienten, der Motivation des Patienten sowie der spezifischen Persönlichkeitspathologie des Patienten.

Wie bereits erwähnt, wird das DSM-5 den Schwerpunkt eher auf die dimensionale Natur von Psychopathologie, insbesondere der Persönlichkeitsstörungen legen. Mit anderen Worten: Es wird Psychopathologie eher als Kontinuum begreifen, das von nichtpathologischen Traits, die im Sinne der Anpassung nützlich sind, bis hin zu extremen Ausprägungen dieser Traits reicht, die zu einem Versagen der Anpassungsleistung und zu Beeinträchtigungen im allgemeinen Funktionsniveau führen können. Als Folge dieser Schwerpunktverlagerung könnte es zu einem weiter zunehmenden Interesse an »personalisierter Medizin« kommen – ein Begriff, der sich dem »Jahrzehnt der Entdeckungen« mit seinen rasanten und spannenden wissenschaftlichen Fortschritten in den Bereichen Genomik und Proteomik verdankt. Womöglich dauert es nicht mehr lange, bis jeder von uns seinen eigenen, vollständig entschlüsselten genetischen Code anfordern kann, anhand dessen sich individuelle Erblichkeitsrisiken, aber auch protektive Faktoren ermitteln lassen.

Allerdings sind es nicht nur individuelle Unterschiede in der DNA, die die interindividuelle Variabilität ausmachen. Die Nützlichkeit des Stress-Vulnerabilitäts-Modells konnte in der gesamten Medizin unter Beweis gestellt werden. Es lässt sich ebenso auf Störungen des Gehirns wie auf andere körperliche Erkrankungen anwenden. Das diesem Modell zugrunde liegende Prinzip der Bidirektionalität geht davon aus, dass Temperament und Verhalten partiell genetisch determiniert sind, dass jedoch Umwelteinflüsse latente Gene »anspringen« lassen. Einige dieser »schlummernden« Gene enthalten erbliche Risikofaktoren für bestimmte Erkrankungen. Sie können »getriggert« oder aktiviert werden durch

---

1 Anm. der Übers.: STEPPS = Trainingsprogramm für Borderline-Patienten zur Bewältigung emotionaler Krisen, Problemlösung, Alltagsgestaltung und Beziehungsaufbau

ein anhaltend hohes Stressniveau und lösen eine Kaskade an Ereignissen aus, die letztlich zum Ausbruch der Erkrankung führen.

Eine psychodynamische Behandlungsplanung impliziert das Wissen um die Bedeutung erblicher Risikofaktoren sowie vermuteter Störungen der neurobiologischen und neuroendokrinologischen Balance. So geht man etwa bei Patienten mit einer Borderline-Persönlichkeitsstörung von erblichen Endophänotypen der Affektdysregulation und impulsiven Aggression aus (Oldham 2009; Siever et al. 2002). Entwicklungspsychologisch können diese Vulnerabilitäten mit dem zentralen Marker einer sicheren Bindung an eine verlässliche Pflegeperson interferieren. Damit ist sozusagen der Boden bereitet für ein unvollständiges und nicht integriertes Selbsterleben, zu dem sich interpersonelle Schwierigkeiten gesellen, die das Misstrauen anderen Menschen gegenüber verstärken, was wiederum zu einer Überempfindlichkeit im zwischenmenschlichen Bereich (Gunderson u. Lyons-Ruth 2008) sowie Beeinträchtigungen im sozialen und beruflichen Kontext führen kann. Eine psychodynamische Behandlungsplanung lässt sich auf eine stabilere Grundlage stellen, wenn wir diese Vulnerabilitäten anerkennen, sodass Validierung, empathische Einstimmung auf das Gegenüber, Mentalisierung, reflexives Funktionsniveau und kognitiv-behaviorale Umstrukturierung im Kontext der spezifischen Bedürfnisse eines Patienten individuell Berücksichtigung finden können.

Welche Rolle werden nun die überarbeiteten Inhalte des DSM-5 im Bereich Persönlichkeit und Persönlichkeitsstörung für die psychodynamische Behandlungsplanung spielen? Sofern sich die endgültige Version des DSM-5 den aktuellen Überlegungen annähert, könnte das neue Diagnosesystem weitreichende Folgen haben:

- Kliniker müssen zu einer Entscheidung darüber gelangen, ob bei einem bestimmten Patienten eine Persönlichkeitsstörung vorliegt oder nicht. Obgleich es sich hier um keine neue Forderung handelt, da das multiaxiale System des DSM-IV-TR eine Einschätzung möglicher Persönlichkeitsstörungen auf Achse II vorsieht, verlangt die neue Definition von Persönlichkeitsstörung ein Nachdenken darüber, wie es um das Identitätsempfinden eines Patienten sowie seine Beziehungen zu anderen Menschen bestellt ist. Mein Kollege Jon Allen greift in seinen Überlegungen zur Behandlungsplanung auf das Konzept der Mentalisierung zurück, wobei er seinen Patienten (von denen die meisten eine Persönlichkeitsstörung aufweisen) stationäre Behandlungsplanungen in der Regel wie folgt erläutert:

  »Meiner Meinung nach lässt sich in der relativ kurzen Zeit, die uns für eine Einzelpsychotherapie zur Verfügung steht, mehr erreichen, wenn wir uns auf einen zentralen Fokus in der Therapie einigen, d.h. schriftlich festhalten, was wir vorrangig bearbeiten wollen. Ich bin außerdem der Auffassung, dass eine solche Fokusbestimmung oder Formulierung der Hauptprobleme nicht unbedingt einfach ist. Vielmehr handelt es sich hier um eine Aufgabe, die ›Mentalisierung‹ voraussetzt, mit anderen Worten, dass wir uns unserer eigenen Gedanken und Gefühle sowie der Gedanken und Gefühle anderer bewusst sind. Da zu den Problemen, die Menschen für gewöhnlich in Therapie führen, nicht nur innerpsychische Schwierigkeiten, sondern auch Konflikte in ihren wichtigsten Beziehungen gehören, greifen wir auf unsere Fähigkeit zur Mentalisierung zurück, um diese Probleme zu klären und zu bearbeiten.« (Allen et al. 2012)

Wir sehen, dass eine neue allgemeine Definition der Persönlichkeitsstörung, die vor allem auf die Beeinträchtigung der Integration des Selbst sowie des interpersonellen Funktionsniveaus abzielt, sich problemlos mit einem Ansatz in der Behandlungsplanung verbinden lässt, wie wir ihn soeben beschrieben haben. Die Fokussierung auf das eigene Selbst und auf andere könnte für Patienten und Kliniker gleichermaßen eine Vereinfachung und Klärung bedeuten und wäre mit zahlreichen, bereits bestehenden Formen evidenzbasierter Psychotherapie für Persönlichkeitsstörungen kompatibel.

▶ Unabhängig davon, ob eine Persönlichkeitsstörung diagnostiziert wird, wären Kliniker dazu angehalten, einen Patienten anhand einer Liste an Traits innerhalb bestimmter Verhaltensbereiche einzuschätzen. Das Ergebnis wird in ein individuelles Persönlichkeitsprofil einfließen, das für Behandlungsteilnahme, Konzepttreue und Therapie-Outcome von Relevanz ist.

▶ Wenn tatsächlich eine Persönlichkeitsstörung vorliegt, so können Prototypen-Ratings dazu beitragen, die wichtigsten deskriptiven Muster des jeweiligen Störungsbildes zu benennen, sei es ein einziger Prototyp, der die Pathologie beherrscht, sei es eine Mischung verschiedener Prototypen oder aber eine Kombination anderer Traits aus unterschiedlichen Bereichen, die mit den genannten Prototypen nicht übereinstimmen. So könnte die Einschätzung des Borderline-Prototyps bei einem bestimmten Patienten »trifft extrem zu« lauten, ohne dass zusätzlich vorliegende Traits signifikant mit anderen Prototypen übereinstimmen. Bei einem zweiten Patienten wäre das Vorliegen des vermeidenden Prototypen im Sinne eines »trifft eindeutig zu« denkbar, während die Merkmale des zwanghaften Prototyps in Verbindung mit anderen Traits nur »etwas« zutreffen. Bei einem dritten Patienten wird womöglich eine Persönlichkeitsstörung diagnostiziert, ohne dass sich ein bestimmter Prototyp bestimmen ließe, außer einem, der sich besonders durch narzisstische und kalte Persönlichkeitszüge auszeichnet. Selbst wenn keine Persönlichkeitsstörung diagnostiziert wurde, so birgt diese Form der Trait-Einschätzung doch einigen Informationswert. So kann es für einen Patienten mit Major Depression und narzisstischen Zügen durchaus hilfreich sein, wenn aufseiten der Behandler strategisch darauf hingewiesen wird, wie wichtig seine Teilnahme am gesamten Behandlungsprogramm ist, um der typisch »besserwisserischen« Haltung sowie der Neigung, die empfohlene Behandlung zu unterlaufen oder nach eigenem Ermessen abzuändern, entgegenzusteuern. Im Gegensatz dazu halten sich Patienten ohne eine Persönlichkeitsstörung, aber mit Major Depression und dependenten Persönlichkeitszügen nicht selten sklavisch an die jeweiligen Behandlungsempfehlungen, wobei zusätzliche Kontakte und Beruhigung durchaus notwendig sein können.

16.4 Schlussfolgerung

Ich bin der festen Überzeugung, dass jede psychiatrische Behandlungsplanung, unabhängig vom jeweiligen theoretischen und klinisch-therapeutischen Hintergrund, psychodynamisch orientiert sein sollte. Dieser Ansatz entspringt einem biopsychosozialen Modell und trägt der Bedeutung folgender Aspekte Rechnung:

- erbliche Risikofaktoren und neurobiologische Unregelmäßigkeiten,
- potentielle Langzeitfolgen stressreicher Umweltbedingungen in Kindheit und Jugend (z. B. in Form anhaltend traumatisierender Bedingungen) sowie im Erwachsenenalter (z. B. Verlust eines Angehörigen oder Partners) und schließlich
- Auswirkungen des jeweiligen sozialen Umfelds (z. B. Leben in Armut in einer durch Gewalt und Drogenmissbrauch charakterisierten Großstadtkultur).

Werden die im DSM-5 im Abschnitt Persönlichkeitsstörungen vorgebrachten Veränderungsvorschläge unsere jüngeren Kollegen, beispielsweise die von mir eingangs zitierten Anwärter der Facharztprüfung, daran erinnern, wie wichtig es ist, für jeden einzelnen Patienten eine Fallbeschreibung als Grundlage der Behandlungsplanung zu formulieren? Ich hoffe doch. Zumindest könnte das Verständnis für die individuelle Identitätsentwicklung eines Patienten sowie für seine bestehende (oder fehlende) Fähigkeit, anderen zu vertrauen und hilfreiche und stabile Beziehungen aufzubauen, dazu beitragen, unseren Fokus wieder auf das Eigentliche auszurichten.

Klinische Schlüsselkonzepte

- Es wird empfohlen, in der Planung der Behandlung von Persönlichkeitsstörungen auf einen psychodynamisch orientierten Ansatz zurückzugreifen, der mit den geplanten Veränderungen im DSM-5 im Bereich Persönlichkeitsstörungen konsistent ist.
- Das DSM-5 wird in seiner allgemeinen Definition der Persönlichkeitsstörung eher das adaptive Misslingen im Aufbau eines integrierten Selbst und der Fähigkeit, befriedigende zwischenmenschliche Beziehungen zu entwickeln, hervorheben.
- Das DSM-5 wird die Struktur von Traits in Verbindung mit der Beschreibung ausgewählter und spezifischer Prototypen von Persönlichkeitsstörungen unterstreichen.
- Persönlichkeitsstörungen sollten, ähnlich wie bei vielen Krankheiten und Störungsbildern, als Folge von erblichen Risikofaktoren und Umweltstressoren verstanden werden.

Empfohlene Literatur

Allen JG, Fonagy P, Bateman A. Mentalizing in Clinical Practice. Washington, DC, American Psychiatric Publishing, 2008.

Gabbard GO. Mind, brain, and personality disorders. Am J Psychiatry 162: 648–655, 2005.

Oldham JM. Personality disorders: recent history and the DSM system, in Essentials of Personality Disorders. Edited by Oldham JM, Skodol AE, Bender DS. Washington, DC, American Psychiatric Publishing, 2009, 3–11.

Oldham JM, Skodol AE. Charting the future of Axis II. J Personal Disord 14: 17–29, 2000.

Skodol AE, Bender DS. The future of personality disorders in DSM-V? Am J Psychiatry 166: 388–391, 2009.

Literatur

Allen JG, O'Malley F, Freeman C, et al. Promoting mentalization in brief treatment. In: Handbook of Mentalizing in Mental Health Practice. Edited by Bateman AW, Fonagy P. Washington, DC, American Psychiatric Publishing, 2012.

American Psychiatric Association. Diagnostic and Statistical Manual: Mental Disorders. Washington, DC, American Psychiatric Association, 1952.

American Psychiatric Association. Diagnostic and Statistical Manual of Mental Disorders, 2nd Edition. Washington, DC, American Psychiatric Association, 1968.

American Psychiatric Association. Diagnostic and Statistical Manual of Mental Disorders, 3rd Edition. Washington, DC, American Psychiatric Association, 1980.

American Psychiatric Association. Diagnostic and Statistical Manual of Mental Disorders, 3rd Edition, Revised. Washington, DC, American Psychiatric Association, 1987.

American Psychiatric Association. Diagnostic and Statistical Manual of Mental Disorders, 4th Edition. Washington, DC, American Psychiatric Association, 1994.

American Psychiatric Association. Diagnostic and Statistical Manual of Mental Disorders, 4th Edition, Text Revision. Washington, DC, American Psychiatric Association, 2000.

American Psychiatric Association. Practice guideline for the treatment of patients with borderline personality disorder. Am J Psychiatry 158 (Oct suppl), 2001.

Bateman A, Fonagy P. Effectiveness of partial hospitalization in the treatment of borderline personality disorder: a randomized controlled trial. Am J Psychiatry 156: 1563–1569, 1999.

Bateman A, Fonagy P. Treatment of borderline personality disorder with psychoanalytically oriented partial hospitalization: an 18-month follow-up. Am J Psychiatry 158: 36–42, 2001.

Bateman A, Fonagy P. 8-Year follow-up of patients treated for borderline personality disorder: mentalization-based treatment versus treatment as usual. Am J Psychiatry 165: 631–638, 2008.

Beck A, Freeman A, Davis D. Cognitive Therapy of Personality Disorders, 2nd Edition. New York, Guilford, 2003.

Bender DS, Dolan RT, Skodol AE, et al. Treatment utilization by patients with personality disorders. Am J Psychiatry 158: 295–302, 2001.

Blum N, St. John D, Pfohl B, et al. Systems Training for Emotional Predictability and Problem Solving (STEPPS) for outpatients with borderline personality disorder: a randomized controlled trial and 1-year follow-up. Am J Psychiatry 165: 468–478, 2008.

Clark LA. Convergence of two systems for assessing specific traits of personality disorders. Psychol Assess 8: 294–303, 1996.

Clark LA. Stability and change in personality pathology: revelations of three longitudinal studies. J Personal Disord 19: 524–532, 2005.

Clark LA. Assessment and diagnosis of personality disorder: perennial issues and an emerging reconceptualization. Annu Rev Psychol 58: 227–257, 2007.

Clarkin JF, Levy KN, Lenzenweger MF, et al. Evaluating three treatments of borderline personality disorder: a multiwave study. Am J Psychiatry 164: 922–928, 2007.

Cloninger CR, Svrakic DM, Przybeck TR. A psychobiological model of temperament and character. Arch Gen Psychiatry 50: 975–990, 1993.

Cohen P, Crawford TN, Johnson JG, et al. The Children in the Community Study of developmental course of personality disorder. J Personal Disord 19: 466–486, 2005.

Costa PT, McCrae RR. The five-factor model of personality and its relevance to personality disorders. J Personal Disord 6: 343–359, 1992.

Eysenck HJ, Eysenck SBG. Manual of the Eysenck Personality Questionnaire. San Diego, CA, Educational and Industrial Testing Service, 1975.

First MB. Clinical utility: a prerequisite for the adoption of a dimensional approach in DSM. J Abnorm Psychol 114: 560–564, 2005.

Gabbard GO. Mind, brain, and personality disorders. Am J Psychiatry 162: 648–655, 2005.

Gunderson JG. Borderline Personality Disorder: A Clinical Guide, 2nd Edition. Washington, DC, American Psychiatric Publishing, 2008.

Gunderson JG, Lyons-Ruth K. BPD's interpersonal hypersensitivity phenotype: a gene-environment developmental model. J Personal Disord 22: 22–41, 2008.

Kernberg O. Borderline Conditions and Pathological Narcissism. New York, Jason Aronson, 1975.

Kohut H. The Analysis of the Self. New York, International Universities Press, 1971.

Krueger RF, Skodol AE, Livesley WJ, et al. Synthesizing dimensional and categorical approaches to personality disorders: refining the research agenda for DSM-V Axis II. Int J Methods Psychiatr Res 16 (suppl 1): S65–S73, 2007.

Leichsenring F, Leibing E. The effectiveness of psychodynamic therapy and cognitive behavior therapy in the treatment of personality disorders: a meta-analysis. Am J Psychiatry 160: 1223–1232, 2003.

Leichsenring F, Rabung S. Effectiveness of long-term psychodynamic psychotherapy: a meta-analysis. JAMA 300: 1551–1565, 2008.

Linehan MM. Cognitive-Behavioral Treatment of Borderline Personality Disorder. New York, Guilford, 1993.

Linehan MM, Comtois KA, Murray AM, et al. Two year randomized controlled trial and follow-up of dialectical behavior therapy vs therapy by experts for suicidal behaviors and borderline personality disorder. Arch Gen Psychiatry 63: 757–766, 2006.

Livesley J. Toward a genetically informed model of borderline personality disorder. J Personal Disord 22: 42–71, 2008.

Markowitz JC. Interpersonal therapy. In: The American Psychiatric Publishing Textbook of Personality Disorders. Edited by Oldham JM, Skodol AE, Bender DS. Washington, DC, American Psychiatric Publishing, 2005, 321–334.

Millon T. Modern Psychopathology. Philadelphia, PA, WB Saunders, 1969.

Oldham JM. Borderline personality disorder comes of age. Am J Psychiatry 166: 1–3, 2009.

Oldham JM, Morris LB. The New Personality Self-Portrait. New York, Bantam, 1995.

Oldham JM, Skodol AE. Charting the future of Axis II. J Personal Disord 14: 17–29, 2000.

Rottman BM, Ahn WK, Sanislow CA, et al. Can clinicians recognize DSM-IV personality disorders from five-factor model descriptions of patient cases? Am J Psychiatry 166: 427–433, 2009.

Siever LJ, Torgersen S, Gunderson JG, et al. The borderline diagnosis, III: identifying endophenotypes for genetic studies. Biol Psychiatry 51: 964–968, 2002.

Skodol AE, Bender DS. The future of personality disorders in DSM-V? Am J Psychiatry 166: 1–4, 2009.

Skodol AE, Gunderson JG. Personality disorders. In: The American Psychiatric Publishing Textbook of Clinical Psychiatry, 5th Edition. Edited by Hales RE, Yudofsky SC. Washington, DC, American Psychiatric Publishing, 2008, 821–860.

Skodol AE, Gunderson JG, Shea MT, et al. The Collaborative Longitudinal Personality Disorders Study (CLPS): overview and implications. J Personal Disord 19: 487–504, 2005.

Soloff PH. Somatic treatments. In: Essentials of Personality Disorders. Edited by Oldham JM, Skodol AE, Bender DS. Washington, DC, American Psychiatric Publishing, 2009, 267–288.

Spitzer RL, Endicott J, Gibbon M. Crossing the border into borderline personality and borderline schizophrenia. Arch Gen Psychiatry 36: 17–24, 1979.

Spitzer RL, First MB, Schedler J, et al. Clinical utility of five dimensional systems for personality diagnosis: a »consumer preference« study. J Nerv Ment Dis 196: 356–374, 2008.

Webb CT, Levinson DF. Schizotypal and paranoid personality disorder in the relatives of patients with schizophrenia and affective disorders: a review. Schizophr Res 11: 81–92, 1993.

Widiger TA, Sanderson CJ. Toward a dimensional model of personality disorder. In: The DSM-IV Personality Disorders. Edited by Livesley WJ. New York, Guilford, 1995, 433–458.

Widiger TA, Trull TJ. Plate tectonics in the classification of personality disorder: shifting to a dimensional model. Am Psychol 62: 71–83, 2007.

Wiggins J. Circumplex models of interpersonal behavior in clinical psychology. In: Handbook of Research Methods in Clinical Psychology. Edited by Kendall P, Butcher J. New York, Wiley, 1982, 183–221.

Young J, Klosko J. Schema therapy. In: The American Psychiatric Publishing Textbook of Personality Disorders. Edited by Oldham JM, Skodol AE, Bender DS. Washington, DC, American Psychiatric Publishing, 2005, 289–306.

Zanarini MC, Frankenburg FR, Hennen J, et al. The McLean Study of Adult Development (MSAD): overview and implications of the first six years of prospective follow-up. J Personal Disord 19: 505–523, 2005.

Sachverzeichnis

B

D

E

F

G

H

I

K

O

P

Q

R

S

U